Sittler Kruft

Handbuch Altenpflege

Engelbert Sittler, Marianne Kruft

Handbuch Altenpflege

3. Auflage

ELSEVIER
URBAN & FISCHER

URBAN & FISCHER
München · Jena

Zuschriften und Kritik an:
Elsevier GmbH, Urban & Fischer Verlag, Hackerbrücke 6, 80335 München, pflege@elsevier.de

Wichtiger Hinweis für den Benutzer
Die Erkenntnisse in der Pflege und Medizin unterliegen laufendem Wandel durch Forschung und klinische Erfahrungen. Die Autoren dieses Werkes haben große Sorgfalt darauf verwendet, dass die in diesem Werk gemachten therapeutischen Angaben dem derzeitigen Wissensstand entsprechen. Das entbindet den Nutzer dieses Werkes aber nicht von der Verpflichtung, anhand weiterer schriftlicher Informationsquellen zu überprüfen, ob die dort gemachten Angaben von denen in diesem Buch abweichen und sein Verhalten in eigener Verantwortung zu treffen.

Wie allgemein üblich wurden Warenzeichen bzw. Namen (z. B. bei Pharmapräparaten) nicht besonders gekennzeichnet.

Bibliografische Information der Deutschen Nationalbibliothek
Die Deutsche Nationalbibliothek verzeichnet diese Publikation in der Deutschen Nationalbibliografie; detaillierte bibliografische Daten sind im Internet über http://dnb.d-nb.de abrufbar.

10 11 12 13 5 4 3 2

Um den Textfluss nicht zu stören, wurde bei Patienten und Berufsbezeichnungen die grammatikalisch maskuline Form gewählt. Selbstverständlich sind in diesen Fällen immer Frauen und Männer gemeint.

Planung und Lektorat: Andrea Kurz
Redaktion: Marko Roeske, Regina Papadopoulos
Herstellung: Gabriele Reuter
Satz: abavo GmbH, Buchloe; TnQ, Chennai/Indien
Druck und Bindung: L.E.G.O., S.p.A., Lavis, Italien
Fotos/Zeichnungen: siehe Abbildungsnachweis
Umschlaggestaltung: SpieszDesign, Neu-Ulm
Titelfotografie: Stefan Vavra

ISBN 978-3-437-28450-2

Aktuelle Informationen finden Sie im Internet unter **www.elsevier.de** und **www.elsevier.com**

Vorwort zur 3. Auflage

Dieses Fachbuch ist all jenen gewidmet, die sich beruflich, privat oder auch ehrenamtlich für eine ganzheitliche, bewohnerorientierte und aktivierende Pflege und Betreuung alter und kranker Menschen einsetzen. Durch die übersichtliche Gliederung und den Aufbau von Handlungsketten dient dieses Buch Auszubildenden und Mitarbeitern in den Pflege- und Gesundheitsberufen als übersichtliche Lernunterlage und schnelles Nachschlagewerk.

Der Pflegeleitfaden ist in folgende drei Hauptabschnitte gegliedert:

- Pflege und Betreuung nach den Aktivitäten des täglichen Lebens
- Unterstützung und Durchführung von therapeutischen und diagnostischen Maßnahmen
- Pflege und Betreuung in bestimmten Alterserkrankungen

Mit der Umstellung und Novellierung der Altenpflegeausbildung in Lernbereiche und Lernfelder haben auch wir überlegt, ob wir das vorliegende Fachbuch neu strukturieren. Eine Umfrage bei Praxisanleitern, Mitarbeitern in der Altenpflege und den Schülern an den Berufsfachschulen für Altenpflegehilfe und Altenpflege in Bad Saulgau ergab jedoch, dass das Konzept der bisherigen Auflage so bleiben sollte. In der neuen Auflage haben wir die Lernbereiche und Lernfelder der einheitlichen Altenpflegeausbildung mit aufgeführt. Auch die Ausbildung in der Altenpflegehilfe in Baden-Württemberg ist darauf aufgebaut. In den einzelnen Kapiteln sind die Zuordnungen gekennzeichnet.

Wir haben in diesem Fachbuch bewusst den Schwerpunkt auf die Pflege und Betreuung alter und kranker Menschen gelegt. Die medizinischen und therapeutischen Aspekte treten dadurch in den Hintergrund.

Neue Pflegekonzepte wurden eingearbeitet und nationale Expertenstandards sind berücksichtigt.

Nachdem alte und kranke Menschen immer früher aus dem Krankenhaus nach Hause, in eine Folgeeinrichtung oder in die Rehabilitation entlassen werden, sind die Herausforderungen für die Mitarbeiter in der Altenpflege in den letzten Jahren immer größer geworden. Der Trend geht von der aktivierenden und rehabilitativen Pflege und Betreuung immer mehr zur medizinisch orientierten Pflege. Auch die Altenpflegeausbildung muss sich dieser Tatsache stellen und den Gegebenheiten anpassen. Da die Tätigkeitsbereiche für Altenpfleger nach der Ausbildung sehr unterschiedlich sind, benötigen diese ein übersichtliches Nachschlagewerk, um sich schnell orientieren zu können und eine bewohnerorientierte Pflege und Betreuung zu gewährleisten.

Als Bezeichnung für den alten Menschen bleiben wir beim Begriff „Pflegebedürftiger". Hierin sind alle in der Pflege sonst gebräuchlichen Begriffe wie „Bewohner", „Patient", „Klient", „Gast" oder „Kunde" sowie die weibliche und männliche Form beinhaltet.

Die Schüler der Berufsfachschulen für Altenpflegehilfe und Altenpflege in Bad Saulgau werden sehr eng am Lernfeldkonzept ausgebildet. Im Unterricht lernen Sie fächerübergreifend die neuen Lern- und Altenpflegekonzepte anhand von Fallbeispielen zu verknüpfen. Durch ihre Beiträge und Ergänzungen haben sie zur Vervollständigung beigetragen – dafür herzlichen Dank.

Ein besonderer Dank gilt unseren Familien, die unsere Entscheidung zur Überarbeitung des Fachbuches mitgetragen und unterstützt haben. Auch diese Überarbeitung kostete wiederum viel Zeit am Computer und so manche Nacht, so manches Wochenende oder unterrichtsfreie Zeit. In den Dank einschließen möchten wir Frau Andrea Kurz und Frau Regina Papadopoulos vom Lektorat Pflege des Elsevier/Urban und Fischer Verlags für die konstruktiven Gespräche und die Unterstützung bei den Neuerungen.

Nachdem wir nun unseren Teil der Arbeit geleistet haben, liegt es nun an Ihnen, liebe Leserin, lieber Leser, unsere Ideen zu einer ganzheitlichen, bewohnerorientierten und aktivierenden Pflege und Betreuung von alten und kranken Menschen umzusetzen.

Bad Saulgau, 2008
Marianne Kruft und Engelbert Sittler

Benutzungsanleitung

Durch die Ausbildungs- und Prüfungsordnung vom 26. November 2002 (§§ 10 und 11) ist die Ausbildung in der Altenpflege in Lernbereiche und Lernfelder gegliedert. Zur leichteren Orientierung haben wir versucht, die einzelnen Kapitel den Lernbereichen oder Lernfeldern zuzuordnen. Hinter der jeweiligen Kapitelüberschrift ist eine solche Zuordnung vorgenommen.

Im Buch befinden sich einige Strukturelemente, die Ihnen das Lernen erleichtern:

Symbol	Bedeutung
💡	Merke
!	Wichtig
☞	Tipp
▮▮	Definition

Abbildungsnachweis

Soweit nicht anderweitig aufgeführt wurden alle Zeichnungen von H. Rintelen, Velbert angefertigt. Grafiken unterliegen dem © Elsevier GmbH.

Abb. 4.2, 6.5: S. Vavra, München
Abb. 4.3 a, b: H. Möllenhoff, Hygiene für Pflegeberufe, 4. Aufl. Elsevier GmbH, Urban & Fischer Verlag 2005
Abb. 4.4 a–e, 5.1, 5.6, 6.6, 9.1, 9.2, 10.11, 17.5, 17.6, 17.8, 17.10, 18.2.–18.4, 19.1.–19.3, 19.5, 19.7, 22.2.–22.4, 22.6.–22.9,24.2, 30.1.–30.5, 32.9: Lob & Partner, Putzbrunn
Abb. 5.4, 5.5, 10.8, 16.2, 16.3, 24.1, 25.1: S. Beißner, München
Abb. 6.3: E. Schenk-Panic, München
Abb. 5.16a–g, 20.4, 23.1: Walle, Hamburg
Abb. 12.1, 12.2., 14.1, 15.1: W. Krüper, Bielefeld
Abb. 12.3, 12.4: Fa Meyra, Wilhelm Meyer GmbH & Co. KG, Kalktal-Kalldorf
Abb. 17.12: Schiefele, Staudt, Dach, Praxis der Altenpflege 7. A., Urban & Fischer Verlag
Abb. 18.5: Fa. B.Braun, Melsungen
Abb. 26.4, 31.4: Bliemeister, Broll, Bruch, Chirurgie Krankheitslehre und Pflege, Urban & Fischer Verlag
Abb. 31.1, 31.2: Gruber, Hansch: Kompaktatlas Blickdiagnostik, Elsevier GmbH, Urban& Fischer Verlag, München 2006

Inhaltsverzeichnis

Geschichte der Pflege

I Aktivitäten des täglichen Lebens

KAPITEL

1 Die geschichtliche Entwicklung der Alten- und Krankenpflege (Lernbereich 4)

1.1 Der alte Mensch

Hippokrates vertrat die Meinung, dass die Lebenskräfte des Menschen ab einem Alter von 42 Jahren nachlassen und das Alter ab dem 63. Lebensjahr einsetzt. In der heutigen Fachliteratur wird Alter mit physischen und psychischen Rückbildungen im menschlichen Organismus gleichgesetzt, beginnend zwischen dem 50. und 60. Lebensjahr. Dennoch ist die Bezeichnung „Alter" individuell und subjektiv. So kann für ein Kind ein Erwachsener schon alt sein, während ein 90-Jähriger einen 70-Jährigen seinerseits als „jung" ansieht.

Ebenso kann eine Krankheit den Menschen schlagartig dazu führen, dass er sich subjektiv zu den „Alten" zählt. Auch das vorzeitige Ausscheiden aus dem Arbeitsleben lässt den oft noch sehr mobilen Menschen zu den „Alten" gehören. Viele Menschen bezeichnen das erste graue Haar, den ersten fehlenden Zahn oder auch eine leichte Vergesslichkeit als Beginn des Alters.

Die Wissenschaft unterscheidet in das

- kalendarische Alter
- soziale Alter
- funktionale Alter

Das kalendarische Alter

- mit dem zunehmenden Alter werden körperliche Veränderungen verknüpft, z. B. Zahnwechsel, Pubertät, Zahnausfall, nachlassende Sehleistung
- gesellschaftliche Normen sind ans Alter gebunden, z. B. Einschulung, Volljährigkeit, aktives und passives Wahlalter, Strafmündigkeit, Pensionsalter
- der „Sprung" ins nächste Lebensjahrzehnt ist für viele Menschen mit der Angst vor dem Altwerden verbunden; je höher die Zahl „vor der Null", desto mehr Ängste entstehen

Das soziale Alter

Das soziale Alter orientiert sich in den meisten Gesellschaften an der Position in der Gesellschaft. Allgemein wird in Kinder, Jugendliche, Erwachsene, junge Alte und den Hochbetagten unterschieden. So werden im Laufe der Sozialisation in jeder Gesellschaft bestimmte Verhaltensweisen für die einzelnen Altersstufen entwickelt und auch erwartet. Im Erwachsenenalter kann es so dazu kommen, dass man für bestimmte Führungspositionen zu jung ist oder für bestimmte technische Entwicklungen als zu alt angesehen wird.

Das funktionale Alter

„Jeder ist so alt, wie er sich fühlt" bringt die tatsächliche Reife auf den Punkt. Je nach individuellen Erlebnissen, sozialer Entwicklung und gesellschaftlicher Rolle ergibt sich ein persönliches Alterserleben. Das kalendarische und das soziale Alter werden dabei mit berücksichtigt, doch das funktionale Alter ermöglicht eine genauere Differenzierung der individuellen Alterseinschätzung.

> Die letzte Phase des Lebens, in welcher der alte Mensch seine psychischen, physischen und sozialen Belange nicht mehr selbst regeln kann oder dabei Unterstützung benötigt, ist das Arbeitsfeld der **Altenpflege**.

1.2 Die Entwicklung der Pflege im Laufe der Jahrhunderte (Lernfeld 4.1)

Eine Übersicht über die Entwicklung der Pflege ist in der ➤ Tabelle 1.1 (Seite 6 und 7) dargestellt.

1.2.1 Prähistorie

Alte Menschen, die der Hilfe, der Pflege und der Betreuung bedürfen, gibt es eigentlich schon, solange es Menschen auf dieser Erde gibt. Nur das Verständnis von Pflege veränderte sich im Laufe der Jahrtausende.

In der **Prähistorie**, der Zeit, in der es noch keine Geschichtsschreibung gab, lebten die alten Menschen bis zu ihrem Tod in der Großfamilie. Bis zu ihrem Ableben bestimmten sie in der Familie und gestalteten den Tagesablauf. Sie waren im Stammesverband integriert. Bei einer Erkrankung kamen der **Medizinmann**, der **Schamane** oder **heilkundliche**

Frauen. Zauberer, Heiler und ihre Helfer beschwörten die Götter der Heilung und trieben die Dämonen aus.

Aus der Naturverbundenheit und der Beobachtung der Tierwelt gelang es den Menschen, Rückschlüsse auf die Heilwirkung von Pflanzen und deren Säften zu ziehen. So konnten sie, auch aus der Überlieferung heraus, auf eine Vielzahl von Naturheilmitteln zurückgreifen.

Die Heilung wurde der Natur überlassen.

Das Alter wurde als der Höhepunkt der menschlichen Entwicklung betrachtet.

Weisheit, Würde, Verstand, Vernunft, Klugheit, Einsicht, Urteilsfähigkeit waren die Attribute des alten Menschen.

Durch die geringe Lebenserwartung gab es sehr wenige alte Menschen. Wahrscheinlich bewirkte es das seltene Auftreten alter Menschen, dass ihnen diese Attribute zuerkannt wurden. Aufgrund des überdurchschnittlich hohen Alters verfügten sie im Stammesverband über große Lebenserfahrung, von der sie berichten und die dabei gesammelten Erkenntnisse weitergeben konnten. Die nachfolgenden Generationen hatten dadurch vermutlich größte Ehrfurcht.

1.2.2 Die Zeit vor Christi Geburt

Der griechische Arzt **Hippokrates** lebte von 460 bis 370 v. Chr. auf der Insel Kos und führte die Heil- und Menschenkunde aus der Mystik zu einer Erfahrungswissenschaft. Er formulierte folgenden Ausspruch:

„Alle Teile des Körpers, die zu einer Funktion bestimmt sind, bleiben gesund, wachsen und haben ein gutes Alter, wenn sie mit Maß gebraucht werden und in den Arbeiten, an die jeder Teil gewöhnt ist, geübt werden. Wenn man sie aber nicht braucht, neigen sie eher zu Krankheiten, nehmen nicht zu und altern vorzeitig."

Auch in der vorchristlichen Zeit galt das Alter als Höhepunkt der menschlichen Entwicklung. Die ärztliche Hilfe und Pflegetätigkeit bestand überwiegend in der Beobachtung und Unterstützung des natürlichen Heilungsprozesses.

1.2.3 Frühes Mittelalter

Durch die Verbreitung des christlichen Glaubens kam es zu einem großen Wandel im pflegerischen Denken. Die Aussagen des Matthäus-Evangeliums aus dem Neuen Testament überlieferten die sechs Grundlagen der **Barmherzigkeit**:

- Kleidung für die Armen und Pilgernden
- Essen für alle Bedürftigen
- Trinken für die Armen
- die Pilgernden zu beherbergen
- die Pflege der Kranken
- die Gefangenen zu besuchen

Nur wer sich nach dem Vorbild Christi verhielt, sollte, nach christlichem Glauben, nach seinem Tode beim „Jüngsten Gericht" in das Himmelreich eingehen.

Im **frühen Mittelalter** hielt dieser christliche Glaube auch in der Medizin und der Pflege Einzug. Barmherzigkeit und christliche Nächstenliebe wurden in der Medizin unterrichtet und die Pflege des kranken Menschen wurde als religiöser Dienst, als Helfen und Unterstützen verstanden. Pflegen durfte nur der, der sich dazu **„berufen"** fühlte.

Auf Basis der christlichen Lehre fanden sich Männer und Frauen zusammen, die sich ganz dem Dienst am Menschen, besonders an Armen, Kranken und Schwachen, widmeten. So entstanden in Deutschland im 6. und 7. Jahrhundert durch Benediktinermönche die ersten **Hospitäler**. Pflegeerfahrungen blieben jedoch hinter Klostermauern verborgen.

Die Kirche hatte einen starken Einfluss auf Leben und Sterben und besonders auf die medizinischen Lehren. Die meisten Medizinstudenten gelobten das Zölibat. Die Mönche in den Hospizen und Hospitälern mussten christliche Barmherzigkeit verbreiten und sich erst an zweiter Stelle um die Erkrankten kümmern. Bettler, Landstreicher und alte Menschen fanden deshalb schneller Aufnahme als Kranke. Hospize (Herbergen, Unterkunftsstätten) wurden in unbewohnten Gebirgsgegenden, auf Pässen oder an Pilgerwegen errichtet und von Mönchen betrieben.

Krankheit wurde als Bestrafung durch Gott angesehen. Im Gebet sollte der Kranke wieder auf den richtigen Weg gebracht und somit seiner Heilung zugeführt werden. Erfahrungen mit natürlichen Heilmitteln wurden von Generation zu Generation

Tab. 1.1 Die Entwicklung der Pflege im Laufe der Jahrhunderte

Archaische Hochkulturen	**Der Mensch ist Teil der Natur** Magisch-religiöse Vorstellungen; Götter wachen über die Gesundheit; Priester sind gleichzeitig Ärzte, Medizinmänner, Schamanen, Zauberer, heilkundige Frauen. Der Mensch als Jäger und Sammler.
3000 bis 200 v. Chr.	**Heilung durch die Natur** **Imhotep** (2600 v. Chr.), Halbgott und Arzt, verfasst die älteste ägyptische Lebenslehre mit medizinischen Erfahrungen und Aberglaube. Als ärztliches Hilfspersonal gelten Masseure, Haarbehandler und Kosmetiker. Pflege vorwiegend im häuslichen Bereich. Hippokrates von Kos (460 bis 370 v. Chr.) gilt als Begründer der wissenschaftlichen Heilkunst.
Nach Christi Geburt	**Versorgungsheime** Versorgungsheime in Rom für Säuglinge, Fremde und alte Menschen. 400 n. Chr. das erste Krankenhaus in Rom.
Mittelalter 500 bis 1500 n. Chr.	**Pflege als Berufung und Christendienst. Christliche Nächstenliebe. Pflege heißt: Gott dienen** **Mönche, Nonnen** pflegen in Klöstern. Pflege findet „im Verborgenen", hinter Klostermauern statt. 1128 Gründung eines Hospitals in Jerusalem zur Pflege von deutschsprachigen Pilgern. Erste Hospitäler zur Pflege von Bedürftigen. **Hildegard von Bingen** (1098 bis 1179), Äbtissin und erste deutsche Heilkundige von Rang. **Beginen** (um 1210), eine religiöse Gemeinschaft, leistet Gemeindehilfe und Pflege in der Familie. Städtische Hospitäler sind gleichzeitig Altenheime.
Frühe Neuzeit 16. Jahrhundert	**Pflege durch Straßenmädchen und Strafgefangene.** **Heilkundige Frauen werden als Hexen verfolgt und verbrannt. Tätigkeitsorientierte Pflege** **Theophrast von Hohenheim**, genannt Paracelsus (1493 bis 1541); Zeit der Hexenverbrennungen. Zeit der Pesttoten und Pflege von Pestkranken. Aus den Pesthäusern entstehen Krankenhäuser. In großen Städten entstehen Bürgerspitäler. Kranke werden in ihren Wohnungen, Arme, Alleinstehende, Alte und Fremde in Hospitälern betreut. Viele neue Krankenhäuser entstehen, ein Bett ist meist mit zwei Patienten oder Gebrechlichen belegt. Gründung von Spitalfounds. Altenpflege als • Armenpflege • Pflege nach Almosengabe • Pfründekauf (Spitalplatzkauf)
17. Jahrhundert	**Naturwissenschaftliche Pflege** Beginn des naturwissenschaftlichen Denkens. 1633 gründet **Vincent von Paul** (1576 bis 1660) in Paris den Orden der barmherzigen Schwestern, der Arme und Kranke betreut.

Tab. 1.1 Die Entwicklung der Pflege im Laufe der Jahrhunderte *(Forts.)*

18. Jahrhundert	**Pflege an Krankheitsbildern orientiert** Es entstehen Krankenhäuser, die Kranken werden nach Art der Erkrankung getrennt. **Franz Anton Mai** (1742 bis 1814) gründet 1782 die erste **Krankenwärterschule in Karlsruhe**. Er stellt die Pflege in den Vordergrund und fordert ausgebildetes Personal.
19. Jahrhundert	**Pflege durch Dienstmädchen im häuslichen Bereich (nebenbei). Erste Krankenpflegeschulen unter ärztlicher Leitung** 1832 ruft **Amalie Sieveking** den **Weiblichen Verein für Armen- und Krankenpflege** in Hamburg ins Leben. 1836 gründet Pastor **Theodor Fliedner** (1800 bis 1864) in Kaiserswerth die erste protestantische Krankenpflegeschule in Deutschland, mit theoretischer und praktischer Ausbildung sowie einem Examen als Abschlussprüfung. 1850 bis 1851 Ausbildung von **Florence Nightingale** (1820 bis 1910) zur Schwester in Kaiserswerth. Ihr Ziel war es, die Krankenpflege zu einem gut ausgebildeten und öffentlich anerkannten Beruf zu machen. 1860 gründet sie in London die erste unabhängige, nicht konfessionelle Krankenpflegeschule. 1863 gründet **Henri Dunant** aus der Schweiz das **Rote Kreuz.** Es entstehen zahlreiche Schwesternschaften.
20. Jahrhundert	**Altenpflege:** • **ganzheitlich** • **bewohnerorientiert** • **bedürfnisorientiert** • **aktivierend** **Agnes Karll** (1868 bis 1927) fasst 1903 die in der Privatpflege tätigen und freiberuflichen Krankenschwestern in einer **Berufsorganisation** zusammen. 1904 wird Agnes Karll Gründungsmitglied im **ICN** (International Council of Nurses). 1938 Gesetz zur Ordnung der Krankenpflege. 1957 neues Krankenpflegegesetz, dreijährige Ausbildung. 1965 Novellierung des Krankenpflegegesetzes, die Berufsbezeichnung ist geschützt. 1973 Gründung des **Deutschen Berufsverbandes für Krankenpflege (DBfK)** mit eigenen Krankenpflegeschulen. 1985 Gesetz über die Berufe der Krankenpflege regelt die Ausbildung. Alter und Armut werden immer mehr zu einem gesellschaftlichen Problem. 1989 einheitliche Ausbildungs- und Prüfungsordnung und Lehrplan für die Altenpflegeausbildung in Baden-Württemberg. 1995 Soziale Pflegeversicherung in Deutschland als 5. Säule der Sozialversicherung.
21. Jahrhundert	**1. Altenpflegegesetz** Zum 1. August 2003 tritt das Gesetz über die Berufe in der Altenpflege (Altenpflegegesetz – AltPflG) in Kraft. Damit werden die Berufsbezeichnungen „Altenpflegerin", „Altenpfleger", „Altenpflegehelferin", „Altenpflegehelfer" geschützt und die Ausbildungen in der Altenpflege und Altenpflegehilfe in ganz Deutschland einheitlich geregelt. Statt in Fächer ist die Ausbildung nun in Lernbereiche gegliedert. 2008 Novellierung der Sozialen Pflegeversicherung.

überliefert und für die Gesundung eingesetzt. Fast an jedem Kloster befand sich ein Kräutergarten.

Entlang der großen Handelswege entstanden die ersten sozialen Wohlfahrtseinrichtungen wie Herbergen, Gästehäuser, Hospitäler und Klosteranlagen.

1.2.4 Mittelalter

Hildegard von Bingen (1098 bis 1179)

Die wohl bekannteste Heilkundige war die Äbtissin **Hildegard von Bingen** (1098 bis 1179). In ihrer philosophisch-medizinischen Schrift **„Causae et curae"** schreibt sie über den Sündenfall als Krankheitsursache. In ihren Schriften zur Heilkunde, aber auch in den Schriften zur Naturkunde **„Physica"** stellt sie immer den Bezug zum Kosmos, dem Weltgebilde der Schöpfung her. Das Befinden des Menschen hängt demnach mit den Kräften der Naturelemente zusammen. Bei richtiger Lebensweise erlebt der Mensch sich gesund und widerstandsfähig. Er kann lange leben, wenn es Gottes Wille ist. Krankheiten wie Leberzirrhose, Diabetes, Herzinfarkt und Lungenerkrankungen entstehen durch ungesunde Lebensweise. Auch Gedanken machen krank, schreibt sie. Für seinen Körper ist der Mensch selbst verantwortlich. Krankheiten hat er vor Gott zu verantworten. Die ärztliche Aufgabe sei es, den Kranken zu einem gesunden Lebenswandel zu veranlassen, damit sich wieder eine **Einheit von Körper, Seele und Geist** im Kosmos herstelle. Die Heilmittel aus Teilen des Kosmos von Tieren, Pflanzen und Gesteinen (Mineralien) sind wirkungslos, wenn der Glaube an die Wirksamkeit fehle.

Genau betrachtet klingt Hildegards Glaube an die Selbstheilungskraft geradezu modern.

Glauben an Heilung

Krankheit und Heilung waren stark dem Glauben unterworfen. Wer es sich finanziell leisten konnte, entlastete sein schlechtes Gewissen durch Schenkungen an Kirchen und Klöster.

In den protestantischen Ländern wurde die Pflege in Anstalten zurückgedrängt und vermehrt die Betreuung von armen Menschen in den häuslichen Bereich verlagert.

In den Anstalten versuchte man durch die Beschäftigung von alten und kranken Menschen diese wieder am Herstellen von Produkten zu beteiligen. Auf dieser Basis entsteht in England um 1533 das erste **Arbeitshaus**.

Hexenverfolgung

Paracelsus (1493 bis 1541) sah die ärztliche Tätigkeit als einen gegebenen Auftrag, um den Menschen in seinem Werdegang und in seiner Krankheit bis zum Ende zu begleiten. Auch die Krankenpflege geschah nur aus dem Gefühl heraus. Pflegeerfahrungen blieben jedem Einzelnen überlassen.

Durch die Theorien von Theologen im 13. Jahrhundert, dass Erkrankungen durch den Einfluss von Dämonen und bösen Geistern entstehen und die Heilenden mit den Dämonen im Bunde stehen, kam es zu den Hexenverfolgungen. Im 16. Jahrhundert erreichten die Hexenverbrennungen in Deutschland ihren Höhepunkt.

Im Mittelalter wurden Heilkundige, besonders heilkundige Frauen, als sogenannte Hexen verfolgt und meistens auf dem Scheiterhaufen öffentlich verbrannt. Durch Überlieferungen und oftmals aus Erfahrungen heraus kannten sie die Wirkungsweisen von Kräutern und Essenzen. Besonders den Kirchenlehrern gefielen diese „Eingriffe in den Menschen und in die Natur" nicht. Heilen sollte nur Gott vorbehalten bleiben.

Spitäler

In Deutschland fand die Pflege und Betreuung der alten Menschen überwiegend als **Armenpflege** statt. Durch **Almosengabe** oder **Pfründekauf** wurden die Pflegeplätze finanziert. Kirchliche und städtische Spitäler kümmerten sich um die Hilfsbedürftigen, Alten und Kranken. Alte, alleinstehende Menschen erhielten Unterkunft und Verpflegung und wurden bei Krankheiten gepflegt. Der Hilfsbedürftige musste seinen Pflegeplatz größtenteils aus dem eigenen Vermögen bezahlen. Dazu konnte auch Grund- und Waldbesitz dem Spitalfundus überschrieben werden.

Aufgrund der schlechten Entlohnung und der schweren und meist psychisch belastenden Tätigkeit war es sehr schwer, Pflegepersonal für die Armenpflege zu bekommen. Da Dirnen angeblich den Anblick des nackten Menschen gewohnt waren und Strafgefangene eine nützliche Beschäftigung brauchten, wurden sie zu den Pflegetätigkeiten herangezogen und verpflichtet.

Daraus ergibt sich unter anderem meiner Ansicht nach das auch heute noch schlechte gesellschaftliche Ansehen des Pflegepersonals, besonders der Altenpflege.

1.2.5 Altenpflege im 19. Jahrhundert

Man spricht vom Jahrhundert der **Berufskrankenpflege**.

Florence Nightingale (1820 bis 1910) war eine führende Persönlichkeit in der Krankenpflege (➤ Abb. 1.1). Bei einem Aufenthalt in der Krankenanstalt von Pfarrer Theodor Fiedner in Kaiserswerth (1851) erlangte sie in einem dreimonatigen Kurs in Theorie und Praxis den Krankenpflegeabschluss. Zusammen mit Diakonissinnen erfuhr sie den anstrengenden Tagesablauf von Frauen in der Pflege. Im Jahr 1853 übernahm sie in England die Leitung des „Instituts zum Wohl kranker Frauen in beschränkten Verhältnissen" und führte zur Vereinfachung der Pflegetätigkeit Speiseaufzüge und eine Klingelanlage für die Patientinnen ein. Während des Krimkrieges (1853 bis 1856) arbeitete Florence Nightingale als Krankenschwester im Hauptlazarett von Scutari. Sie erlebte, wie Frauen als Pflegepersonal nur wie Dienstmädchen der Ärzte und Offiziere behandelt wurden. Nach ihrer Rückkehr in die Heimat stellte sie fest, dass den pflegenden Frauen ein eigenständiges Pflegebewusstsein fehlte. Sie setzte sich dafür ein, dass Krankenpflege ein öffentlich anerkannter Beruf und in Theorie und Praxis gelehrt und gelernt wurde.

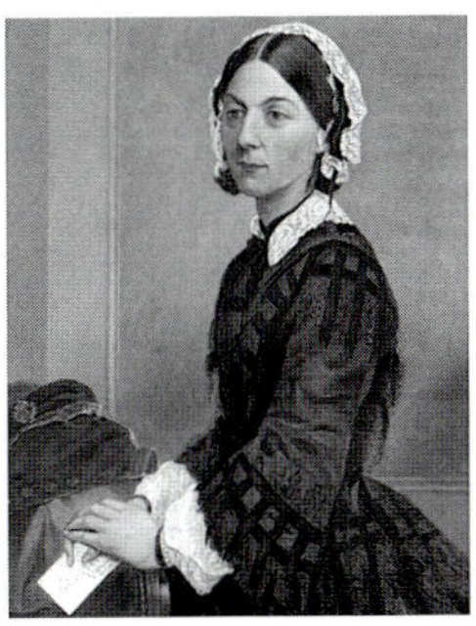

Abb. 1.1 Florence Nightingale

Dies war besonders schwer, da in den meisten Teilen Europas nur wenige Frauen über ein gesundes Selbstbewusstsein verfügten. Die Männer hatten in allen Gesellschaftsschichten das Sagen und bestimmten. Es gab nur vereinzelt Frauen in Führungspositionen.

Um das Selbstbewusstsein der Pflegerinnen zu stärken, entstehen die ersten Krankenpflegeschulen mit rein medizinischer Orientierung. Nach dem Krimkrieg werden mit der Stiftung des Nightingale-Founds erstmals Frauen zu Führungspersonen in der Krankenpflege ausgebildet. Um die Jahrhundertwende entwickelten sich weitere Krankenpflegeschulen in Europa nach dem Nightingale-Modell.

Die Ausbildung wurde durch (meist männliche) Ärzte im Vorlesungsstil abgehalten. Die Pflegeausbildung in Deutschland wurde nach dem Tod von Fiedner (1864) nicht weiterentwickelt und stagnierte. Krankenpflegeschulen wurden weiterhin meist von Ordensschwestern unter Vorsitz eines Arztes geleitet und unterrichtet. Barmherzigkeit, Gläubigkeit, Selbstaufopferung und allzeitige Dienstbereitschaft wurden vorgelebt und auch erwartet.

Die zunehmende Industrialisierung im 19. Jahrhundert führte zum Zerfall der Großfamilie, da immer mehr Frauen einer Arbeit nachgingen und wenig Zeit für die Kindererziehung und die Betreuung von alten und kranken Menschen übrig blieb. In manchen Familien übernahmen Hausbedienstete die Pflege und Versorgung der alten Menschen. So entwickelte sich die Pflege des alten Menschen als „mindere Tätigkeit". Die Pflegenden fühlten sich gegenüber den sonstigen Hausangestellten als Personen zweiter Klasse und wurden auch oftmals so behandelt.

Eine längere Krankheit oder das Ausscheiden aus dem Berufsleben konnte eine Familie schnell in die Armut treiben, da oftmals keinerlei finanzielle Absicherung vorhanden war. Auf Betreiben von Otto von Bismarck wurde 1889 die Alten- und Invalidenversicherung (heutige Rentenversicherung) verabschiedet.

Um die Jahrhundertwende entstanden die ersten reinen Alten- und Pflegeheime in Deutschland. Aufnahme gewährt wurde Altersrentnern ab dem 70. Lebensjahr, die alleinstehend, gebrechlich und krank waren – bei Verzicht auf die zustehende Rente.

Nach dem Ersten Weltkrieg musste die Gemeinschaft mehr und mehr für die Versorgung der älteren Menschen aufkommen. Es entstanden immer mehr unterschiedliche Typen von Einrichtungen für alte Menschen, deren Träger überwiegend Städte und Gemeinden, Stiftungen, Glaubensgemeinschaften und Vereinigungen waren:

- **Altenheime:** für Alleinstehende und Obdachlose. Je nach finanzieller Lage erhielten sie Wohnung oder vollständige Versorgung, teilweise auch unentgeltlich
- **Altenheime mit Pflege:** für Altersgebrechliche, die nur geringe Pflege benötigen
- **Alterssiechenhäuser:** für Altersgebrechliche, chronisch Kranke und Behinderte
- **Armenhäuser:** für hilfsbedürftige alte, aber auch jüngere Menschen. Diese Einrichtungen entstanden besonders in ländlichen Gegenden
- **Hauspflegevereine:** für die Pflege der alten Menschen zu Hause, um einen Umzug in eine andere Altenbetreuungseinrichtung zu vermeiden
- **Wohnheime:** für verarmte Kleinrentner, die sich eine große Wohnung nicht mehr leisten konnten, meist von Wohnbaugesellschaften oder dem früheren Arbeitgeber erstellt
- **Wärmestuben:** für Wohnsitzlose und arme alte Menschen, teilweise mit beschränkten Übernachtungsmöglichkeiten, Kranken- und Essensversorgung

Der Umzug in eine Einrichtung für alte Menschen war meistens mit der Auflage des Wohnungsamtes verbunden, die frei werdende Wohnung jüngeren Familien mit Kindern zu überlassen. Dies hieß aber auch, dass es keine Rückkehrmöglichkeit bei einer evtl. Verbesserung des Gesundheitszustands gab.

1.2.6 Altenpflege im 20. Jahrhundert

Gegen Mitte des 20. Jahrhundert erkannte man, dass das ausgebildete Krankenpflegepersonal den speziellen Anforderungen in den Altenpflegeeinrichtungen nicht gerecht werden konnte. Außer der Pflege bedurften die alten Menschen vermehrt der Betreuung, der angemessenen Anleitung und Mobilisation, dem Aufbau einer Beziehung und der Begleitung bis über den Tod hinaus. Somit entstand das **Berufsbild des Altenpflegers**.

In speziellen Altenpflegeschulen erfuhr das Pflegepersonal neben der pflegerischen auch eine sozialwissenschaftliche und gerontologische Ausbildung. Für diese musste zur Finanzierung „Schulgeld" bezahlt werden.

Das Berufsbild des Altenpflegers blieb ungeschützt. Es gab keine einheitlichen Ausbildungsrichtlinien.

Im Jahre 1975 führte die Weltgesundheitsorganisation (WHO) in Europa für die Pflege das Denken und Arbeiten nach dem **Pflegeprozess-Modell** ein. Dadurch soll Pflege planbar, personenorientiert, ganzheitlich, einheitlich, überprüfbar und nachvollziehbar werden. **Pflegeplanung** und **Pflegedokumentation** sind wichtige Instrumente des Pflegeprozesses.

Im Juli 1985 beschlossen in Deutschland die Sozialminister der Länder eine weit gefasste Rahmenvereinbarung, welche ein einheitliches **Berufsbild** der **Altenpflege** ermöglichen sollte.

Am 16. Oktober 1985 wurde die **Krankenpflegeausbildung** in Deutschland durch die **Ausbildungs- und Prüfungsverordnung für die Berufe der Krankenpflege (KrPflAPrV)** neu geregelt, im Bundesgesetzblatt verkündet und in Kraft gesetzt. Das Examen ist in den Ländern der Europäischen Union (EU) anerkannt. Für das Einhalten der Ausbildungsordnung sind die einzelnen Bundesländer mit den Sozialministerien bzw. Kultusministerien zuständig.

Sozialversicherungssysteme in Deutschland

Am 1. Januar 1995 trat die Soziale Pflegeversicherung als fünfte Säule des deutschen Sozialversicherungssystems neben der Krankenversicherung (1883), der Unfallversicherung (1884), der Rentenversicherung (1889) und der Arbeitslosenversicherung (1927) in Kraft. Nach dem Sozialgesetzbuch XI werden die Leistungen für die ambulante und teilstationäre Pflege (Tag- oder Nachtpflege) seit dem 1. April 1995 gewährt. Für die Leistungen in der häuslichen Pflege nach dem Pflegeversicherungsgesetz betrug der Beitrag 1% des beitragspflichtigen Bruttoeinkommens.

Mit der Erweiterung der Sozialen Pflegeversicherung um die Leistungen für den stationären Pflegedienst ist seit dem 1. Juli 1996 ein Beitrag von 1,7% des beitragspflichtigen Bruttoeinkommens über die Krankenversicherungsbeiträge abzuführen. Neuerungen ab Juli 2008 ➤ Kap. 1.3.2.

Einheitliche Altenpflegeausbildung

Eine neue Hoffnung auf eine bundeseinheitliche Ausbildung in der Altenpflege weckte die 1994 vom Bundestag verabschiedete **Pflegeversicherung**. Bei den Einstufungen in die richtige Pflegestufe haben die Pflegenden ein Informationsrecht gegenüber dem medizinischen Dienst. Die Einstufung kann nur mit fundierten Belegen aus der gezielten **Pflegeplanung** und **Pflegedokumentation** geschehen. Alle alten und pflegebedürftigen Menschen haben nach der Pflegeversicherung einen Anspruch auf **fachlich qualifizierte Hilfe**. Dies ist nur durch eine bundeseinheitliche, mindestens dreijährige und von der Schule begleitete Altenpflegeausbildung gewährleistet.

Durch eine einheitliche Ausbildung

- steigt die Qualität der Pflege
- wird eine fundiertere Qualifikation gewährleistet
- verstärkt sich die gesellschaftliche Anerkennung
- wird die Ausbildung auch in der EU anerkannt
- kann eine angepasste und einheitliche Eingruppierung gegenüber dem Krankenpflegepersonal stattfinden
- ist ein Schulortwechsel problemlos möglich

Das Bundesland Baden-Württemberg hat bereits seit dem 1. August 1989 einen großen Schritt hin zu einer einheitlichen Altenpflegeausbildung getan: Private und staatliche Altenpflegeschulen unterrichten nach einem einheitlichen Lehrplan, in dem Unterrichtsziele, -inhalte und -stunden festgeschrieben sind. Auch die Ausbildungs- und Prüfungsordnung ist für alle verbindlich. Die Ausbildung findet unentgeltlich statt. Die staatlichen Schulen sind als **Berufsfachschulen für Altenpflege** dem Kultusministerium unterstellt und den Hauswirtschaftlichen Berufsschulen angegliedert. Private Altenpflegeschulen unterstehen der Aufsicht des Sozialministeriums. In der Ausbildung werden die zukünftigen Altenpfleger auf eine ganzheitlich aktivierende Pflege und Betreuung des alten Menschen vorbereitet.

Die Ausbildung der Altenpflegeschüler findet in dualer Form statt. Einen Teil der Ausbildung (2100 Stunden) erhalten die Schüler in Theorie und Praxis an der Schule, und in der übrigen Zeit (mindestens 2500 Stunden) werden sie in den stationären oder teilstationären Einrichtungen der Altenhilfe ausgebildet.

In der Theorie bilden die Fächer Alten- und Krankenpflege (mit praktischen Übungen), Aktivierung, Rehabilitation und tägliche Versorgung, Gesundheitslehre, Krankheitslehre, Arzneimittellehre, Psychiatrie sowie Gerontologie die Schwerpunkte.

Gerontologie: die Lehre vom alten Menschen

1.3. Altenpflege im 21. Jahrhundert

1.3.1 Ausbildungssituation im 21. Jahrhundert

Altenpflegegesetz (AltPflG)

Am 17. November 2000 verabschiedete der Deutsche Bundestag das erste **Gesetz über die Berufe in der Altenpflege** (Altenpflegegesetz – AltPflG) mit Wirkung zum 1. August 2001. Durch Ländereinspruch wurde das Gesetz jedoch gestoppt und trat zum 1. August 2003 in Kraft.

Darin wird Folgendes geregelt:

- Erlaubnis zur Führung der Berufsbezeichnung „Altenpflegerin“ oder „Altenpfleger“
- Ausbildung in der Altenpflege
- Ausbildungsverhältnis
- Kostenregelung
- Zuständigkeiten
- Bußgeldvorschriften
- Übergangsvorschriften

Die Ausbildung zum Altenpfleger soll die Kenntnisse, Fähigkeiten und Fertigkeiten vermitteln, die zur eigenständigen und eigenverantwortlichen Pflege – einschließlich Beratung, Begleitung und Betreuung alter Menschen – erforderlich sind. Die Ausbildung ist verbindlich auf drei Jahre festgeschrieben. Sie besteht aus theoretischem und praktischem Unterricht und einer praktischen Ausbildung, wobei der Anteil der praktischen Ausbildung überwiegt. Diese wird in Heimen oder ambulanten Pflegeeinrichtungen sowie in Psychiatrien, Allgemeinkrankenhäusern mit geriatrischem Schwerpunkt, geriatrischen Rehabilitationseinrichtungen und Einrichtungen der offenen Altenhilfe vermittelt (➤ Anhang: Ausbildungsvoraussetzungen Altenpflege).

Aufgrund von § 9 des o. g. Altenpflegegesetzes wurde am 26. November 2002 die **Ausbildungs- und Prüfungsverordnung für den Beruf der Altenpflegerin und des Altenpflegers** (Altenpflege-Ausbildungs- und Prüfungsverordnung – AltPflAPrV) erlassen.

Diese gliedert die Ausbildung in Lernbereiche (LB) und Lernfelder (LF)

Theoretischer und praktischer Unterricht in der Altenpflege

LB 1 Aufgaben und Konzepte in der Altenpflege

1.1 Theoretische Kenntnisse in das altenpflegerische Handeln einbeziehen (80 Stunden)
1.2 Pflege alter Menschen planen, durchführen, dokumentieren und evaluieren (120 Stunden)
1.3 Alte Menschen personen- und situationsbezogen pflegen (720 Stunden)
1.4 Anleiten, beraten und Gespräche führen (80 Stunden)
1.5 Bei der medizinischen Diagnostik und Therapie mitwirken (200 Stunden)

LB 2 Unterstützung alter Menschen bei der Lebensgestaltung

2.1 Lebenswelten und soziale Netzwerke alter Menschen beim altenpflegerischen Handeln berücksichtigen (120 Stunden)
2.2 Alte Menschen bei der Wohnraum- und Wohnumfeldgestaltung unterstützen (60 Stunden)
2.3 Alte Menschen bei der Tagesgestaltung und bei selbst organisierten Aktivitäten unterstützen (120 Stunden)

LB 3 Rechtliche und institutionelle Rahmenbedingungen altenpflegerischer Arbeit

3.1 Institutionelle und rechtliche Rahmenbedingungen beim altenpflegerischen Handeln berücksichtigen (120 Stunden)
3.2 An qualitätssichernden Maßnahmen in der Altenpflege mitwirken (40 Stunden)

LB 4 Altenpflege als Beruf

4.1 Berufliches Selbstverständnis entwickeln (60 Stunden)
4.2 Lernen lernen (40 Stunden)
4.3 Mit Krisen und schwierigen sozialen Situationen umgehen (80 Stunden)
4.4 Die Gesundheit erhalten und fördern (60 Stunden)

Zur freien Gestaltung des Unterrichts (200 Stunden)

Gesamtstunden: 2100 Stunden

Praktische Ausbildung in der Altenpflege

- Kennenlernen des Praxisfeldes unter Berücksichtigung institutioneller und rechtlicher Rahmenbedingungen und fachlicher Konzepte
- Mitarbeiten bei der umfassenden und geplanten Pflege alter Menschen einschließlich Beratung, Begleitung und Betreuung und mitwirken bei ärztlicher Diagnostik und Therapie unter Anleitung
- Übernehmen selbstständiger Teilaufgaben entsprechend dem Ausbildungsstand in der umfassenden und geplanten Pflege alter Menschen einschließlich Beratung, Begleitung und Betreuung und mitwirken bei ärztlicher Diagnostik und Therapie unter Anleitung
- Übernehmen selbstständiger Projektaufgaben, z. B. bei der Tagesgestaltung oder bei der Gestaltung der häuslichen Pflegesituation
- Selbstständig planen, durchführen und reflektieren der Pflege alter Menschen einschließlich Beratung, Begleitung und Betreuung und mitwirken bei ärztlicher Diagnostik und Therapie unter Anleitung

Gesamtstunden: 2500 Stunden (➤ Anhang: Stundentafel Altenpflege)

Zusätzlich zu diesen Gesetzen und Verordnungen erließ das Kultus- und Sozialministerium des Landes Baden-Württemberg zum 1. August 2003 die Schulversuchsbestimmung Ausbildung und Prüfung an Berufsfachschulen für Altenpflege. Diese regelt u. a. die Aufnahmevoraussetzungen, Versetzungen und Prüfungen in der Altenpflege.

Gleichzeitig traten Schulversuchsbestimmungen für die Ausbildung in der Altenpflegehilfe in Kraft. Diese regeln die theoretische und praktische Ausbildung in der Altenpflegehilfe sowie die Prüfungen.

Die Inhalte der Ausbildung sind die gleichen wie im ersten Ausbildungsjahr in der Altenpflege, sodass Altenpflegehelfer und Altenpfleger in einer Klasse unterrichtet werden können (➤ Anhang: Stundentafel Altenpflegehilfe bzw. Ausbildungsvoraussetzungen Altenpflegehilfe).

Für die Durchführung der praktischen Ausbildung nach § 13 Abs. 1 Satz 3 des Altenpflegegesetzes (AltPflG) trat zum 8. Juli 2003 in Baden-Württemberg die **Verordnung der Landesregierung über die Träger der praktischen Ausbildung in der Altenpflege (Altenpflegeausbildungsträgerverordnung – AltPflATräVO)** in Kraft. Sie regelt die Anzahl und Qualifikation der Praxisanleiter. Demnach müssen die Ausbildungsstätten mit der Altenpflegeschule einen Vertrag über die Durchführung der praktischen Ausbildung abschließen. In diesem Vertrag wird, neben dem Ausbildungsvertrag, die zusätzliche Ausbildung im Umfang von mindestens 300 Stunden im gerontopsychiatrischen Bereich und im Umfang von 200 Stunden in Krankenhäusern oder Rehabilitationskliniken geregelt.

Durch diese vielseitige theoretische und praktische Ausbildung ist der Arbeitsbereich des zukünftigen Altenpflegers breit gefächert.

Nach einigen Jahren Berufserfahrung bestehen Möglichkeiten zur **Weiterbildung** und **Zusatzqualifikation**:

- Praxisanleiter für die Schüleranleitung
- Leitung einer Station oder eines Wohnbereiches
- Lehrer für Pflegeberufe
- Leitung eines Pflegedienstes
- Heimleitung
- Pflegestudium (Pädagogik, Management, Forschung)

Die Ausbildung zum Altenpflegehelfer ist weiterhin durch Länderverordnungen geregelt. Altenpflegehelfer haben die Voraussetzungen für die Ausbildung zum Altenpfleger. Bei gutem Notendurchschnitt (besser als 2,6) erhalten sie auf Antrag ein Jahr Ausbildungsverkürzung (➤ Anhang: Ausbildungswege in der Altenpflege).

1.3.2 Pflegereform 2008

- der **Beitragssatz** wird ab dem 1. Juli 2008 auf 1,95% (für Kinderlose 2,2%) des Bruttoeinkommens angehoben, gleichzeitig werden die Pflegeleistungen bis 2012 stufenweise angehoben
- **Freistellung** von Arbeitnehmern, die ihre Angehörigen selbst pflegen; diese Arbeitnehmer können bis zu sechs Monate – allerdings unbezahlt – von der Arbeit freigestellt werden
- **Qualitätsprüfungen** werden ausgebaut, der medizinische Dienst der Krankenkassen prüft/kontrolliert Einrichtungen und Pflegedienste künftig alle drei Jahre statt wie bisher alle fünf Jahre – die Ergebnisse werden veröffentlicht (➤ Kap. 36)
- **Demenzkranke** erhalten bis zu 2400 € pro Jahr zusätzlich; Anspruch darauf haben auch altersverwirrte Menschen, psychisch Kranke und geistig behinderte Menschen
- erstmals können auch Personen der **Pflegestufe 0** jährlich bis zu 2400 € für die Betreuung von Menschen mit eingeschränkter Alltagskompetenz erhalten
- **Pflegestützpunkte** (einer pro 20.000 Einwohner) sollen eingerichtet werden, um die Angebote wohnortnah besser zu vernetzen
- **Pflege-WGs**: mehrere Pflegebedürftige können ihre Ansprüche bündeln und Leistungen zusammen einkaufen
- die **Pflegesätze** werden vor allem im ambulanten Bereich angehoben: Sachleistungsbeträge werden bis 2010 stufenweise angehoben von 384 € auf 450 € in Pflegestufe 1, von 921 € auf 1100 € in Pflegestufe 2 und von 1432 € auf 1550 € in Pflegestufe 3
- das **Pflegegeld** steigt von 205 € auf 235 € (Stufe 1), von 410 € auf 440 € (Stufe 2) und von 665 € auf 700 € (Stufe 3)

1.4 Berufspolitische Vertretungen der Altenpflege (Lernfeld 4.1)

1.4.1 Pflegekammer

Die Pflegekammer ist eine berufsständige Institution auf der Basis einer öffentlich-rechtlichen Körperschaft, an die der Staat bestimmte Aufgaben delegiert.

Hauptaufgaben:

- Qualitätssicherung und Qualitätserweiterung in der Pflege
- Sicherheit für die Berufsinhaber
- Verbindliche Berufsordnungen und Berufsethik
- Selbstverwaltung der Berufsstände in der Pflege
- Schutz der Bevölkerung vor Pflegefehlern
- Kontrolle der Pflegequalität

1.4.2 Pflegerat

Der Deutsche Pflegerat (DPR) als Bundesarbeitsgemeinschaft der Pflegeorganisationen ist Partner der Spitzenorganisationen und vertritt die Belange des Pflege- und Hebammenwesens in Deutschland. Der DPR hat das Ziel, die Positionen der Pflegeorganisationen zu koordinieren und deren politische Durchsetzung zu steuern. Der Sitz des DPR ist in Berlin. Der DPR wird von einem Präsidium vertreten. Das Präsidium koordiniert die Aufgaben und führt die laufenden Geschäfte.

Hauptaufgaben:

- Darstellung der Bedeutung und des Nutzens professioneller Pflege und des Hebammenwesens für ein effektives und effizientes Gesundheitssystem im Interesse der Bevölkerung
- Politische Durchsetzung von pflegeberuflichen Zielen auf Landes- und Bundesebene sowie innerhalb der Europäischen Union (EU)
- Mitgestaltung bei Strukturveränderungen, Entwicklungen und Anpassungsprozessen im Gesundheits-, Sozial- und Bildungswesens der Bundesrepublik Deutschland und innerhalb Europas
- Positionierung zu Lohn- und Tariffragen sowie zur entgeltlichen Vergütung professioneller Pflegeleistungen
- Förderung und Weiterentwicklung der Pflegewissenschaft zum Nutzen des Gesundheits- und Sozialwesens
- Wahrnehmung von Selbstverwaltungsaufgaben im Gesundheits-, Sozial- und Bildungswesen
- Initiierung und Förderung von Qualitätsentwicklung in allen Handlungsfeldern des Gesundheits- und Sozialwesens
- Qualitätssicherung und entwickelte Stellungnahmen zu aktuellen gesundheitspolitischen Fragen

1.4.3 Gewerkschaften

Die Gewerkschaften sind freiwillige Vereinigungen von **Arbeitnehmern** bzw. sind Interessenverbände, die durch gemeinschaftliches Handeln, notfalls durch Streik, wissenschaftliche und politische Forderungen der Arbeitnehmer gegenüber den Arbeitgebern und dem Staat vertreten, z. B. **ver.di** und **BIG.**

Hauptaufgaben:

- Schaffung und Sicherung von Arbeits- und Ausbildungsplätzen
- Aushandeln von Tarifverträgen
- Verbesserung der Arbeitsbedingungen
- Sicherung der beruflichen Fort- und Weiterbildung
- Betreuung der Mitglieder in allen sozial- und arbeitsrechtlichen Angelegenheiten

1.4.4 Berufsverbände

Berufsverbände sind freiwillige Zusammenschlüsse von Menschen mit dem Ziel, an einer inhaltlichen und strukturellen Verbesserung ihres Berufes mitzuarbeiten. Die bekanntesten Berufsverbände für die Pflege sind:

- Deutscher Berufsverband für Altenpflege (DBVA, 1970)

- Deutscher Berufsverband für Krankenpflege (DBfK, 1972)
- Deutscher Pflegeverband (DPV, 1998)

Hauptaufgaben:

- einheitliche Berufsausbildung ermöglichen
- einheitliches Berufsbild schaffen
- Verbesserung der theoretischen und praktischen Ausbildung
- gesicherte Finanzierung der Pflege
- Sicherung der Fort- und Weiterbildungsmöglichkeiten

Der DBfK und der DBVA haben voneinander unabhängige Berufsbilder erstellt. Der DBfK integriert die Altenpflege in das Gesamtbild der Pflege und der DBVA vertritt ein differenziertes Berufsbild speziell für die Altenpflege.

KAPITEL

2 Pflegeprozess und Systematisierung in der Pflege (Lernfelder 1.1 und 1.2)

Damit sich Pflegende bei der Betreuung eines alten Menschen ein **ganzheitliches Bild** von diesem machen können, müssen sie über **feststehende Parameter** die **Bedürfnisse** des Pflegebedürftigen ermitteln.

In der Pflege des kranken Menschen stehen mehrere Modelle zum Ermitteln dieser Bedürfnisse zur Verfügung, wobei die folgenden am weitesten verbreitet sind:

Virginia Henderson

definiert 14 Bedürfnisse, die dem Leben und der Gesunderhaltung oder der Genesung dienen.

Nancy Roper

beschreibt 12 Lebensaktivitäten (LA), die den Grundbedürfnissen nach Henderson gleichen.

Monika Krohwinkel

hat die 13 Aktivitäten und existentiellen Erfahrungen des Lebens (AEDL) in Anlehnung an die ATL nach Juchli entwickelt.

Die **AEDL** sind (veränderte Reihenfolge):
- Ruhen und schlafen
- Sich bewegen
- Sich pflegen
- Sich kleiden
- Essen und trinken
- Ausscheiden
- Vitale Funktionen des Lebens aufrecht erhalten
- Für eine sichere Umgebung sorgen
- Sich beschäftigen
- Kommunizieren
- Soziale Bereiche des Lebens sichern
- Sich als Mann oder Frau fühlen und verhalten
- Mit existentiellen Erfahrungen des Lebens umgehen

Liliane Juchli

hat die Bedürfnisse nach Henderson und Lebensaktivitäten nach Roper zusammengefasst und durch die Aktivitäten „Sinn finden" und „Erleben der Geschlechtlichkeit" ergänzt.

Die **Aktivitäten des täglichen Lebens** (ATL) nach Liliane Juchli dienen in diesem Leitfaden als Grundlage.

Die **ATL** sind:
- Ruhen und schlafen
- Sich bewegen
- Sich waschen und kleiden
- Essen und trinken
- Ausscheiden
- Regulieren der Körpertemperatur
- Atmen
- Für Sicherheit sorgen
- Sich beschäftigen
- Kommunizieren
- Sinn finden
- Kind, Frau, Mann sein

Eine weitere Darstellung der menschlichen Bedürfnisse, die auch in der Pflege des alten Menschen berücksichtigt wird, liefert uns **Maslow**. In der nach ihm benannten **Bedürfnispyramide** (➤ Abb. 2.1) beschreibt er, wie die Entwicklung des Menschen an bestimmte Bedürfnisse in hierarchischer Form gebunden ist. Zuerst müssen die Bedürfnisse einer tieferen Stufe gestillt sein, bevor eine höhere Ebene angestrebt wird. So ist ein Mensch darauf aus, seine **physiologischen Bedürfnisse** zu befriedigen (z. B. Kleidung und Nahrung zu besitzen), bevor er daran denkt, für seine Sicherheit zu sorgen (z. B. eine Altersversorgung abzuschließen). Da die Bedürfnisse einem **ständigen Wandel** unterworfen sind und Bedürfnisse, die heute noch wichtig sind, morgen nebensächlich sein können, verschieben sich evtl. die Stufen individuell.

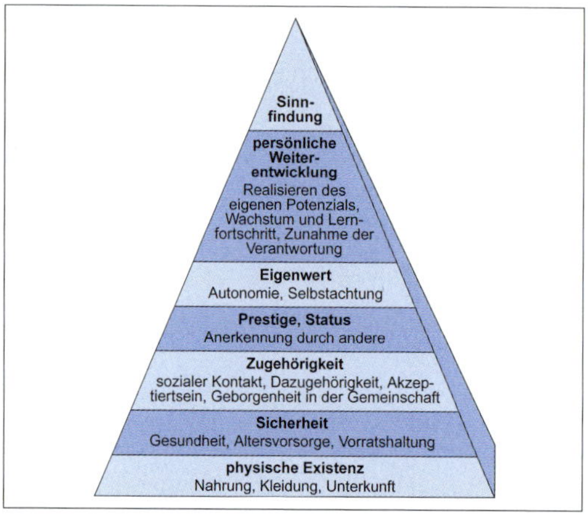

Abb. 2.1 Bedürfnishierarchie nach Maslow

Auch durch Alter und Krankheit können sich die Bedürfnisse verändern. In der Pflege und Betreuung des Menschen müssen diese Veränderungen erkannt und berücksichtigt werden.

2.1 Der Pflegeprozess (Lernfeld 1.2)

Für die ganzheitlich aktivierende Pflege und Betreuung des alten Menschen ist es für das Pflegepersonal unerlässlich, sich mit dem **Pflegeprozess** (➤ Abb. 2.2), also der **Interaktion** zwischen Pflegenden und Gepflegtem, auseinanderzusetzen.

Zum Pflegeprozess gehören

- Informationssammlung, Pflegeanamnese, Pflegediagnosen
- Ressourcen und Probleme erkennen
- Ziele setzen
- Planung der Pflege
- Ausführen der Pflege
- Kontrolle der pflegerischen Maßnahmen (Evaluation)

Der Pflegeprozess beinhaltet außerdem:

Beziehungsebene

Um eine Beziehung aufzubauen, sind die Voraussetzungen **gegenseitiges Vertrauen**, Einlassen auf eine wechselseitige Beziehung und Verständnis für die besonderen Probleme des alten Menschen.

Problemlösungsebene

Dazu gehört, dass der Pflegebedürftige von sich aus Probleme äußert, das Pflegepersonal potenzielle oder verdeckte Probleme erkennt, bei der Problemlösung behilflich ist oder Lösungsmöglichkeiten aufzeigt.

2.1.1 Informationen sammeln

Pflegeanamnese

Anhand der **Checkliste zur Feststellung der Selbstständigkeit** (➤ Abb. 2.3), die auf den ATL basiert, können Informationen über den Pflegebedürftigen und sein Umfeld gesammelt und seine **Pflegebedürftigkeit** erfasst werden. Besonderheiten wie bspw. Haarteil, Brille, Kontaktlinsen, Zahnprothesen, Arm- und Beinprothesen oder Herzschrittmacher werden gesondert erfasst.

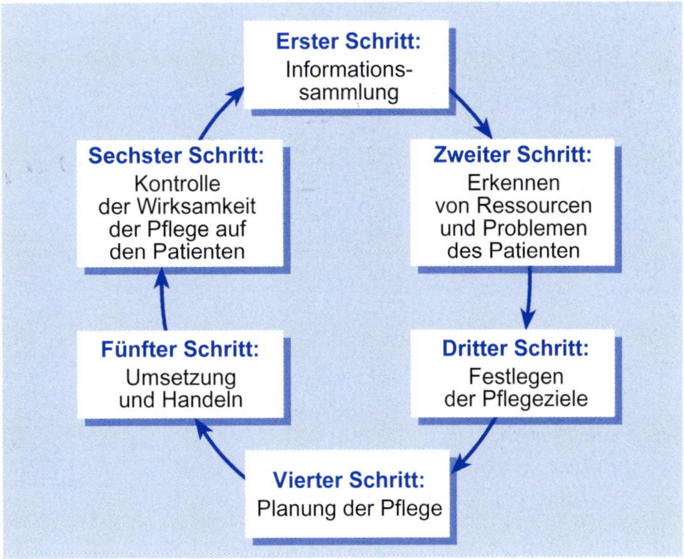

Abb. 2.2 Der Pflegeprozess, dargestellt als Regelkreis

Name des Pflegebedürftigen: ....

Geb.Datum: ....

Name der Einrichtung: ....

Namenszeichen: ....

1. Ruhen und Schlafen

Gewöhnliche Schlafzeiten: von .... bis .... Uhr
Einschlaf-/Schlafgewohnheiten ....
Schlafkleidung ....

2. Sich bewegen

Bewegungseinschränkungen:		❑ re. Arm	❑ li. Arm
		❑ re. Bein	❑ li. Bein
		❑ Kopf	❑ Rumpf
	❑ gehen	❑ Treppensteigen	❑ Gymnastik
benötigt Hilfe beim:		❑ Drehen im Bett	❑ Aufstehen
		❑ gehen	❑ Rollstuhl

Gehhilfen: ....

3. Waschen und Kleiden

Körperpflege im

❑ Liegen ❑ Sitzen ❑ Stehen

spezielle Pflegemittel:

❑ Rasierwasser ❑ Kosmetika ❑ Creme

Zeitpunkt der Körperpflege:

❑ früh ❑ später ❑ abends

Schmutzkleidung: ❑ Angehörige ❑ hausintern

Schadhafte Kleidung: ❑ Angehörige ❑ hausintern

Kleidergewohnheiten: ❑ Wochentags ....
❑ Sonn-, Feiertags ....

Zahnprothese: ❑ unten ❑ oben

4. Essen und Trinken

Essenszeiten	❑ Frühstück	.... Uhr
	❑ Zwischenmahlzeit	.... Uhr
	❑ Mittag	.... Uhr
	❑ Zwischenmahlzeit	.... Uhr
	❑ Abend	.... Uhr
	❑ Zwischenmahlzeit	.... Uhr

Lieblingsgetränk: Abneigung gegen
....

Abb. 2.3 Checkliste zum Feststellen der Selbstständigkeit

Speisenform:

❑ Vollkost	❑ Schonkost	
❑ Diabetikerkost	❑ Teilpassiert	❑ Vollpassiert
❑ mundgerecht		

❑ benötigt Hilfe bei ....

isst lieber	❑ in Gesellschaft	❑ alleine

BMI (Bodymassindex) ....

Flüssigkeitsbedarf ....

5. Ausscheiden

Stuhlausscheidung:	❑	Häufigkeit	Tageszeit ....
Hilfsmittel:	❑	....	
Urinausscheidung:	❑	Häufigkeit	
Urin:	❑	kontinent:	❑ Inkontinent
Stuhl:	❑	kontinent:	❑ Inkontinent

6. Regulieren der Körpertemperatur

Bevorzugte Raumtemperatur	❑ warm	❑ kühl
Kältegefühl an	❑ Händen	❑ Füßen

Bekleidungsgewohnheiten: ....

7. Atmen

Atemschwierigkeiten beim	❑ Gehen	❑ Liegen
	❑ Treppensteigen	
Atmung über	❑ Mund	❑ Nase
Schnarchen	❑ Ja	❑ Nein
Rauchen	❑ Ja	❑ Nein

Puls: .... Schläge/min

Blutdruck:

re. Arm: .... mmHg,

li. Arm: .... mmHg

8. Für Sicherheit sorgen

Schutz gegen Fallen aus dem Bett?	❑ Ja	❑ Nein
Kann selbstständig Hilfe holen?	❑ Ja	❑ Nein

Hat Angst vor: ....

Benötigt zusätzliche Hilfe bei:...

Abb. 2.3 Checkliste zum Feststellen der Selbstständigkeit (Forts.)

9. Sich beschäftigen

Beschäftigt sich mit

❑ Lesen	❑ Spiele	❑ Singen
❑ Handarbeit	❑	

Ist kreativ tätig

❑ Dichten	❑ Musizieren	❑ Malen
❑ Gedichte vortragen	❑	
❑ ist lieber allein	❑ ist lieber in Gesellschaft	

10. Kommunizieren

Findet leicht Kontakt	❑ Ja	❑ Nein

Benötigt Hilfsmittel

❑ Hörgerät	❑ Brille	❑ Telefon
❑ Zahnprothese	❑ Briefe	❑ Rollstuhl

Körperkontakt	❑ eher unangenehm	❑ gerne

Körpersprache

❑ Sprechen	❑ Lachen	❑ Weinen
....	....	....
❑ Gestik	❑ Mimik	❑ Haltung
....	....	....

11. Sinn finden

Ist über Erkrankung informiert	❑ Ja	❑ Nein
Akzeptiert Krankheit	❑ Ja	❑ Nein
Äußert Gefühle dazu	❑ Ja	❑ Nein

Religiöse Wünsche:

- ❑ Besuch des Pfarrers/Pastors
- ❑ Sprechen über das Sterben
- ❑ Auf das Sterben vorbereitet

12. Kind, Frau, Mann sein

Findet eher Kontakt zu	❑ Frauen	❑ Männern

Benutzt gerne

❑ Make up	❑ Lidschatten	❑ Parfüm
❑ Haartönung	❑ Haarfestiger	❑ Perücke
❑ Rasierwasser	❑ Nagellack	❑ Schmuck
❑ Gesichtscreme	❑	

Abb. 2.3 Checkliste zum Feststellen der Selbstständigkeit (Forts.)

Sozialanamnese

Jeder Mensch ist ein soziales Wesen. Er hat im Laufe seines Lebens unterschiedliche Erfahrungen gesammelt und verhält sich entsprechend. Deshalb ist der Sozialanamnese große Bedeutung zuzumessen. Um **Probleme zu erkennen** oder die **Ziele festzulegen**, aber auch um die richtigen **pflegerischen Maßnahmen zu planen,** ist es unumgänglich, die individuelle Lebensgeschichte zu erfragen und festzuhalten.

Für die Sozialanamnese benötigt man:

- Personalien, Konfession, Wohnort, Nationalität
- Geburtsdatum und Geburtsort
- Kindheit
- Familiengröße; Leben in der Groß- oder Kleinfamilie
- Schulbildung
- Berufsausbildungen und ausgeübte Berufe
- Hobbys, Beschäftigungen
- Freunde, Nachbarn
- Ehe(n), Kinder, Ausbildung der Kinder
- derzeitige Sozialkontakte
- Freunde und Bekannte in der Altenpflegeeinrichtung
- beobachtbares Verhalten in der Gemeinschaft

Es ist meist sehr schwer, längere Zeit nach dem Einzug in die Einrichtung noch Informationen über den Pflegebedürftigen und sein soziales Umfeld zu erhalten. Angehörige, Freunde, Nachbarn sind evtl. weggezogen oder verstorben. Es ist vorteilhaft, schon beim ersten Kontakt zu den Einrichtungen der Altenhilfe so viele Informationen wie irgend möglich zu sammeln. Diese Informationssammlung ist während der Pflege und Betreuung laufend fortzuschreiben und durch Aussagen der Pflegebedürftigen zu ergänzen.

Medizinische Anamnese

Jeder Arzt erhebt beim ersten Kontakt mit dem Pflegebedürftigen grundsätzlich eine medizinische Anamnese. Dabei versucht er zu erfahren, welche Probleme der Pflegebedürftige hat und worin die Ursachen für die Erkrankung liegen.

Folgende Angaben sind ebenfalls für die Pflege und Betreuung wichtig:

- aktuelle Diagnose
- Krankenhausaufenthalte und deren Dauer
- Krankheiten und deren Behandlung
- aktuelle Gesundheitsverfassung, Behinderungen
- tägliche Medikation

Alle bekannten Daten werden baldmöglichst im **Stammblatt des Dokumentationssystems** eingetragen und immer weiter ergänzt.

Für die Dokumentation ist es wichtig, mit einheitlichen Checklisten und Evaluationsblättern zu arbeiten. Diese sollten fortlaufend überarbeitet werden. Sie dienen ebenfalls als Orientierungshilfe bei einer Verlegung des Pflegebedürftigen in eine andere Einrichtung oder ins Krankenhaus.

2.1.2 Ressourcen berücksichtigen und Probleme erkennen

Ressourcen

Ressourcen (Fähigkeiten) sind von großer Bedeutung für den einzelnen Menschen. Das Pflegepersonal muss vorhandene **Fähigkeiten erkennen, fördern** und **fordern**. Hierzu ein Beispiel: Wenn man feststellt, dass der alte Mensch in der Lage ist, sich am Kopf zu kratzen, dann müsste er auch in der Lage sein, mit dem Waschhandschuh sein Gesicht zu berühren und evtl. sein Gesicht selbst zu waschen.

Für eine ganzheitliche und aktivierende Pflege ist es wichtig, dass bspw.

- bei einer Halbseitenlähmung die betroffene Seite in die Pflege einbezogen und aktiviert wird (➤ Kap. 32.2)
- enge Beziehungen des Pflegebedürftigen zu seinen Angehörigen erkannt und gefördert werden
- der Sprachbehinderte sich auch schriftlich verständigen kann
- alle Sinne in die Pflege und Betreuung einzubeziehen sind
- der Sterbende in seinem Abschied begleitet wird
- individuelle Bedürfnisse des Pflegebedürftigen berücksichtigt werden

Probleme

Durch die aus der Checkliste und aus der Informationssammlung erhaltenen Daten ergeben sich folgende Fragen:

- Welche **Probleme** sind darin für den alten Menschen enthalten, die für ihn eine große Bedeutung haben und deshalb für die Pflege wichtig sind?
- Über welche Ressourcen verfügt der alte Mensch, um bei der Problemlösung mitzuhelfen?
- Inwieweit beeinflussen die Probleme das pflegerische Handeln (Pflegebedürftiger kann z. B. aus medizinischen Gründen nicht in 30°-Schräglage zur Dekubitusprophylaxe gebracht werden)?
- Welche Probleme (z. B. Verwirrtheit) erschweren die Betreuung?

Sobald eine Aktivität des täglichen Lebens beeinträchtigt ist, liegt ein **Problem** vor.

Aktuelle und tatsächliche Probleme

- messbar, z. B. Bluthochdruck, Fieber, Puls, Größe, Gewicht
- beobachtbar, z. B. Hautfarbe, Ausscheidungen
- werden geäußert, z. B. Schmerzen, Atemnot, Beschwerden
- Verhalten, z. B. Depressionen, Weinen, Körperhaltung

Potenzielle Probleme

- setzen Fachkenntnis und Pflegeerfahrung voraus
- erfordern vorbeugende (prophylaktische) Maßnahmen

Verdeckte Probleme

- können durch das Verhalten vermutet werden
- werden durch nonverbale Zeichen offenbart
- werden nur indirekt ausgesprochen
- als versteckte Botschaften geäußert wie Angst, Ärger, Trauer, Abneigung, Missstimmung

Generelle Probleme

- treten bei bestimmten Erkrankungen bzw. bestimmten Situationen immer wieder auf, z. B. bei Fieber, Austrocknung und Verwirrtheit
- beinhalten bei gleichen Bedingungen das gleiche Risiko, z. B. bei langer Bettlägerigkeit die Gefahr eines Dekubitus

Individuelle Probleme

- basieren auf persönlichen Erlebnissen, z. B. Angst vor Krebs oder Stürzen

Pflegediagnosen werden in Zukunft ihren festen Bestandteil innerhalb des Pflegeprozesses einnehmen und ersetzen die individuell formulierten Pflegeprobleme durch einheitliche Formulierungen. Sie werden als Ergebnis nach dem Informations- und Entscheidungsprozess aufgeführt. Pflegediagnosen machen eine einheitliche Fachsprache möglich und erleichtern die Formulierung und Dokumentation der Pflege innerhalb des Pflegeprozesses.

2.1.3 Pflegeziele festlegen

Pflegeziele müssen für den Pflegebedürftigen **erreichbar, realistisch** und **überprüfbar** sein. Zu unterscheiden sind Fernziele und Nahziele.

Fernziele

Fernziele beinhalten übergeordnete Ziele und beschreiben den Zustand der mit der Pflege erreicht werden soll.

Nahziele

Nahziele beschreiben die einzelnen Schritte, die zum Fernziel führen, und sollten über kürzere Zeitabstände formuliert sein – mit genauen Zeitvorgaben.

Die Gliederung in Nah- oder Teilziele ist sinnvoll, um dem Pflegebedürftigen auch kleine Erfolge sichtbar zu machen und somit Anreiz für das nächste Ziel zu geben.

2.1.4 Pflegemaßnahmen planen

Auf der Basis gesetzlicher Grundlagen sind Beschäftigte im Pflegedienst verpflichtet, ihre Tätigkeit mit und um den Pflegebedürftigen schriftlich festzuhalten. Die Sicherung einer entsprechenden **Pflegequalität** fordert eine Dokumentation der erbrachten Pflegeleistungen. Hausinterne **Pflegestandards** erleichtern die Planung und vereinheitlichen die Pflege. Die individuelle Pflegeplanung vervollständigt dann das Pflegekonzept.

Die **formulierten Pflegemaßnahmen** sind für alle verbindlich. Sie orientieren sich an den Problemen und Ressourcen und müssen jederzeit kontrollierbar sein. Für jede Maßnahme muss deshalb angegeben werden:

- welche Maßnahme
- wie und womit
- wann
- wie oft

durchgeführt wird.

Pflegestandard

Pflegestandards sind strukturierte Beschreibungen von Pflegehandlungen für wiederkehrende Pflegeprobleme (➤ Tab. 2.1). Diese Handlungsablaufbeschreibungen sind für jede Pflegeeinrichtung oder Station intern zu erstellen und werden in einem für jeden Pflegenden zugänglichen Sammelsystem oder der Datenverarbeitung abgelegt.

Bei der Planung der Pflege braucht nur noch der Name oder die Nummer des Pflegestandards sowie die zusätzlichen individuellen Pflegemaßnahmen unter der entsprechenden ATL (z. B. unter Essen und Trinken: Mundpflege nach Standard Nr. 6) notiert werden.

Die **Formulierungen** sollten **kurz** gehalten, jedoch für jeden **nachvollziehbar** sein. Der **aktivierende Aspekt** muss berücksichtigt sein (➤ Kap. 12).

Anspruch an Pflegestandards

- Pflegestandards geben für spezielle Pflegeprobleme die typischen pflegerischen Maßnahmen vor. Sie umfassen generelle und potenzielle Pflegeprobleme, Pflegemaßnahmen und Pflegeziele.
  Ein Pflegestandard erleichtert zwar die Pflegedokumentation, aber er ersetzt auf keinen Fall eine individuelle auf den Pflegebedürftigen bezogene Pflegeplanung
- die Pflegemaßnahmen und Pflegeziele sind auf Stimmigkeit zu überprüfen und auf die individuellen Einschränkungen und Ressourcen des jeweiligen Pflegebedürftigen anzupassen. Wichtig ist auch beim Einsatz von Pflegestandards, diese in regelmäßigen Abständen zu überprüfen und ggf. zu überarbeiten, da sie immer auf dem aktuellen Stand sein sollten
- der Pflegebedürftige ist in die Pflegeplanung mit einzubeziehen, er entscheidet mit und wird daran beteiligt
- es ist sicherzustellen, dass der Pflegebedürftige und sein soziales Umfeld (Angehörige, Freunde, andere Pflegebedürftige, Pflegepersonal) keine Schäden erleiden
- der Pflegebedürftigen muss seine Selbstständigkeit weitgehend zurückerhalten, um unabhängig von professioneller Hilfe zu leben oder sterben zu können
- zur Verfügung stehende Werte (Räumlichkeiten, Ausstattung, Personal, Hilfe von außen) sind wirtschaftlich zu nutzen
- verbindliche Richtlinien, von denen nur nach vorheriger Absprache mit dem Pflegebedürftigen und im Pflegeteam abgewichen werden darf

Neuen Mitarbeitern dienen Pflegestandards zur leichteren Einarbeitung. Sie sind Handlungsrichtlinien für eine einheitliche und damit vergleichbare systematische Pflege. Für die Pflegedokumentation dienen sie der Rationalisierung, besonders beim Einsatz von Datenverarbeitungssystemen.

Pflegestandards sind ein Instrument zur Qualitätssicherung.

2.1.5 Pflegemaßnahmen ausführen

Neben den pflegerischen und betreuenden Aspekten erfordert Pflege Beobachtungsgabe, Anleitungsvermögen, Eingehen auf und Erkennen von Problemen sowie psycho-soziale Fähigkeiten.

Vorbereiten der Pflegemaßnahmen

- Vorbereitung der Pflegeperson
- Vorbereitung des Raums, Umfelds und Materials
- Vorbereitung des Pflegebedürftigen

Vorgehen

- Benötigtes Material getrennt von benutztem Material legen
- Handlungsabfolge der Maßnahme beachten
- auf mögliche Besonderheiten achten

Tab. 2.1 Pflegestandard für die s.c.-Injektion (erstellt von Monika Bischert, Theresa Lehle und Mandy Siwick, Bad Saulgau)

Standardisierung	ATL-Kod.:	Seite: 1	Standard: 01.02.08
Maßnahme: s.c. Injektion mit Aufziehen des Medikaments aus der Stechampulle			APH AP UK MK OK

Ziele	**Prinzipien**
• Verabreichen eines Medikaments ins subkutane Gewebe zur langsamen Resorption • Stabile Stoffwechsellage (z.B. bei Insulin)	• Schriftliche ärztliche Anordnung muss vorliegen • Absolut aseptisches Vorgehen • Kontraindikationen beachten • 5-R-Kontrolle

Material	**Vorbereitung**	**Beachten**
• Dokumentation • Händedesinfektionsmittel • Hautdesinfektionsmittel • Tupfer • Spritze • 1 Aufziehkanüle • 1 Injektionskanüle • Medikamente in der Stechampulle • Abwurfbehältnis	*Vorbereitung der Pflegeperson* • hygienische Händedesinfektion *Vorbereitung des Materials:* • Medikament erst bei Bewohner aufziehen! *Vorbereitung des Raumes:* • Anwesenheitstaste einschalten • helles Licht • Fenster schließen • sauberer Arbeitsplatz *Vorbereitung des Bewohners:* • Information über die Maßnahme • nach Bedarf lagern • Punktionsstelle frei machen • Punktionsstelle desinfizieren	Einwirkzeit unbedingt einhalten Medikament erst direkt vor der Injektion aufziehen Einwirkzeit einhalten
	Aufziehen des Medikaments: • ggf. Ampullendeckel entfernen • Gummikappe desinfizieren • Spritze mit Kanüle verbinden • Kanülenschutz belassen und so viel Luft wie benötigte Medikamentenmenge aufziehen • Spritze in die Ampulle stechen • Spritze luftleer machen • benötigte Menge des Medikaments aufziehen • Spritze luftleer machen und entfernen • Kanüle ggf. wechseln	Sterilität beachten Bei Fertigspritzen nicht entlüften (siehe Beipackzettel)
	Injektion: • Hautfalte abheben • Bewohner auf Einstich hinweisen • Kanüle zügig im 90° Winkel einstechen • aspirieren • Medikament langsam injizieren • Kanüle noch 2 – 3 Sekunden im Gewebe lassen • Kanüle im Einstichwinkel entfernen • Hautfalte loslassen • ggf. mit Tupfer abwischen	Oberarm meiden Drei-Finger-Griff bei kurzen Kanülen nicht bei Heparinen! bei Blut: Spritze entfernen und von vorne beginnen ggf. Wund-schnellverband anbringen
ggf. Wund-schnellverband	*Abschluss:* • Befinden erfragen • auf Spritz-Ess-Abstand hinweisen • ggf. ankleiden und lagern • Material sachgerecht entsorgen • hygienische Händereinigung • Dokumentation der Injektion mit Datum, Name, Uhrzeit, Beobachtungen	Einstichstelle beobachten Sofortige Dokumentation

Abschluss

- Nachsorge des Pflegebedürftigen
- Aufräumen des Raums, Umfelds und Materials
- Nachbereitung der Pflegeperson
- Dokumentation der Pflegetätigkeiten und Beobachtungen

2.1.6 Pflegewirkung beurteilen/ Evaluation

Im **Pflegebericht** werden fortlaufend Informationen über und um den Pflegebedürftigen gesammelt und **dokumentiert**. Der Bericht muss folgende Funktionen erfüllen:

Beschreiben der Pflegesituation

- Wirkung der Pflegemaßnahmen auf den Pflegebedürftigen
- Reaktion auf einzelne Maßnahmen
- Veränderungen im Zustand und Befinden
- erreichte Ziele
- neue Pflegeprobleme

Übergabefunktion

- Weitergabe von Informationen über den Pflegebedürftigen
- Mitteilen von Veränderungen
- Festhalten von Wünschen und Bedürfnissen des Pflegebedürftigen

Dokumentation

- Handlungsnachweis
- Rechtsmittel bei Unklarheiten
- Nachweis von Pflege und Betreuung

Leistungserfassung

- Nachweis für erbrachte Arbeit
- Leistungsbedarfsberechnung für Pflegeeingruppierung
- Nachweis für die Leistungen der Pflegeversicherung

Der Pflegebericht sollte kurze, vollständige Sätze enthalten oder im Telegrammstil geschrieben sein. Dabei sind **Interpretationen** zu **vermeiden** und nur **objektive Aussagen** zu machen. Verhaltensweisen sollten nicht bewertet werden.

Feste Dokumentationssysteme gehören heute zum Heimalltag und sind für die Pflegeplanung und Pflegedokumentation unentbehrlich.

Mit dem Pflegebericht wird die Wirkung der Pflege **kontrolliert und beurteilt.** Dementsprechend muss dann gehandelt und überprüft werden:

- Pflegeerfolge
- weitere Pflegeziele
- fehlende, notwendige Informationen über den Pflegebedürftigen
- unerkannte Probleme
- weitere oder andere Ressourcen
- unrealistische Pflegeziele
- Pflegemaßnahmen zu gering oder unwirksam
- Pflegebedürftigen über- oder unterfordert
- veränderter Pflegebedarf durch Erkrankung
- sonstige Veränderungen

Der **Pflegebericht** ist wie folgt zu formulieren:

- sachlich
- für jeden verständlich
- genau beschreibend
- messbar und nachvollziehbar

In der **Evaluation** muss festgeschrieben sein

- welche Pflegeziele besonders zu beachten sind
- wann die Pflegeziele überprüft werden
- wer für die Evaluation verantwortlich ist
- welche Konsequenzen sich daraus ergeben

2.1.7 Pflegeassessmentinstrumente

Um die Pflegewirkung überprüfen zu können, benötigt man so genannte Assessmentinstrumente. Das heißt: Geräte, Vergleichstabellen oder Instrumente, mit denen erfasst, verglichen, eingeschätzt, gemessen oder beurteilt werden kann.

- Dokumentationssystem für die Pflegeevaluation
- RR-Gerät zur Blutdruckkontrolle
- Puls- oder Taschenuhr zum Pulszählen
- Fieberthermometer zur Temperaturkontrolle
- Blutzuckerkontrollgerät zur Festlegung des BZ-Wertes

Tab. 2.2 Pflegeanamnese

Name des Bewohners	Marlene K.
Alter	**87 Jahre**
Pflegeanamnese:	
Wachsein und Schlafen:	Gewöhnliche Schlafzeiten von 23.00 bis 6.30 Uhr, zurzeit gestörter Schlaf durch Durchfall und Husten
Bewegen:	Benötigt Hilfe beim Aufstehen, sonst gut beweglich. Zurzeit stark eingeschränkt durch Fieber, grippalen Infekt und Durchfall
Waschen und kleiden:	Möchte einmal täglich morgens duschen, zurzeit Körperpflege nur im Bett möglich. Legt großen Wert auf Lippenstift. Eigene Kosmetika, benutzt sie auch während der Erkrankung. Zahnprothesenpflege zweimal täglich, wird zurzeit übernommen. Wechselt jeden zweiten Tag ihr Nachthemd.
Essen und trinken:	Diabetikerin, insulinpflichtig, Injektion zweimal täglich 8.00 und 18.00 Uhr, eine halbe Stunde vor der Mahlzeit. Bis jetzt selbstständig, benötigt während Krankheit Unterstützung. Essenszeiten: 8.30, 11.00, 13.00, 16.00, 18.30, 22.30 Uhr. Lieblingsessen: Knödel und Sauerbraten Lieblingsgetränke: Wasser, zum Nachtessen ein Glas Rotwein
Ausscheiden:	Einmal täglich, nach dem Aufstehen Stuhlgang, zurzeit Durchfall, ca. acht dünnflüssige Ausscheidungen am Tag. Muss zurzeit auf Bettschüssel. Urinausscheidung unauffällig, in Abhängigkeit zur Trinkmenge bis zu achtmal
Körpertemperatur regulieren:	Mag kühle Raumtemperatur, hat zurzeit Fieber zwischen 38,5 und 39,0 °C. Kühle Extremitäten, trägt zum Schlafen Wollsocken
Atmen:	Unauffällige Atmung, sehr starker Husten, Nichtraucherin. Blutdruck und Puls etwas erhöht
Sicher fühlen und verhalten:	Hat Angst, dass sie nicht schnell genug auf die Bettschüssel kommt. Klingelt immer in Reichweite. Blutzuckerstix solange Durchfall anhält, vor jeder Mahlzeit
Raum und Zeit gestalten:	Liest sehr viel und strickt. Hört gerne Vivaldi
Kommunizieren:	Findet leicht Kontakt, benötigt Brille. Telefoniert einmal täglich mit einer Freundin. Einmal pro Woche kauft sie 10 Briefmarken. Liebt Körperkontakt. Ist eine sehr optimistische Frau, im Moment eher etwas ängstlich
Sinn finden:	Akzeptiert ihren Diabetes, nicht die momentane Erkrankung. Ist auf das Sterben vorbereitet, will aber noch lange leben
Kind, Frau, Mann sein:	Akzeptiert sich als Frau, liebt ihre vier Enkelkinder und drei Urenkel. Bekommt fast jeden Tag Besuch von der Familie. Freundschaft mit einem älteren Herrn von hier

- Norton-Skala und Braden-Skala zum Einschätzen der Dekubitusgefahr
- Huhn-Skala zur Risikoeinschätzung von Stürzen
- Kontinenzprofile zur Einschätzung der Kontinenz/Inkontinenz
- BMI-Tabelle zur Errechnung von Über-, Normal- und Untergewicht
- Personen-, Lifter- und Sitzwaage zum Ermittlung des Körpergewichts
- Maßstab oder Messlatte zum Festlegen der Körperlänge
- Fotoapparat zur Dokumentation und Berechnung von Wunden und deren Veränderungen

Tab. 2.3 Pflegeplan

ATL	Pflegeproblem/ Ressourcen	Pflegeziele	Pflegemaßnahmen
Wachsein und Schlafen	• Häufiger Stuhlgang und Husten, dadurch gestörte Nachtruhe	• Ungestörter Schlaf	• Nach Stuhlgang Zimmer gut lüften • Bei Frau K. bleiben, bis sie wieder eingeschlafen ist
Bewegen	• Hilfe beim Aufstehen • Bettruhe, da Fieber, Husten und Durchfall • Ist, außer beim Aufstehen, noch gut beweglich	• Steht wieder selbständig auf • Haut soll intakt bleiben • Beweglichkeit erhalten	• Dreimal täglich durchbewegen • Auf Lageveränderungen achten, Frau K. dazu anhalten
Waschen und kleiden	• Zur Zeit Körperpflege nur im Bett möglich • Kann Zahnprothese zur Zeit nicht selbst reinigen • Eigene Kosmetika • Benutzt Lippenstift auch während Erkrankung	• Soll sich wieder selbständig pflegen können • Gewohnheiten beibehalten	• Körperpflege im Bett soweit als möglich selbständig vornehmen lassen • Kosmetika bereitstellen, Spiegel anbieten • Jeden zweiten Tag und bei Bedarf Nachthemd wechseln • Wenn möglich, soll Frau K. Zahnprothese selbst reinigen
Essen und Trinken	• Diabetikerin • Insulinpflichtig, zweimal täglich Injektion • Benötigt bei Injektionen Unterstützung • Trinkt gerne Mineralwasser • Mag am Abend ein Glas Rotwein	• Selbständigkeit bei den Insulininjektionen wieder erreichen • Trinkgewohnheiten beibehalten	• Bei Injektionen soweit wie nötig unterstützen • Viel Mineralwasser anbieten (Durchfall) • Arzt fragen, ob Frau K. weiter abends ein Glas Rotwein bekommen kann • Ballaststoffarmes Essen mit Diätassistentin besprechen • BE-Zufuhr beachten
Ausscheiden	• Dünnflüssiger Stuhlgang • Muss zur Zeit auf Bettschüssel • Regelrechte Urinausscheidung	• Physiologische Urin- und Stuhlausscheidung • Selbstständigkeit bei den Ausscheidungen wiederherstellen	• Schamgefühl beachten • Für gute Luft sorgen • Stuhlregulierende Medikamente auf Anordnung verabreichen
Körpertemperatur regulieren	• Fieber • Keine Wadenwickel möglich, da kühle Extremitäten • Mag kühle Raumtemperatur • Trägt zum Schlafen Wollsocken	• Regelrechte Körpertemperatur • Warme Extremitäten	• Dreimal täglich Körpertemperatur kontrollieren, bei Fieber um 39 °C stündliche Kontrolle • Fiebersenkende Mittel auf Arztanordnung • Hauttemperatur der Extremitäten prüfen, evtl. Füße in Fell einwickeln oder warme Fußbäder
Atmen	• Starker Husten • Atemfrequenz regelmäßig • Puls und Blutdruck erhöht • Nichtraucherin	• Hustenfrei • Pneumonie vermeiden • Regelrechte Vitalzeichenwerte	• Dreimal täglich atemstimulierende Einreibungen (ASE) • Zimmer gut lüften, Zugluft vermeiden • Dreimal täglich für je 30 Minuten Duftlampe mit Eukalyptusöl • Dreimal täglich Vitalzeichenkontrolle • Frau K. zum Durchatmen anregen
Sicher fühlen und verhalten	• Angst, dass sie nicht immer rechtzeitig auf Bettschüssel kommt • Blutzuckerveränderungen durch Durchfall und Fieber	• Gut eingestellter Blutzucker trotz Erkrankung • Selbstständigkeit bei der Stuhlausscheidung	• Bettklingel in Reichweite • Regelmäßig nach Frau K. sehen und fragen, ob sie auf die Bettschüssel muss • Blutzuckerkontrollen (s. Essen und trinken)

Tab. 2.3 Pflegeplan *(Fortsetzung)*

ATL	Pflegeproblem/ Ressourcen	Pflegeziele	Pflegemaßnahmen
Raum und Zeit gestalten	• Liest viel • Strickt trotz Bettlägerigkeit • Hört gerne Musik von Vivaldi	• Vorliebe unterstützen • Keine Langeweile	• Radio und CD-Player mit CDs in Reichweite stellen • Nach Bücherwünschen fragen, Angehörige darüber informieren • Nach Wollvorrat fragen • Alle benötigten Mittel in Reichweite legen
Kommunizieren	• Findet leicht Kontakt • Telefoniert einmal täglich mit Freundin • Schreibt viele Briefe • Mag Körperkontakt • Optimistisch, zur Zeit etwas ängstlich • Brillenträgerin	• Kontakte sollen beibehalten werden • Körperkontakt erhalten • Optimismus stärken	• Fragen, wann Frau K. telefonieren will, Telefon bereitstellen • Sie oft in den Arm nehmen, Mut zusprechen • Einmal täglich morgens und bei Bedarf Brille putzen
Sinn finden	• Akzeptiert ihren Diabetes nicht aber ihre momentane Erkrankung	• Optimistische Lebenseinstellung wiederherstellen	• Oft mit Frau K. über die momentane Einschränkung sprechen • Ihr Mut machen, dass es schnell vorübergeht • Mobilisieren, Selbstständigkeit fördern
Kind, Frau, Mann sein	• Bekommt fast jeden Tag Besuch • Vier Enkel, drei Urenkel • Freundschaft mit älterem Herrn im Haus	• Bestehende Einstellung zu Frausein festigen • Besuche der Familie unterstützen • Besuche des Freundes anregen	• Offene Besuchszeit • Freundschaft zu dem Herrn unterstützen, nach Möglichkeit bei seinem Besuch nicht stören

2.2 Dokumentation (Lernfeld 1.2)

Durch die Pflegedokumentation werden alle an der Pflege Beteiligten umfassend und übersichtlich informiert. Ein einheitliches System sorgt für große Zeitersparnis, vermeidet mehrfaches Schreiben und verhindert Übertragungsfehler. Da jeder seine Pflegetätigkeit selbst dokumentieren und abzeichnen muss, werden das **Verantwortungsbewusstsein** gestärkt und **Kompetenzen** festgelegt.

Die Pflegedokumentation muss sein:

- präzise und kurz formuliert
- für alle verständlich und wahrheitsgetreu
- vollständig und sachlich

Zum leichteren Erkennen von Veränderungen ist der Einsatz einer **Signalreiterleiste** sinnvoll. Die Symbolik der Signalreiterfarben muss allen bekannt sein.

Dokumentationssysteme bestehen meist aus verschiedenfarbigen Formblättern, die übersichtlich gestaltet und in einer Mappe abgeheftet sind. Sie werden bei der Aufnahme des Pflegebedürftigen in eine Einrichtung der Altenhilfe oder bei der Übernahme eines Pflegebedürftigen in der ambulanten oder teilstationären Pflege angelegt. Alle Blätter werden mit dem Namen des Pflegebedürftigen und einer fortlaufenden Nummer versehen. Beschriebene Dokumentationsblätter sind in einer gesonderten Sammelmappe fortlaufend abzulegen und zu verwalten.

Inhalt der Grundmappe

- **Stammblatt**: Allgemeine Daten zum Pflegebedürftigen wie Name, Geburtsdatum, Krankheiten, Heimeintritt, Adressen von Angehörigen, Hausarzt, Fachärzte
- **Pflegeanamnese, Biografie:** Lebensbeschreibung

- **Pflegeplanung:** Probleme, Ressourcen, Ziele, Pflege- und Betreuungsmaßnahmen, Evaluation der Ergebnisse
- **Durchführungsnachweis:** Leistungsnachweis versehen mit Handzeichen des Ausführenden
- **Ärztliche Anordnungen:**
  - Datum der Anordnung
  - Name des Medikamentes
  - Verabreichungszeitpunkt
  - Datum des Absetzens
  - Arztunterschrift
- **Verordnungsplan:**
  - Anordnungsdatum
  - Bezeichnung der ärztlichen Verordnung wie Massagen, Krankengymnastik
  - Injektionen, Spülungen
  - Häufigkeit, Zeitpunkt
- **Zusatzblätter, z. B.:**
  - Dokumentation der Körperpflege, Duschen, Baden
  - Ausscheidungsplan
  - Toilettentraining
  - Trink- bzw. Bilanzierungsplan
  - Wunddokumentation

Je nach Besonderheit der Einrichtung bieten die Hersteller von Dokumentationssystemen individuelle Dokumentationsblätter zum Beiheften an.

2.2.1 Notwendigkeit der Dokumentation

Die Fülle der Pflegebedürftigendaten, Verordnungen, Behandlungen, Pflegetätigkeiten und Beobachtungen macht eine lückenlose Dokumentation unerlässlich. Daneben erfordert die leistungsbezogene Abrechnung in zunehmendem Maße eine genaue **Auflistung aller Pflegetätigkeiten**

- zur rechtlichen Absicherung des Pflegepersonals
- zur Erklärung von Verhaltensweisen
- damit Veränderungen sich schneller erkennen lassen
- zum schnelleren Einarbeiten für Hilfskräfte, Schüler, Nachtwachen, Teilzeitkräfte, neues Personal
- als Handlungsnachweis gegenüber z. B. Arzt, MDK (Medizinischer Dienst der Krankenkassen), Heimaufsicht, Angehörigen, Vorgesetzten
- zur erleichterten Zusammenarbeit mit Angehörigen und allen an der Pflege Beteiligten
- zur leichteren Nachvollziehbarkeit von Handlungsschritten
- zur Pflegevereinheitlichung
- wegen der Verbindlichkeit von Anordnungen und Absprachen

2.2.2 Zeitpunkt der Dokumentation

Um keine Daten zu vergessen, ist es wichtig, dass die Dokumentation fortlaufend geschrieben wird. Viele Nachfragen unter dem Personal und Gefährdungen des Pflegebedürftigen durch doppelte Pflegehandlungen werden vermieden. Es ist sinnvoll, die Pflegedokumentationsmappe mit zum Pflegebedürftigen zu nehmen und die Pflegehandlungen und Daten direkt einzutragen. So kommt es nicht zu Übertragungsfehlern.

!

Der beste Zeitpunkt für die Dokumentation ist direkt nach jeder Pflegehandlung.
Beobachtungen während der Pflege können so unmittelbar schriftlich festgehalten und beschrieben werden. Sie finden bei den einzelnen Pflegetätigkeiten, aber auch im Vorbeigehen statt. Dabei wird mit allen Sinnen wahrgenommen.

Jede Pflegedokumentation ist eine Urkunde und dient als rechtliches Beweismittel. Eintragungen mit Bleistift sind unzulässig. Alle falschen Eintragungen müssen eindeutig durchgestrichen und mit Namenszeichen signiert werden. Die Verwendung von Tintenentfernern und Tipp-Ex ist rechtlich nicht zulässig.

Änderungen der Eintragungen können rechtlich als Urkundenfälschung beanstandet werden. Nach der Rechtsprechung muss die Pflege durch die Dokumentation lückenlos nachvollziehbar sein.

2.2.3 Ärztliche Dokumentation

In der ärztlichen Dokumentation werden Medikamente und Behandlungen aufgeführt, die der Arzt anordnet oder absetzt und an die Pflegenden delegiert. Hierfür trägt alleine der Arzt die Verantwortung. Durch sein Namenszeichen kennzeichnet er dies. Diese Dokumentation muss vollständig sein, um das delegierte Handeln der Pflegenden rechtlich abzusichern. Den Tätigkeitsnachweis muss dann das Pflegepersonal in geeigneten Formularen führen (z. B. im Verordnungsblatt: Tägliche Insulininjektion zu festgelegten Zeiten).

Telefonische Anordnungen werden zusätzlich im Pflegebericht notiert und abgezeichnet. Sie sollten nur im Notfall und nur mit Zeugen angenommen werden. Der Arzt soll spätestens bei seiner nächsten Visite gegenzeichnen.

2.3 Pflegesysteme (Lernfeld 1.2)

In den Einrichtungen der Altenhilfe gibt es unterschiedliche **Arbeitsorganisationssysteme.** Je nach personeller Zusammensetzung, Pflegeverständnis, Zielen der Einrichtung findet eine unterschiedliche Ausprägung der Arbeitsweise statt.

Zimmerpflege

- eine oder zwei Pflegepersonen sind ausschließlich für ein oder mehrere Zimmer zuständig
- Einteilung der Station in möglichst vergleichbar arbeitsintensive Bereiche
- Gesamtleitung und Stationsorganisation liegen bei der Schichtführung, die meist nicht an der Pflege am Bett beteiligt ist
- die Dokumentationsmappe wird zum Pflegebedürftigen mitgenommen
- Entwicklung einer intensiven Beziehung zwischen dem Pflegebedürftigen und der relativ konstant anwesenden Pflegeperson

Bei den heute geltenden Pflegepersonalrichtlinien mit annähernd 50% Hilfspersonal ist bei der Zimmerpflege gewährleistet, dass das Hilfspersonal meist mit einer ausgebildeten Pflegeperson zusammenarbeitet.

Gruppenpflege

- eine Mitarbeitergruppe (Team) ist für die gesamte Pflege und Betreuung einer begrenzten Pflegebedürftigenzahl (acht bis zehn Pflegebedürftige) zuständig
- guter Bezug zu jedem einzelnen Pflegebedürftigen
- das Team übernimmt die Arbeitsorganisation, Aufgabenverteilung und die Verantwortung
- Arbeitserleichterung, da häufig je zwei Teammitglieder sich gemeinsam um einen Pflegebedürftigen oder ein Zimmer mit Pflegebedürftigen kümmern
- das Selbstständigkeitsgefühl und Verantwortungsbewusstsein werden gestärkt
- die Pflegebedürftigen erhalten das Gefühl, immer von „ihrer Schwester" betreut zu werden
- die Dokumentationsmappen nimmt die Gruppe mit zu den Pflegebedürftigen

Funktionspflege

- die Schichtleitung teilt alle auf der gesamten Station anfallenden Pflegetätigkeiten auf
- teilweise hierarchische Überlegungen unter Berücksichtigung des Ausbildungsstandes
- nach Ende der Pflegemaßnahmen erhält die Schichtleitung Rückmeldung
- häufig Dokumentation durch die Schichtleitung
- der Bezug zu den Pflegebedürftigen ist nur punktuell gegeben
- das Dokumentationssystem bleibt an einem zentralen Ort

2.4 Übergabegespräche (Lernfeld 1.2)

Da die Pflegebedürftigen über 24 Stunden betreut werden, bietet sich als Arbeitsrhythmus in der Regel der Schichtdienst an. Um die Pflegekontinuität zu gewährleisten, muss bei jedem Schichtwechsel eine ausführliche Übergabe erfolgen. Eine gute Form der Übergabe ist das Einsetzen der Reiter des Dokumentationssystems. Hier kann bei einer optimalen Nutzung der Reiter auf eine ausführliche mündliche Übergabe verzichtet werden. Wichtig ist, dass das Reitersystem allen Mitarbeitern bekannt ist und gewissenhaft angewendet wird. Auf Besonderheiten wird dann bei der Übergabe nur kurz eingegangen, das Wesentliche ist aus der Dokumentation zu entnehmen. Es erspart viel Zeit und die Gefahr, dass bei Übergaben Dinge, die nicht zum Dienst gehören, besprochen werden.

Dauer der Übergabe

- findet in den Einrichtungen individuell lange und unterschiedlich ausführlich statt
- sollte themenzentriert und zügig ablaufen

Teilnehmer

- in der Gruppenpflege übergibt eine Gruppe an die übernehmende Gruppe
- bei der Funktionspflege werden alle Pflegebedürftigen der Station an die folgende Schicht übergeben

Am Übergabegespräch sollten alle beteiligt sein, welche die meiste Zeit mit dem Pflegebedürftigen gearbeitet haben bzw. nun arbeiten werden, also auch Hilfspersonal, Schüler, Zivildienstleistende.

> Übergabegespräche sind verpflichtend für jeden.

Gesprächsleitung

Die Leitung der Übergabe sollte derjenige übernehmen, der die Verantwortung für den entsprechenden Pflegebedürftigen hatte:

- bei der **Zimmerpflege** derjenige, der für diese Pflegezimmer verantwortlich war
- bei der **Gruppenpflege** eine Pflegeperson aus dieser Pflegegruppe
- bei der **Funktionspflege** der Schichtleiter oder seine Vertretung

> Ein Wechsel in der Gesprächsleitung fördert das Verantwortungsgefühl und hilft, Eintönigkeit zu vermeiden. Gleichzeitig schult es die soziale Interaktion.

Ort der Übergabe

- Dienstzimmer
- gemütliche Sitzecke
- Aufenthaltsraum

Es ist grundsätzlich dafür zu sorgen, dass die Türe des ausgewählten Raumes geschlossen bleibt. Störungen sind zu vermeiden.

Da wichtige Pflegebedürftigendaten weitergegeben werden, muss die **Schweigepflicht** gewahrt bleiben.

Störungen

Vor jeder Übergabe festlegen, welche Pflegeperson während der Übergabezeit die Pflegebedürftigen weiter versorgt.

> !
> Störungen durch Besucher oder Pflegebedürftige gering halten. Ein Schild am Übergabezimmer „Bitte während der Übergabe nur im Notfall stören!" kann hilfreich sein. Ebenfalls sinnvoll ist es, gut sichtbar auf der Station ein Schild anzubringen, auf dem die Zeiten der Übergabegespräche festgelegt sind. Dies wird meist von allen Pflegebedürftigen und deren Angehörigen akzeptiert.

Atmosphäre

- ruhige, ausgeglichene Atmosphäre
- Stress und Hektik können zu falschen Aussagen, mangelnder Konzentration und Vergesslichkeiten führen

Über den Tod eines Pflegebedürftigen sollte im Team gesprochen werden, sodass die Pflegenden die Möglichkeit zur Trauerbewältigung gemeinsam mit Kollegen haben.

Einwände und Ergänzungen

- Nachfragen, Einwände und Ergänzungen zum aktuell besprochenen Pflegebedürftigen sollen kurz und prägnant und objektiv sein
- Ergänzungen müssen zusätzlich im Dokumentationssystem aufgenommen werden

Ablauf der Übergabe

- alle Teilnehmer nehmen ihre Plätze ein und konzentrieren sich
- der Übergebende berichtet über **jeden einzelnen Pflegebedürftigen**
- Besonderheiten hervorheben und mit dem Signalreiter kennzeichnen
- unerledigte Tätigkeiten an die Folgeschicht weitergeben
- der Verantwortliche ist für den zügigen Ablauf der Übergabe verantwortlich

> Private Gespräche können erst nach dem Übergabeende geführt werden.

2.5 Teambesprechungen (Lernfeld 1.2)

Mindestens einmal im Monat sollten während der Arbeitszeit Teambesprechungen stattfinden.

Mögliche Inhalte

- Belange der Einrichtung
- Umgestaltung
- Anschaffungen
- Schwierigkeiten in der Zusammenarbeit
- Wünsche und Absprachen in der Dienstplangestaltung
- Anordnungen der Verwaltung, der Heim- und Pflegedienstleitung
- Rückmeldung an Schüler und Hilfspersonal

Die Besprechungen sollen das **Zusammenarbeiten** auf der Station **erleichtern** und zwischenmenschliche Schwierigkeiten unter den Mitarbeitern beheben helfen. Diese Teambesprechungen werden meist von der Stationsleitung, manchmal im Beisein der Pflegedienstleitung, geleitet. Bei Bedarf nehmen Ärzte, Krankengymnasten, der Küchenchef oder der Verwaltungsleiter teil, evtl. auch ein Pfarrer.

In einer ungezwungenen Atmosphäre lassen sich viele Probleme besprechen und bearbeiten. Latente Konflikte können rechtzeitig aufgearbeitet werden. Die **Dauer** sollte zwei Stunden nicht überschreiten und **vorher festgelegt** sein. Die **Gesprächsinhalte** werden von den Teilnehmern vorgeschlagen und spätestens eine Woche vorher bekanntgegeben oder am „Schwarzen Brett" ausgehängt. Alle Beschäftigten einer Station haben teilzunehmen.

2.5.1 Fallbesprechungen

An Fallbesprechungen sind Pflegepersonen und evtl. auch Ärzte beteiligt. Ziel ist es, besondere Krankheitsbilder, Pflegeprobleme oder Probleme im Umgang zwischen Pflegebedürftigen und Pflegenden zu besprechen und nach Lösungen zu suchen. Dazu gehört auch die Erstellung von Pflegeplänen.

Begonnen wird meist mit der Vorstellung des Pflegebedürftigen. Daraus werden die Probleme, welche sich in der Pflege und Betreuung ergeben, erörtert. Die Hauptprobleme können dann in einer Verhaltensanalyse näher betrachtet werden. Dabei sollen Äußerungen, mögliche Gefühle oder Gedanken des Pflegebedürftigen notiert werden und wie sich diese auf das Fachpersonal auswirken. Im weiteren Schritt wird versucht, aus den erkannten Problemen Ziele zu erstellen und geeignete Pflegemaßnahmen zuzuordnen.

Vorteilhaft ist es, wenn der betroffene Pflegebedürftige und/oder die Angehörigen anwesend sind und Stellung nehmen können oder ihre Meinungen dazu äußern. Der Pflegebedürftige hat so die Möglichkeit an seiner Pflege mitzuwirken und integriert zu werden.

Meist finden die Fallbesprechungen im Anschluss an eine Teambesprechung ohne Pflegebedürftigen statt. Die überarbeitete Pflegeplanung wird anschließend dem Pflegebedürftigen vorgestellt.

2.6 Visiten (Lernfeld 1.2)

Das Wort „Visite" bedeutet Besuch, Kontrolle.

Aus dem Krankenhausalltag ist der Begriff „Arztvisite" geläufig. Neben dem Arztbesuch gibt es in der Pflege des alten Menschen weitere Formen der Visite.

Arztvisite

Eine gut vorbereitete Visite ist Grundvoraussetzung in der Pflege und Betreuung des kranken Menschen:

- alle notwendigen **Informationen** für den Arzt müssen bereitliegen
- der Arzt meldet sich auf der Station und bespricht mit der betreuenden Pflegeperson Besonderheiten und die Dokumentation
- gemeinsam besprechen sie bei dem Pflegebedürftigen die bisherige und weitere Behandlung und Betreuung
- Problemäußerungen werden im Pflegebericht notiert und durch Signalreiter gekennzeichnet

Während der Visiten können **Unsicherheiten** beim Pflegebedürftigen erkannt werden. Der Arzt ist ggf. dazu aufzufordern, Fremdwörter und Fachsprache zu erklären, wenn die Aussagen für den Pflegebedürftigen oder für die Pflegenden unverständlich sind.

In der ambulanten Pflege ist es sinnvoll, wenn die Pflegeperson mit dem Arzt einen Visitentermin vereinbart und somit die Visite in den Arbeitsalltag eingebaut ist. Häufig liegen die Pflegedokumente im Hause und der Arzt kann selbstständig Visite machen. Besonderheiten und Änderungen trägt er dann in die Dokumentation ein.

Klientenzentrierte Visite

Ähnlich wie bei den Fallbesprechungen steht bei diesen Visiten der Pflegebedürftige im Vordergrund. Er trifft die Entscheidungen über Pflege und Behandlung mit. In der klientenzentrierten Visite findet der ganze Mensch und nicht nur seine Krankheit Berücksichtigung.

Dokumentationsvisite

- Kontrolle und Vergleich von Pflege, Betreuung und Behandlung und daraus resultierende Konsequenzen werden miteinander verglichen
- Überprüfung der Medikamente, deren Wirkung und Nebenwirkungen
- Kontrolle von evtl. Medikamentenüberhängen

Die Dokumentationsvisite findet meist im Dienstzimmer ohne den Pflegebedürftigen oder bei der ambulanten Pflege in einem Nebenraum statt. Beteiligt sind der behandelnde Arzt und die betreuende Pflegeperson. Der Arzt trägt neue Verordnungen ein und zeichnet diese ab.

Pflegevisite

Die Pflegevisite ist eines der wichtigsten Instrumente in der Pflege. Sie dient der **Kontrolle der Pflegewirkung** und somit der **Qualitätssicherung** (➤ Kap. 36.2.4).

Alle an der Pflege Beteiligten bewerten zusammen mit dem Pflegebedürftigen die Auswirkungen der pflegerischen Maßnahmen.

Gleichzeitig können neue Probleme erkannt, Ressourcen berücksichtigt, Ziele und Maßnahmen in Zusammenarbeit mit dem Pflegebedürftigen festgelegt werden. Der Pflegebedürftige fühlt sich dadurch voll in die Pflege integriert und angenommen.

Folgende **Kriterien** können bei der Pflegevisite überprüft bzw. erhoben werden:

- Erhebung des Pflegebedarfs
- Erhebung der Wünsche des Pflegebedürftigen
- Beurteilung der Pflegequalität
- Überprüfung der individuellen Standards
- Richtigkeit der Pflegeziele
- Stimmigkeit des Pflegeablaufplans
- Wohlbefinden und Zufriedenheit des Pflegebedürftigen
- Mitarbeiterbeurteilung: Fähigkeiten, Fertigkeiten und Fachkompetenz
- Notwendigkeit zusätzliche Investitionen

- Diese Punkte können in einem einrichtungsspezifischen Fragebogen bzw. in einer Checkliste erfasst werden.
- Die Häufigkeit der Pflegevisite ist von den zu erfragenden Kriterien abhängig.
- Generell gilt, dass nach jeder Visite wichtige Veränderungen im Pflegebericht formuliert und mit Signalreitern gekennzeichnet werden. Angeordnete Behandlungsmaßnahmen sind einzuleiten. Wichtige und eingreifende Visitenergebnisse sind an die Mitarbeiter weiterzugeben.

KAPITEL

3 Altenpflegeeinrichtungen (Lernfelder 1.2 und 2.1)

Um die berufliche Tätigkeit ganzheitlich und aktivierend auszuführen, müssen die Pflegenden die **individuelle Biografie** des alten Menschen berücksichtigen. Durch Beobachtung und Gespräche sind die physischen, psychischen und sozialen Bedürfnisse zu ermitteln. Auch in den Einrichtungen der Altenhilfe soll sich der Pflegebedürftige „wie zu Hause" fühlen. Nur bei ausreichenden Kenntnissen über z. B. Gewohnheiten, Erlebnisse, Besonderheiten kann die Pflege individuell und bedürfnisorientiert gestaltet werden.

Die pflegenden Angehörigen sind häufig durch die **Mehrfachbelastung** wie Berufstätigkeit, Familie, Kindererziehung überfordert und können die Pflege und Betreuung des alten Menschen nicht mehr verantworten. Auch die Veränderungen im Verhalten von dementen oder depressiven Familienangehörigen führen zu schweren physischen und psychischen Be- und Überlastungen.

Für viele alte Menschen ist die **Abhängigkeit** von familiärer oder fremder Hilfe psychisch sehr belastend, sodass sie sich für einen Umzug in eine Einrichtung der Altenhilfe entscheiden.

> Der Einzug in die Einrichtung ist immer ein tiefgreifendes Erlebnis mit großen physischen, psychischen und sozialen Problemen.

Der **Umzug** kann bedeuten:
- Aufgeben und Auflösen der eigenen Wohnung
- Trennung von individuellen Lebensgewohnheiten und Einrichtungsstücke
- oftmals finanzielle Abhängigkeit („Sozialfall")
- teilweiser Verlust des Selbstwertgefühls
- Abbrechen von Sozialkontakten
- Integration in eine neue Gruppe
- Einfügen in eine unbekannte Gemeinschaft
- Knüpfen neuer Sozialkontakte
- Verlust der Intimsphäre
- Konfrontation mit Krankheit und Tod
- Orientierung in einer fremden Umgebung
- Umstellen der Essgewohnheiten und Essenszeiten
- Konfrontation mit der eigenen Krankheit
- Angewiesensein auf fremde Hilfe
- Umzug in die „letzte" Wohnung
- Verlust der Rückzugsmöglichkeiten

Früher kamen die Senioren oftmals noch selbst, haben sich in den Altenpflegeeinrichtungen umgesehen und „ihre" ausgesucht. Durch die lange Pflege zu Hause kommen die Pflegebedürftigen heute erst sehr spät und mit Mehrfacherkrankungen in die Altenpflegeeinrichtung. Oft sind sie selbst nicht mehr in der Lage, den für sie geeigneten Platz für den letzten Lebensabschnitt auszusuchen.

Mit finanzieller Hilfe durch die Pflegeversicherung ist es heute auch den Angehörigen besser möglich, ihren Angehörigen möglichst lange zu Hause zu betreuen. Für die Unterstützung und Hilfe bei der Pflege zu Hause steht ein gut ausgebautes Netz von ambulanten Pflegediensten zur Verfügung (➤ Kap. 35).

Ziel ist es, die Pflegebedürftigen möglichst lange in ihrer häuslichen Umgebung zu belassen und zu betreuen. Daraus hat sich eine Vielzahl von Betreuungsangeboten entwickelt:
- Nachbarschaftshilfe (meist Ehrenamt)
- häuslicher Betreuungsdienst (meist Ehrenamt)
- Tagespflege/-betreuung
- Nachtpflege/-betreuung
- ambulante Pflege
- Hausnotruf
- Essen auf Rädern
- Garten- und Hausmeisterdienste

Auch das Wohnen im Alter bietet eine Vielzahl von Möglichkeiten:
- Wohnen zu Hause
- Wohnen zu Hause mit Unterstützung von Angehörigen oder ambulantem Pflegedienst
- Wohnen in einer Wohngemeinschaft: „Alt mit jung" oder „Alt mit alt"
- Wohnen in einer Wohngemeinschaft mit Unterstützung durch ambulanten Pflegedienst, punktuell
- Wohnen in einer Wohngemeinschaft mit Unterstützung durch eine Pflegeperson (24 Stunden)
- betreutes Wohnen
- Seniorenresidenzen, Appartements
- Altenheim
- Altenpflegeeinrichtung
- Hospiz

> Es kommt nicht darauf an, wie alt man wird, sondern wie man alt wird. (Chinesische Weisheit)

3.1 Erste Kontakte zur Pflegeeinrichtung (Lernfeld 2.1)

Um mehr Verständnis für die Bedürfnisse und für das Verhalten des Pflegebedürftigen zu entwickeln, sind folgende Punkte abzuklären:

Wie entstanden die ersten Kontakte zur Altenpflegeeinrichtung?

- Eigeninitiative des Pflegebedürftigen
- durch die Angehörigen
- Fremdeinrichtungen wie Krankenhaus, Hausarzt, Sozialstation, Sozialamt
- Nachbarn, Freunde

Welches soziale Umfeld war vorhanden?

- alleinlebend
- Betreuung durch Angehörige, Nachbarn, Freunde
- Kontakte zu Betreuungsdiensten
- Berufstätigkeit vor der Aufnahme

Wie ist die körperliche und geistige Verfassung?

- vorangegangene größere Operationen
- momentane körperliche Verfassung
- geistiger Zustand, Orientierungsfähigkeit

3.1.1 Besichtigung der Altenpflegeeinrichtung

Vor der Aufnahme in die Altenpflegeeinrichtung ist es für den Pflegebedürftigen und auch für die Angehörigen wichtig, mit der Institution vertraut zu sein. Nur so ist es möglich, auch die Angehörigen mit zu integrieren.

Inhalte des Aufnahmekontaktes

Personen kennenlernen

- Kontaktpersonen (Bezugspersonen aus der Pflege, Heimbeirat) vorstellen
- Kontakte mit der Pflegedienstleitung und dem Pflegepersonal herstellen
- durch das Haus (Pflegezimmer, Wohn-, Gemeinschaftsräume) führen
- Gesprächsmöglichkeiten mit anderen Pflegebedürftigen ermöglichen

Angebote aufzeigen

- Aktivierungsangebote aufzeigen
- Tages- und Wochenablauf erklären
- Möglichkeiten der freien Entfaltung erläutern

Finanzierung

- Hilfe beim Heimvertrag geben
- Vermögensverwaltung absprechen
- Finanzierung des Aufenthaltes klären
- Einzugsermächtigung für die Heimkosten ausfüllen
- evtl. benötigter Sachaufwand für Körperpflegemittel klären
- evtl. Antrag auf Rezeptkostengebührenbefreiung abklären
- Checkliste für die Heimaufnahme besprechen

Unterlagen

- ärztliches Zeugnis über Tuberkulosefreiheit vorlegen
- Bescheinigung über den bisherigen und zukünftigen Hausarzt
- Krankenversicherungskarte übergeben
- polizeiliche Ab- und Anmeldung klären
- Heimvertrag und Heimordnung aushändigen und besprechen

Persönliches

- Verantwortung für die Instandhaltung und Beschaffung der Bekleidung absprechen
- Möglichkeiten der Wäschekennzeichnung aufzeigen
- Besucheranmeldung im Dienstzimmer aus Sicherheitsgründen für die Pflegebedürftigen und zur Absprache über Behandlung, Betreuung, Aktivierung erläutern
- Anbringen von Telefon, Radio und Fernsehen zeigen
- Möblierung des Zimmers abklären
- evtl. Halten von Haustieren absprechen
- Aufnahmetag und Uhrzeit klären

Lage der Altenpflegeeinrichtung

Die beste Lage für eine Altenpflegeeinrichtung ist in der Nähe eines Ortszentrums, damit die Pflegebedürftigen leicht einkaufen und spazierengehen können. Das Pflegepersonal kann zusammen mit Pflegebedürftigen, Gruppen oder auch Gehbehinderten Einkäufe erledigen. Gute Verkehrsverbindungen mit öffentlichen Verkehrsmitteln sind für die Pflegebedürftigen, die Angehörigen und das Personal wichtig. Die Einrichtung sollte über eine große Gartenanlage verfügen.

Räumlichkeiten

Räumliche Anorderungen an eine ideale Pflegeeinrichtung

- großer, teilbarer Aufenthaltsraum für Aktivierungsmaßnahmen und für Fest- und Feiergestaltung
- helle Treppenhäuser
- ein Arbeitsraum – rein
- ein Arbeitsraum – unrein
- Fäkalienraum
- Stationsküche mit Herd (auch für Aktivitäten mit Pflegebedürftigen)
- Besprechungsraum
- Aufenthaltsraum für das Personal
- Umkleideraum für das Personal
- separate Toiletten für Besucher, Pflegebedürftige, Personal
- Bad mit arbeitserleichternden Hilfsmitteln wie Lifter, höhenverstellbare Badewanne
- Aufricht- und Stehhilfen, Schränke für Pflege- und Pflegehilfsmittel
- Raum für Aktivitäten, wo eine begonnene Arbeit auch einmal liegen bleiben kann

Um die Arbeitswege möglichst kurz zu halten, sollten die Arbeitsräume zentral gelegen oder zur Mitte hin angeordnet sein. Die Zimmer der Pflegebedürftigen liegen meist gegenüber, Richtung Süden, Südost oder Südwest.

In der **ambulanten Pflege** müssen evtl. bauliche Veränderungen geprüft und mit der Pflegekasse abgeklärt werden. Oftmals reichen schon kleine Veränderungen wie Haltegriffe, Griffleisten und Badewannenlift, um die Arbeit zu erleichtern. Um den Pflegebedürftigen nicht zu isolieren und ihn am täglichen Leben teilhaben zu lassen, ist es sinnvoll, wenn das Zimmer des Hilfsbedürftigen zentral gelegen ist und auf Wunsch auch die Türe offen stehen kann.

Das Zimmer des Pflegebedürftigen

Da das Zimmer vielseitige Funktionen zu erfüllen hat, muss es Wärme und Geborgenheit ausstrahlen. Neben Schlaf- und Wohnraum ist es (besonders in älteren Einrichtungen) oftmals auch **Esszimmer**, teilweise **Waschzimmer** bzw. der Ort, wo auch einmal der Toilettenstuhl benötigt wird.

Um diesen Multifunktionsraum für den Pflegebedürftigen wohnlich und freundlich zu gestalten, muss er entsprechend ausgestattet sein:

- soweit möglich mit eigenen Möbeln
- eigene Bilder
- das Bett sollte mit einer Seite an der Wand, am besten in einer Ecke stehen (Ausnahme: Behinderung bei der Pflege)
- nur bei steter Pflegebedürftigkeit sollten das Pflegebett und der Nachttisch von der Einrichtung gestellt werden
- Tischdecke, Blumen und Topfpflanzen
- helles Licht
- Lichtleiste über dem Bett
- Nacht- oder Notbeleuchtung
- Fußboden leicht zu pflegen und aus rutschfestem Material
- die Türe muss so breit sein, dass ein Krankenbett durchpasst
- abschließbare Türen zur Sicherheit für den Pflegebedürftigen und zur Wahrung der Intimsphäre
- große Fenster, durch einen Vorhang oder Rollladen abdunkelbar
- Nasszelle mit Waschbecken, Dusche, höhenverstellbarer Toilette mit Haltevorrichtung, genügend Kleiderhaken, Ablagemöglichkeiten, Spiegelschrank mit neigbarem Spiegel und Licht
- ausreichend großer Tisch
- pro Bett mindestens ein fester Stuhl in passender Höhe mit Armlehne
- Schränke für Kleidung, Pflege- und Pflegehilfsmittel, Bettwäsche

Der Einrichtung des Wohnraumes sollte man besondere Sorgfalt widmen. Die Wünsche des Pflegebedürftigen sind zu berücksichtigen.

3.2 Die ersten Tage in der Altenpflegeeinrichtung (Lernfeld 1.2)

Der Umzug in die Einrichtung ist für alle Beteiligten, besonders aber für den Pflegebedürftigen, ein einschneidendes Erlebnis. Um diese Neuorientierung leichter zu gestalten, müssen folgende Punkte beachtet werden:

Bezugsperson

Die Pflegeperson, die den neu ankommenden Pflegebedürftigen betreut, möglichst ganztägig für den Einzugstag freistellen. Sie sollte den Pflegebedürftigen auch in Empfang nehmen und weiterhin seine **Bezugsperson** bleiben.

Wohnraum

Dem Pflegebedürftigen den Wohnraum zeigen und beziehen lassen. Er benötigt dabei **Zeit zur Orientierung**. Beim Einräumen ggf. unterstützen, Wünsche berücksichtigen.

Orientierungshilfen

Zur leichteren Orientierung auf der Station ist das Zimmer außen mit dem Namen des Pflegebedürftigen zu kennzeichnen. Bei verwirrten und dementen Menschen hilft oft ein zusätzlich angebrachtes, ihm **bekanntes Symbol** aus seinem Leben (z. B. Hund, Sonne, Pferd).

Zeit zum Eingewöhnen

Dem Pflegebedürftigen **Zeit lassen**, sich mit der Umgebung vertraut zu machen. Möglicherweise trauert er um den Verlust seines gewohnten sozialen Umfeldes.

Den anderen Pflegebedürftigen vorstellen

Für ein gutes Zusammenleben ist ein **gegenseitiges Vorstellen** und Kennlernen wichtig, besonders wenn mehrere Pflegebedürftige das Zimmer miteinander teilen. Es muss deshalb bereits vor dem Einzug abgeklärt werden, welche Pflegebedürftigen evtl. zusammenpassen.

Toiletten und Nasszellen

Es ist wichtig, dass der Pflegebedürftige weiß, wo sich diese Räume befinden. Es ist bei einem alten, teilweise verwirrten Menschen evtl. notwendig, die **Toilettenspülung** und die **Funktion des Wasserhahns** zu erklären.

Erstgespräch zur Pflegeanamnese

Über das Erstgespräch erfahren die Pflegenden bereits nähere Einzelheiten über die **Bedürfnisse** des Pflegebedürftigen und Besonderheiten, die in der Pflege und Betreuung beachtet werden müssen (➤ Kap. 2.1.1).

Besonderheiten

Der Pflegebedürftige hat die Möglichkeit, auf seine **individuellen Gewohnheiten** aufmerksam zu machen und Wünsche zu äußern.

Tagesablauf und Essenszeiten

Für das Zusammenleben in der Gemeinschaft sind feste Essenszeiten und ein übersichtlicher Tagesablauf wichtig. Es ist sinnvoll, dem neuen Pflegebedürftigen diese Zeiten **schriftlich auszuhändigen**.

Zum Essen begleiten, Sitzplatz zeigen, mit Tischnachbarn bekannt machen

Gut ist es, wenn die Bezugsperson beim ersten Essen dabeibleibt und an der Gemeinschaftsverpflegung teilnimmt. Es ist dies zudem gleich eine Möglichkeit, Näheres über **die Ess- und Trinkgewohnheiten** des Pflegebedürftigen zu erfahren.

Alle Mitarbeitern vorstellen

Der Pflegebedürftige sollte alle **Mitarbeiter der Einrichtung kennenlernen**, einschließlich Küchen-, Reinigungs- und Hilfspersonal. Er darf nicht mit zu vielen Gesichtern und Eindrücken auf einmal überladen werden, da dies nur zu Verwirrung und Unsicherheiten führt.

3.3 Das Eingewöhnen (Lernfeld 1.2)

Die erste Zeit in der neuen Umgebung ist für den alten Menschen mit unzähligen neuen Eindrücken und Erfahrungen verbunden. Je nach Gesundheitszustand ist er mehr oder weniger in der Lage, diese Lebensumstellung zu verarbeiten. Er ist in dieser Zeit sehr auf die Hilfe und Unterstützung durch das Pflegepersonal angewiesen.

Aufgaben der Pflegenden

- täglich das Gespräch mit dem Pflegebedürftigen suchen
- Wünsche, Besonderheiten, Beobachtungen erfragen
- zur Kontaktaufnahme ermutigen
- ausführliche Pflegeanamnese erstellen
- Pflegeplanung und Behandlungsplan mit dem Pflegebedürftigen und den Mitarbeitern besprechen

3.4 Biografie (Lernfeld 1.1)

> Ohne Vergangenheit keine Zukunft. (Chinesische Weisheit)

Jeder Mensch erlebt im Laufe seines Lebens eine Vielzahl von Begebenheiten anders als andere Menschen. Dadurch entsteht eine individuelle Biografie. Durch z. B. Erfahrungen, Erlebnisse oder Beobachtungen prägen sich diese Begebenheiten unter Einbezug aller Sinne im Gedächtnis ein. So bleiben in der Erinnerung viele Ereignisse erhalten.

Besonders alte Menschen mit Morbus Alzheimer leben oft in der Erinnerung (➤ Kap. 34.2). Hier ist das biografieorientierte Arbeiten in der Pflege und Betreuung von ausschlaggebender Bedeutung.

Durch die Konfrontation mit positiven Lebenserfahrungen können Schwerstkranke und Komatöse unter Mithilfe der Sinne wieder langsam ins „Hier und Jetzt" geführt werden. Mit bekannten Stimmen, Lieblingsmusik, angenehmen Geräuschen oder auch mit Gerüchen und Aromen bzw. mit Geschmackstoffen wird versucht, Erinnerungen mit der Jetztzeit zu verknüpfen. Die basale Stimulation® nutzt verstärkt diese Möglichkeit (➤ Kap. 6.1.2).

Biografie bedeutet

- Beschreibung einer Lebensgeschichte
- Besonderheiten aus dem Leben eines Menschen
- Lebenslauf

Die **Biografie** hat einen engen Zusammenhang zur Sozialanamnese (➤ Kap. 2.1.1). Während die Sozialanamnese die sozialen Kontakte während des Lebens beschreibt, führt die Biografie noch tiefer. In ihr werden Vergangenheitserlebnisse mit den Auswirkungen auf den Menschen erläutert. So sind für viele alte Menschen Kriegserlebnisse einschneidend im Leben gewesen. Wer kennt nicht die „alte Dame" mit dem Handtäschchen und der Angst vor Diebstahl, weil sie vielleicht im Krieg Raub und Plünderungen miterleben musste.

3.4.1 Biografische Informationen sammeln

Informationen erhält man vor dem Einzug in die Altenpflegeeinrichtung durch

- Besuch beim Pflegebedürftigen zu Hause
- Aussagen des Pflegebedürftigen
- Gespräche mit den Angehörigen, Freunden, Nachbarn
- eigene Beobachtungen während des Besuchs zu Hause, z. B. Bilder, Wohnungseinrichtung bei Sammelleidenschaft

Nach dem Einzug oder während der Pflege und Betreuung durch

- Aussagen des Pflegebedürftigen
- Verhalten des Pflegebedürftigen, z. B. starkes Schamgefühl durch Vergewaltigung in früheren Jahren
- Aussagen von Angehörigen, Freunden, Nachbarn, Besuchern

Es ist meist sehr schwer, längere Zeit nach dem Einzug in die Einrichtung, noch Informationen über den Pflegebedürftigen und sein soziales Umfeld zu erhalten. **Angehörige, Freunde, Nachbarn** sind evtl. weggezogen oder verstorben. Es ist vorteilhaft, möglichst schon beim ersten Kontakt zu den Einrichtungen der Altenhilfe so viele Informationen wie irgend möglich zu sammeln. Diese **Informationssammlung** ist während der Pflege und Betreuung laufend fortzuschreiben und durch die Aussage des **Pflegebedürftigen** zu ergänzen.

3.4.2 Arbeit mit der Biografie

Die Arbeit mit der Biografie hilft Beziehungen aufbauen und erleichtert den Umgang mit dem Menschen. Jeder Mensch verhält sich seiner Biografie entsprechend, Pflegende wie Pflegebedürftige! So wird sich bspw. jemand, der von der Erziehung her mit dem Schamgefühl freier umgeht, anders bei der Intimpflege verhalten als ein Mensch, der diesbezüglich nur mit Verboten und Mahnungen erzogen wurde.

In der Pflege und Betreuung ist die Biografie unerlässlich, um

- Verhaltensweisen zu erklären
- mit Dementen validierend umzugehen (validieren = wertschätzen, ➤ Kap. 34.3.1)
- Milieutherapie einzusetzen
- Gewohnheiten zu akzeptieren
- Aktivierung auf die Bedürfnisse abzustimmen
- Pflegetätigkeiten an die Gewohnheiten anzupassen
- Identifikation für den Pflegebedürftigen zu geben
- das Selbstwertgefühl zu stärken
- ein Leben in der Erinnerung zu vermitteln
- aus Einzelelementen („Puzzle") ein ganzes Bild aus dem Leben eines Menschen zusammenzusetzen
- Hilfe bei der Lebensphilosophie zu geben: Wie war es im Leben, was habe ich erreicht? Wie stelle ich mir die Zukunft vor? Wie geht es mir im Hier und Jetzt?
- eine Lebensbilanz zu erstellen
- Erinnerungstraining erfolgreich durchzuführen
- die Chance zu geben, sich auf Neues einzulassen
- alle Sinne in die Pflege und Betreuung einzubeziehen

3.5 Beobachten und Wahrnehmen (Lernfeld 1.2)

Bei jedem Menschen sind die einzelnen Sinne anders ausgeprägt. Jeder hat individuelle Empfindungen und auch andere Erfahrungen in seinem Leben gemacht, Pflegender und Pflegebedürftiger. Deshalb ist die Weitergabe von Beobachtungen, Empfindungen und Erfahrungen in der Dokumentation von ausschlaggebender Bedeutung. Mitarbeiter können so die Dokumentation überprüfen und bestätigen oder durch andere Beobachtungen ergänzen. Oftmals kann erst durch die Weitergabe dieser Informationen ein **Krankheitsbild** erkannt und eine **ganzheitliche Pflege geplant** und vorgenommen werden.

Intakte Sinne sind deshalb beim Pflegepersonal Voraussetzung für eine gute Beobachtung. Die individuellen Bedürfnisse der Pflegebedürftigen können mit gezieltem Sinneseinsatz leichter erkannt werden. So können z. B. durch das Beobachten der Gesichtsmuskulatur Schmerzen oder Unbehagen festgestellt werden. Sinnesreize führen zu Empfindungen. Empfindung und Erfahrung bilden die Wahrnehmung.

Wahrnehmen beinhaltet

- sehen
- hören
- riechen
- tasten
- schmecken

3.5.1 Sehsinn

Die **visuelle** Wahrnehmung ermöglicht dem Menschen, Bilder aufzunehmen, zu vergleichen und zu identifizieren. Hier findet das Zuordnen über bereits bekannte Bilder statt. Durch den Sehsinn ist Krankenbeobachtung möglich. Dieser Sinn ist deshalb besonders wichtig für das Pflegepersonal. Die Beobachtungen werden durch die anderen Sinne vervollständigt.

Der Pflegende **sieht** die Bewusstseinslage des Pflegebedürftigen, seine psychische Verfassung, seinen körperlichen Zustand (z. B. Hautfarbe, Schweiß, Wunden).

Aufgabe der Pflegenden

- sehen
- erkennen
- identifizieren
- bewerten

3.5.2 Gehörsinn

Bei der **auditiven** Wahrnehmung lernt der Mensch, Geräusche bewusst wahrzunehmen, zu beschreiben und zu identifizieren. Dabei wird jeder wahrgenommene Ton mit bereits im Gedächtnis verankerten Geräuschen verglichen.

Die Pflegende hört z. B. körperliche Veränderungen. Es entstehen **brodelnde Atemgeräusche** beim Lungenödem, **Stridor** bei Asthmatikern. Die Geräusche eines Menschen verändern sich auch je nach Bewusstseinslage bei Schlaf, Koma oder dem nahenden Tod (➤ Kap. 10.1.3).

Ebenso kann die Pflegeperson **Veränderungen der Sprache** hören (verwaschen oder undeutlich, z. B. bei Schlaganfall; wirres Sprechen, z. B. bei psychischen Veränderungen).

Zusätzlich sind das **aktive Zuhören** und Eingehen auf die Bedürfnisse des alten Menschen von großer Bedeutung. Erst dann fühlt sich der Mensch richtig verstanden, akzeptiert und nicht nur oberflächlich versorgt. Beim aktiven Zuhören wird durch die Art und Weise und durch das Verhalten während des Gespräches die Akzeptanz oder die Ablehnung des Gesprächspartners ausgedrückt.

3.5.3 Geruchssinn

Die Wahrnehmung von Gerüchen ist in der Pflege sehr wichtig. So wie jeder Mensch seinen eigenen Geruch hat, so hat jedes Zimmer, jede Station, jede Einrichtung ebenfalls einen typischen Geruch. Schon beim Betreten eines Zimmers kann man bestimmte Situationen am Geruch erkennen. Der Geruchssinn ist in der Pflege wichtig, z. B. bei der Identifizierung von verschiedener Stuhl- und Uringerüchen oder beim Beurteilen von Krankheitssymptomen (z. B. acetonähnlicher Geruch bei diabetischem Koma, infizierte Wunden können faulig riechen).

3.5.4 Tastsinn

Der **taktile** Sinn muss bei jeder Pflegeperson stark ausgeprägt sein. Zum Tasten gehört auch greifen, halten, berühren, streicheln, fühlen. Pflegende berühren, wenn sie waschen, einreiben, massieren, wenn sie Trost vermitteln wollen. Sie halten und greifen, wenn sie lagern, führen oder bei Bewegungen helfen. Sie fühlen, wenn sie die Beschaffenheit oder die Temperatur der Haut erfahren wollen. Alle diese Berührungen müssen eindeutig sein, um beim Pflegebedürftigen angenehme Gefühle zu erzeugen. Punktuelle Berührungen z. B. nur mit den Fingerspitzen, vermitteln Unsicherheit oder Unbehagen.

3.5.5 Geschmacksinn

Der Geschmacksinn ist in der Pflege eher von nebensächlicher Bedeutung. Pflegende benötigen den Geschmacksinn vor allem, um den Geschmack des Essens oder von Mundpflegeartikeln, z. B. Pagavit-Stäbchen®, zu testen.

KAPITEL

4 Ruhen und Schlafen (Lernfelder 1.2 und 1.3)

Um neue **äußere**, aber auch **innere Kräfte** zu schöpfen, benötigt der Mensch Phasen der Ruhe, der Erholung, der Entspannung und des Schlafs. Unter äußeren Kräften versteht man z. B. die Beruhigung der Muskulatur oder die Entspannung der Haut. Innere Kräfte sind z. B. die Regeneration der Gehirnfunktionen oder die Normalisierung der Vitalwerte von Atmung, Herzschlag und Blutdruck.

Diese Ruhephasen dienen der **körperlichen, seelischen und geistigen Regeneration**. Unterschiedliche Schlafpositionen vermitteln **Geborgenheit** und dienen der **Rückzugsmöglichkeit**.

Für viele Menschen ist der Schlaf erholsam und sorgt für allgemeines Wohlbefinden. Ist der Mensch einmal nicht in der Lage, über einen längeren Zeitraum seinem Körper die nötige Ruhe zukommen zu lassen, führt dies zur Erschöpfung bis hin zur Krankheit.

Für manche Menschen bringt der Schlaf keine Erholung. Durch Beschäftigung lenken sie sich tagsüber von **Sorgen, Einsamkeit oder Ängsten** ab. Nachts jedoch leiden besonders alte und alleinstehende Menschen aufgrund von Angst, Einsamkeit oder Trauer unter **Schlaflosigkeit**. Besonders ist dies beim Umzug in eine Altenpflegeeinrichtung zu beobachten.

4.1 Schlaf (Lernfeld 1.3)

Schlaf ist der Gegenpol zum Wachsein. Im Schlaf wechseln sich **Leichtschlaf- und Tiefschlafphasen** (➤ Abb. 4.1) ab. In den Leichtschlafphasen träumt der Mensch, während sich seine Augen hin und her bewegen. Deshalb wird diese Zeit auch **REM-Phase** (Rapid Eye Movement) genannt. In der Tiefschlafphase bleiben die Augen ruhig, daher auch **Non-REM-Phase** (Non Rapid Eye Movement) genannt.

Schlafqualität, **Schlaftiefe** und **Schlafphasen** lassen sich mit Hilfe des **EEG** (Elektro-Enzephalo-Gramm) nachweisen.

Bei alten Menschen, die weniger Nachtschlaf benötigen, sind auch die einzelnen Schlafphasen von kürzerer Dauer, die Leichtschlaf- und Tiefschlaftiefen sind flacher. Der Leichtschlaf führt oftmals bis zu Wachzuständen, vor allem am frühen Morgen.

Besonders in der Eingewöhnungszeit in der Einrichtung oder im Krankenhaus ist es für viele Menschen schwer, sich auf die neuen Schlafgegebenheiten einzustellen. Der Schlaf ist dann meist sehr unruhig und der Betroffene wirkt am Morgen müde.

Physiologische Veränderungen während des Schlafs

- Ausschüttung des Wachstumshormons STH (somatotropes Hormon), es dient gleichzeitig der Eiweißsynthese und der Zellregeneration
- herabgesetzter Grundumsatz
- Körpertemperatur sinkt langsam ab und steigt bis zum Aufwachen wieder an
- Kälteempfindung steigt
- Körperbewegungen sind in der Tiefschlafphase besonders ausgeprägt
- Atmung und Herzschlag verlangsamen sich
- Blutdruck sinkt
- Muskeltonus ist herabgesetzt
- Darmtätigkeit und Stoffwechsel sind reduziert

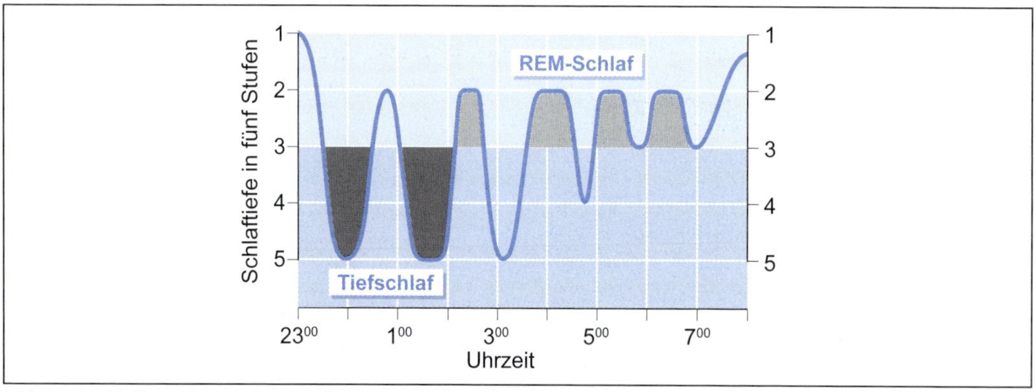

Abb. 4.1 Schlafdiagramm. Stufen 2 und 3: Leichtschlaf- oder REM-Phase mit Träumen, Stufen 3 bis 5: Tiefschlaf

Schlaftypen

Abendschläfer
- sind bereits am frühen Abend müde und stehen am Morgen meist gerne früh auf

Morgenschläfer
- sind nachtaktiv, gehen spät ins Bett und stehen am Morgen spät auf bzw. stehen früh, aber schlechtgelaunt auf
- meist erst ab dem Mittag aktiv

Dauerschläfer
- gehen am Abend bald ins Bett und sind am Morgen immer noch müde
- kommen sehr schwer aus dem Bett

In der Altenpflege ist es wichtig, den Schlaftyp so früh wie möglich herauszufinden oder in der Pflegeanamnese zu erfragen, um dies bei der Pflege berücksichtigen zu können und den Zeitpunkt der Körperpflege entsprechend zu planen.

!

Die Abendschläfer sollten am Morgen als erste bei der Körperpflege unterstützt werden, damit die Morgenschläfer Zeit zum Ausschlafen haben.

4.2 Schlafbedarf (Lernfeld 1.3)

In den einzelnen **Lebensphasen** besteht unterschiedlicher Schlafbedarf

(➤ Tab. 4.1). Für den alten Menschen kann eine Schlafzeit von sechs Stunden ausreichen, um ausgeschlafen und ausgeruht zu sein.

Tab. 4.1 Durchschnittliches Schlafbedürfnis in verschiedenen Altersstufen

Alter	Schlafbedarf
Säugling	16 bis 20 Stunden
Kleinkind	12 bis 14 Stunden
Schulkind	9 bis 12 Stunden
Jugendlicher	8 bis 9 Stunden
Erwachsener	7 bis 9 Stunden
alter Mensch	4 bis 6 Stunden (mit „Nickerchen" 10 bis 12 Stunden)

Da jeder Mensch ein individuelles Einschlaf- und Aufwachritual hat, muss dieser Tatsache in der Pflege besondere Aufmerksamkeit geschenkt werden.

4.3 Schlafstörungen (Lernfeld 1.3)

Besonders alte Menschen klagen sehr oft über unterschiedliche Schlafstörungen, die verschiedene Ursachen haben können. Es wird unterschieden in
- Einschlafstörung
- Durchschlafstörung
- Störung der Schlaftiefe

4.3.1 Akute Schlafstörungen

Körperlich bedingte Schlafstörungen können auftreten bei
- Behinderungen, Lagerungen
- Medikamenten
- Toxinen wie Tee, Kaffee, Cola-Getränke, Weckamine
- Schlafmittelabhängigkeit
- Hunger, Durst
- zu wenig körperlicher Bewegung
- zu frühem Schlafengehen
- Nahrungsaufnahme zeitlich direkt vor dem Einschlafen
- häufigen „Nickerchen" tagsüber
- ausgedehntem Mittagsschlaf

Psychisch bedingte Schlafstörungen können verursacht sein durch
- ungewohnte Umgebung
- Umgebungsveränderung, z. B. Krankenhausaufenthalt oder anderes Zimmer
- Angst
- Sorgen
- Trauer
- Aufregung

Umweltbedingte Schlafstörungen treten z. B. auf bei
- heller Straßenbeleuchtung
- Licht im Zimmer

- Lärm wie Straßenverkehr, Schnarchen, Schritte, Radio
- Witterungsursachen wie Gewitter, Sturm, Hagel, Hitze, Kälte
- zu warmen oder zu kalten Schlafräumen
- zu harter oder zu weicher Matratze

Krankheitsbedingte Schlafstörungen entstehen z. B. bei
- Schmerzen
- Fieber
- nächtlichem Wasserlassen
- Schilddrüsenüberfunktion
- Hypoglykämie (nächtlicher Blutzuckerabfall, ➤ Kap. 29)
- Kopfschmerzen mit unterschiedlicher Ursache
- Atemwegserkrankungen, Atemnot, Husten
- Herz- und Kreislauferkrankungen
- Juckreiz bei Hautkrankheiten, Ekzemen
- gerontopsychiatrischen Erkrankungen wie Depression oder Demenz mit Umkehr des Wach-Schlaf-Rhythmus (➤ Kap. 34)

4.3.2 Chronische Schlafstörungen

Viele **akute** Schlafstörungen können, wenn sie längere Zeit anhalten, in **chronische** Schlafstörungen übergehen. Oftmals sind sie mit keiner Ursache direkt in Verbindung zu bringen.

Wichtig ist deshalb, die **individuelle Einstellung** zum Schlaf und zu den Schlafstörungen herauszufinden wie durch
- falsche Vorstellung über die Dauer, Tiefe des Schlafs und Traumbearbeitung
- falsche Beurteilung des Schlafs und Schlafverhaltens

Vor allem bei alten Menschen führt die Schlafbeurteilung oftmals zu falschen Ergebnissen, da sie meist sehr früh zu Bett gehen und dadurch bereits ab Mitternacht oder am frühen Morgen im Dämmerschlaf halbwach oder bereits wach im Bett liegen.

Da an den alten Menschen meist wenig körperliche oder geistige Anforderungen gestellt werden, ist die Schlaftiefe flacher und der Aufwachzustand schneller auslösbar.

!

Durch aktivierende Pflege (➤ Kap. 12.2) oder Unterhaltung kann der Schlafbeginn auf einen späteren Zeitpunkt verlegt und dem alten Menschen wieder das Gefühl für einen gesunden Schlaf vermittelt werden.

4.3.3 Auswirkungen der Schlafstörungen

Länger andauernde Schlafstörungen haben starke gesundheitliche Auswirkungen, z. B. **Leistungsminderung, schnellere Reizbarkeit und Unpässlichkeiten**.

Folgen von Schlafstörungen

- Konzentrationsschwäche
- verlangsamtes Denk-, Lern-, Leistungs- und Sprechvermögen
- schnelleres Ermüden
- Verstimmungen
- Kontaktschwierigkeiten
- schnelleres Erkranken
- Nervosität, Ungeduld, Reizbarkeit
- verminderte Belastungsfähigkeit

4.4 Pflegeplanung bei Schlafproblemen (Lernfeld 1.2)

4.4.1 Informationssammlung, Situationseinschätzung

Wie bereits in ➤ Kapitel 2 beschrieben, ist eine ausführliche **Pflegeanamnese** für die Situationseinschätzung und Unterstützung in allen Bereichen der Altenpflege unumgänglich.

Informationssammlung

- Ruhe- und Schlafgewohnheiten des Pflegebedürftigen
- Ruhe- und Schlafzeiten
- körperliche, psychische oder umweltbedingte Schlafstörungen
- Einflüsse des Heimaufenthaltes
- Erkrankungen

4.4.2 Pflegeprobleme und Ressourcen

Anhand der Informationssammlung und der Pflegeanamnese werden bestehende und zu erwartende Probleme formuliert. Dabei muss auch überlegt werden, welche Möglichkeiten der Pflegebedürftige zur Problembewältigung hat oder haben könnte.

Beispiel:

Der Pflegebedürftige hat seit dem Tod seines Mitbewohners nachts große Angst vor der Dunkelheit und wacht bei den geringsten Geräuschen auf. Er beherrscht die Funktion der Rufanlage.

4.4.3 Pflegeziele

Pflegeziele beinhalten die zu erreichenden Ziele durch die Pflege und Betreuung unter Berücksichtigung der Ressourcen.

Mögliche Pflegeziele

- schmerzfreier Schlaf
- störungsfreier Schlaf
- Verhütung von zusätzlichen Schlafstörungen

ausgeglichenes Aktivitäts- und Schlafangebot

Beispiel:

Fernziel: Pflegebedürftiger schläft die Nacht ohne Wachphase durch

Nahziel: Pflegebedürftiger meldet sich, sobald er aufwacht

4.4.4 Pflegemaßnahmen

Beraten und informieren

- in Gesprächen Ursachen der Schlafstörung herausfinden
- mögliche Hilfsangebote aufzeigen
- Selbsthilfen für den Pflegebedürftigen anbieten

Beseitigen der Ursachen

Die Ursachen einer Schlafstörung herauszufinden, ist besonders in der Altenpflege ein anspruchsvoller Prozess. Nur genaues Hin- und Zuhören sowie das Beobachten und Dokumentieren des Schlafverhaltens führen zum Erfolg.

Bei manchen Menschen dienen schlaflose Nächte zur Trauerarbeit oder zur Vorbereitung auf das eigene Sterben (➤ Kap. 14). Durch Gespräche kann in der Traueraufarbeitung geholfen werden.

Schlafstörungen beheben helfen

- Gespräche zum Bewältigen von Problemen
- störende Ursachen ausschalten
- beruhigende Körperarbeit, z. B. Atemstimulierende Einreibung (ASE, ➤ Kap. 10.2.5) oder beruhigende Ganzkörperwaschung (➤ Kap. 6.3.2)
- Bäder, Massagen oder beruhigende Einreibungen
- Meditation oder entspannende Musik
- Naturheilmittel wie Baldrian, Lavendelduft

Häufig werden in einer Einrichtung Schlafmittel (Hypnotika) angewandt. Die Wirkung ist individuell sehr unterschiedlich und besonders bei alten Menschen sehr schwer zu dosieren. Außerdem kommen noch Neuroleptika, Sedativa und Tranquilizer als Einschlafmittel zum Einsatz.

> Da Hypnotika, Neuroleptika, Sedativa und Tranquilizer ein hohes Sturz- und Suchtpotenzial bergen, ist nach dem Verabreichen eine ausgiebige Beobachtung und Dokumentation des Schlafverhaltens Grundbedingung.

Unterstützen des Schlafes

Schlafrituale fördern das Einschlafen. Dazu können zählen:

- abendliche Körperpflege
- Bereitstellen des Nachtstuhls
- Rufanlage anstellen
- Nachtgebet

Der Schlaf kann **unterstützt** werden durch:

- Zimmer lüften
- Heizung entsprechend dem Wunsch des Pflegebedürftigen einstellen
- Bett den Schlafgewohnheiten entsprechend anpassen
- Pflegebedürftigen bei Bedarf mit geeigneten Hilfsmitteln lagern
- ruhiges, lärm- und stressfreies Umfeld

- Bettlägerige benötigen eine eindeutige Vorbereitung auf die Nachtruhe, als wiederkehrenden Punkt im Tagesablauf, z. B. das Umkleiden in Nachthemd oder Schlafanzug
- Begrüßen durch die Nachtwache

Begrüßt die Nachtwache jeden Abend die Pflegebedürftigen, kann sie damit das Gefühl der Sicherheit und Geborgenheit unterstützen.

4.4.5 Beurteilen des Schlafes (Lernfeld 1.2)

Der Schlaf des Pflegebedürftigen muss **täglich** neu **beurteilt** werden. Dies gehört zu den **Aufgaben der Nachtwache** (> Kap. 4.7). Da jede Beurteilung individuell ist, kann es vorkommen, dass die Nachtwache den Schlaf des Pflegebedürftigen anders beurteilt und dokumentiert, als es der Pflegebedürftige empfunden hat. So scheint z. B. der Pflegebedürftige bei den Kontrollgängen fest zu schlafen, obwohl er wach im Bett liegt oder evtl. einen Albtraum hatte. In diesem Fall sind die Aussagen des Pflegebedürftigen ebenfalls zu dokumentieren.

4.5 Das Pflegebett (Lernfeld 1.3)

In vielen Punkten unterscheidet sich das Pflegebett (> Abb. 4.2) von den sonst üblichen Betten.

Anforderungen an ein Pflegebett

- roll- und feststellbar
- höhenverstellbar, elektronisch oder hydraulisch
- Kopfteil ist bis 90° anzustellen
- Kopf- und Fußbrett herausnehmbar
- verstellbares Fußteil
- abwaschbar
- formbeständige, ein-, zwei- oder dreiteilige Matratze
- Matratzenschutz, waschbar
- Halterung für Herausfallschutz

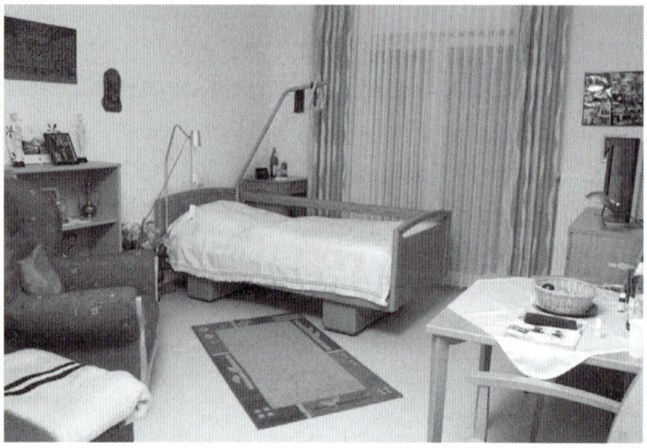

Abb. 4.2 Pflegebett

- Aufrichthilfe mit Aufrichtbügel oder Strickleiter am Fußende
- ausziehbares Bettablageteil am Fußteil, z. B. für Bettdecke, Kissen, Lagerungshilfsmittel

Bettzubehör

- Kopfkissen
- mindestens zwei Kissen 80 × 80 Zentimeter als Lagerungshilfen
- ein Kissen 80 × 40 Zentimeter oder 20 × 20 Zentimeter (Nackenkissen)
- Bettdecke, waschbar, leicht
- Bettwäsche, möglichst die private, farbig
- Lagerungshilfsmittel (> Kap. 5.6)
- Bettverlängerung
- Bettverkürzung
- Matratzenschoner
- Dekubitus-, Wechseldruck-, Würfel- oder Weichlagerungsmatratze, Wasserbett
- Spannbettlaken, elastisch
- Inkontinenzauflage, waschbar
- Infusionshalter
- Fußstütze
- Herausfallschutz (hochziehbares Seitenteil), möglichst zweiteilig
- Sicherungsgurte

Neben dem universalen Pflegebett gibt es noch besondere Pflegebetten (z. B. Intensiv-, Dreh-, Herz- oder Verbrennungsbett).

Da die **Handhabung** des Bettes je nach Hersteller sehr unterschiedlich ist, muss die Pflegeperson sich zuerst mit den Funktionen des Bettes auseinandersetzen und die notwendigen Handgriffe üben.

!

In der häuslichen Pflege befinden sich meist niedrige Betten, die den Rücken der Pflegenden strapazieren. Um das Bett auf die richtige Arbeitshöhe zu bringen, könnten die Bettfüße durch das Anschrauben von Holzpfosten verlängert oder durch Unterlegen von Holzklötzen (mit Innenbohrungen) das Bett höher gestellt werden, falls nicht sofort ein Pflegebett zur Verfügung steht.

Bei einer festen Hochstellung hat der Pflegebedürftige unter Umständen Schwierigkeiten, das Bett zu verlassen oder selbstständig ins Bett zu kommen. Pflegebetten können in vielen Fällen vom Hausarzt verordnet werden und werden von Sanitätshäusern oder ambulanten Pflegediensten auf eine Verordnung hin ausgeliehen. Zu jedem Pflegebett gehört auch ein **Nachttisch**.

Anforderungen an einen Nachttisch

- fahrbar
- ausklappbare, höhenverstell- und neigbare Arbeitsplatte
- mindestens ein Schubfach
- Zwischenablagefläche
- abschließbares Abteil
- abwaschbar
- evtl. Medienleiste für Licht, Glocke, Radiokopfhörer, Fernsehbedienung

4.6 Das Betten (Lernfeld 1.3)

Beim Betten müssen verschiedene Aspekte beachtet werden:

- Richtlinien des rückenschonenden Arbeitens (➤ Kap. 5.5.3)
- gute Zusammenarbeit vermittelt dem Pflegebedürftigen ein Gefühl von Sicherheit
- Wahrung der Intimsphäre
- Vorgehen muss an die momentanen Bedürfnisse angepasst sein
- Vorgehen muss auf den psychischen und physischen Zustand abgestimmt sein
- ganzheitlich und am Pflegebedürftigen orientiert
- Ressourcen berücksichtigen
- Pflegebedürftigen zur Mitarbeit anregen
- hygienische Gesichtspunkte berücksichtigen (➤ Kap. 4.6.1)
- gute Vorbereitung
- Möglichkeiten zur Kommunikation mit dem Pflegebedürftigen nutzen
- alle Lagerungshilfsmittel vor dem Betten entfernen
- Kopfteil flach stellen
- frische und gebrauchte Wäsche getrennt voneinander lagern
- gebrauchte und verschmutzte Wäsche nicht auf den Fußboden legen, sondern direkt in den Wäschesack
- Bettlaken mindestens einmal täglich oder bei Bedarf glattziehen sowie Kissen und Decke aufschütteln

4.6.1 Technik des Bettens (Lernfeld 1.3)

Vorbereitung der Pflegeperson

Das Betten sollte grundsätzlich durch zwei Pflegepersonen erfolgen. Die körperliche Belastung für den Einzelnen ist geringer. Außerdem wird weniger Staub aufgewirbelt. Das Bett ist nach Bedarf zu beziehen. Zur Kontrolle sollte ein Plan mit den jeweiligen Daten des Wäschewechsels erstellt werden. Durch diesen Plan kann man unnötiges Beziehen vermeiden und spart Zeit und Material.

- Schutzkleidung anlegen, z. B. Schürze
- Hände waschen
- benötigte Frischwäsche aus dem Wäschewagen (➤ Abb. 4.3) mit ins Zimmer nehmen

Vorbereiten des Raums

- Stuhl ans Bettende stellen (Sitzfläche dem Bett zugewandt, als Ablagefläche) oder Bettablagegitter am Fußende herausziehen
- Nachttisch auf Seite schieben
- Aufrichthilfe hoch hängen
- Ablagefläche für Schmutzwäsche richten, z. B. extra Eimer oder Wanne

4

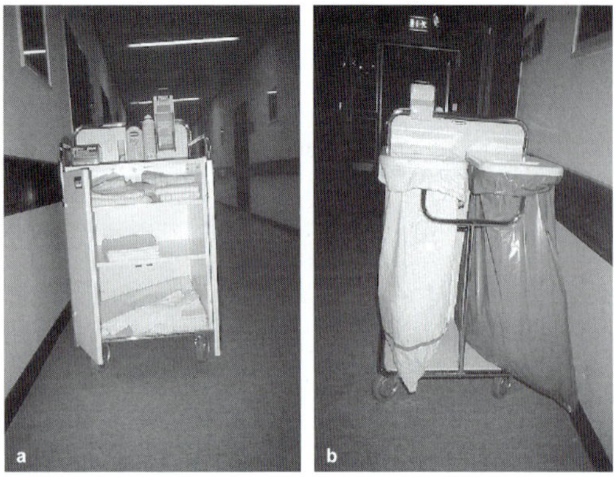

Abb. 4.3 Wäschewagen a) von vorne b) von hinten

Vorbereiten des Pflegebedürftigen

- Pflegebedürftigen informieren
- Pflegebedürftigen aufstehen lassen oder dabei unterstützen
- in der Nähe Platz nehmen lassen
- soll so viel wie möglich mithelfen, z. B. Kissen aufschütteln

Vorgehen

- Bett, wenn möglich, auf richtige Arbeitshöhe bringen, flach stellen und alle Lagerungshilfsmittel entfernen
- Decke und alle Kissen abziehen und auf dem Stuhl ablegen (Brauchwäsche mit der inneren Seite nach außen auf dem Betttuch ablegen)
- restliche Bettwäsche entfernen und gleich in den gekennzeichneten Wäschesäcken des Wäschewagens entsorgen
- frische Bettwäsche auf Schäden kontrollieren
- bei Pflegebedürftigen mit Infektionen oder Entzündungen aus hygienischen Gründen das Bett mit Flächendesinfektionslösung abwaschen
- bei dreiteiligen Matratzen das Fußteil als Kopfteil legen und die anderen beiden Teile nach unten verschieben
- Matratzenschoner auf richtige Lage kontrollieren
- Nässeschutz auf die Matratze(n) legen

Das Kopfkissen nicht im Gesäßbereich des Bettes ablegen.

Bett frisch beziehen

- Spannbetttuch erst oben, dann unten auf die Matratze legen und befestigen (elastische Spannbetttücher erleichtern das tägliche Betten um ein Vielfaches) oder normales Bettlaken auf dem Bett ausbreiten
- Bettlaken faltenfrei einziehen (> Abb. 4.4)
- Pflegebedürftiger kann das Kopfkissen beziehen
- Inkontinenzauflage im mittleren Drittel beidseitig einstecken, bei Dekubitusgefahr nur die Vorderseite einstecken, besser auf Auflage ganz verzichten
- Inkontinenzauflage bei Bedarf einlegen

Beziehen der Bettdecke

- Bettdecke beziehen, möglichst durch zwei Pflegepersonen
- Deckenbezug mit der inneren Seite nach außen
- rechte Person mit linker Hand und linke Person mit rechter Hand in den Bezug fahren und die Ecken suchen
- Decke beidseitig an den Ecken greifen und den Bezug von links überstülpen
- Decke leicht in Form bringen, gleich auf dem Bett richtig ablegen und am Fußende die Knöpfe schließen
- Kissen an einer Ecke fassen und kurz nach unten ausschütteln, damit das Innere sich lockert
- Vorgehen an allen vier Kissenecken wiederholen
- Kissen im Bett platzieren
- Bettdecke auf dem Bett auslegen oder evtl. zusammenrollen, an die Wandseite legen und das ganze Bett mit einer bunten Wolldecke abdecken (sofaähnlich, vermittelt Wohnlichkeit)

Umgang mit Schmutzwäsche

- möglichst **körperfern** tragen
- **nicht werfen**
- niemals auf den Boden legen
- **nicht** in den Wäschesack **stopfen**, da hierdurch unnötig Bakterien und Staub aufgewirbelt werden
- möglichst direkt in die entsprechenden Wäschesäcke am Wäschewagen geben

Abschluss

- Fenster zum Lüften für kurze Zeit öffnen
- weitere Wünsche des Pflegebedürftigen erfragen und für Mithilfe bedanken

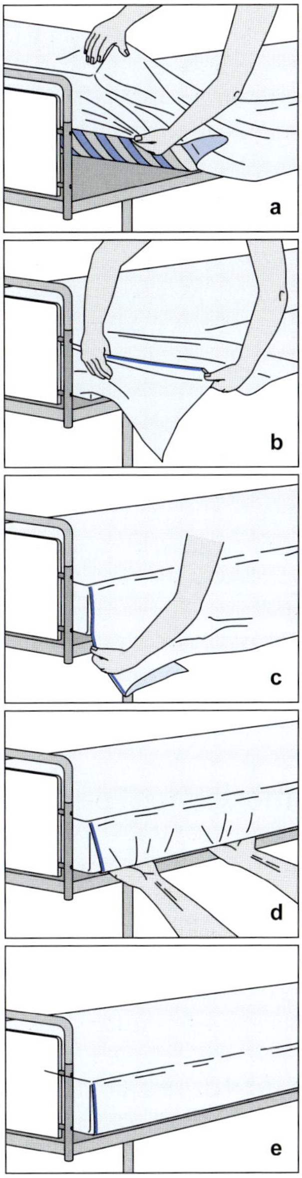

Abb. 4.4 Falten der Ecken beim Lakenwechsel a) bis e)

- volle Säcke am Wäschewagen wechseln
- Schutzkleidung ablegen
- Hände waschen
- Frischwäschevorrat überprüfen und nachfüllen
- frisches Beziehen dokumentieren

4.6.2 Betten beim bettlägerigen Pflegebedürftigen

Das Betten von Bettlägerigen richtet sich nach folgenden Aspekten:

- Art der Bewegungseinschränkung
- mögliche Behinderung
- ob sich der Pflegebedürftigen im Bett aufsetzen kann oder gedreht werden muss
- ob er das Gesäß noch selbst anheben kann oder darf

So weit es irgendwie möglich ist, sollte der Pflegebedürftigen für die Zeit des Bettens, des Essens und des Ausscheidens das Bett verlassen.

Vorbereitungen

➤ Kap. 4.6.1

Vorgehen beim liegenden Menschen

- Bett, wenn möglich, auf richtige Arbeitshöhe bringen
- Bett flach stellen und alle Lagerungshilfsmittel entfernen
- Decken auf den Stuhl legen
- wenn nötig, Decken und Kissen frisch beziehen
- Pflegebedürftigen zur Seite drehen lassen (er ist durch eine zweite Pflegeperson oder den Herausfallschutz abgestützt)
- evtl. Kopfkissen unter den Kopf legen (bequemere Lage)
- gebrauchtes Laken oben und unten lösen und zusammengerollt so weit wie möglich unter den Pflegebedürftigen schieben
- neues Laken auf einer Seite des Bettes einziehen (➤ Abb. 4.5), ebenfalls so weit wie möglich unter den Pflegebedürftigen schieben
- waschbare Inkontinenzauflage in der Mitte einstecken und bis zum Laken glattziehen
- Pflegebedürftigen zur anderen Seite über die gerollten Laken drehen lassen
- schmutziges Laken und Einlage entfernen, in den Wäschewagen geben
- das Laken an den beiden übrigen Ecken oben und unten einziehen
- Inkontinenzauflage glattziehen

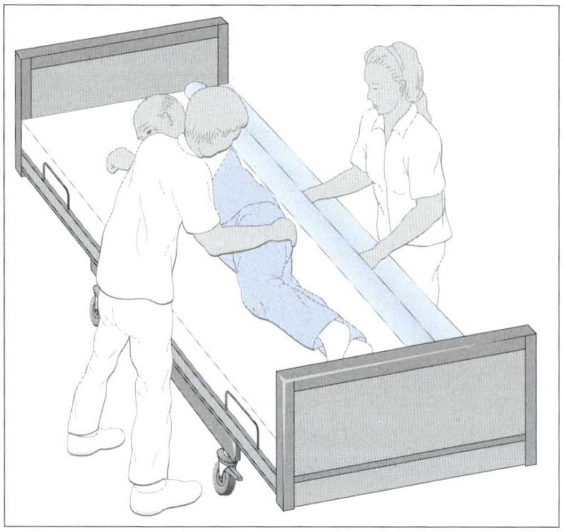

Abb. 4.5 Lakenwechsel beim bettlägerigen Pflegebedürftigen

Bei Dekubitusgefahr (➤ Kap. 5.7) möglichst elastische Bettlaken verwenden oder die Bettlaken nicht einspannen!

Vorgehen beim sitzenden Menschen

- schmutziges Laken an den beiden Ecken des Kopfendes lösen und weit unter den sitzenden Pflegebedürftigen schieben
- neues Laken am Kopfende einziehen und weit in Richtung Pflegebedürftigen einrollen
- schmutziges Laken vom Bett lösen
- Pflegebedürftiger verlagert mit Unterstützung sein Gewicht auf eine Seite (➤ Kap. 5.5.4)
- auf der anderen Seite schmutziges Laken mit Einlage wegrollen
- Gewichtsverlagerung auf die andere Seite
- schmutziges Laken mit Inkontinenzauflage darunter schieben
- Laken und Auflage bis zum Fußende vorschieben
- erneute Gewichtsverlagerung, abwechselnd auf beide Seiten, sauberes Laken ebenfalls Richtung Fußende schieben
- Pflegebedürftiger legt sich wieder hin
- schmutziges Bettlaken vollständig entfernen und in den Wäschewagen entsorgen
- neues Bettlaken glätten und an den Ecken des Fußendes einziehen
- Pflegebedürftiger soll sich auf eine Seite drehen, Laken in der Bettmitte straffziehen und Inkontinenzeinlage einlegen
- auf der anderen Seite den Vorgang wiederholen

Bei Dekubitusgefahr (➤ Kap. 5.7) möglichst auf Inkontinenzauflage oder Stecklaken verzichten, da diese den Auflagedruck erhöhen.

Abschluss

- Pflegebedürftigen bequem lagern
- Kopfkissen nach Wunsch zurechtlegen
- Bettdecke wieder auflegen
- nach Wünschen fragen
- Raum aufräumen
- volle Säcke am Wäschewagen wechseln
- Schutzkleidung ablegen
- Hände waschen
- Frischwäschevorrat auffüllen
- Wäschewechsel dokumentieren

4.7 Nachtwache (Lernfelder 1.2 und 4.1)

Da die nächtliche Begleitung der Pflegebedürftigen hohes **Verantwortungsbewusstsein** erfordert, darf aus rechtlichen Gründen der Dienst nur durch **staatlich geprüftes Pflegepersonal** versehen werden. Dabei sind selbstständiges Handeln, exaktes Beobachten und schnelles Handeln in Notsituationen notwendig.

Beobachtungen vor Dienstantritt

Bereits beim Betreten der Station können erste Beobachtungen gemacht werden. Hieraus sind bspw. Ursachen für Unruhe und Schlafstörungen bei den Pflegebedürftigen zu folgern.

- Sauberkeit auf der Station (ist alle Arbeit erledigt?)
- Hektik der Mitarbeiter (gestörter Stationsablauf?)
- trügerische Ruhe (Spannungen unter den Mitarbeitern?)
- Spannungen und Streitereien unter den Pflegebedürftigen

Dienstübergabe

Um die Verantwortung für die Pflegebedürftigen übernehmen zu können, ist eine ausführliche Übergabe zu jedem einzelnen Pflegebedürftigen notwendig.

- Bericht über jeden Pflegebedürftigen
- Veränderungen
- Verhalten während des Tages
- Verordnungen
- Verordnungen für den nächsten Tag (mögliche Ursache für Schlaflosigkeit)
- Lagerungen, Einlagenwechsel
- Schwerkranke, Sterbende
- wichtige Kontrollen
- Bereitschaftsdienste, Ärzte
- Veränderungen im Stationsablauf
- Termine für Pflegebedürftige am nächsten Tag

!

> Bei Dienstantritt vor einer Nachtwache ist es sinnvoll, sich über besondere Vorkommnisse Notizen zu machen.

Nachtwachenverlauf

- Gang durch die Station und Vorstellen bei jedem Pflegebedürftigen (Sicherheit, Vertrauen)
- Wünsche und Besonderheiten erfragen
- spät heimkehrenden oder zu Bett gehenden Pflegebedürftigen ggf. behilflich sein
- Verordnungen, Lagerungen, Einlagenwechsel vornehmen
- Sicherheitsdurchgang (Licht, Kerzen, Schließanlage)
- regelmäßiges Nachsehen bei gefährdeten oder kranken Pflegebedürftigen
- Dokumentation
- Übergabe an den Tagdienst

Aufgaben während des Nachtdienstes

- Nacht- und Notbeleuchtung einschalten
- Haussicherheit prüfen
- mögliche Brandherde kontrollieren (Aschenbecher, Küche, Kerzen)
- gezielte Beobachtung bei kranken Pflegebedürftigen
- Kontrollgänge
- Verabreichen der verordneten Medikamente
- Pflegebedürftige zu Bett begleiten
- Verabreichen von Spätmahlzeiten bei Diabetikern
- Überwachen und Wechseln von Infusions- und Sondenlösungen
- notwendige Pflegemaßnahmen und Prophylaxen
- Hilfestellung bei den Ausscheidungen
- Vitalzeichenkontrolle bei Schwerstkranken und nach Verordnung
- auf Klingelruf sofort reagieren
- Sterbende begleiten, Angehörige über den Zustand informieren
- Angehörigen das Begleiten Sterbender ermöglichen und dabei unterstützen
- Verstorbene pflegerisch versorgen (➤ Kap. 14.5.5)

In vielen Einrichtungen wird den Nachtwachen aufgetragen, **Medikamente zu richten**. Strukturell ist dies ungünstig, da diese Aufgabe volle Konzentration erfordert, die während der Nachtwache durch die evtl. auftretende Müdigkeit und die ausschließliche Zuständigkeit für alle Pflegebedürftigen nicht möglich ist.

Bis nach Mitternacht ist die Nachtwache mit Durchgängen und pflegerischen Aufgaben voll beschäftigt.

> Zwischen 2.00 und 4.00 Uhr ist die Zeit des allgemeinen Leistungstiefs, die Körperfunktionen sind herabgesetzt.

In manchen Einrichtungen übernehmen die Nachtwachen zur Entlastung des Frühdienstes die frühmorgendliche Körperpflege bei Schwerstkranken, Verwirrten oder Dementen. Dies gehört jedoch **nicht** zu den Aufgaben einer Nachtwache. Während einer Ganzwaschung werden Beobachtungen über den Krankheitsverlauf gemacht, Prophylaxen vorgenommen, der Pflegebedürftige aktiviert. Dies sollte von den verantwortlichen Pflegepersonen des Tagdienstes geschehen.

> Auch demente, verwirrte und kranke Menschen haben ein Recht auf ihre Nachtruhe.

Voraussetzungen für den Nachtdienst

- körperlich und geistig ausgeruht und voll konzentriert
- diszipliniert und vertrauenswürdig
- ausgeruht zum Dienst erscheinen
- angstfrei
- gut informiert
- Kenntnis der Notrufnummern (Ärzte, Rettungsdienst, Hintergrundbereitschaft)
- Wissen über das Verhalten im Notfall
- Verhalten im Brandfall beherrschen
- Beherrschen des Sauerstoffbehandlungs- und Absauggerätes
- Kenntnisse über Wirkung und Nebenwirkungen der Bedarfsmedikamente
- Kenntnis der Heimordnung und Sicherheitsvorschriften
- Kenntnis über Platzierung der und Umgang mit Pflege- und Lagerungshilfsmitteln

Verhalten in der Nacht

- Türen leise öffnen und schließen
- leises Schuhwerk
- ruhig gehen, nicht rennen
- Kontrollgänge mit Taschenlampe, Pflegebedürftigen nicht in die Augen blenden
- Kontrollgänge nur dort, wo notwendig und gewünscht
- Sterbende möglichst nicht alleine lassen
- schnelles Handeln in Notfallsituationen

> Die Betreuung der alten und kranken Menschen erfordert von den Nachtwachen volle Konzentration und Leistungsbereitschaft.

Umgang mit Menschen mit Schlafstörungen

Viele Einrichtungen in der Altenhilfe bieten inzwischen Abendaktivitäten für Menschen mit Schlafstörungen (➤ Kap. 4.3) an, z. B.:

- **Nachtcafé**: Betroffene sitzen so lange wie möglich am Abend zusammen und erhalten Beschäftigungsangebote.
- **Nachtcasino:** Ähnlich wie beim Nachtcafé. Das Angebot ist oft auch für Gäste von außerhalb der Einrichtung, damit die Angehörigen in dieser Zeit zu einer Abendveranstaltung gehen können. Die Gäste werden in der Nacht wieder abgeholt oder zurückgebracht.
- **Spät-Spät-Dienst:** Ein bis zwei Mitarbeiter arbeiten bis nach 22.00 Uhr und kümmern sich um Pflegebedürftige mit Schlafstörungen.
- **Abendbetreuung:** Ein Mitarbeiter kümmert sich speziell um Betroffene und bietet individuelle Betreuung an.
- **Nachtbegleitung:** Betroffene begleiten den Nachtdienst bei seinen Tätigkeiten (bei Wahrung der Privatsphäre anderer Bewohner).
- **Schlafentzug:** Depressive Menschen bekommen manchmal aus therapeutischen Gründen Schlafentzug verordnet, d. h. sie dürfen keinen Moment schlafen und müssen die ganze Nacht wach bleiben. Für diese Menschen sollten immer wieder Aktivitäten angeboten werden.

KAPITEL

5 Sich bewegen (Lernfeld 1.3)

Bewegung ist für alle Menschen wichtig. Ein Sprichwort sagt: „Wer rastet, der rostet". Dies gilt besonders für Alte und Kranke. Um die Bewegung und Mobilität gezielt zu unterstützen, muss die AltenpflegerIn über gute Kenntnisse des aktiven und passiven Bewegungsapparates verfügen. Sie muss sich dabei immer ins Bewusstsein rufen, wie sie selbst liegt, steht, geht und sich bewegt. Nur so kann sie angepasste Unterstützung und Förderung leisten.

5.1 Der Gleichgewichtssinn (Lernfeld 1.3)

Der Gleichgewichtssinn dient der Wahrnehmung der Lage des Körpers bzw. der Körperteile im Raum. Hierbei werden Reize, die von der Schwerkraft auf die Gleichgewichtsorgane ausgehen, im zentralen Nervensystem verarbeitet. Das Gleichgewichtsorgan befindet sich im Labyrinth des **Innenohrs**. Ohne den Gleichgewichtssinn ist der Mensch nicht in der Lage, sich koordiniert zu bewegen. Der Mensch lernt erst im Laufe seines Lebens, diesen Sinn zu schulen. Kommt es zu vielen verschiedenen und nicht eindeutigen Reizen aus dem Gleichgewichtsorgan (z. B. bei vorbeiziehenden Bildern, verbunden mit den leichten Erschütterungen beim Autofahren, Achterbahnfahren) so führt dies oftmals zu Übelkeit und zu Erbrechen. Im Liegen verändert sich das körperliche Gefühl für die Schwerkraft.

Aus den genannten Gründen ist es auch nicht verwunderlich, wenn ein Pflegebedürftiger, der längere Zeit bettlägerig war, beim ersten Aufstehen das Gleichgewicht verliert. Das erste Aufsetzen führt zudem zu einer starken Herz- und Kreislaufbelastung, was wiederum Schwindelgefühl und Unwohlsein auslöst.

!

Ein mehrmaliges tägliches Aufsitzen an die Bettkante, möglichst mit den Füßen auf dem Boden oder auf einem Schemel, wirkt der Gleichgewichtsstörung entgegen.

Auch bei bestimmten Erkrankungen (z. B. bei Apoplexie, Nervenerkrankungen, Herz- und Kreislauferkrankungen, Lähmungen, Knochenerkrankungen der Wirbelsäule und besonders bei Erkrankungen des Mittel- und Innenohres) kommt es zu Störungen des Gleichgewichtssinnes.

5.2 Der kinästhetische Sinn (Lernfeld 1.3)

Der kinästhetische Sinn ist der **Bewegungssinn**. Durch ihn kann der Körper seine eigenen Bewegungen empfinden. Er ermöglicht ein Körperbewusstsein und integriert die Koordination der Bewegung, die Tiefensensibilität, das Gleichgewicht, die Orientierung und vegetative Prozesse.

Durch den kinästhetischen Sinn nimmt der Mensch seinen Körper bewusst wahr.

5.3 Funktion des Bewegungsapparates (Lernfeld 1.3)

Bewegung findet durch das Zusammenwirken des aktiven (Muskeln) und des passiven Bewegungsapparates (Knochen, Gelenke) statt. Dies ist ein komplizierter mechanischer Vorgang und an chemische und physikalische Gesetze gebunden.

Nach der Form des Gelenkes unterscheidet man u. a. zwischen

- Kugelgelenk
- Scharniergelenk
- Ei- oder Drehgelenk

Da jedes Gelenk über bestimmte Bewegungsmöglichkeiten verfügt, finden sich folgende Grundbewegungsarten:

Definitionen:

Flexion: Beugen
Extension: Strecken
Adduktion: Anziehen
Abduktion: Abspreizen
Außenrotation: Drehung der Arme oder Beine nach außen.
Innenrotation: Drehung der Arme oder Beine nach innen.
Supination: Drehung der Hand oder des Fußes nach außen.
Pronation: Drehung der Hand oder des Fußes nach innen.

5.4 Bewegung und Körperhaltung (Lernfeld 1.3)

Bereits an den Körperbewegungen und -haltungen lassen sich psychisches und physisches Befinden erkennen. Der Gesunde bewegt sich in der Regel aufrecht, locker und harmonisch. Der Kranke dagegen geht evtl. gebeugt, die körperliche Anspannung ist zu erkennen und die Bewegungen laufen oft unharmonisch ab.

Bewegungsmöglichkeiten

- stehen
- gehen
- laufen
- rennen
- springen
- hüpfen
- sitzen
- liegen

Durch Erkrankungen und durch den Altersabbau kommt es sehr oft zu Bewegungseinschränkungen und veränderter Körperhaltung. So zeigen sich viele Krankheiten bereits durch die Körperhaltung. Diese Körperhaltungen zu erkennen gehört somit zu einer gezielten Krankenbeobachtung.

5.5 Prophylaxe zur Gesunderhaltung des Pflegepersonals (Lernfeld 1.3)

Die körperlichen Anforderungen an das Pflegepersonal sind sehr hoch. Berufsbedingte Krankheiten können nur durch vorbeugende Maßnahmen vermieden werden. Vorbeugen heißt: Wissen um die krankmachenden Faktoren.

5.5.1 Psychohygiene

Das physische und psychische Wohlbefinden wirkt sich positiv auf die Arbeit mit und um den Pflegebedürftigen aus. Nicht nur die Arbeit bestimmt das Leben, sondern auch die **Freizeitaktivitäten**, das Abschalten. Die Dosierung von allem ist Basis der Gesunderhaltung. Zur psychischen Gesunderhaltung gehört auch, dass man Gefühle, die während der Arbeit mit dem Pflegebedürftigen entstehen, z. B. Freude, Trauer, Wut, Verzweiflung, Ekel, Verachtung, Liebe, wahrnimmt und sich bewusst macht. Hierbei kann ein **Gesprächskreis** mit Kollegen oder eine **Supervision** helfen.

5.5.2 Sport und Gymnastik

Zur Stärkung der Muskulatur und zum Ausgleich der Muskelbelastungen empfehlen sich regelmäßige Übungen in Form von **Gymnastik**, **Ballspielen**, **Ausdauersport** (wie Wandern, Rad fahren, Schwimmen), aber auch spezielles **Muskeltraining** wie Rückengymnastik oder Ausgleichstraining.

5.5.3 Rückenschonende Arbeitsweise

Viele Pflegende leiden unter Rückenbeschwerden als Folge von Überlastung durch falsches Anheben und Halten von Pflegebedürftigen und schweren Gegenständen – häufig aber auch durch falsches Gehen, Stehen, Sitzen und Bewegen.

Durch das Lernen und Einüben korrekter Arbeitsweisen kann das Risiko einer Schädigung stark gesenkt, ja sogar verhindert werden (➤ Abb. 5.1).

5

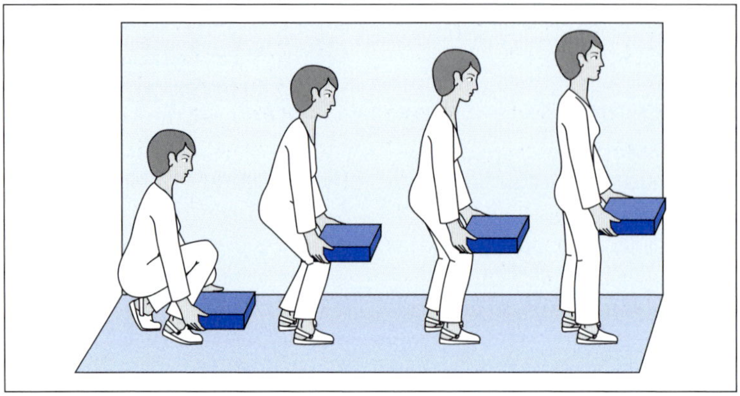

Abb. 5.1 Richtiges Aufheben eines Gegenstandes vom Boden

Folgende Grundsätze gelten bei allen Tätigkeiten:

Ausgangsstellung

- leichte Seit-Grätsch-Stellung, Schrittstellung
- beide Fußsohlen fest auf dem Boden
- geschlossene Schuhe nach den Vorschriften der Berufsgenossenschaft (➤ Kap. 11.1)
- rutschfeste Schuhe mit elastischer Sohle

Atmen

- einatmen **vor** dem Anheben
- Luft anhalten **beim** Anheben
- weiter atmen **während** des Tragens
- ausatmen beim **Ablegen** der Last

Körperhaltung

- Brustwirbelsäule soll gerade bleiben
- Bewegung in der Taille muss sichergestellt sein
- Beugung in der Hüfte
- Knie sind leicht gebeugt

Zusätzliche Grundprinzipien

- Lasten gleichmäßig verteilen
- ruckartiges Anheben vermeiden
- Lasten nahe am Körper anheben
- Lasten nahe am Körper tragen
- die freie Hand zum Abstützen gebrauchen
- schwere Lasten niemals alleine anheben
- Koordination beim Anheben durch „weiche" Kommandos (wie „einss – zweii – dreii)
- Hilfsmittel einsetzen (Lifter, Rollstuhl, Drehbrett)
- rhythmisch arbeiten

5.5.4 Kinästhetische Prinzipien

Kinästhetik® wurde von **Lenny Maietta** und **Frank Hatch** entwickelt. Zusammen mit der Schweizer Krankenschwester **Suzanne Schmidt** integrierten sie das Programm in die Pflege. Die Kurse haben den Schwerpunkt in der **Mobilisation** von erwachsenen Patienten, mit **Einbeziehung ihrer Ressourcen**, im Sinne der **Hilfe zur Selbsthilfe** und **Gesundheitsförderung**. In vielen Bundesländern unterstützen bereits die Krankenkassen diese Kurse als **Rückenschule** für die Pflegenden.

Lenny Maietta und Frank Hatch beschreiben, dass die **gleichzeitig-gemeinsame Interaktion** über den **taktil-kinästhetischen Sinn** die effektivste Form einer Interaktion ist. Der Patient erfährt über das gleichzeitig-gemeinsame Bewegen Impulse zur Selbstständigkeit. Dabei ist wichtig, dass der Patient die **Zeit** (Geschwindigkeit der Bewegung, Rhythmus), den **Raum** (Richtung, Eigenschaften der Umgebung) und die **Anstrengung** (Kraft, Energie) erhält, die er benötigt.

Ein weiteres Konzept ist die **funktionale Anatomie**. Die Kursteilnehmer lernen, dass Knochen Gewicht tragen und die Muskeln diese bewegen. Verhält man sich falsch, so kommt es zu Muskelverhärtungen, zu Überlastung und Schmerz.

!
Gewicht führen, nicht tragen.

Ein weiterer Aspekt ist es, den Körper in **Massen** und **Zwischenräume** einzuteilen. In den Massen (Kopf, Brustkorb, Becken, Arme, Beine) ist das Körpergewicht verteilt. Der Mensch gibt über seine Massen das Gewicht zur Unterstützungsfläche ab. Die Zwischenräume (Hals, Taille, Hüftgelenke, Schultergelenke) ermöglichen die Bewegung der Massen.

Fasst man die Zwischenräume, so wird die Bewegung blockiert. Zur Kontrolle seiner Körperteile benötigt der Mensch genau dort seine Bewegungsspielräume.

Ebenfalls wichtig ist die **Orientierung**. Man unterscheidet hier die **Orientierung im Raum** und die **Orientierung im Körper**. Befindet sich ein Mensch im Bett, ist „oben" in seinem Körper anders als „oben" im Raum. Beim Bewegen des Menschen ist es deshalb wichtig, dass die Pflegenden sich immer am Körper des Patienten orientieren.

Ein weiteres Konzept beinhaltet die **menschliche Bewegung**. Jeder Mensch hat **Haltungs- und Transportbewegungen**. Haltungsbewegungen (Beginn von Beugen und Strecken, z. B. beim Nicken) sind stabil, eindimensional und in allen Massen spürbar. Transportbewegungen entstehen durch Beugen und Drehen sowie durch Strecken und Drehen einer Masse (instabil, mehrdimensional) und bringen den Menschen zum Verändern seiner Lage (z. B. Rückenlage: durch Strecken und Drehen gelangt der Mensch in Bauchlage).

Aus der Kombination von Haltungs- und Transportbewegungen entstehen **spiralige, mehrdimensionale Bewegungen**. Eine Masse folgt dabei der anderen.

Spiralige Bewegungen

- sind einfacher
- benötigen weniger Kraft
- entsprechen dem Körperbau (spiralige Knochen, schräge Muskelverläufe)
- Gewichtsverteilung auf mehrere Massen – eine Seite trägt Gewicht, die andere kann sich der Umgebung anpassen
- sind in alle Pflegehandlungen integrierbar (z. B. Einlagen wechseln, Lakenwechsel)

Das nächste Konzept ist die **menschliche Funktion**. Der Mensch lernt im Laufe seiner Entwicklung einfache Funktionen, zu denen das Einhalten von Grundpositionen gehört.

Grundpositionen

- Rückenlage
- Bauchlage
- Schneidersitz
- Krabbelposition
- Einbeinkniestand
- Einbeinstand
- Zweibeinstand

Je höher der Mensch sich im Raum bewegt, desto kleiner wird seine Unterstützungsfläche (im Stehen nur noch die Füße). Das Gewicht, das an den Boden abgegeben wird, wandert dabei immer tiefer im Körper.

Mit diesen Grundpositionen kann man den Pflegebedürftigen dabei unterstützen, bspw. aus dem Bett, der Badewanne oder dem Rollstuhl zu kommen.

Die verschiedenen Grundpositionen eignen sich entweder für **Bewegung am Ort** oder zur **Fortbewegung.**

Bewegung am Ort

- Rückenlage (schlafen)
- Schneidersitz (lesen, essen, trinken, schreiben, stricken)
- Einbeinkniestand (etwas aufheben)
- Zweibeinstand (stehen, sprechen)

Merkmale

- Extremitäten sind unbelastet und können mit der Umgebung interagieren
- Gewicht liegt hauptsächlich auf den Zentralmassen
- stabil
- Gleichgewicht ist leichter haltbar

Fortbewegung

- Bauchlage mit Ellbogenstütz (robben, kriechen)
- Krabbelposition (krabbeln)
- Einbeinstand (gehen)

Merkmale
- Gewicht wird hauptsächlich über die Extremitäten abgegeben
- Massen sind frei beweglich, Körper kann gut verlagert werden
- instabil

Mit diesem Wissen ist es möglich, Pflegebedürftige die Haltungen einnehmen zu lassen, die ihre Bewegung am Ort oder ihre Fortbewegung unterstützen.

Gehen

- Fortbewegung mit geringem Kraftaufwand
- Gewicht wird von einer zur anderen Masse verlagert, ohne dass der Kontakt zur Unterstützungsfläche verlorengeht
- einen Fuß vom Boden nehmen
- an eine andere Stelle bringen
- Gewicht darauf verlagern und hinstellen
- anderen Fuß vom Boden nehmen

!
Das Prinzip des Gehens kann man gut beim Transfer eines Menschen von oben nach unten im Bett (oder umgekehrt) einsetzen. Der Pflegebedürftigen nimmt das Gewicht einer Beckenseite vom Bett, bewegt das Becken etwas nach hinten, setzt das Becken wieder ab und verlagert sein Gewicht darauf. Dann hebt er die andere Beckenseite und „geht" so langsam in seinem Bett vor- oder rückwärts.

Ein weiteres Prinzip ist die **Anstrengung als Kommunikationsmittel**. Hier erfährt der Pflegebedürftige **Zug** (Gewicht läuft vom Kontaktpunkt weg) und **Druck** (Gewicht läuft zum Kontaktpunkt hin) an seinen Massen und kann dadurch in seiner Bewegung unterstützt werden.

Das letzte Konzept behandelt die **Umgebung**. Hier ist es wichtig, die Umgebung den Bedürfnissen des Menschen anzupassen und nicht umgekehrt. Die Umgebung soll so gestaltet werden, dass sie die „menschlichen Funktionen" erleichtern.

!
Lagerungshilfsmittel, die quer gelegt werden, unterstützen bspw. Transportbewegungen, längs verlaufende hemmen sie.

5.6 Bewegen und Lagern (Lernfeld 1.3)

Durch eine gezielte Beobachtung und Nachfrage beim Pflegebedürftigen lassen sich geeignete Bewegungs- und Lagerungsarten herausfinden. Für eine kurzzeitige Lagerung ist die **physiologische Mittellage** der Extremitäten (➤ Abb. 31.3) am besten geeignet. So soll z. B. das Bein leicht abgespreizt (mit einer leichten Außendrehung), das Knie leicht angewinkelt und der Fuß in 90°-Stellung mit Kontakt der Fußsohle zu einem Widerstand gelagert sein (➤ Kap. 5.7.3). Werden Lagerungen längerfristig erforderlich und bestehen zusätzlich Krankheiten oder Krankheitsrisiken (z. B. Oberkörperhochlagerung bei Atemnot), so müssen spezielle, individuelle Bewegungs- und Lagerungsarten ausgewählt werden (➤ Kap. 5.6.3).

5.6.1 Hilfsmittel zur Druckentlastung

Antidekubitusmatratzen (Wechseldruckmatratze)
- Spezialmatratzen mit automatischem, kontinuierlichem Wechsel des Luftdrucks in angeordneten Luftkammern. Diese sollten großzellig sein, da in kleinen Kammern der Druck auf das belastete Hautareal zu stark ist. Die Wechseldruckmatratze wird exakt auf das Gewicht des Pflegebedürftigen eingestellt (➤ Abb. 5.2)
- die gefährdeten Hautbezirke werden kontinuierlich entlastet

Achtung: die individuellen Lagerungsintervalle müssen beibehalten werden! Keine unnötigen zusätzlichen Lagerungshilfsmittel verwenden! Diese reduzieren die Wirkung der Wechseldruckmatratze. Die Druckeinstellung muss täglich überprüft werden.

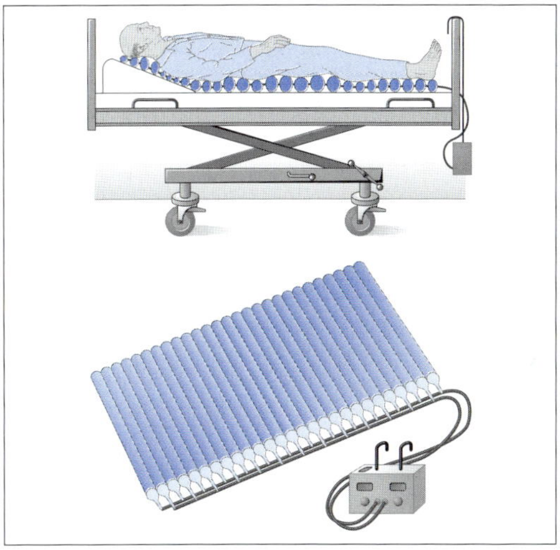

Abb. 5.2 Großzellige Antidekubitusmatratze

Nachteile:
- Geräusch des Motor-Akkus
- Schwitzen aufgrund des Kunststoffüberzugs der Matratzen
- mögliche Orientierungsprobleme des Pflegebedürftigen, aufgrund des Niveauwechsels durch das Be- und Entlüften der Wechseldruckkammern

Würfelmatratze
- zur Dekubitusprophylaxe und Therapie (➤ Kap. 5.7.1)
- die unterschiedlichen Härtegrade der einzelnen Würfel können individuell eingesetzt werden, d. h. die Zonen der Weichlagerungswürfel können an den gefährdeten Körperstellen, an denen Knochenvorsprünge bzw. eine Dekubitusgefährdung vorliegt, eingesetzt werden
- durch das Entfernen einzelner Würfel kann eine Hohllagerung zur Therapie betroffener Hautstellen durchgeführt werden

Weichlagerungsmatratze
- das Prinzip der Weichlagerung basiert auf der Verteilung des einwirkenden Drucks auf eine möglichst große Fläche
- bei einer Weichlagerung sollte der Auflagedruck den Druck in den Kapillaren um nicht mehr als 30 mmHg überschreiten

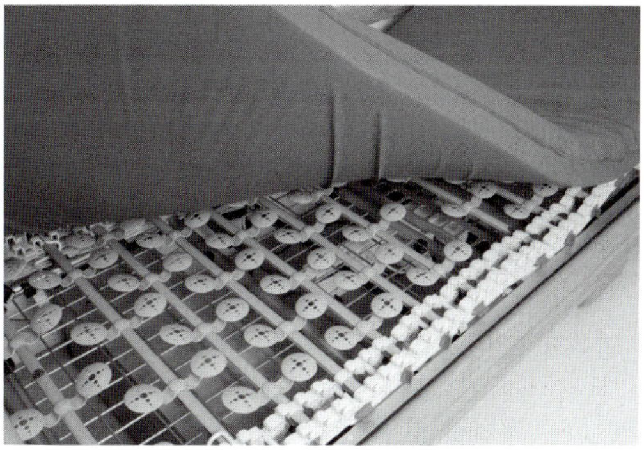

Abb. 5.3 Ein MIS-System (Micro-Stimulations-System) dient zur Mobilisierung, Schmerzreduzierung und Wahrnehmungsförderung.

- Weichlagerung ist kein Ersatz für die regelmäßige Umlagerung des Bewohners; insbesondere bietet die isolierte Nutzung von Wechseldruckmatratzen keinen ausreichenden Schutz

Superweichlagerung
- wird ermöglicht durch die Nutzung von sehr weichen Antidekubitusmatratzen
- „superweich“ bedeutet, wenn ein Stab mit 1 cm Durchmesser unter einem Druck von 250 g mindestens 3 bis 3,5 cm einsinkt

Nachteile:
- auf Superweichmatratzen werden die Bewegungsimpulse der Pflegebedürftigen komplett geschluckt
- der Pflegebedürftige sinkt völlig in die Matratze ein und spürt seinen eigenen Körper nicht wie gewohnt
- bei einer Lagerung eines Pflegebedürftigen auf einer Superweichlagerungsmatratze ist es unverzichtbar, ihn zur Bewegung zu animieren oder alternativ passive Bewegungsübungen durchzuführen

Gelkissen
- enthalten verschiedene gallertartige synthetische Polymere
- Bezug abwasch- und desinfizierbar
- vor der Anwendung mit Schutzbezug umhüllen

Nachteile:
- Wirksamkeit ist umstritten
- Schutzbezug kann Falten bilden
- relativ schwer
- erwärmen sich

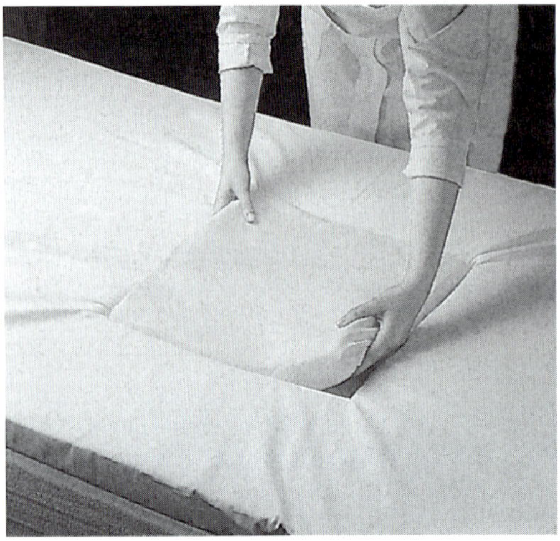

Abb. 5.4 Gelkissen

Schaumstoffkissen in unterschiedlichen Größen
- dienen der Weichlagerung

Nachteile:
- keine komplette Druckentlastung, die Pflegebedürftigen schwitzen vermehrt

Spezialkissen
- Rhombo-Fill® mit Polystyrolkügelchenfüllung, genau anmodellierbar
- Stillkissen oder ähnliche Lagerungskissen, gefüllt mit Styroporkügelchen

Bettbogen
- aus Holz oder Metall
- an das Bettende gestellt oder am Fußteil des Bettes eingehängt, dienen der Spitzfuß- und Kontrakturenprophylaxe
- zur Unterstützung der Therapie bei Zehendekubitus
- verhindert somit, dass die Zehenspitzen mit der Bettdecke nach unten oder zur Seite gedrückt werden

Ungeeignete Hilfsmittel zur Dekubitusprophylaxe aufgrund der nicht nachgewiesenen Wirksamkeit sind
- Felle, Fersen- und Ellenbogenschoner, dienen zum Weichlagern, nicht zur Druckentlastung und daher nicht zur Dekubitusprophylaxe (➤ Kap. 5.7.1)

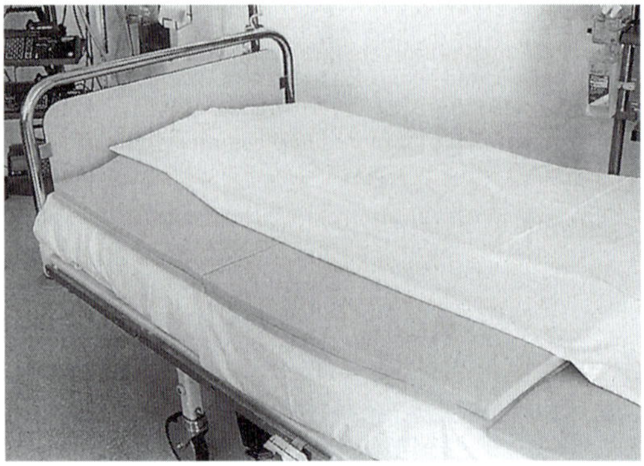

Abb. 5.5 Schaumstoffkissen

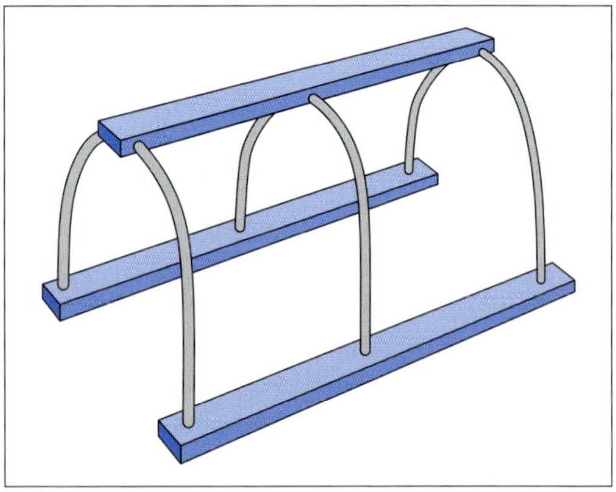

Abb. 5.6 Bettbogen

- Luft- oder Schaumstoffringe sind keine Hilfsmittel zur Dekubitusprophylaxe (➤ Kap 5.7.1), sie können bei Verletzungen oder Erkrankungen im Kreuzbein-, Anus- und Genitalbereich zur Therapie bis zur Abheilung eingesetzt werden, wenn andere Hilfsmittel nicht genutzt werden
- Gummi- und Luftringe
- Watteverbände
- Wasserkissen

5.6.2 Hilfsmittel zur Ruhigstellung

Sandsäcke
- kleine Sandsäckchen zur Blutstillung und zur prophylaktischen Kompression
- größere Sandsäckchen zum Ruhigstellen von Extremitäten, zur Kontrakturprophylaxe, z. B. nach Hüftgelenksoperationen und zur Korrektur bei Fehlstellungen

Schaumstoffkissen
- gibt es in jeglicher Form, Größe und Härte für die unterschiedlichsten Lagerungen

Schienen
- zur absoluten Ruhigstellung
- zur Therapie von Kontrakturen – werden schrittweise in die physiologische Lage zurückgebracht
- bei akuten Beinvenenentzündungen zur Beinhochlagerung

Fixiergurte, Fixierdecke

Fixiergurte, Fixierdecke (nur nach Einwilligung, § 37 StGB, oder bei Notstand, § 34 StGB) in den unterschiedlichsten Materialien und Ausführungen
Nachteile:
- Dekubitusgefahr
- Strangulationsgefahr bei unsachgemäßer Handhabung

Fixiergurte, die regelmäßig oder dauerhaft angelegt werden, dürfen nur nach ärztlicher und richterlichen Anordnung angebracht werden (Freiheitsberaubung), bspw. bei Pflegebedürftigen, die aufgrund ihrer Erkrankung sturzgefährdet sind. In jedem Fall ist ein Fixierungsprotokoll zu führen.

Der Pflegebedürftige ist sehr stark in der Bewegungsfreiheit eingeschränkt, die Klingel muss für ihn gut erreichbar sein.

5.6.3 Lagerungsarten

Der gesunde Mensch ist durch die Schmerzrezeptoren der Haut in der Lage zu fühlen, wann der Druck auf das Unterhautgewebe zu stark oder die Durchblutung gestört ist. Er verändert dann unbewusst und selbstständig seine Lage.

Menschen mit Sensibilitätsstörungen oder Bewegungseinschränkungen spüren den Druck nicht oder können ihre Position nicht selbstständig ändern. Sie sind auf die Hilfe des Pflegepersonals angewiesen.

Im Expertenstandard Dekubitusprophylaxe wird unter dem Punkt 2 der Struktur-, Prozess- und Ergebnisqualität eine haut- und gewebeschonende Bewegungs-, Lagerungs- und Transfertechnik von der Pflegekraft verlangt. Daraus resultiert, dass die Pflegekraft auf der Grundlage eines individuellen Bewegungsplanes die Lagerungen, Bewegungen und ggf. die Transfers so schonend wie möglich durchführt sowie die Eigenbewegungen (Mikrobewegungen) des Bewohners fördert.

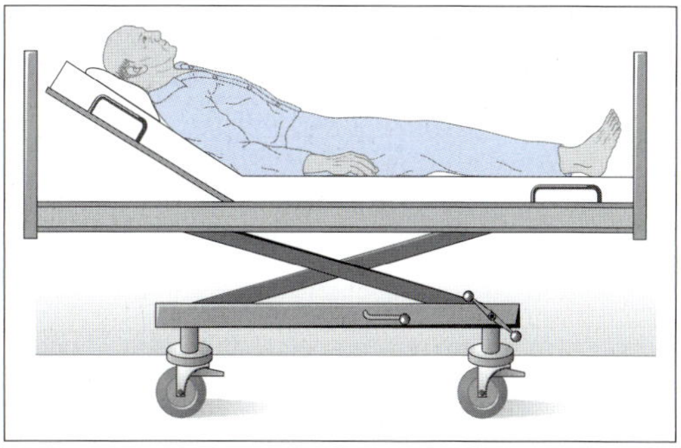

Abb. 5.7 Normallage

Folgen

- Wundliegen (Dekubitus)
- Atemnot bei Herzinsuffizienz, z. B. bei längerer Flachlagerung
- Lungenentzündung (Pneumonie) durch z. B. oberflächliche Atmung
- Venenerkrankungen (Thrombose)
- Schmerzen
- Gelenkfehlstellungen (Kontrakturen)

Normallage
- leicht erhöhter Oberkörper bei selbstständigen Pflegebedürftigen ohne besondere Grunderkrankungen

Oberkörperhochlage

Der Pflegebedürftigen erhält durch diese Lagerungsart größere **Bewegungsfreiheit** und kann besser am täglichen Leben teilhaben. So kann er u. a. besser durchatmen, leichter essen und aspiriert nicht so leicht.
Sie ist angezeigt bei:
- Herz- und Lungenerkrankungen
- nach Schädel-Hirn-Traumen
- zur Nahrungsaufnahme

Vorteile: durch die Oberkörperhochlagerung wird
- das Atmen erleichtert
- die Lunge besser belüftet (Pneumonieprophylaxe)

- der Gleichgewichtssinn durch den erhöhten Kopf aktiviert
- das Krankheitsgefühl gemildert
- der Heilungsprozess gefördert
- Körperpflege, Lesen, Spielen, Schreiben, Handarbeiten, Beobachten ermöglicht
- die Orientierung erleichtert
- das Selbstwertgefühl und die Selbstständigkeit gesteigert

Flache Rückenlage

- zum Ruhigstellen und Entlasten der Wirbelsäule und des Beckens nach Rückenoperationen, Wirbelsäulen- oder Beckenfrakturen
- bei Schädelverletzungen
- kurzzeitig zum Betten

Tieflage der Beine

- zur Förderung der arteriellen Durchblutung der Beine
- bei Embolie in den Beinarterien

Hochlage der Beine

- zur Förderung des venösen Rückflusses
- zur Thromboembolieprophylaxe bei stark gefährdeten Pflegebedürftigen (z. B. mit Varikosis)
- zum Ausschwemmen von Ödemen
- bei Venenentzündungen (Thrombophlebitis)
- bei einem Unterschenkelgeschwür (Ulcus cruris)
- bei Schock

Die Beinhochlage sollte bei Herzinsuffizienz nur nach Rücksprache mit dem Arzt zur Anwendung kommen, da die Gefahr einer Rechtsherzbelastung besteht.

Bauchlage

- zur Dekubitusprophylaxe und -therapie
- evtl. zum Entlasten der Wirbelsäule nach Rückenoperationen und bei Bandscheibenbeschwerden

Bei Pflegebedürftigen mit Atembeschwerden kann die Bauchlage Ängste und Atemnot verursachen.

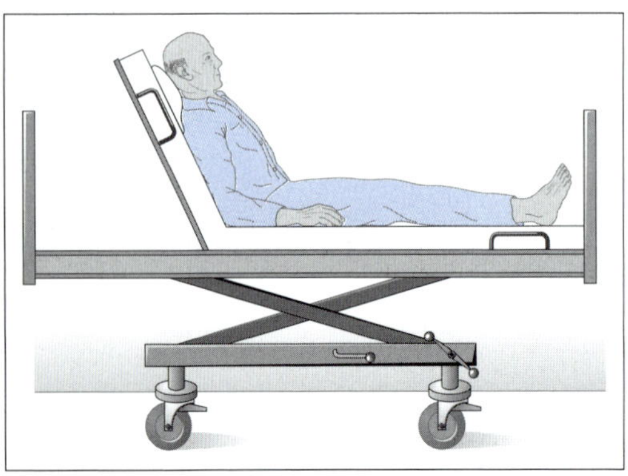

Abb. 5.8 Oberkörperhochlage

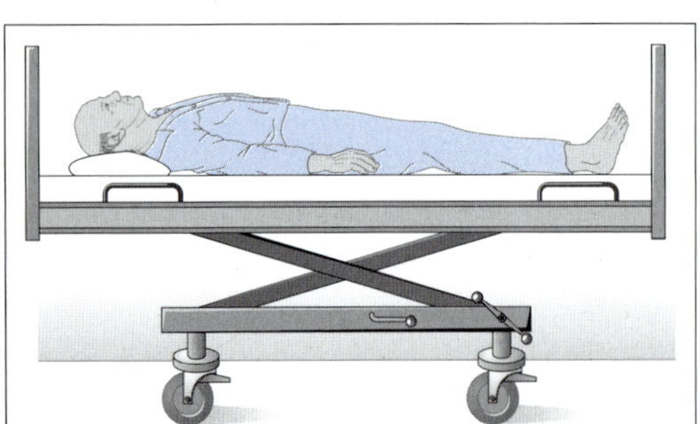

Abb. 5.9 Flache Rückenlage

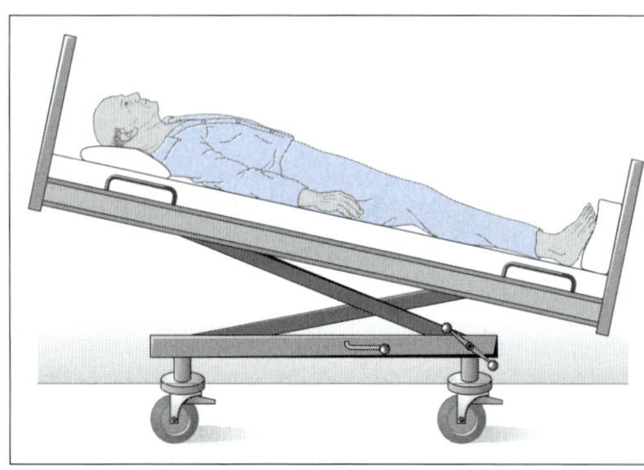

Abb. 5.10 Tieflage der Beine

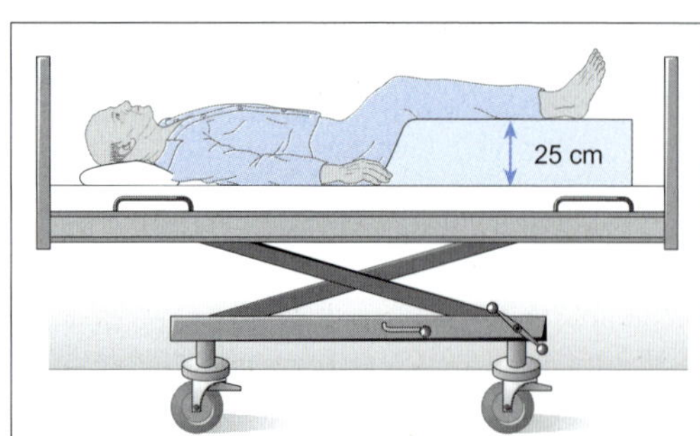

Abb. 5.11 Hochlage der Beine

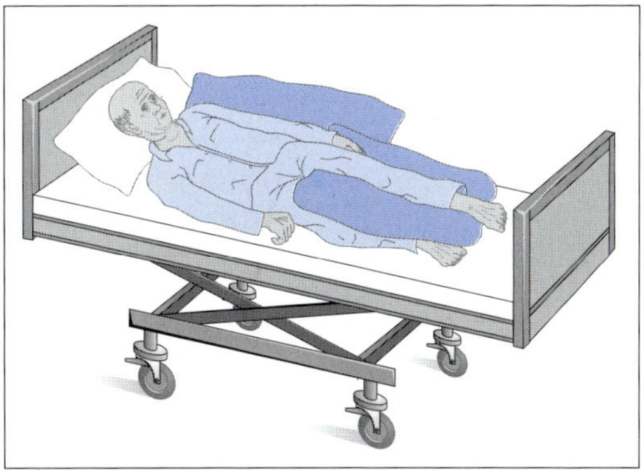

Abb. 5.12 30°-Schräglagerung

30°-Schräglagerung und 130°-Lagerung

- zur Entlastung einzelner Körperregionen
- zur Dekubitusprophylaxe
- nach Lungenoperationen
- bei Halbseitenlähmungen (Hemiplegie, ➤ Kap. 32)

Da sehr viele alte Menschen unter **Kachexie** (Unterernährung) und **Durchblutungsstörungen** leiden, wird in der Altenpflege meist die 30°-Schräglagerung angewandt.

Der Begriff „Schräglagerung" eignet sich besser als „30°-Seitenlage", da hierbei die Gefahr besteht, dass eher zu steil gelagert wird.

Die Überprüfung der richtigen Position kann man erkennen, wenn z. B. beide Ohren des Pflegebedürftigen zu sehen sind oder dieser beide Arme frei nach vorne strecken kann. Ist dies nicht möglich, ist die Lagerung zu steil!

Bei der 90°-Schräglage ist besonders die Haut über dem Oberarmkopf und dem Trochanter major sehr stark dekubitusgefährdet. Die Lagerung wird nur noch zu therapeutischen Zwecken angewendet, z. B. bei Bewusstlosigkeit, nach Lungenoperationen, Pleurapunktionen oder auch zur kurzzeitigen Entlastung bei Dekubitus im Kreuzbeinbereich.

Mikrolagerung

- Positionsveränderung durch Unterlegen von einem gefalteten Frotteetuch oder kleinen Kissen mit geringer Stärke; diese werden zusammengefaltet und untergelegt
- die Position wechselt alle 15 bis 30 Minuten von der rechten zur linken Gesäßhälfte, dann zur linken und rechten Schulter; die Intervalle können variieren; zur Überprüfung den Fingerdrucktest anwenden; auf diese Weise wird der Pflegebedürftige sanft und druckentlastend bewegt

Vorsicht: Gilt nicht als alleinige Maßnahme zur Dekubitusprophylaxe, weitere Maßnahmen müssen ergänzend erfolgen.

- diese Lagerung hilft auch sehr gut bei fehlendem Körpermittelpunkt wie nach Apoplexie (➤ Kap. 32.2) zum aufrechten Sitzen. Mikrolagerungen können auch durch „Ansprechen des Pflegebedürftigen" beim Essen reichen oder während der Kommunikation geschehen, indem die Pflegeperson den Pflegebedürftigen zur Lage- oder Sitzveränderung auffordert
- die Mikrolagerung wird vor allem in der ambulanten Pflege eingesetzt, da diese Methode mit wenig Anleitung auch von pflegenden Angehörigen durchgeführt werden kann. In der stationären Pflege ist diese Maßnahme eine ideale Lagerung in der Nacht, da dafür nur eine Pflegekraft notwendig ist

5.7 Prophylaxen (Lernfeld 1.3)

Prophylaxe bedeutet

- vorbeugen
- verhindern
- verhüten

Durch gezielte Prophylaxe soll der Pflegebedürftige vor zusätzlichen Krankheiten und Erkrankungen geschützt werden.

Die Wirkung hängt ab von

- **Intensität**: Bewusstes Wahrnehmen und Pflegesorgfalt
- **Regelmäßigkeit**: Durchgehend 24 Stunden lang

- **Integration**: Alle Prophylaxen sind in die einzelnen Pflegehandlungen mit einzubinden
- **Kooperation**: Der Pflegebedürftige muss über die Pflegemaßnahmen informiert und in sie integriert sein

Oberstes Ziel bei allen Prophylaxen ist das Gesunderhalten des ganzen Menschen und das Vermeiden von Folgeerkrankungen.

5.7.1 Dekubitusprophylaxe – Expertenstandard

Dieser ist zu bestellen beim Deutschen Netzwerk für Qualität, Fachhochschule Osnabrück, Fakultät Wirtschafts- und Sozialwissenschaften, Postfach 1940, 49009 Osnabrück, Tel. 0541/969-2004, www.dnqp.de

Der Standard wurde als erster verbindlicher nationaler Standard vom Deutschen Netzwerk für Qualitätssicherung in der Pflege (DNQP) 2000 veröffentlicht. Er ist für alle in der Pflege arbeitenden Personen verbindlich und gilt als vorweggenommenes Rechtsgutachten.

Der Expertenstandard beschreibt Kriterien, die erfüllt werden müssen, um eine Dekubitusentstehung zu vermeiden, die Standardaussage lautet: „Jeder dekubitusgefährdete Patient/Betroffene erhält eine Prophylaxe, welche die Entstehung eines Dekubitus verhindert."
Schwerpunkt des Expertenstandards „Dekubitusprophylaxe in der Pflege" ist, dass das Pflegefachpersonal eine systematische Risikoeinschätzung, richtige prophylaktische Maßnahmen, Bewegungsförderung, Druckreduzierung, Hautpflege, Ernährung und Schulung von Pflegebedürftigen und Angehörigen gewährleisten soll.

Definition:

Dekubitus (aus dem Lateinischen „decumbere" und „decubitum") bezeichnet „sich niederlegen" oder „darniederliegen".

Die übliche Bezeichnung in der Pflege ist Druckgeschwür/Dekubitalulzera.

Druckdauer und Druckstärke sind für die Dekubitusentstehung entscheidend.

Ursachen für Druckgeschwüre/ Dekubitalulzera

- lokalisierte, durch eine druckbedingte Ischämie erzeugte nekrotische Hautläsionen
- meist über Knochenvorsprüngen

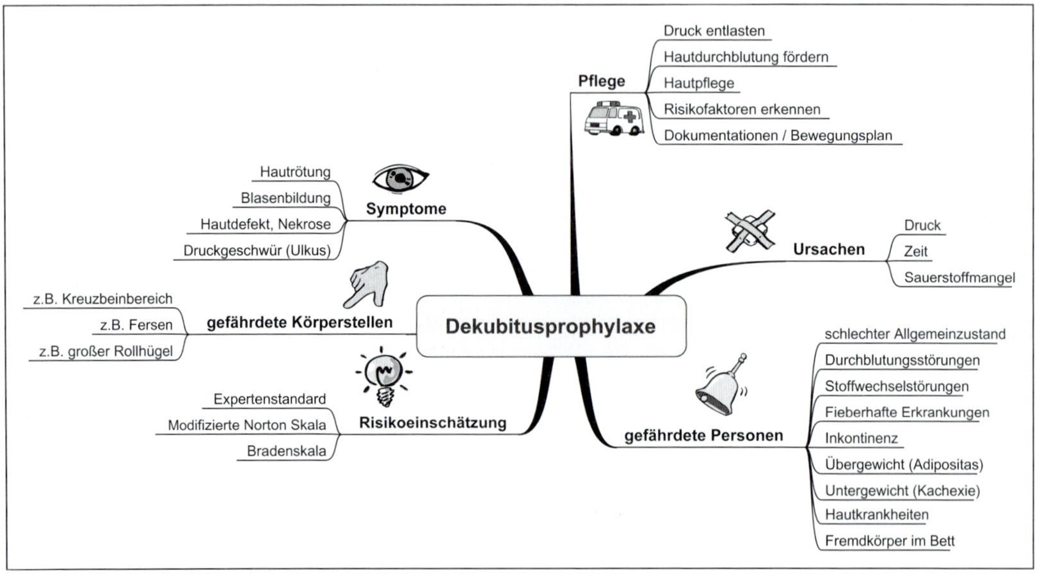

Abb. 5.13 Dekubitusprophylaxe

- entstehen generell dann, wenn der Auflagedruck der Unterlage den Kapillardruck der Hautmikrozirkulation überschreitet
- d. h. länger andauernde Druckeinwirkung auf das Hautgewebe
- kleine Blutgefäße (Arteriolen, Venolen) werden dabei zusammengedrückt (komprimiert)
- die unterbrochene Mikrozirkulation führt zum Sauerstoffmangel im Gewebe (Ischämie)

Diese örtliche Ischämie kann schon bei einem Lagerungswechsel von weniger als zwei Stunden einen Dekubitus verursachen. Ebenso kann bei einem guten Allgemeinzustand das Lagerungsintervall individuell erhöht werden.

Immobilität, Bewegungseinschränkung im Liegen oder Sitzen

Definition:

Immobilität ist die Unfähigkeit zur Bewegung aufgrund von äußeren oder organischen Ursachen und äußert sich darin, dass ein Mensch im Schlaf pro Stunde nicht eine einzige Spontanbewegung durchführt.

Risikofaktoren

- hohes Lebensalter
- Medikamente, Sedativa
- Sonden, Katheter
- Fixierung
- chirurgische Eingriffe
- Depression
- Lähmungen
- Arthrose, Rheuma
- Koma
- Narkose
- Morbus Parkinson
- Adipositas per magna
- Schmerzen

Deutlich verstärkt wird die Dekubitusgefahr, wenn zusätzlich zur Immobilität weitere **Risikofaktoren** bestehen.

Herabgesetzte Gewebetoleranz

Gewebetoleranz bedeutet die allgemeine Fähigkeit von Haut und Unterhautgewebe, Druck ohne schädigende Folgen zu ertragen:

- schlechter Allgemeinzustand
- Ödeme
- Anämie (Hb < 9 g/100 ml)
- Fieber (> 38 °C)
- Infektionen
- Gefäßsklerose
- Hautläsionen, Hautkrankheiten
- Fehl-/Mangelernährung
- Dehydration
- niedriger Blutdruck (RR < 60 mmHg diastolisch)

Reibungs- und Scherkräfte

Durch Scherkräfte kommt es zu Gewebeverzerrungen. Sie wirken auf die Haut, wenn z. B. durch Rutschen im Bett oder Stuhl Verschiebungen im Unterhautfettgewebe stattfinden. Die verschiedenen Gewebe werden von den vorgegebenen Strukturen, durch die sie verbunden sind, weggerissen. Dadurch wir die Blutzirkulation vor allem in der Unterhautbindegewebeschicht unterbrochen.

Die Reibung entsteht durch das Aneinanderreiben zweier Flächen, z. B. beim unsachgemäßen Höherlegen des Pflegebedürftigen.

- Herunterrutschen im Bett oder vom Stuhl
- falsche Lagerung
- schlechte Hebe- und Mobilisierungstechniken (Pflegepersonal)

Veränderte, ungünstige Druckverteilung infolge der Körperform

Lagerungen und Bewegungen werden erschwert. Aufgrund von veränderten Körperformen kann es an exponierten Körperstellen zu erhöhtem Druck im Gewebe kommen.

- Kachexie
- Kontrakturen
- Gelenksveränderungen, z. B. Rheuma, Arthrose
- Spastiken

Eingeschränkte/fehlende sensorische Wahrnehmung

Bei Wahrnehmungsstörungen wird die Körperperipherie nicht mehr richtig wahrgenommen. Aufgrund der fehlenden Schmerzwahrnehmung fehlen

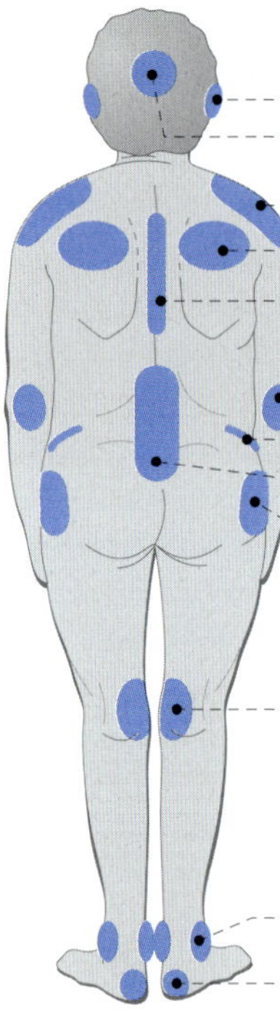

Abb. 5.14 Dekubitusgefährdete Körperstellen. Abbildung von Hinterseite des Menschen

Tab. 5.1 Dekubitusgradeinteilung nach Shea

Grad	Grad des Dekubitus
Grad I	Lokale Rötung, ohne Hautläsion
Grad II	Oberflächenschädigung der Haut
Grad III	Nekrotisierende Schädigung aller Hautschichten
Grad IV	Nekrotisierende tiefe Hautschädigung, die bis auf die Knochen reicht

Reize und es kann keine ausreichende Druckentlastung eingeleitet werden.

- Lähmungen
- Sedierung
- Bewusstlosigkeit

Eingeschränkte Fähigkeit/Bereitschaft zur Kooperation

Krankheiten wie Demenz, sowie fehlendes Wissen über Risikofaktoren

- Kommunikations-/Beziehungsstörung
- eingeschränkte Motivation
- kognitive Einschränkungen
- Einschränkung der Situationseinschätzung/-Beurteilung
- eingeschränkte Handlungsfähigkeiten

Inkontinenz

- führt zur ständigen Anfeuchtung der Haut
- auch das Schwitzen feuchtet die Haut an und gibt einen idealen Nährboden für zahlreiche Bakterien
- Inkontinenz alleine ist keine Ursache für Dekubitus (Mazeration)
- Feuchtigkeit führt zur Hautmazeration

Ernährung

Bei Mangelernährung sind die Hautareale über Knochenvorsprüngen durch fehlendes Unterhautfettgewebe noch weniger gepolstert als in gutem Ernährungszustand, der Auflagedruck ist dadurch weiter erhöht. Schlecht ernährte Hautzellen sind zudem weniger widerstandsfähig gegenüber Belastung und Infektionen. Dehydration vermindert den intravasalen Druck und erschwert dadurch die Mikrozirkulation (➤ Kap. 7).

Übergewicht (Adipositas):

- schlechtere Hautdurchblutung
- vermehrtes Schwitzen
- höherer Auflagedruck

Untergewicht (Kachexie):

- fehlende Polsterung durch das Unterhautfettgewebe (Subkutangewebe)

Druck durch Fremdkörper im Bett, Sessel, Stuhl oder Rollstuhl, z. B.

- Falten
- Krümel
- Lagerungshilfen
- Schutzkappen von Kanülen und Infusionsbestecken

> Je mehr Risikofaktoren zusammentreffen, desto größer ist die Dekubitusgefahr.

Gefährdete Körperstellen

Grundsätzlich kann es an jeder Körperstelle zu einem Dekubitus kommen. Besonders gefährdet sind Regionen, die nur über einen **dünnen Weichteilmantel** verfügen wie etwa über Knochenvorsprüngen oder besonders lange größerem Gewicht und/oder Reibung ausgesetzt sind (➤ Abb. 5.14).

Fingerdrucktest

Zur Erkennung des Dekubitusrisikos:

Drückt man mit dem Zeigefinger leicht auf eine gerötete Hautstelle, bleibt die Stelle gerötet, anstatt weiß zu werden. Hier liegt bereits eine Durchblutungsstörung vor. Ein Bewegungsplan muss erstellt und die Lagerungs-/Bewegungsintervalle ggf. verkürzt werden.

Färbt sich die Haut weiß, können die Intervalle ggf. verlängert werden.

> **!** Bei jedem Wechsel der Inkontinenzprodukte, bei der Körperpflege, jedoch mindestens einmal täglich, muss bei gefährdeten Pflegebedürftigen eine Hautkontrolle und der Fingerdrucktest durchgeführt werden (Pflegestandard).

Risikoeinschätzung

Die Risikoeinschätzung erfolgt bei gefährdeten Pflegebedürftigen innerhalb von sechs Stunden nach der Aufnahme, dann ein zweites Mal nach 24 Stunden. Die weiteren Intervalle werden im Pflegeteam besprochen und individuell angesetzt, bei Veränderungen des Zustandes sofort!

Es gibt verschiedene Skalen die eine Risikoeinschätzung erleichtern, aber auf keinen Fall isoliert angewendet werden dürfen. D. h., dass die gesamte Einschätzung der Risikofaktoren sowie die Beurteilung von Haut, Ernährungszustand, Mobilität wichtige Kriterien zur Risikoeinschätzung sind.

Modifizierte Norton-Skala

Wichtig ist die Einleitung pflegerischer Maßnahmen nach Einschätzung durch eine Dekubitusrisiko-Skala. Mit der modifizierten **Norton-Skala** (➤ Tab. 5.2) kann jeder Pflegebedürftige entsprechend seiner Gefährdung eingestuft werden und somit frühzeitig prophylaktische Maßnahmen erhalten. Bei 25 oder weniger Punkten müssen diese eingeleitet werden.

Der Zustand des einzuschätzenden Pflegebedürftigen muss in jeder Spalte der Skala einer der vier möglichen Beschreibungen zugeordnet werden. Die einzelnen Punktewerte werden addiert. Sollte eine Summe von 25 oder weniger Punkten daraus resultieren, besteht ein Dekubitusrisiko. Zur Verhinderung eines Druckgeschwürs sind daraufhin die notwendigen pflegerischen und prophylaktischen Maßnahmen zu planen, einzuleiten und durchzuführen.

Tab. 5.2 Modifizierte Norton-Skala

Bereitschaft zur Kooperation/Motivation	Alter	Hautzustand	Zusatzerkrankungen	Körperlicher Zustand	Geistiger Zustand	Aktivität	Beweglichkeit	Inkontinenz	Punkte
voll	< 10	in Ordnung	keine	gut	klar	geht ohne Hilfe	voll	keine	**4**
wenig	< 30	schuppig, trocken	Abwehrschwäche, Fieber, Diabetis	leidlich	apathisch, teilnahmslos	geht mit Hilfe	kaum eingeschränkt	manchmal	**3**
teilweise	< 60	feucht	MS, Adipositas	schlecht	verwirrt	rollstuhlbedürftig	sehr eingeschränkt	meistens Urin	**2**
keine	> 60	Wunden, Allergierisse	Arterielle Verschluss krankheit	sehr schlecht	stumpf-sinnig	bettlägerig	voll eingeschränkt	Urin und Stuhl	**1**

Dekubitusrisiko nach modifizierter Norton-Skala (in Punkten)

niedrig	(25 bis 24)
mittel	(23 bis 19)
hoch	(18 bis 14)
sehr hoch	(13 bis 9)

Braden-Skala

Die Braden-Skala (➤ Tab. 5.3) umfasst sechs Kategorien mit jeweils 1 bis 4 Punkten, geringe Punktzahl bedeutet: Hohes Dekubitusrisiko. Eine besondere Rubrik „Reibung und Scherkräfte" wird hier berücksichtigt. „Ernährung" wird nicht als körperlicher Zustand, sondern direkt mit Kalorien- bzw. Eiweißaufnahme gleichgesetzt. Positiv ist die Rubrik „Sensorisches Empfindungsvermögen". Die Bereiche „Geistig-seelischer Zustand" sowie „Motivation" fehlen im Vergleich zur Norton-Skala.

Bewertung des Dekubitusrisikos nach der Braden-Skala:

- gering: bei ≥ 15 Punkten
- mittel: bei 13 bis 14 Punkten
- hoch: bei 10 bis 12 Punkten
- sehr hoch: bei ≤ 9 Punkten

Man muss davon ausgehen, dass ein Ergebnis von weniger als einer Gesamtpunktzahl von 18 Punkten bereits ein erhöhtes Dekubitusrisiko darstellt.

- aufgrund der ermittelten Risikofaktoren werden entsprechende Maßnahmen zur Prophylaxe abgeleitet, die individuell auf den Pflegebedürftigen abgestimmt sind
- Dokumentation des Ergebnisses aus der Risiko-Skala
- Maßnahmen festlegen, Zeitpunkt der nächsten Einschätzung festlegen
- evaluieren

Pflegerische Maßnahmen zur Dekubitusprophylaxe

Druck entlasten

- Lagerung und Bewegung nach individuellem Bewegungsplan in Absprache mit dem Pflegebedürftigen
- Bewegungsintervalle aufgrund des ausgeführten Fingerdrucktests (FT)
- Lagewechsel erfolgt bedürfnisorientiert
- Lagewechsel mit Uhrzeit und Namenszeichen dokumentieren
- Pflegebedürftigen zum regelmäßigen Positionswechsel auffordern und die Notwendigkeit erklären
- Mobilisation zum Essen, Körperpflege, Toilette ebenfalls im Bewegungsplan aufnehmen
- Weichlagerung
- Einsatz von speziellen Antidekubitusmatratzen
- Mobilisation
- Bewegungsanreize bieten

Bewegungsplan

Ein individueller Bewegungsplan muss für jeden gefährdeten Pflegebedürftigen vorliegen.

- Es gibt von verschiedenen Firmen Vordrucke oder man erstellt ihn selbst mit folgenden Rubriken:
- Name
- Geburtsdatum des Pflegebedürftigen
- Datum
- Uhrzeit
- mit Positionsvorgabe/Lage, wie links – rechts – Rücken, 30°-Schräglage, Bauch usw.
- Transfer von Bett/Stuhl/am Tisch sitzend/Bad/Toilette
- Handzeichen der Pflegekraft
- Fingerdrucktest: negativ/positiv
- zusätzlich: Rubrik „Bemerkungen"

Weiter können die eingesetzten Hilfsmittel sowie die geplanten Lagerungsintervalle aufgelistet sein.

> In Superweich-Matratzen verlieren sich alle Bewegungsimpulse. Sollte der Pflegebedürftige darauf gelagert sein, ist es wichtig, ihn zu Bewegungen anzuregen bzw. ihn regelmäßig zu bewegen.

Hautpflege – Hautbeurteilung

- Beurteilung bei jedem Umlagern
- Hautpflegemittel aus Wasser in Ölprodukten einsetzen
- Haut mit pH-neutraler Seife waschen
- tägliche Ganzkörperwaschung
- bei Bedarf Teilwaschungen
- gründliche Intimpflege nach jeder Ausscheidung und bei Inkontinenz
- Inkontinenzeinlagen nach individuellem Bedarf wechseln

Tab. 5.3 Braden-Skala

	1 Punkt	2 Punkte	3 Punkte	4 Punkte
Sensorisches Empfindungsvermögen Fähigkeit, adäquat auf druckbedingte Beschwerden zu reagieren	• fehlt • keine Reaktion auf schmerzhafte Stimuli oder mögliche Gründe: • Bewusstlosigkeit • Sedierung • Störung der Schmerzempfindung durch Lähmung, die den größten Teil des Körpers betreffen (z. B. hoher Querschnitt)	• stark eingeschränkt • eine Reaktion erfolgt nur auf starke Schmerzreize • Beschwerden können kaum geäußert werden (z. B. nur durch Stöhnen oder Unruhe) oder • Störung der Schmerzempfindung durch Lähmung, wovon die Hälfte des Körpers betroffen ist	• leicht eingeschränkt • Reaktion auf Ansprache oder Kommandos • Beschwerden können aber nicht immer ausgedrückt werden (z.B. dass die Position geändert werden soll) oder • Störung der Schmerzempfindung, wovon eine oder zwei Extremitäten betroffen sind	• vorhanden • Reaktion auf Ansprache, Beschwerden können geäußert werden oder • keine Störung der Schmerzempfindung
Feuchtigkeit Ausmaß, in dem die Haut der Feuchtigkeit ausgesetzt ist	• ständig feucht • die Haut ist ständig feucht durch Urin, Schweiß oder Kot • immer wenn der Bewohner gedreht wird, liegt er im Nassen	• Die Haut ist oft feucht, aber nicht immer. • Bettzeug oder Wäsche muss mindestens einmal pro Schicht gewechselt werden.	• manchmal feucht • die Haut ist manchmal feucht und etwa einmal pro Tag wird neue Wäsche benötigt	• selten feucht • die Haut ist meist trocken • neue Wäsche wird selten benötigt
Aktivitäten Ausmaß der physischen Aktivität	• bettlägerig • dauernd im Bett liegend	• sitzt auf • kann mit Hilfe etwas gehen • kann das eigene Gewicht nicht alleine tragen • benötigt Hilfe um aufzusitzen (Bett, Stuhl, Rollstuhl)	• geht wenig • geht am Tag allein, aber selten und nur kurze Strecken • benötigt für längere Strecken Hilfe • verbringt die meiste Zeit im Bett oder Stuhl	• geht regelmäßig • geht regelmäßig 2–3-mal pro Schicht • bewegt sich regelmäßig
Mobilität Fähigkeit, die Position zu wechseln und zu halten	• komplett immobil • kann auch keinen geringfügigen Positionswechsel ohne Hilfe ausführen	• Mobilität stark eingeschränkt • bewegt sich manchmal geringfügig (Körper oder Extremitäten) • kann sich auch nicht regelmäßig allein ausreichend umlagern	• Mobilität gering eingeschränkt • macht regelmäßig kleine Positionswechsel des Körpers und der Extremitäten	• mobil • kann alleine seine Position umfassend verändern

Tab. 5.3 Braden-Skala *(Fortsetzung)*

	1 Punkt	2 Punkte	3 Punkte	4 Punkte
Ernährung Ernährungsgewohnheiten	Sehr schlechte Ernährung • isst kleine Portionen nie auf, sondern etwa nur ⅓ • isst nur zwei oder weniger Eiweißportionen (Milchprodukte, Fisch, Fleisch) • trinkt zu wenig • nimmt keine Ergänzungskost zu sich oder • darf oral keine Kost zu sich nehmen oder • nur klare Flüssigkeiten oder • erhält Infusionen länger als fünf Tage	Mäßige Ernährung • isst selten eine normale Essensportion auf, isst aber im Allgemeinen die Hälfte der angebotenen Nahrung • isst etwa drei Eiweißportionen • nimmt regelmäßig Ergänzungskost zu sich oder • erhält zu wenig Nährstoffe über Sondenkost oder Infusion	Adäquate Ernährung • isst mehr als die Hälfte der normalen Essen-sportionen • nimmt vier Eiweißportionen zu sich • verweigert gelegentlich eine Mahlzeit, nimmt aber Ergänzungskost zu sich oder • kann über Sonde oder Infusion die meisten Nährstoffe zu sich nehmen	Gute Ernährung • isst immer die angebotenen Mahlzeiten auf • nimmt vier oder mehr Eiweißportionen zu sich • isst auch manchmal zwischen den Mahlzeiten • braucht eine Ergänzungskost
Reibung und Scherkräfte	Problem • braucht viel bis massive Unterstützung bei Lagewechsel • Anheben ist ohne Schleifen über die Laken nicht möglich • rutscht ständig im Bett oder im (Roll-) Stuhl herunter, muss immer wieder hochgezogen werden • hat spastische Kontrakturen • ist sehr unruhig (scheuert auf den Laken)	Potenzielles Problem • bewegt sich etwas allein oder braucht wenig Hilfe • beim Hochziehen schleift die Haut nur wenig über die Laken (kann sich etwas anheben) • kann sich über längere Zeit in einer Lage halten (Stuhl, Rollstuhl) • rutscht nur selten herunter	Kein Problem zurzeit • bewegt sich im Bett und Stuhl allein • hat genügend Kraft sich anzuheben • kann eine Position über lange Zeit halten ohne herunter zu rutschen	

Bradenskala: Aus Bienstein, CH.I; Schröder, G.; Braun, M.; Neander, K.-D. (Hrsg.): Dekubitus. Die Herausforderung für Pflegende. Stuttgart, New-York 1997, S. 91 ff.)

- sorgfältiges Abtrocknen der Haut, trockentupfen (➤ Kap. 8.1.8)
- Eincremen der Haut mit rückfettenden Cremes
- kinästhetisches Umlagern (Scherkräfte vermeiden)
- Bett von Falten, Krümel, Fremdkörpern usw. freihalten

!
Ringe oder Uhren an den Händen und Armen der Pflegenden können zu Hautläsionen beim Pflegebedürftigen führen (➤ Kap. 11.1).

Ernährung und Dekubitusprophylaxe

Wichtig ist die Erfassung der Verzehrmenge und der Zusammenstellung der Ernährung sowie, ob der Pflegebedürftige Unterstützung beim Essen benötigt, wenn er die Nahrung nicht selbst aufnehmen kann.

Die Zusammensetzung der Nahrung zur Dekubitusprophylaxe muss mit dem Koch/den Angehörigen abgestimmt werden.

Ältere Menschen vergessen im Alter oft ausreichend zu trinken, da das Durstgefühl reduziert und die Angst vorhanden ist, dass sie dadurch häufiger auf die Toilette und Hilfe anfordern müssen.

Ernährungsstatus bzw. den Body-Mass-Index ermitteln:

- ausgewogene Ernährung, eiweiß-, vitamin- und mineralstoffreich
- Anpassung der Kalorienzufuhr oder -reduktion
- ausgeglichene Flüssigkeitsbilanz

Pflegerituale – obsolete Pflegehandlungen

Diese Methoden gelten als Pflegefehler:

- fetthaltige Salben, Melkfett, Vaseline, Babyöl
- alkoholische Einreibungen/Massagen
- Massage der gefährdeten Hautareale
- Zinkpaste
- quecksilberhaltige Lösungen (Mercuchrom®)
- hyperämisierende Substanzen
- Puder
- Eis-Fön-Behandlung
- Desinfektionsmittel
- Pflege- oder Reinigungsschaum

Wenn der Pflegebedürftige auf Anwendung oben genannter Pflegehandlungen besteht, sollten er über die negative Auswirkungen beraten werden. Sollte er trotzdem darauf bestehen, muss die Beratung bezüglich der Nachteile und Auswirkungen dokumentiert werden.

5.7.2 Thromboembolieprophylaxe

Definitionen:

Thrombus: Blutpfropf, Blutgerinnsel
Thrombose: Blutpfropfbildung in einem arteriellen oder venösen Blutgefäß mit teilweisem oder vollständigem Gefäßverschluss
Thrombophlebitis: Entzündung der Venenwand
Phlebothrombose: Verschluss einer tiefen Vene durch einen Thrombus
Embolus: im Blutstrom mitgeführtes Blutgerinnsel oder Fremdkörper
Embolie: plötzlicher Gefäßverschluss durch einen Embolus

Ursachen (Virchow-Trias)

1. Verlangsamter Blutstrom

- lange Bettruhe, Lähmungen, Ruhigstellungen
- verminderte Muskelvenenpumpe
- Strömungsveränderung durch Wirbelbildung bei Krampfadern (Varizen) und Herzklappenfehlern
- Strömungsverlangsamung durch Herzinsuffizienz

2. Veränderte Blutzusammensetzung

- erhöhte Blutgerinnungsneigung nach großen Operationen, Verletzungen
- Störung der Gerinnungsfaktoren
- Flüssigkeitsmangel
- Einfluss von Medikamenten wie Kortikoiden, Hormonen, Diuretika

3. Veränderungen an den Gefäßwänden

- Entzündungen
- sklerotische Veränderungen, Ablagerungen
- Schädigungen wie Operationen, Verletzungen, Gifte

Weitere Risikofaktoren

- Rauchen
- Übergewicht, fettreiche Ernährung
- Alter ≥ 65 Jahre

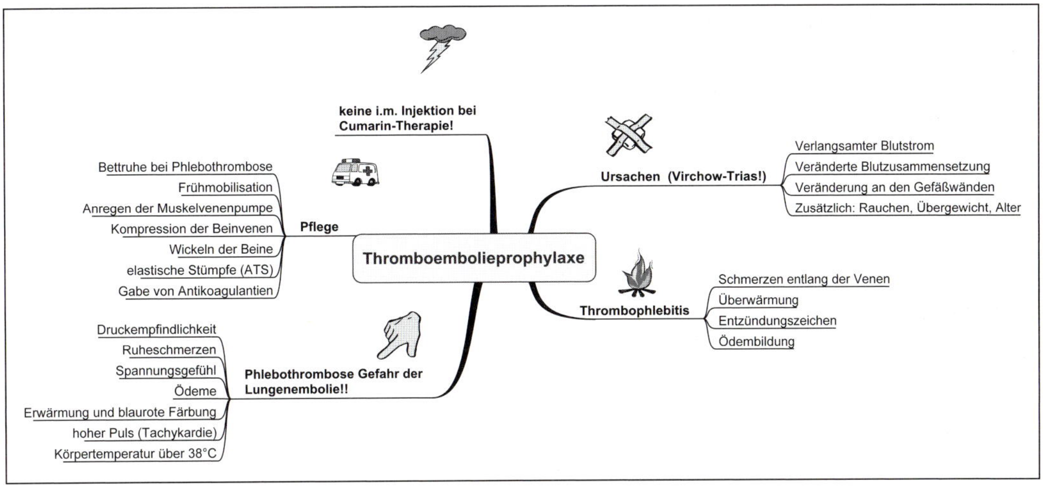

Abb. 5.15 Thromboembolieprophylaxe

Symptome

Thrombophlebitis

- **Schmerzen** entlang der betroffenen Venen oder Fußsohlenschmerz
- **Überwärmung**, später **Rötung** und **Schwellung** der betroffenen Extremität
- Puls- und Temperaturanstieg (**Entzündungszeichen**)
- Ödembildung, Stauungsödem

> Bei einer Thrombophlebitis besteht keine oder sehr geringe Emboliegefahr.

Phlebothrombose (tiefe Beinvenenthrombose)

- Druck- und Klopfempfindlichkeit an der Fußsohle oder Wadeninnenfläche
- Ruheschmerzen im Bein und Schmerzen beim Pressen, Husten, Niesen
- Unter- und/oder Oberschenkelödeme (➤ Kap. 6.1.1, ➤ Tab. 6.1)
- Schwere- und Spannungsgefühl im betroffenen Bein
- betroffenes Bein ist wärmer
- blaurote Hautverfärbung des Beines
- stark erhöhter Puls
- Anstieg der Körpertemperatur auf mehr als 38 °C

> Bei einer Phlebothrombose besteht die **Gefahr einer Lungenembolie**. Bettruhe ist unbedingt erforderlich.

Lungenembolie

- plötzlich auftretende Schmerzen in der Lunge, evtl. Schonatmung
- Tachykardie (erhöhter Puls)
- Atemnot, kurze und beschleunigte Atemzüge
- Angst bis Todesangst
- Zyanose der Lippen und Fingernägel, später der ganzen Haut
- prall gefüllte, sichtbare Halsvenen
- Kreislaufschock mit Blutdruckabfall, Pulsbeschleunigung, Schweißausbruch, fahlblaue Hautfarbe
- nach zwei bis drei Tagen Husten mit blutigem Auswurf

Sofortmaßnahmen bei Lungenembolie

> Bei geringstem **Verdacht** auf Lungenembolie sofort den **Arzt benachrichtigen!**

- Oberkörperhochlagerung! Bei Schockzeichen: Oberkörper nur leicht erhöht lagern und Beine auf Herzniveau anheben (Siesta-Lagerung)!
- den Kranken nicht alleine lassen

- Verabreichen von Sauerstoff (zwei Liter pro Minute) bis zum Eintreffen des Arztes (➤ Kap. 24.2.1)
- engmaschige Kontrolle der Vitalzeichen

Pflegerische Maßnahmen zur Thromboseprophylaxe

Die Pflege zielt auf das Vermeiden der drei Faktoren (**Virchow-Trias**), die zu einer Thromboembolie führen können.

Frühmobilisation

- den Pflegebedürftigen so oft und so lange wie möglich aus dem Bett aufstehen lassen
- Füße sollten dabei immer Bodenkontakt haben, um die Venenpumpe anzuregen
- Atemübungen

Anregen der Muskelvenenpumpe

- die unteren Extremitäten gezielt bewegen
- Einsatz von gymnastischen Hilfsmitteln wie Bettfahrrad
- Kippbrett bei sitzenden Pflegebedürftigen
- Beine Richtung Herz ausstreichen
- aktive, assistierende und passive Bewegungsübungen

Kompression der äußeren Beinvenen

Durch die Kompression der äußeren Beinvenen erhöht sich die Strömungsgeschwindigkeit in den tiefliegenden, größeren Venen.

!

- Vor jedem Anlegen eines Kompressionsstrumpfes oder -verbandes muss der Pflegebedürftige mindestens 20 bis 30 Minuten liegen, um die Venen zu entstauen.
- Die Beine müssen trocken sein und dürfen keine offenen Stellen haben.
- Verordnete Salben nur auftragen, nicht einmassieren.

Wickeln der Beine mit elastischen Binden

- Pflegebedürftigen informieren und zur Mitarbeit (wie Bein anheben oder anstellen) anregen
- Bindenbreite auswählen und Elastizität prüfen
- Unterschenkel abstützen lassen oder Lagerungskissen unterlegen
- Bindenkopf zeigt nach oben
- Binde unmittelbar auf der Haut abrollen
- von vorne außen nach hinten innen wickeln, um die Haut und Muskulatur gegen den Knochen zu drücken
- Druck nach oben hin abnehmend
- am Zehengrundgelenk mit dem Wickeln beginnen
- Ferse mit einbinden
- mindestens bis zum Kniegelenk wickeln
- nicht zu dicke Bindenlagen übereinander, der Pflegebedürftige muss noch feste Schuhe anziehen können
- Bindenende mit Heftpflaster fixieren, da Bindenklammern zu Verletzungen führen können
- Bindensitz prüfen
- Zehendurchblutung prüfen
- Schmerzen erfragen
- Dokumentation

☞

Wichtig ist es, den Pflegebedürftigen zu Mobilisation und Bewegungsübungen anzuregen. Er soll langes Gehen und Sitzen vermeiden und zwischendurch die Beine hochlegen.

Anziehen von elastischen Strümpfen (➤ Abb. 5.16)

- Strumpfgröße durch exaktes Abmessen und Maßtabelle feststellen (je nach Strumpftyp): Länge des Unterschenkels, Länge des ganzen Fußes, Umfang des Knöchels, der Wade, des Oberschenkels (➤ Abb. 5.16 a bis b)
- Strümpfe mit dem Namen des Pflegebedürftigen kennzeichnen
- Strumpf nach links umstülpen (➤ Abb. 5.16 c bis d)
- bis zur Ferse und über den Fuß stülpen (➤ Abb. 5.16 e bis g)
- Strumpf bis zu Kniekehle oder Leiste hochstreifen (➤ Abb. 5.16 h bis l)
- Strumpf faltenfrei anlegen
- bei Bedarf Überziehhilfe aus Seide oder Einmalhandschuh über die Zehen stülpen

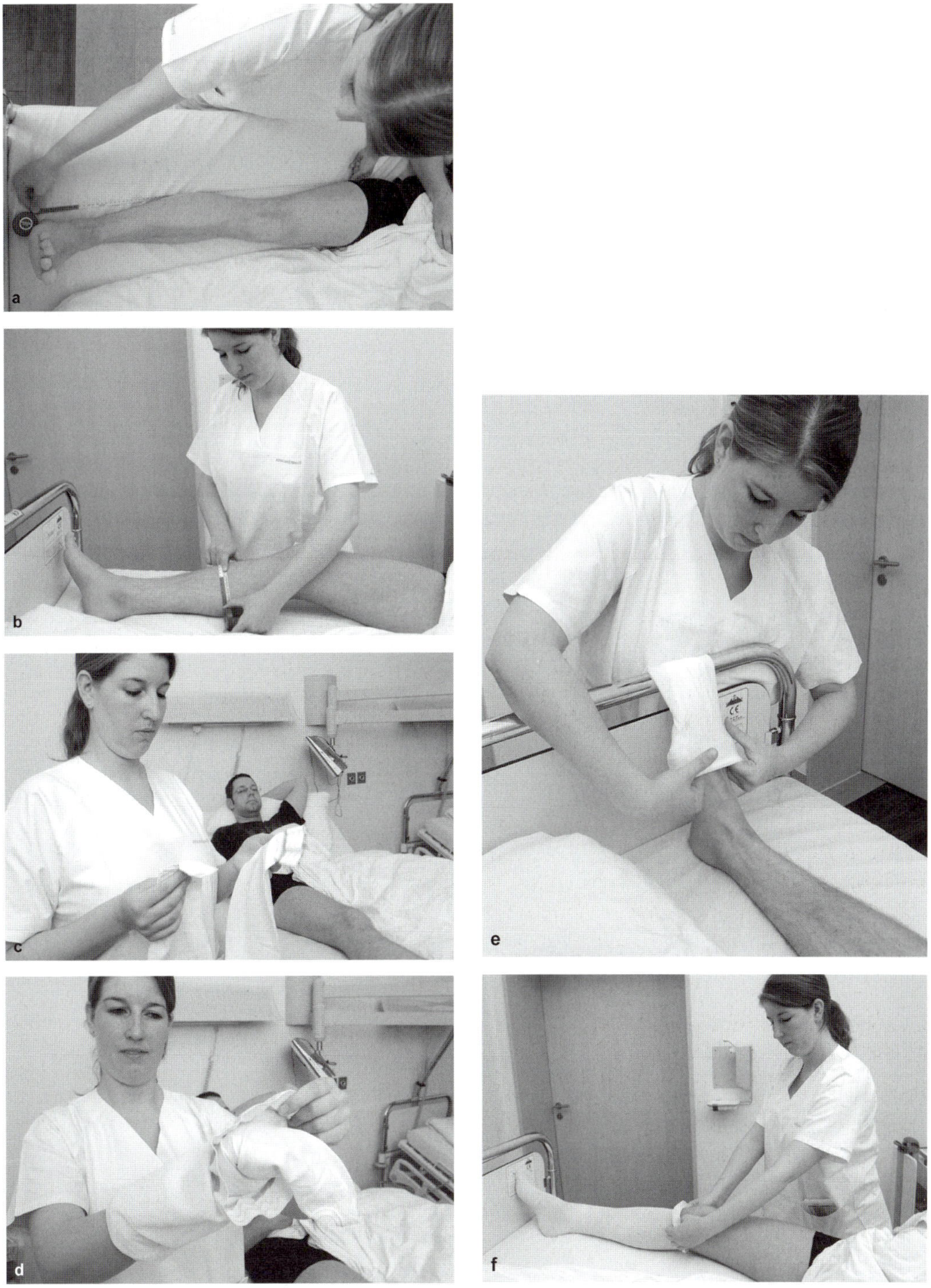

Abb. 5.16 Anziehen von elastischen Stümpfen zur Thromboseprophylaxe
a) und b) Abmessen des Beines
c) und d) Vorbereitung des Strumpfes
e) und f) Anziehen des Strumpfes

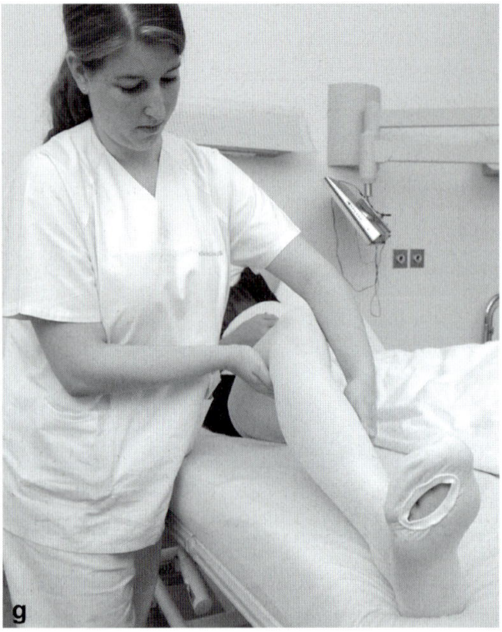

Abb. 5.16 g) Anpassen und Kontrolle des Strumpfes

Gabe von Antikoagulanzien

Antikoagulanzien sind blutgerinnungshemmende Medikamente, die nur auf ärztliche Verordnung verabreicht werden dürfen. Sie dienen der Prophylaxe ebenso wie der Therapie.

- **Heparine** als Sofortantikoagulation, subkutane Injektion (➤ Kap. 17.3.1) oder intravenöse Infusion (➤ Kap. 18)
- **Cumarine** (Marcumar®) als Langzeitantikoagulation
- **Heparin- oder Hirudoidsalben** zur lokalen Anwendung
- **Acetylsalicylsäure** (Aspirin®)
- **Streptokinase** zur Thrombolysetherapie, intravenös unter intensivmedizinischer Aufsicht

!

Pflegebedürftige mit Marcumar®-Therapie erhalten mit der Behandlung einen speziellen Cumarin-Pass, da sie durch die Wirkung der Antikoagulation zu anhaltenden Blutungen neigen.

Intramuskuläre Injektionen sind bei der Cumarin-Therapie **strengstens verboten**.

5.7.3 Kontrakturenprophylaxe

Definition:

Kontraktur: Fehlstellung von Gelenken mit Funktions- und Bewegungseinschränkung

Ursachen

- falsches Lagern
- Schonhaltung
- Schmerzhaltung
- zu langes Ruhigstellen in Gips- oder Streckverbänden
- gestörter Muskeltonus durch Lähmungen oder Nervenstörungen
- Schmerzen und Sensibilitätsstörungen

Besonders gefährdet sind Personen mit

- entzündlichen oder degenerativen Gelenkerkrankungen
- Lähmungen
- Verletzungen und Verbrennungen im Gelenkbereich
- Bewusstseinsstörungen
- Narbenbildung im Gelenkbereich

Symptome

Die Pflegebedürftigen haben eine sichtbare Zwangshaltung der betroffenen Extremität. Die Bewegung im Gelenk ist sehr schmerzhaft und eingeschränkt.

Beugekontraktur

- Gelenksteife in Beugestellung (Flexion)
- Muskulatur und Sehnen sind an der Beugeseite verkürzt
- eine Streckung ist nicht möglich

Streckkontraktur

- Gelenksteife in Streckstellung (Extension)
- Muskulatur und Sehnen sind an der Streckseite verkürzt
- ein Beugen ist nicht möglich

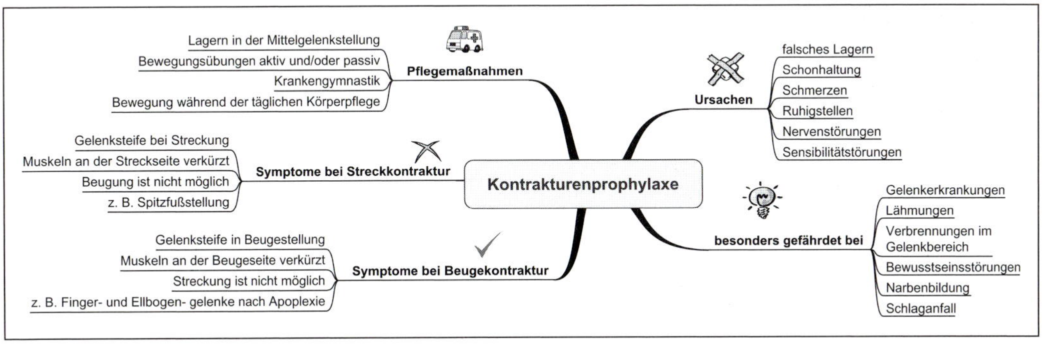

Abb. 5.17 Kontrakturenprophylaxe

Pflegerische Maßnahmen zur Kontrakturenprophylaxe

Physiologisches Lagern in der Mittelgelenkstellung (➤ Abb. 31.3)

- **Hand** in leichter Schalenbildung mit dem Handrücken noch oben
- **Finger** mit leichter Wölbung auf einem Kissen ablegen
- **Ellbogengelenk** im Winkel von etwa 100° bei leicht erhöhtem Unterarm
- **Schultergelenk**: den Oberarm in etwa 30°-Abduktionsstellung lagern
- **Hüft-/Kniegelenk** parallel und gestreckt auf fester Unterlage, Außenrotation der Beine verhindern
- **Fuß** im 90°-Winkel an einem weichen Polster (Fußstütze) anstoßen lassen. Um dem Pflegebedürftigen ein Gefühl für seine Beine und Füße zu geben, wird das Polster zwischen weich und hart gewechselt. Ein Bettbogen dient der **Spitzfußprophylaxe**, indem er einen zusätzlichen Druck der Bettdecke auf die Fußspitzen verhindert.

!

- keinen Gegenstand in die Handinnenfläche geben, da hierdurch der Greifreflex ausgelöst und eine Faustbildung verursacht wird.
- bei Schmerzen im Kniegelenk kann eine leichte Knierolle helfen.

Bewegungsübungen

- **passive Bewegungsübungen**: Alle gefährdeten Gelenke werden ohne Mithilfe des Pflegebedürftigen in allen Bewegungsebenen bewegt
- **aktive Bewegungsübungen**: Pflegebedürftigen in seinen Bewegungsübungen unterstützen und assistieren, bis er diese selbstständig vornehmen kann
- **Finger** des Pflegebedürftigen bei jeder Pflegetätigkeit beugen, spreizen und strecken
- **Handgelenk** in allen Ebenen bewegen

Grundsätzlich gehört die **Bewegungstherapie** in den Aufgabenbereich der Krankengymnastik (Physiotherapie). Um diese Übungen in der ganzheitlichen Pflege weiterzuführen, ist eine enge Zusammenar-

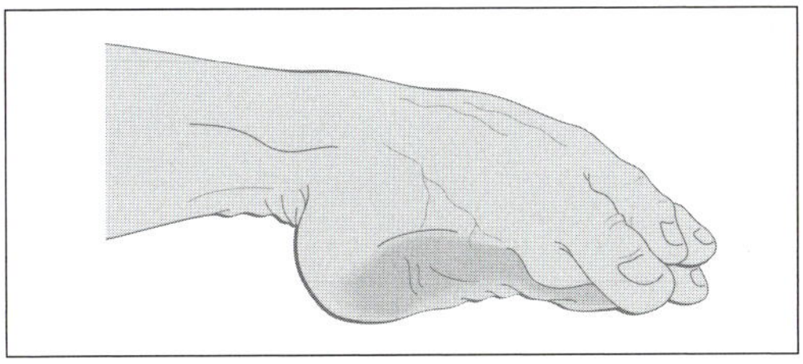

Abb. 5.18 Beugekontraktur

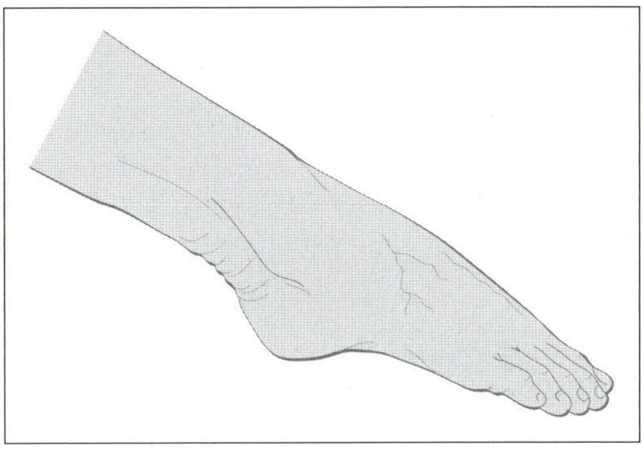

Abb. 5.19 Streckkontraktur

beit gefordert. Ebenso muss das Pflegepersonal alle Veränderungen dokumentieren und an Arzt sowie Physiotherapeuten weitergeben.

5.7.4 Pneumonieprophylaxe

Definition:

Pneumonie: Entzündung des Lungengewebes (Lungenentzündung), besonders der Alveolen (Lungenbläschen) durch infektiöse, chemisch-toxische oder allergische Ursachen (➤ Kap. 26.2.6)

Ursachen

- Infekte der Atemwege
- Minderbelüftung der Lungenflügel
- unzureichendes Abhusten von Bronchialsekret
- fehlender Schluckreflex
- Aspiration von flüssigen oder festen Stoffen wie Mageninhalt, Blut, Nahrungsmitteln
- Entzündungsreaktion auf Allergene

Besonders gefährdete Pflegebedürftige

- bewusstlose und komatöse Menschen
- schwerkranke und abwehrgeschwächte Menschen
- AIDS-Erkrankte
- Herz- und Lungenkranke
- bei Einnahme von starken Schmerz- und/oder Beruhigungsmitteln
- betagte, geschwächte und bettlägerige Patienten
- nach Operationen und maschineller Beatmung
- tracheotomierte Menschen

Pflegerische Maßnahmen zur Pneumonieprophylaxe

Frühmobilisation

Kranke und gefährdete Pflegebedürftige werden **so oft und so früh wie möglich** aus dem Bett herausgesetzt. Sie sollen dabei kräftig durchatmen. Die Füße sollten Bodenkontakt haben.

Lagerungen

- Oberkörperhochlagerung (➤ Abb. 5.8)
- Seitenlagerung (➤ Abb. 5.12)
- Halbmondlagerung, seitliche Dehnlagerung (➤ Abb. 10.5)
- V-Lagerung: Kissen werden V-förmig unter den Schulterblättern angeordnet
- T-Lagerung: Kissen werden T-förmig unter den Schulterblättern und der Brustwirbelsäule angeordnet (➤ Abb. 10.7)
- atemerleichternde Sitz- und Liegepositionen
- Reitsitz: Kissenrolle unter das Gesäß legen
- Kutschersitz: Lockere Sitzhaltung, Beine leicht gespreizt, Oberkörper leicht nach vorne geneigt (➤ Abb. 26.2)
- Quincke-Hängelage: der Pflegebedürftige legt sich quer über das Bett auf den Brustkorb, sodass der Kopf seitlich am Bett tiefer hängt – so kann er leichter Sekret nach oben transportieren und abhusten

Hilfe beim Abhusten

- Pflegebedürftigen zum Abhusten auffordern
- Hygienepapier oder Zellstoff bereithalten
- Thoraxvibration mit der Handfläche
- Thoraxvibration mit Vibrator
- Thoraxkompression beim Abhusten

Vorgehen beim Abklopfen

- mit der hohlen Hand neben der Wirbelsäule
- von unten nach oben
- mit kühlenden Lösungen oder Eiswasser die Einatmung vertiefen

- nicht die Wirbelsäule und die Nieren beklopfen
- nicht abklopfen bei: Herz-, Thorax-, Gehirnerkrankungen, Osteoporose, Gefahr der Embolie, Schädelverletzungen oder bei Marcumar®-Therapie

Atemgymnastik (➤ Kap. 10.2.4)

- Atmen gegen einen Widerstand
- Atmen durch einen Totraumvergrößerer, z. B. Giebelrohr (➤ Abb. 10.9)
- Atemübungen mit dem Tri-flow-Atemtrainer (➤ Abb. 10.8)

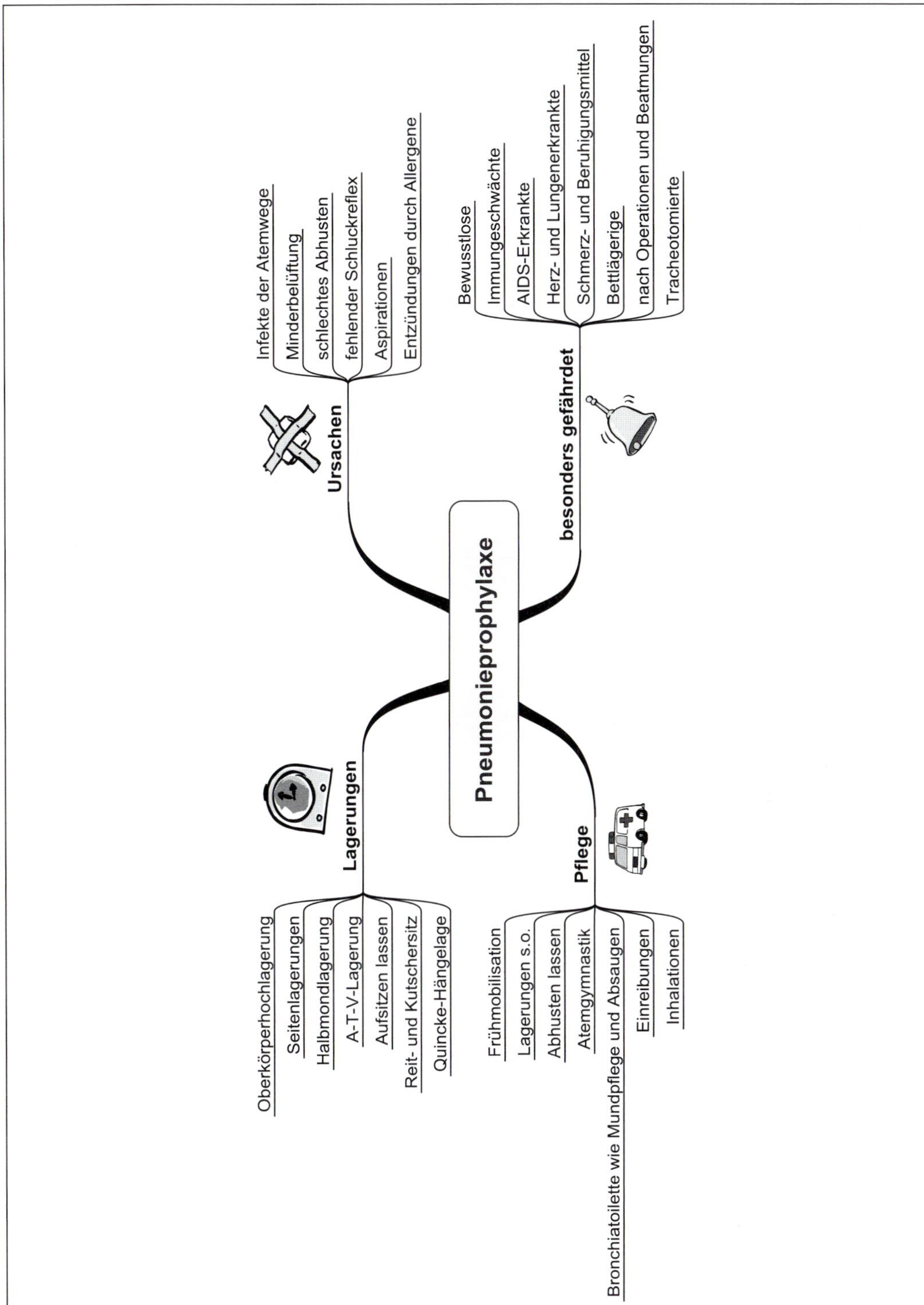

Abb. 5.20 Pneumonieprophylaxe

Bronchialtoilette
- Mundpflege (➤ Kap. 5.7.5)
- Absaugen des Mund- und Rachenraumes unter sterilen Bedingungen (➤ Kap. 23)

Einreibungen
- sekretlösende Salben
- ätherische Öle aus Senfkorn, Kampfer, Eukalyptus, Pfefferminz

Inhalationen (➤ Kap. 25)
- Aerosol-Apparate
- Ultraschallvernebler
- Kaltdampfvernebler
- Verabreichung von Sauerstoff (ärztliche Verordnung)

Für eine gute Pneumonieprophylaxe ist besonders die Ausatemphase wichtig. Bereits durch das Anblasen eine Mobiles, Tischtennisballs oder einer Feder wird die Ausatmung gesteigert.

5.7.5 Soor- und Parotitisprophylaxe

Definitionen:

Soor: durch **Candida albicans** verursachter, weißlich glänzender Pilzbelag auf der Mundschleimhaut

Parotitis: Entzündung der Ohrspeicheldrüse und damit einhergehende Entzündung der Mundschleimhaut und benachbarter Speicheldrüsen

Gleichzeitig wird folgenden Munderkrankungen vorgebeugt

Stomatitis (Entzündung der Mundschleimhaut)
- gerötete und angeschwollene Mundschleimhaut
- Schmerzen und Brennen beim Schlucken und Sprechen
- unangenehmer Mundgeschmack und Mundgeruch

Mundaphthen (Defekte in der Mundschleimhaut)
- kleine, rund-ovale Schäden in der Mundschleimhaut
- sehr schmerzhaft, deshalb oft Essensverweigerung

Rhagaden (Hauteinrisse im Mund- und Nasenwinkel)
- kleine, schmerzhafte Schrunden

Herpes labialis (Viruserkrankung der Lippen)
- kleine, schmerzhafte Bläschen und Schrunden auf den Lippen
- häufig bei Fieber oder psychischer Labilität (Abwehrschwäche)

Gingivitis (Zahnfleisch- und Gaumenfleischentzündung)
- bei schlecht sitzendem Zahnersatz
- starke Rötung des Zahnfleisches
- Zahnfleischblutungen bei der Mundpflege

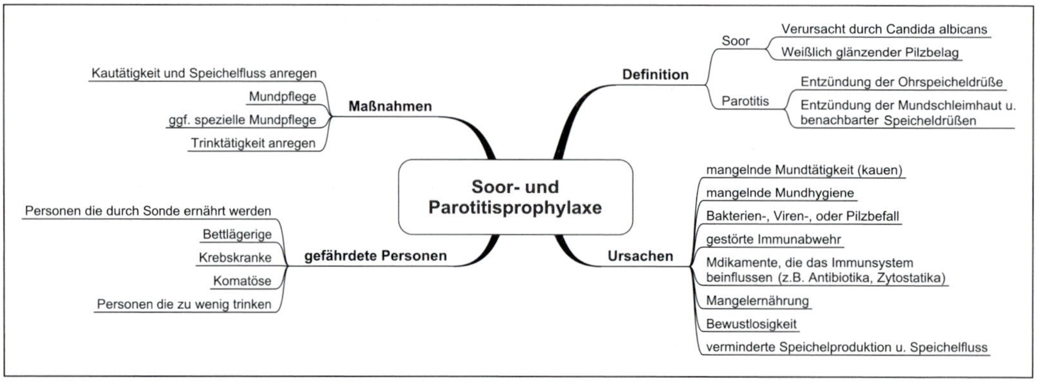

Abb. 5.21 Soor- und Parotitisprophylaxe

Ursachen von Munderkrankungen

- mangelnde Kautätigkeit
- mangelnde Mundhygiene
- Bakterien-, Viren- oder Pilzbefall
- gestörte Infektabwehr
- Medikamente, die das Immunsystem beeinflussen wie Antibiotika, Zytostatika
- Mangelernährung
- Bewusstlosigkeit
- verminderte Speichelproduktion und Speichelfluss
- Ernährung über eine Sonde

Pflegerische Maßnahmen zur Soor- und Parotitisprophylaxe

Kautätigkeit und Speichelfluss anregen

- Kauen von trockener Brotrinde oder Dörrobst (Vorsicht bei Schluckstörung)
- mit fester Nahrung die Kautätigkeit fördern
- Massage des Kieferwinkels am Ausführungsgang der Parotis (Ohrspeicheldrüse)
- ausreichende Flüssigkeitszufuhr
- Saures (z. B. ein paar Tropfen Zitronensaft) auf die Zunge träufeln

Mundpflege

- Zahnersatz nach jedem Essen reinigen (lassen)
- Mund mehrmals täglich ausspülen (lassen)
- Zahnpflege nach jedem Essen

Spezielle Mundpflege

Bei Pflegebedürftigen, die nicht mehr zur üblichen Mundpflege in der Lage sind oder eine Munderkrankung haben, ist es notwendig, eine spezielle Mundpflege vorzunehmen.

Voraussetzung für alle Anwendungen ist die Akzeptanz oder der Wunsch des Pflegebedürftigen. Lösungen: Glyzerin, Zitro-Glyzerin, Kamille, Pfefferminz oder Panthenol. Wirksam sind auch Kamillen- und Salbeitee, Tee mit Zitrone (nicht bei Verletzungen der Mundschleimhaut) und Mundwasser. Es gibt im Handel auch fertige Zitronenstäbchen (Lemonsticks®, Pagavitstäbchen®), die jedoch nicht alle Pflegebedürftigen tolerieren.

!

Fertige Zitronenstäbchen sind meist im Dreierpack erhältlich. Ein Stäbchen ist für die obere Zahnreihe, das zweite für die untere und das dritte für den Gaumen und die Zunge zu verwenden.
Die Mundpflege mit Salbeitee sollte nicht öfter als zweimal täglich erfolgen, da dieser die Mundschleimhaut austrocknet.

Vorbereiten des Materials

Mundpflegeset:
- Taschenlampe
- Zungenspatel
- Schale mit Tupfern
- Péan-Klemme oder Stieltupfer
- Mundpflegelösungen
- Lippenpflegesubstanzen
- Abwurfbehältnis
- Papiertaschentücher
- Einmalhandschuhe

Das Mundpflegeset täglich und bei Bedarf erneuern.

Vorgehen

- unsterile Handschuhe anziehen
- Inspektion der Mundhöhle (Taschenlampe)
- Tupfer auf der Péan-Klemme befestigen
- Kopf der Klemme muss vollständig bedeckt sein
- mit Lösung benetzen
- Mundhöhle unter Sicht (Taschenlampe!) einschließlich Zunge, Gaumen, Wangenschleimhaut, Zähnen und Zahnfleisch sorgfältig abwischen
- so oft wie nötig mit frischem Tupfer wiederholen
- vorhandene Borken anfeuchten
- vorsichtig durch Anfeuchten und Abreiben entfernen
- mit frischem Mundwasser nachwischen
- Massage des Kieferwinkels zum Anregen der Speicheldrüsen
- Lippen mit geeignetem Pflegemittel dünn eincremen
- Handschuhe ausziehen
- Pflegedokumentation

Verletzungen der Mundschleimhaut sind unbedingt zu vermeiden.

5.7.6 Obstipationsprophylaxe

Definition:

Obstipation (Verstopfung): verzögerte Darmtätigkeit und erschwerte, oft schmerzhafte Stuhlentleerung nach mehr als drei bis vier Tagen

Ursachen

- falsche Ernährung (zu wenig Ballaststoffe)
- zu wenig Flüssigkeit
- mangelnde körperliche Betätigung
- falsche Essgewohnheiten, zu hastiges Essen
- Erkrankungen des Magen-Darm-Systems
- Fieber
- regelmäßige Einnahme von Beruhigungs- und Abführmitteln
- psychische Ursachen wie Abneigung gegen Bettschüssel, Ekel vor fremden Toiletten, Stress
- neurogene Störungen, wie Lähmungen, Schließmuskelspastik
- psychiatrische Erkrankungen wie Depression, Psychosen, Neurosen, Demenz
- Analhämorrhoiden

Symptome

- meist wenig und harter Stuhlgang
- Stuhlinkontinenz (Überlaufinkontinenz), wobei kleine Mengen dünnen Stuhls oder Schleim ausgeschieden werden
- Blähbauch
- kolikartige Bauchschmerzen
- Appetitlosigkeit
- Kopfschmerzen
- Zungenbelag
- Mundgeruch

Pflegerische Maßnahmen zur Obstipationsprophylaxe

Information und Aufklärung des Pflegebedürftigen

- über gesunde und regelmäßige Vitalkost-Ernährung
- dass die tägliche Trinkmenge mehr als zwei Liter betragen sollte
- über Verzicht auf Abführmittel

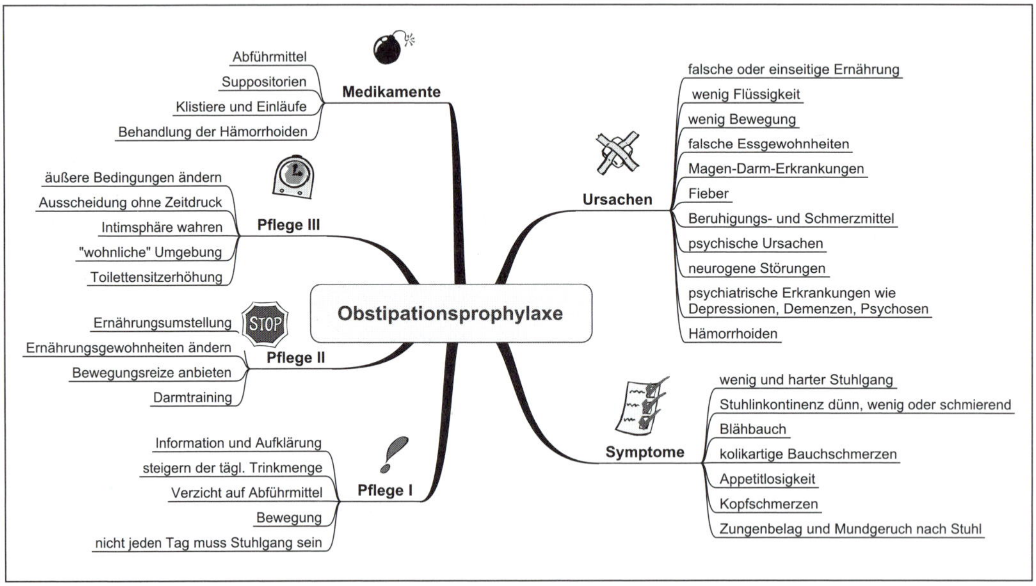

Abb. 5.22 Obstipationsprophylaxe

- dass täglicher Stuhlgang nicht immer gegeben und ernährungsabhängig ist
- über die Wirkung von körperlicher Bewegung

Für den alten Menschen ist neben der Nahrungsaufnahme die Ausscheidung eines der wichtigsten Grundbedürfnisse, worauf sich sein Denken konzentriert. Lebenslange Gewohnheiten werden durch den Einzug in die Einrichtung und durch die Ernährungsumstellung gestört und können so zu Erkrankungen führen. Das Gespräch mit dem Pflegebedürftigen über die Bedeutung einer regelmäßigen (nicht immer täglichen) Stuhlentleerung kann Problemen manchmal entgegenwirken. Die zu schnelle Gabe von Abführmitteln oder Einläufen ist sehr problematisch und sollte immer sorgfältig geprüft werden. Die **Dokumentation** der Stuhlausscheidung ist daher zwingend erforderlich und darf nicht vergessen werden.

Ernährung

- Zeit zum Essen lassen
- bei unselbstständigen Pflegebedürftigen das Essen langsam eingeben
- gut kauen lassen
- ballaststoffreiche Ernährung
- viel Obst und Gemüse
- regelmäßig Getränke anbieten, mindestens zwei Liter täglich
- frisch zerkleinerte Weizenkleie in Joghurt anbieten
- zum Frühstück eingeweichtes Dörrobst wie Pflaumen und Feigen

!

Ernährung schrittweise umstellen, da bei plötzlicher Umstellung Blähungen, Bauchschmerzen oder Veränderungen der Stuhlform auftreten können.

Bewegung

- so oft und so viel wie möglich bewegen (lassen)
- Seniorengymnastik
- Aktivierungsmaßnahmen
- Bauchmassage
- Bewegung an der frischen Luft
- Gymnastik und Bauchmuskeltraining im Bett

Darmtraining

- den Darm an regelmäßige Entleerungszeiten gewöhnen
- bei Bedarf Bauchmassage im Uhrzeigersinn
- rechtzeitigen Gang zur Toilette veranlassen
- Entleerungsäußerungen sofort berücksichtigen
- bei Bedarf Anus vor der Entleerung mit Vaseline eincremen (lassen)
- auf der Toilette oder dem Bettstuhl Zeit lassen, Zeitdruck vermeiden

Äußere Bedingungen

- Zeitdruck vermeiden
- Intimsphäre berücksichtigen, möglichst das Zimmer oder die Toilette verlassen
- „wohnliche“ Umgebung, Toilette sollte kein Abstellraum sein
- Temperatur rechtzeitig auf 22 °C einstellen
- ggf. Toilettensitzerhöhung

Medizinische Maßnahmen

Medizinische Maßnahmen werden immer vom **Arzt angeordnet**. Das Pflegepersonal ist zuständig für die Umsetzung oder Assistenz.

- Gabe von Abführmitteln (Gefahr der Abhängigkeit)
- Verabreichen von Suppositorien (Abführzäpfchen)
- Klistiere oder Einlauf (➤ Kap. 21.2)

Organische Ursachen können chirurgisch behandelt werden, bspw. durch Veröden von Hämorrhoiden.

5.7.7 Zystitisprophylaxe

Definition:

❚❚ **Zystitis**: Entzündung der Harnblase. Frauen leiden häufiger darunter. Durch die kurze Harnröhre können Bakterien (meist Staphylokokken oder Streptokokken) schneller in die Harnblase gelangen. ❚❚

Ursachen

- unzureichende Intimpflege
- Inkontinenz
- unzureichende Flüssigkeitszufuhr
- Blasenverweilkatheter
- Unterwäsche, die nicht der Temperatur angepasst ist

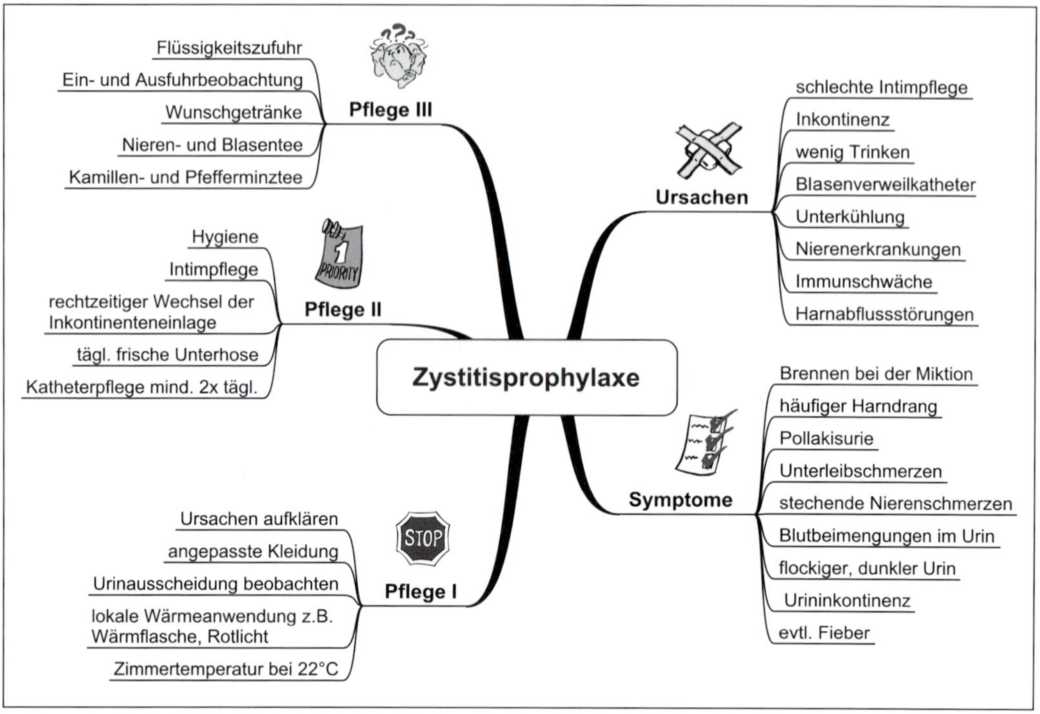

Abb. 5.23 Zystitisprophylaxe

- Nierenerkrankungen
- Immunschwäche
- Harnabflussstörungen

Symptome

- Brennen bei der Miktion (Urinausscheidung)
- vermehrter Harndrang
- Pollakisurie (häufiges Wasserlassen in kleinen Mengen)
- Unterbauchschmerzen
- stechende Schmerzen in der Nierengegend
- Blutbeimengungen im Urin
- dunkel gefärbter Urin, evtl. mit Flocken
- unwillkürlicher Urinabgang
- evtl. Fieber

Pflegerische Maßnahmen zur Zystitisprophylaxe

Information des Pflegebedürftigen

- über die Ursachen aufklären
- angepasste Kleidung
- auf regelmäßige Urinausscheidung achten
- lokale Wärmeanwendung wie Wärmflasche
- angenehme Zimmertemperatur, etwa 22 °C

Hygiene

- Intimpflege nach jeder Miktion und jedem Geschlechtsverkehr
- Inkontinenzeinlage regelmäßig wechseln und kontrollieren
- einmal täglich Wechsel der Unterwäsche, bei Inkontinenz öfter
- auf gründliche Intimpflege des Mannes vor dem Geschlechtsverkehr hinweisen
- sorgfältige Katheterpflege mit klarem Wasser zweimal täglich

Flüssigkeitszufuhr

- Ein- und Ausfuhrkontrolle
- ausreichende Flüssigkeitszufuhr von mindestens zwei Liter täglich
- Wunschgetränke verabreichen, um das Trinken anzuregen
- Nieren- und Blasentee
- Kamillen- und Pfefferminztee

5.7.8 Intertrigoprophylaxe

Definition:

Intertrigo: Wundsein, wundgeriebene Stelle, meist brennende, juckende, schmerzhafte und nässende Hautläsion

Ursachen

- Reibung von Haut auf Haut
- Aufweichen der Haut durch Feuchtigkeit oder Schweißbildung
- Infektion mit Bakterien oder Soorpilzen

Gefährdete Körperstellen

- Leistenbeugen
- unter der weiblichen Brust
- unter den Achselhöhlen
- Bauchfalten und Nabel
- Finger- und Zehenzwischenräume
- zwischen den Gesäßhälften
- zwischen den Oberschenkeln
- Gliedmaßenstumpf bei Prothesenträgern

Besonders gefährdet sind Personen mit

- Adipositas (Übergewicht)
- Diabetes mellitus
- Spastiken
- starker Schweißneigung
- überhängendem Bruch der vorderen Bauchwand
- Frauen mit großen Brüsten

Pflegerische Maßnahmen zur Intertrigoprophylaxe

Reinigen und Trockenhalten der Haut

- vorsichtiges Waschen gefährdeter Stellen mit pH-neutraler Seife, Seifenlösung oder Waschlotion
- trocken tupfen, nicht reiben
- Einlegen von glatten Mull- oder Baumwollstreifen zum Schweißaufsaugen
- Unterhemd unter den BH ziehen und unter die Brüste schieben
- bei Inkontinenz: Sorgfältiges Reinigen und Trocknen der Haut nach jedem Einnässen
- möglichst Kleidung aus Naturmaterialien, die den Schweiß gut aufsaugen

Hautpflegemittel

- Körperlotionen
- zinkhaltige Salben schützen gegen feinste Hautverletzungen

! Keine Fettsalben für gefährdete Körperstellen verwenden, da sie die Haut luftdicht verschließen und somit intertrigofördernd wirken. Lotionen und Salben möglichst dünn auftragen.

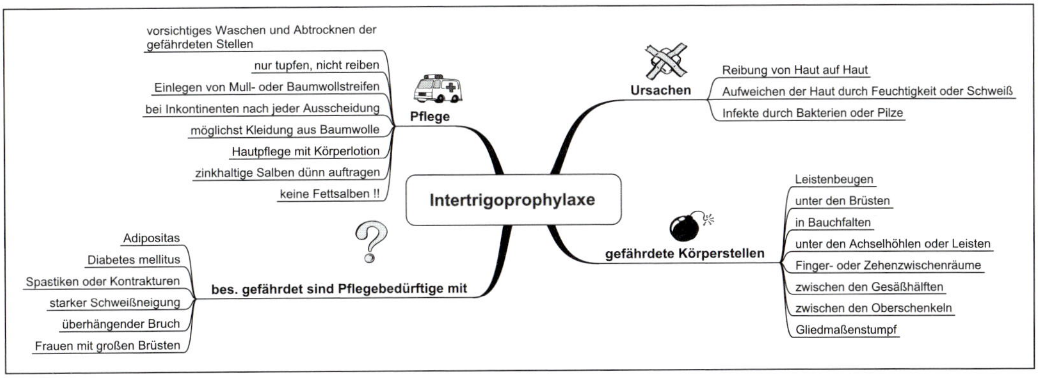

Abb. 5.24 Intertrigoprophylaxe

5.7.9 Sturzprophylaxe

Definition:

II Ein Sturz ist jedes Ereignis, in dessen Folge ein Mensch unbeabsichtigt auf dem Boden oder einer tieferen Ebene zu liegen kommt.

(Kellog International Work Group on the Prevention of Falls by the Elderly; 1987) **II**

Etwa 30% aller Menschen stürzen jährlich mindestens einmal im häuslichen Bereich. Im stationären Altenbereich stürzen etwa 15%.

Ursachen

Besonders ältere und kranke Menschen haben oftmals Schwierigkeiten die Körperbalance oder das Gleichgewicht zu halten. Auch natürliche Schutzreaktionen sind häufig nicht mehr so ausgeprägt.

- fehlendes körperliches Training
- Bewegungsarmut
- Einschränkung der Mobilität
- Abnahme der Balance- und Koordinationsfähigkeit
- Veränderung der Körperhaltung, z. B. durch Osteoporose
- Schwanken beim Gehen
- kleinschrittiges Gehen
- Unebenheiten im Boden
- nicht richtig angepasste Brille
- falsche Fußbekleidung wie Pantoffeln
- Fußbekleidung nicht richtig angezogen
- barfuß gehend
- Mangelernährung/Dehydration

Krankheitsfaktoren, die zu Stürzen führen

- Schwindelgefühl
- Verschlechterung des Sehvermögens
- eingeschränktes Gesichtsfeld
- langsamere Hell-Dunkel-Anpassung des Auges
- Orientierungsstörung durch Hörschäden
- Herz-Kreislauf-Erkrankungen, z. B. Durchblutungsstörungen
- neurologische Krankheiten, z. B. Epilepsien, Meningitis
- weitere Erkrankungen des Nervensystems, z. B. Apoplexie (Schlaganfall), Morbus Parkinson
- gerontopsychiatrische Krankheiten, z. B. Morbus Alzheimer, Verwirrtheiten, Desorientierung

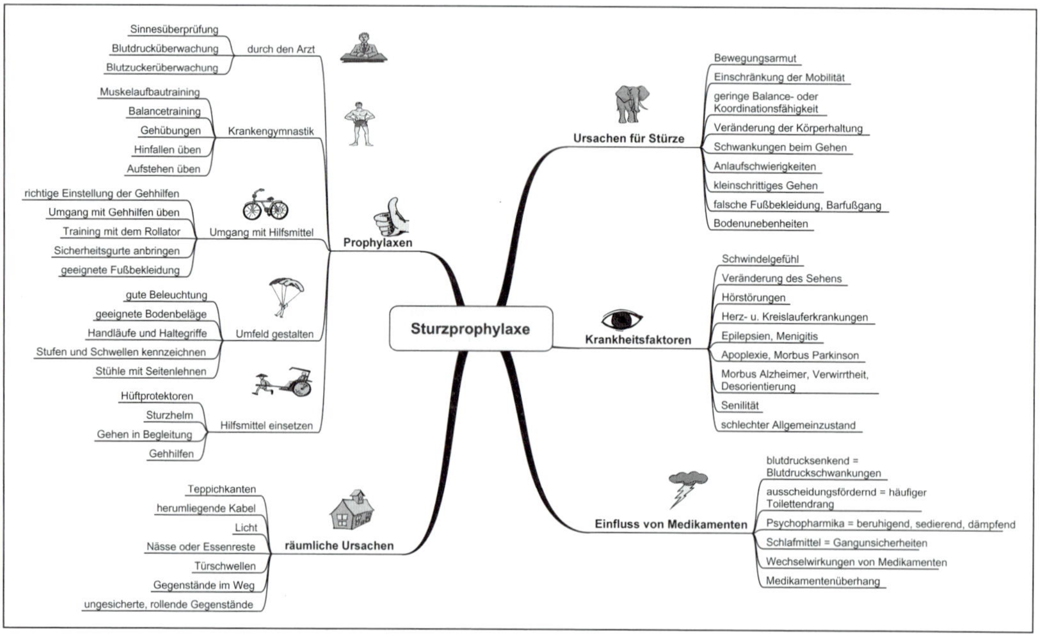

Abb. 5.25 Sturzprophylaxe

- orthopädische Krankheiten, z. B. Fußmissbildungen, Zustand nach schlecht verheilten Knochenbrüchen, Spitzfuß
- Verschlechterung des Allgemeinzustandes, Senilität

Veränderungen durch Medikamente
- Antihypertensiva (blutdrucksenkend) = Blutdruckschwankungen
- Diuretika (ausscheidungsfördernd) = gesteigerter Harndrang
- Psychopharmaka = beruhigend, sedierend, Bewusstseinseinschränkungen
- Schlafmittel = Gangunsicherheiten, Bewusstseinseinschränkungen
- Wechselwirkungen der Medikamente untereinander
- Medikamentenüberhang durch verlangsamte Resorption

Räumliche Ursachen
- Teppichkanten
- herumliegende Kabel
- Blendungen durch Lichteinfall
- Nässe oder Essensreste auf dem Fußboden
- Türschwellen
- im Weg stehende Gegenstände
- ungesicherte, rollende Gegenstände wie z. B. Roll-, Toilettenstühle, Wäschewagen

Pflegerische und andere Maßnahmen zur Sturzprophylaxe

Arzt
- Überprüfung des Sehvermögens
- Überwachung der Hörfähigkeit
- Blutdrucküberwachung, mind. einmal wöchentlich
- regelmäßige Blutzuckerkontrolle
- Überwachung des Herzrhythmus
- richtige Dosierung der verordneten Medikamente

Krankengymnastik und angelernte Hilfen
- Muskelaufbautraining, Treppensteigen
- Bewegungs- und Balancetraining
- Kräftigung der Bein- und Armmuskulatur
- Gehtraining
- Einüben von Hinfallen und besonders von Aufstehen
- Selbstvertrauen aufbauen
- Angst vor Stürzen vermindern helfen

Umgang mit Hilfsmitteln
- Überprüfung der richtigen Passform, Länge der Gehhilfen
- Umgang mit dem Gehstock
- Übungen mit dem Dreibeingehstock
- Übungen mit dem Gehbock
- Training mit dem Gehwagen (Rollator)
- Überprüfen der Fußbekleidung, feste Sohle, geschlossene Schuhe, flache Sohle, Antirutschsocken
- Anlegen von Sicherheitsgurten beim Umgang mit Lifter

Gestaltung des Umfeldes
- blendfreies Licht
- rutschsichere und trockene Bodenbeläge
- Teppiche meiden
- Handläufe im Flur
- farblich gekennzeichnete Stufen und Schwellen
- standsichere Stühle

Sonstige Hilfen
- Hüftprotektoren (spezielle Hosen mit Kunststoffschalen)
- ggf. Sturzhelm tragen
- Gehen in Begleitung

!

Freiheitsentziehende Maßnahmen sind meist keine Sturzprophylaxe. Besonders der Herausfallschutz (Bettgitter) birgt ein hohes Verletzungsrisiko, z. B. durch Einklemmen von Extremitäten oder Übersteigen, zum Teil mit tödlichem Ausgang! Sie sind nur bei akuter Selbst- oder Fremdgefährdung angezeigt und müssen entsprechend dokumentiert werden.
Eine Fixierung, die länger als 24 Stunden andauert, muss immer richterlich angeordnet werden!

Gerichte erkennen mittlerweile an, dass ein Pflegebedürftiger nicht ständig zu beaufsichtigen ist, um einen Sturz völlig auszuschließen.

Pflegeassessment
Pflegeassessmentinstrumente zur Sturzprophylaxe sind in der Pflege umstritten, da sie nur einen klei-

nen Bereich der Sturzgefahren erfassen. Die Instrumente sind nur für spezielle Zielgruppen entwickelt und deshalb ist es sehr schwer, die tatsächliche Höhe der Sturzgefahr zu ermitteln. Trotzdem sind sie zum Erkennen von potenziellen Gefahren unumgänglich.

- **Einschätzen der Sturzgefahr**, z. B. nach der Huhn-Sturzskala oder nach Titinetti et al.
- **Physiotherapie**: Mobilität im Verlauf der Therapie, Balance, Sicherheit beim Gehen, Stehen und Treppensteigen
- **Ergotherapie**: Kraft in den Händen, Orientierung, Aufmerksamkeit, Erinnerung
- **geriatrisches Assessment**: Barthel-Index (BI), Geriatrische Depressionsskala (GDS), soziale Situation

Die professionelle Einschätzung durch die Pflegekraft anhand der Pflegeanamnese ist aussagekräftig für die Sturzgefahr. Die unterschiedlichen Skalen müssen als sich ergänzend gesehen und dürfen nie isoliert angewandt werden.

Sturzrisikobewertung:
sehr hoch: 11 bis 24 Punkte
hoch: 5 bis 10 Punkte
mittel: ab 4 Punkte
niedrig: bis 4 Punkte

Bei mehr als 4 Punkten besteht immer Sturzrisiko und erfordert spätestens dann eine Sturzprophylaxe.

Erste Hilfe nach einem Sturz

- Ruhe bewahren, keine Hektik
- beruhigend auf den Pflegebedürftigen einwirken
- Untersuchung auf Verletzungen oder Bewegungseinschränkungen
- Helfen beim Aufstehen
- Kühlung der verletzen Körperteile hilft bei Schmerzbekämpfung, Schwellung und Hämatombildung
- Arzt benachrichtigen, evtl. Röntgenkontrolle
- intensive Krankenbeobachtung auf RR, Puls, Kopfschmerzen, Übelkeit, Bewusstsein wegen der Gefahr der subduralen Hirnblutung in den ersten Stunden

Sturzprotokoll anfertigen

- Uhrzeit des Sturzes, evtl. Zeugen
- Bewusstseinslage zum Zeitpunkt des Auffindens
- Umstände des Sturzes
- evtl. Auffälligkeiten vor dem Ereignis
- getroffene Maßnahmen
- Beschreibung evtl. Verletzungen
- Dokumentation von, selbst geringen, Schmerzäußerungen
- getroffene Präventivmaßnahmen
- Maßnahmen nach dem Sturz

Das Sturzprotokoll hilft, Folgeschäden zu vermeiden und dient ggf. als Beweismittel vor Gericht. Es muss daher sehr sorgfältig ausgefüllt werden. Ein Vordruck der Einrichtung kann das Ausfüllen erleichtern und gibt bereits wichtige Stichworte vor, auf welche zu achten ist.

Ein Sturzprotokoll lässt ebenfalls für die Einrichtung erkennen, wo ggf. Gefahrenquellen sind. Anhand des Protokolls und der erkannten Sturzgefahr müssen Maßnahmen getroffen werden.

Der Expertenstandard „Sturzprophylaxe in der Pflege“ ist verbindlich vorgeschrieben.

KAPITEL

6 Waschen und Kleiden (Lernfeld 1.3)

Das Waschen und Pflegen des Körpers dient verschiedenen Zwecken:

- Pflege und Reinigung des Körpers
- Erhalten der Gesundheit
- Bewusstsein für Gesundheit entwickeln
- Schmücken des Körpers z. B. durch Make-up und Cremes
- Hygiene zum Vermeiden von Infektionen
- Körperbewusstsein mittels Berührungen und Hilfsmitteln (z. B. Wasser und Wassertemperaturen)
- Vorbeugen von Folgeerkrankungen, z. B. Soor und Parotitis, Intertrigo

Die Pflegepersonen unterstützen den Pflegebedürftigen individuell bei dieser Aktivität des täglichen Lebens. Der Anteil der Hilfestellung kann dabei von einzelnen Handreichungen oder Anleitungen bis hin zur Übernahme der gesamten Pflegetätigkeit, wie Waschen im Bett, reichen.

> Der Umfang der Unterstützung ist täglich dem allgemeinen Befinden des Pflegebedürftigen anzupassen und in der Pflegeplanung festzuschreiben.

Das Sauberkeitsempfinden von Pflegebedürftigen und Pflegeperson kann sehr unterschiedlich sein und ist deshalb bei jeder Pflegehandlung neu in Einklang zu bringen und bewusst zu machen.

Beim Unterstützen der Körperpflege muss oftmals eine Berührung der Intimzonen durch die Pflegeperson erfolgen. **Intimzonen** sind Körperstellen, an denen Berührungen von anderen Menschen, je nach Intention, als angenehm oder unangenehm (Tabuzonen) empfunden werden. Das Pflegepersonal muss um diese „Grenzüberschreitung" wissen und sich diese Tatsache bei jedem Pflegebedürftigen neu bewusst machen (➤ Kap. 15.4).

> Pflegende müssen immer mit Feingefühl, großer Behutsamkeit und persönlichem Respekt vorgehen.

Da das Waschen und auch das Ankleiden sehr in die **Intimsphäre** des alten und kranken Menschen eingreifen, muss die individuelle und rücksichtsvolle Pflege immer im Vordergrund stehen.

Das Tabuverständnis zwischen Pflegebedürftigem und Pflegeperson kann sehr unterschiedlich sein. Jeder Beteiligte erlebt das **Schamgefühl** anders. Das Aufeinandertreffen von unterschiedlichen Geschlechtern, Generationen und Nationalitäten mit ihren teils konträren Erziehungsstilen und Ansichten kann zu zwischenmenschlichen Problemen führen.

6.1 Pflegerische Aspekte der Körperpflege (Lernfeld 1.3)

Ziele der täglichen Körperpflege

Sauberkeit

- Hygiene
- steigern der Widerstandskraft, Abhärten gegenüber Krankheitserregern
- Prophylaxen

Beobachtung

- beobachten des Pflegebedürftigen
- Erkenntnisse über das allgemeine Wohlbefinden
- unmittelbares Erkennen von Veränderungen

Steigern der Sinneswahrnehmung

- Basale Stimulation®
- Fördern der Körperwahrnehmung
- Sinnesreize
- Massage
- Anregen der Blutzirkulation

Aktivieren

- Mobilisieren
- Muskeltraining
- Erhalten der Beweglichkeit
- Motivation und Hilfe zur Selbsthilfe
- Erhalten und Ausbau der Ressourcen
- Fördern der Selbstständigkeit
- Erhöhung des Selbstwertgefühls
- individuelle Unterstützung

6.1.1 Beobachten des Pflegebedürftigen (Lernfeld 1.2)

Beobachten der Augen

Die Beobachtung der Augen umfasst:
- Augenlider, Lidschlag
- Beweglichkeit der Augäpfel
- sichtbare vordere Augenabschnitte (Bindehaut, Skleren, Pupille, Hornhaut)

Augenveränderungen können Hinweise auf andere Erkrankungen geben:
- Verklebungen, Verkrustungen bei Bindehautentzündungen
- flackernde Augenlider, evtl. bei Nervosität
- angeschwollene Augenlider, evtl. bei Nierenerkrankungen, Ödemen oder nach Tränenfluss
- glanzlose Augäpfel, evtl. bei Depressionen
- hervortretende Augäpfel, evtl. bei Überfunktion der Schilddrüse
- Spontanbewegungen der Augäpfel (Nystagmus), evtl. bei multipler Sklerose, Psychosen, Kleinhirntumoren
- Verfärbung der Skleren: gelb (Ikterus) bei Hepatitis, Leberzirrhose; rot bei Entzündungen, Blutungen, Tränenfluss
- harter Augapfel, entrundete und weite Pupille mit trägem Lidschluss mit heftigen Schmerzen, Sehstörungen und Übelkeit bei Glaukomanfall (Notfall!)
- weicher, getrübter Augapfel kurz vor dem Tod

Beobachten der Haut

Hautfunktionen

- Schutz vor mechanischen, thermischen und chemischen Einflüssen
- Schutz vor ultravioletten Strahlen und dem Eindringen von Krankheitserregern
- Speichern von Fett im Unterhautfettgewebe
- Ausscheiden von Talg und Schweiß
- Regulieren der Körpertemperatur
- Sinnesfunktion

Veränderung der Hautfarbe

- Blässe bei Minderdurchblutung der Haut, evtl. bei Krebserkrankungen, Schock, Angst, Übelkeit, Anämie
- Rötung bei verstärkter Hautdurchblutung, evtl. bei Bluthochdruck, Fieber, Entzündungen, Verbrennungen, Ekzem
- Blaufärbung bei unzureichender Sauerstoffzufuhr im Gewebe, evtl. bei Herz- und Lungenerkrankungen, Vergiftungen
- Gelbfärbung (Ikterus), evtl. bei Hepatitis, Leberzirrhose, Gallen- und Gallenwegserkrankungen

Veränderung des Spannungszustandes

Bei verschiedenen Krankheitsbildern kommt es zu **Ödemen**. Hierbei handelt es sich um eine Flüssigkeitsansammlung im Gewebe. Ursache ist meist eine Veränderung im Gleichgewicht der Eiweißstoffe, eine Stauung im venösen System oder eine Durchlässigkeit der Gefäßwände. Kennzeichen ist eine meist schmerzlose, nicht gerötete Schwellung bei glatter und gespannter Haut. Bei Druck mit dem Finger auf die Schwellung entsteht eine Delle, die sich nur sehr langsam ausgleicht. Verschiedene Ödemarten sind in ➤ Tabelle 6.1 nachzulesen.

Hautanhangsorgane

Zu den Hautanhangsorganen zählen die Nägel und die Haare.

Nägel dienen dem Schutz der Finger- und Zehenkuppen. Sie sind schmerzunempfindlich und schützen darunter liegendes empfindliches Gewebe.

Veränderungen an den Nägeln und die Ursachen dafür sind der ➤ Tabelle 6.2 zu entnehmen.

Haare dienen dem Schutz der Haut, besonders, wo eigentlich Haut auf Haut läge (in den Achselhöhlen, Leistenbeuge). Die **Kopfhaare** schützen die Kopfhaut vor
- Verletzungen
- Hitze und Kälte
- UV-Strahlung

Kopfhaare haben für die Psyche des Menschen eine große Bedeutung. Haltung und Lebensgefühl durch entsprechenden Haarschnitt bzw. die Haarfarbe

6

Tab. 6.1 Ödemarten, Ursachen und Symptome

Ödemarten	Ursachen	Symptome
Stauungsödem	Thrombose, Stenose, Rechtsherzinsuffizienz	geschwollene Fußrücken und Knöchel, Wasseransammlung im Liegen (Sakralgegend)
Renales Ödem	Nierenleiden	Schwellung der Augenlider oder des ganzen Gesichts, besonders am Morgen
Hepatogenes Ödem	Lebererkrankung	Wasseransammlung im Bauchraum (Aszites)
Kachektisches Ödem	Magersucht, Karzinome, Anämien, Diabetes mellitus	Wasseransammlung im Bauchraum (Schwellbauch)
Ödem bei gestörtem Lymphabfluss (Lymphödem)	Zerstörung oder Entfernung der Lymphknoten (z.B. nach Mammaamputation durch Bindegewebsvermehrung)	Wasseransammlung an den Lymphknoten und -bahnen
Myxödem	Schilddrüsenunterfunktion	Ödeme am ganzen Körper, trockene, raue, leicht eindrückbare Haut im Gesicht und an den Gliedmaßen, meist kombiniert mit brüchigen Nägeln

Tab. 6.2 Nagelveränderungen

Nagelveränderungen	Ursachen
Uhrglasnägel	anhaltender Sauerstoffmangel infolge Herz- und Lungenerkrankungen
Nagelrinnen	Pilzerkrankungen oder Ekzeme, Schuppenflechte
Nagelbrüchigkeit	Stoffwechselstörungen Kalzium-Eisen-Mangel, Vitaminmangel (A, B) Erkrankungen der Schilddrüse, Nagelpilz
Eingewachsene Nägel	falsches Schneiden oder zu enge Schuhe
Nagelfarbveränderungen	bräunlich bei Rauchern oder bei Melanom, Hämatom; gelb-grau bei Nagelpilz; bläulich bei Mangeldurchblutung (Akrozyanose)

oder die Barttracht ausgedrückt und dienen somit auch als Schmuck.

Haarausfall ist eine sichtbare Veränderung, ebenso gespaltenes oder stumpfes Haar. Häufigste Ursache für Haarausfall ist eine erhöhte Empfindlichkeit der Haarwurzeln gegenüber Testosteron (45% der Männer ab dem 40. Lebensjahr) oder Zytostatika®-Behandlung. Durch Krankheiten oder falsche Pflege können die Haare an Glanz, Fülle und Spannkraft verlieren und wirken dadurch stumpf.

Für manche Pflegebedürftigen dient ein künstliches Haarteil auch der Stärkung des Wohlbefindens.

Künstliche Haarteile benötigen die gleiche Pflege wie das Kopfhaar.

6.1.2 Basale Stimulation® (Lernfeld 1.3)

In den 1970-er Jahren entwickelte der Sonderpädagoge Andreas Fröhlich das Konzept der Basalen Stimulation® und integrierte es zusammen mit Christel Bienstein in die Pflege.

Bei der Basalen Stimulation® wird durch bewusste Stimulation die Wahrnehmung verstärkt. Besonders kranke und behinderte Menschen verhalten sich oft aufgrund der zu geringen Reize passiv. Durch die Basale Stimulation® kann ein physiologischer und psychologischer Ausgleich geschaffen werden. Besonders im Langzeitgedächtnis verankerte positive Erinnerungen von Wahrnehmungen sollen dabei geweckt werden.

Basale Stimulationen® können auf verschiedenen basalen Ebenen erfolgen:

Somatische Stimulation
= Anregen der Wahrnehmung von Berührung
- Auslösen von positiven Erfahrungen mit dem eigenen Körper
- mit direkter Berührung
- durch unterschiedliche Berührungsqualitäten
- Anfassen
- Hand halten

Taktile Stimulation
= Anregen der Wahrnehmung des Tastsinnes
- Berühren von Pflegeutensilien, z. B. Zahnbürste vor dem Zähneputzen, Waschlappen, Handtuch
- Haushaltsgegenstände anfassen
- Führen der Hand bei der basalstimulierenden Ganzwaschung

Vestibuläre Stimulation
= Anregen der Wahrnehmung von Lageveränderungen
- Wahrnehmung der Schwerkraft
- Mobilisation, Sitzen, Stehen
- Bewegungsübungen
- Lagerungen

Vibratorische Stimulation
= Anregen der Wahrnehmung von Schwingungen
- Wahrnehmung von Schwingungen durch Massage, Zahnbürste oder Rasierapparat
- Veränderungen der Antidekubitusmatratze
- Singen oder Brummen (Pflegebedürftige vor sich hinsetzen, brummen, dabei überträgt sich die Vibration)

Visuelle Stimulation
= Anregen der Wahrnehmung von optischen Eindrücken
- klare, einfache, ausreichend große Bilder
- Bilder im richtigen Blickwinkel aufgehängt (bei liegenden Pflegebedürftigen z. B. an der Decke)
- Eindrücke mit biografischem Hintergrund, z. B. Fotos, Gegenstände
- Blick aus dem Zimmer auf die Natur

Akustische Stimulation
= Anregen der Wahrnehmung von bekannten Geräuschen
- bekannte Stimmen von Angehörigen, Pflegepersonen
- Tonband mit Stimmen von Angehörigen
- bekannte Musik
- bekannte Lieder
- Naturaufnahmen oder Vogelstimmen

Die Musik sollte nicht länger als 30 Minuten spielen, da sonst der Reiz nicht mehr wahrgenommen wird. Pausen einlegen.

Orale Stimulation
= Anregen der Wahrnehmung von Geschmack
- bekannte Geschmacksstoffe auf die Zunge geben (Vorsicht, nicht bei Aspirationsgefahr!)
- Lieblingsspeisen
- Lieblingsgetränke
- Mundpflege mit bekannten Geschmacksstoffen, z. B. Honig, Bier, Wein

Olfaktorische Stimulation
= Anregen der Wahrnehmung von Gerüchen
- Anbieten von bekannten Gerüchen
- auf Gerüche hinwiesen
- Parfüm, Deo, Badezusätze
- Hinweis auf Körpergerüche

6.2 Prinzipien bei der Körperpflege (Lernfeld 1.3)

Allgemeines

- genaue, schrittweise Informationen über alle Pflegehandlungen
- so viel wie möglich selbst vornehmen lassen (fördert das Selbstwertgefühl)
- Entscheidungsfreiheit in der Reihenfolge, entsprechend der Gewohnheiten überlassen (Ermitteln der Bedürfnisse, ➤ Kap. 3)
- bei der Körperpflege im Bett nur so viel Körperfläche wie nötig aufdecken, so viel wie möglich zugedeckt lassen

- alle notwendigen prophylaktischen Maßnahmen mit einfließen lassen, um zusätzliches Umlagern zu vermeiden
- Kontrakturprophylaxe in die Bewegungen beim Waschen und Abtrocknen einfließen lassen (➤ Kap. 5.7.3)

Vorbereitungen

- Intimsphäre wahren, z. B. durch Anbringen eines Sichtschutzes, Vorhang zuziehen, Einschalten der Anwesenheitslampe
- Fenster schließen und Raumtemperatur rechtzeitig auf etwa 22 °C einstellen
- alle benötigten Materialien, Kleidungs- und Wäschestücke griffbereit legen
- Handtücher und Unterwäsche wenn möglich auf der Heizung vorwärmen
- bei Urinableitungssystemen vor dem Beginn der Pflegehandlungen unbedingt den Urinbeutel entleeren
- bevorzugte Wassertemperatur und gewohnte Pflegemittel benützen

Vorgehen

- Oberkörper erhöht lagern und Bett auf richtige Arbeitshöhe bringen
- bei der Körperpflege im Bett den Pflegebedürftige nur kurze Zeit flach im Bett liegen lassen, dann Kopfteil wieder anstellen
- mit der Mundpflege beginnen und baldmöglichst Zahnprothese einsetzen (lassen)
- die Augen von außen nach innen waschen
- zügig waschen und unmittelbar sorgfältig abtrocknen
- möglichst Hand- und Unterarmbad ermöglichen
- Oberkörper baldmöglichst teilweise ankleiden
- auch die Fuß- und Beinpflege kann bei erhöhtem Oberkörper vorgenommen werden
- von unten her bis zu den Knien ankleiden

Intimbereich

- vor der Intimpflege zum Selbstschutz unbedingt wasserfeste Handschuhe anziehen
- für die Intimpflege frisches Wasser, möglichst ohne Seife, extra Waschhandschuh und Handtuch verwenden
- den Intimbereich von außen nach innen waschen und abtrocknen
- den Intimbereich von der Symphyse zum Analbereich waschen und abtrocknen
- danach einen Handschuh ausziehen, um die Cremetube nicht zu kontaminieren
- Gesäßhälften eincremen und die Creme zur Dekubitusprophylaxe gut verteilen
- jetzt zweiten Handschuh abwerfen
- Intimbereich ankleiden und Wohlbefinden erfragen

Haar- und Bartpflege

- die Haarpflege wird nach den Wünschen oder Gewohnheiten des Pflegebedürftigen vorgenommen
- die Bartpflege nach Bedarf oder Wunsch (ggf. auch bei weiblichen Pflegebedürftigen)

Abschlussarbeiten

- Pflegebedürftigen nach Bedarf lagern und Wohlbefinden erfragen
- Handtücher und Waschhandschuhe in die Wäsche geben oder an den Platz zurück hängen
- alle benötigten Gegenstände abwischen und an den richtigen Platz zurücklegen
- aus Kamm oder Bürste Haare entfernen, in den Abfall werfen, nicht auf den Boden, ins Waschbecken oder in die Toilette
- Rasierapparat entleeren und reinigen

> Bartstoppeln und Haare in den Abfall entleeren, nicht in das Waschbecken wegen Verstopfung des Siphons.

- Zimmer aufräumen
- Hände waschen, Pflegehandlungen und Beobachtungen dokumentieren

6.2.1 Pflege- und Pflegehilfsmittel (Lernfeld 1.3)

Pflegemittel

Grundsätzlich werden Pflegemittel verwendet, die der Pflegebedürftige wünscht oder die ihm vertraut sind.

- alkalische, unparfümierte Seifen schonen den Hautsäuremantel
- fertige Bade- oder Waschwasserzusätze mit Rückfettungseffekt
- Hautcreme oder Hautlotion zur Hautrückfettung oder zur Dekubitusprophylaxe
- Mund- und Zahnpflegemittel wie Zahncreme, Mundwasser, Zahnreinigungsmittel, Zahnbürste
- Make-up, Augenbrauenstift, Lidschatten
- Parfüm, Rasierwasser, Eau de toilette
- Shampoo, Haartönung, Haarfestiger, Haarwasser
- Kamm, Bürste zur Haarpflege

Pflegehilfsmittel
- Waschlappen, Waschhandschuh
- Handtücher
- Badetücher
- Lifter
- Haarfön, Haartrockenhaube, Lockenwickler
- Waschbecken, -schüssel, Arm-, Fußbadewanne
- Dusche oder Badewanne
- Kopfhaarwaschbecken

!
Waschhandschuhe lassen sich fest überstreifen und sind besser geeignet als Waschlappen, die leichter aus der Hand rutschen

6.3 Körperpflege (Lernfeld 1.3)

6.3.1 Ganzkörperwäsche im Bett

Vorbereitung der Pflegeperson

- Informationen über den Pflegebedürftigen einholen
- Hände waschen
- Schutzkleidung (Schürze) anlegen

Vorbereiten des Materials

- Arbeitsfläche richten (Ablage des Nachtkästchens)
- Mund- und Zahnpflegemittel
- Waschwasser ohne Zusätze
- individuelle Waschwassertemperatur mit Thermometer oder durch Aussage des Pflegebedürftigen prüfen
- Waschwasserzusätze
- Pflegemittel für die Prophylaxen (➤ Kap. 5.7) und Behandlung
- Handtücher und Waschhandschuhe
- Kleidung überprüfen und in der benötigten Reihenfolge zurechtlegen
- evtl. frische Bettwäsche zum Wechseln

Vorbereiten des Raums

- Fenster schließen
- gute Beleuchtung (Beobachtung)
- Anwesenheitstaste einschalten

Vorbereitung des Pflegebedürftigen

- über die Pflegemaßnahme informieren
- besondere Wünsche erfragen
- Toilettengang erfragen
- Temperatur des Waschwassers kontrollieren lassen

6

Vorgehen

Der Pflegebedürftige soll seine Körperpflege soweit wie möglich selbst übernehmen.
- Bett auf richtige Arbeitshöhe bringen (wenn möglich)
- Kopfteil hochstellen
- Mundpflege (➤ Kap. 6.3.10)
- möglichst das Gesicht ohne Seife waschen lassen und abtrocknen
- Augen von außen nach innen waschen
- Waschlotion ins Waschwasser geben
- Nachthemd oder Schlafanzugoberteil ausziehen und Oberkörper damit (oder mit einem Handtuch) abdecken
- Decke bis zum Bauchnabel zurückschlagen
- Handtuch unter entfernt liegenden Arm legen (➤ Abb. 6.1 a)
- Arm und Achselhöhle waschen und abtrocknen
- Handtuch unter nahe liegenden Arm legen und ebenso waschen
- Oberkörperabdeckung entfernen und den Brustkorb bis zum Bauchnabel waschen und abtrocknen

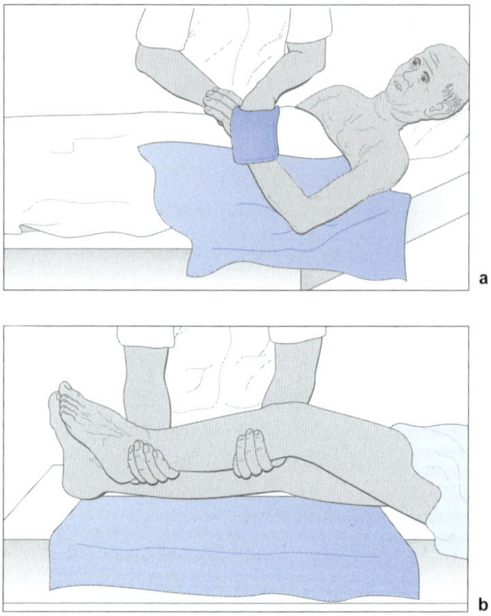

Abb. 6.1 Waschen der Extremitäten
a) Waschen der Arme
b) Waschen der Beine

- zum Waschen des Rückens den Pflegebedürftigen aufsitzen lassen oder zur Seite drehen
- Pneumonieprophylaxe (➤ Kap. 5.7.4)
- Hautpflege des Oberkörpers zur Hautrückfettung, Anregen der Hautdurchblutung, Steigern des Wohlbefindens
- Oberkörper ankleiden
- Bettdecke entfernen und den Intimbereich abdecken (evtl. mit separatem Handtuch)
- Handtuch unter entfernt liegendes Bein legen, Bein und Fuß waschen (Gelegenheit zu einem Fußbad geben), die Zehenzwischenräume gut trocknen (➤ Abb. 6.1 b)
- nahe liegendes Bein ebenso waschen und abtrocknen
- Hautpflege der Füße und Beine
- Thromboembolieprophylaxe (➤ Kap. 5.7.2)
- ggf. von unten her die Kleidung bis zum Oberschenkel anziehen

Zur Stärkung der Körperwahrnehmung bei Pflegebedürftigen mit Apoplexie z. B. von der weniger betroffenen Seite zur betroffenen Seite waschen (➤ Kap. 32.2).

Intimpflege

Soweit es möglich ist, soll der Pflegebedürftige die Intimpflege im Genitalbereich selbst vornehmen. Auch wenn er die Körperpflege nicht genau nach den Vorstellungen der Pflegeperson vornimmt, sollte eine „Nachwäsche" möglichst unterbleiben. Eine gründliche Reinigung kann dann beim wöchentlichen Duschen oder Baden erfolgen.

- Wechsel von Waschwasser, Waschhandschuh und Handtuch
- Einmalhandschuhe zum Selbstschutz anziehen
- Intimbereich aufdecken
- Handtuch unter Gesäß legen
- Beckenaußenseiten und Leisten waschen
- Genitale von vorne nach hinten waschen
- gut abtrocknen
- Pflegebedürftigen zur Seite drehen
- Beckenaußenseiten und Gesäßhälften waschen
- Anus zum Kreuzbein hin waschen
- Waschhandschuh gleich auswringen und abwerfen
- gut abtrocknen
- einen Handschuh ausziehen und mit dieser Hand Creme auf den anderen Handschuh auftragen und gut einmassieren zur Dekubitusprophylaxe (➤ Kap. 5.7.1)
- zweiten Handschuh ausziehen
- bei Bedarf frische Bettwäsche einlegen
- ggf. Inkontinenzeinlage anlegen

Abschlussarbeiten

- Pflegebedürftigen fertig ankleiden, zudecken
- Handtuch auf das Kopfkissen legen und Haarpflege vornehmen
- Rasur und/oder Bartpflege vornehmen (➤ Kap. 6.3.7)
- Hautpflege im Gesicht
- evtl. Wechsel von verschmutzter Bettwäsche

Nachsorge des Pflegebedürftigen

- nach Wunsch oder Bedarf lagern (➤ Kap. 5.6)
- Befinden und Wünsche erfragen
- verabschieden

Entsorgen des Materials

- Waschwasser ausleeren
- Waschschüssel reinigen und desinfizieren
- Handtücher und Waschhandschuhe an ihren Platz hängen oder in die Wäsche geben
- Schmutzwäsche in den Abwurfbehälter oder Wäschesack
- Pflegemittel an den vorgesehenen Platz stellen

Abschluss

- Heizung regulieren
- Zimmer lüften
- Vorhänge aufziehen
- Nachtkästchen mit Desinfektionslösung abwischen
- Anwesenheitstaste ausschalten
- Schutzkleidung ablegen
- Hände und Unterarme gründlich waschen, abtrocknen und eincremen
- Pflegehandlung, Beobachtungen und Besonderheiten dokumentieren

Spezielle Intimpflege

Vor gynäkologischen Untersuchungen, Legen und Pflege von Blasenverweilkatheter, Abnahme von Mittelstrahlurin oder Zystitisprophylaxe (➤ Kap. 5.7.7) ist zusätzlich zur täglichen Körperpflege eine spezielle Intimpflege angezeigt.

Intimpflege bei der Frau (siehe auch oben: Intimpflege)
- frisches Waschwasser
- Handschuhe anziehen
- Bauchdecke, Leisten und Oberschenkel waschen und abtrocknen
- Beine anstellen und spreizen lassen
- Waschrichtung immer von der Symphyse Richtung Anus
- äußere Genitalien waschen
- Pflegebedürftige zur Seite drehen lassen (durch eine zweite Pflegeperson oder Bettgitter vor dem Herausfallen sichern oder Richtung Pflegeperson drehen lassen)
- Beckenaußenseiten und Gesäßhälften waschen
- Anusregion vom Anus Richtung Kreuzbein waschen und gut abtrocknen
- Gesäß zum Hautschutz und zur Dekubitusprophylaxe mit Hautpflegemittel eincremen, gut einmassieren (➤ Kap. 5.7.1)
- Schutzhandtuch entfernen
- Intertrigoprophylaxe in der Leiste (➤ Kap. 5.7.8)
- Waschwasser in Toilette entsorgen

Intimpflege beim Mann (siehe auch oben: Intimpflege)
- frisches Waschwasser
- Handschuhe anziehen
- Bauchdecke, Leisten und Oberschenkel waschen und abtrocknen
- Penis halten und die Vorhaut vorsichtig zurückziehen; nicht möglich bei Phimose (Vorhautverengung)
- angesammelten Belag (Smegma) hinter der Eichel mit feuchtem Waschhandschuh entfernen
- Vorhaut wieder nach vorne schieben
- Hodensack (Skrotum) mit der Hand anheben, waschen und gut abtrocknen
- Pflegebedürftigen zur Seite drehen lassen, möglichst Richtung Pflegeperson
- Beckenaußenseiten und Gesäßhälften waschen
- Anusregion vom Anus Richtung Kreuzbein waschen und gut abtrocknen
- Gesäß zum Hautschutz und zur Dekubitusprophylaxe mit Hautpflegemittel eincremen (➤ Kap. 5.7.1)
- Schutzhandtuch entfernen
- Intertrigoprophylaxe in der Leiste, zwischen Penis und Hodensack, zwischen Hodensack und Oberschenkel (➤ Kap. 5.7.8)
- Waschwasser in Toilette entsorgen

Wenn das Vorschieben der Vorhaut vergessen wird, kann dies eine **Paraphimose** (Stauungsschwellung) verursachen.
- zum Schutz des Pflegebedürftigen und Selbstschutz der Pflegeperson vor Infektionen oder Pilzerkrankungen sind bei der Intimpflege Handschuhe zu tragen
- die Pflege des Intimbereichs ist bei Pflegebedürftigen mit Inkontinenz und Trägern von Blasenverweilkatheter mehrmals am Tag erforderlich

6.3.2 Verschiedene Ganzkörperwaschungen (Lernfeld 1.3)

Basalstimulierende Bobath-Waschung®

Vorbereitung

➤ Kap. 6.3.1

Vorgehen

Nur eine Pflegeperson wäscht, damit der Pflegebedürftige eindeutige Signale erhält.

- der Pflegende steht an der gelähmten Körperseite
- Waschung beginnt an der gesunden Seite und erstreckt sich dann auf die betroffene Seite (➤ Abb. 6.2)
- Waschhandschuh benutzen, um die Reize zu verstärken
- Pflegebedürftigen in die Pflegehandlung mit einbeziehen, er soll den Waschhandschuh über die gelähmte Hand streifen
- Gesicht von der gesunden zur gelähmten Seite waschen lassen

!

Die verschiedenen Körperbereiche werden immer zuerst auf der gesunden Seite, dann auf der gelähmten Seite gewaschen. Auf keinen Fall darf zuerst die eine und dann die andere Körperhälfte komplett gewaschen werden.

Belebende Ganzkörperwaschung

Bei der belebenden Ganzkörperwaschung erfolgt das Waschen **entgegen der Haarwuchsrichtung**. Das Ziel ist das Anregen der Körperwahrnehmung und die körperliche Aktivierung.

Beruhigende Ganzkörperwaschung

Die beruhigende Ganzkörperwaschung eignet sich bei stark desorientiertem, unruhigem und hyperaktivem Verhalten, bei Einschlafproblemen oder starken Schmerzen. Das Waschen erfolgt **entsprechend der Haarwuchsrichtung** (➤ Abb. 6.3). Die gleichen Prinzipien empfehlen sich auch bei der Haarpflege.

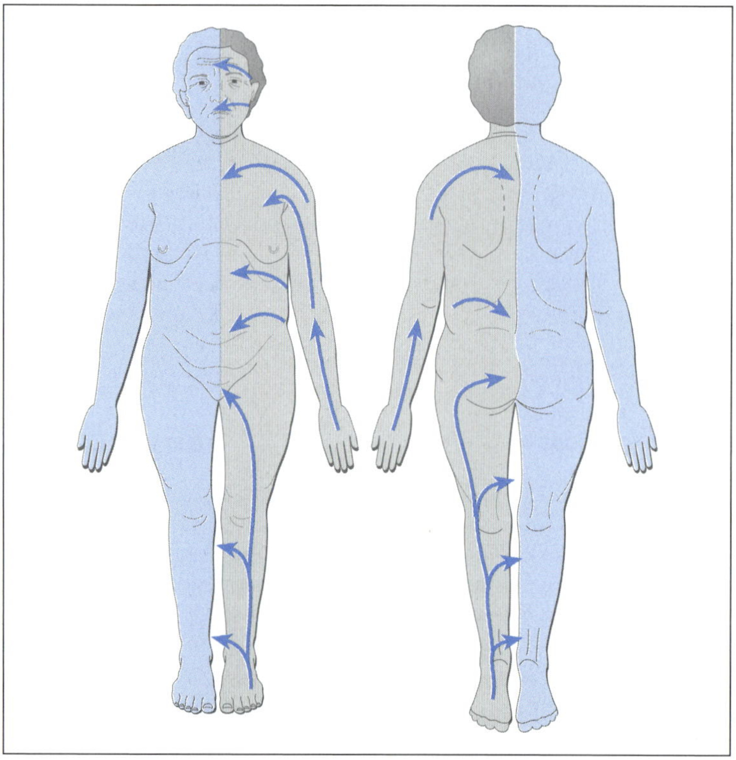

Abb. 6.2 Basalstimulierende Bobath-Waschung

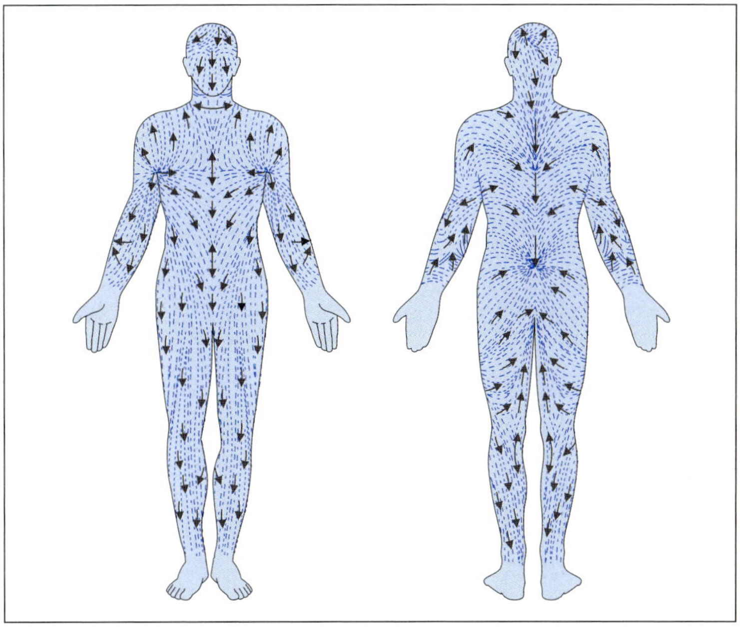

Abb. 6.3 Haarwuchsrichtung

Schweißreduzierende Ganzkörperwaschung

Vorgehen

- ein Liter Salbeitee auf fünf Liter Wasser
- Wassertemperatur unter der Körpertemperatur (lauwarm)
- gegen die Haarwuchsrichtung waschen
- Waschhandschuh gut auswringen
- Körper des Pflegebedürftigen nur betupfen
- nach Möglichkeit nur mit einem Badetuch bedecken
- zum Abschluss Hautpflege mit einem Wasser-in-Öl-Produkt

Fiebersenkende Ganzkörperwaschung

Vorgehen

- ein Liter Pfefferminztee auf fünf Liter Wasser
- Wassertemperatur etwa 10 °C unter der Körpertemperatur
- gegen die Haarwuchsrichtung waschen
- Waschhandschuh gut auswringen
- Pflegebedürftigen nicht abtrocknen
- evtl. mit einem Tuch bedecken

!

Die Füße müssen bei der fiebersenkenden Waschung immer warm sein, evtl. Socken anziehen. Kann auch als Teilwäsche erfolgen.

6.3.3 Waschen am Waschbecken (Lernfeld 1.3)

Soweit es der Gesundheitszustand erlaubt, sollte der Pflegebedürftige die Körperpflege am Waschbecken im Zimmer oder in der Nasszelle vornehmen, ggf. mit Unterstützung durch das Pflegepersonal. Den Gefahren der Bettlägerigkeit wie Dekubitus, Pneumonie, Kontrakturen, Desorientierung wird somit entgegengewirkt. Das Aufstehen regt Atmung und Kreislauf an, aktiviert den Gleichgewichtssinn, die Gelenke werden bewegt und belastet, die Selbstständigkeit und somit das Selbstwertgefühl gestärkt. Das Gefühl des Krankseins tritt nicht so stark auf.

Vorbereitung der Pflegeperson

- Pflegebedürftigen über die Maßnahme informieren
- Befinden des Pflegebedürftigen beurteilen
- Hände waschen
- Schutzkleidung (Schürze) anlegen

Vorbereiten des Materials

- bequemen Stuhl mit Unterlage ans Waschbecken stellen
- frische Wäsche auf Vollzähligkeit und Beschädigungen prüfen
- in der benötigten Reihenfolge zurechtlegen
- Pflegemittel und Pflegehilfsmittel kontrollieren
- evtl. Nachtstuhl oder Rollstuhl
- rutschfeste Schuhe (z. B. geschlossene Hausschuhe)

Vorbereiten des Raums

- Fenster schließen
- Raumtemperatur kontrollieren
- für helles Licht sorgen
- Anwesenheitstaste drücken
- Sichtschutz anbringen oder Türe zur Nasszelle schließen

Vorbereitung des Pflegebedürftigen

- bei Bedarf Blutdruckkontrolle
- über die einzelnen Pflegehandlungen informieren und zur Mithilfe anregen
- besondere Wünsche erfragen
- Toilettengang erfragen
- Thromboembolieprophylaxe (z. B. Beine wickeln) im Bett (➤ Kap. 5.7.2)
- Bett auf richtige Aufstehhöhe, Füße sollten im Sitzen Bodenkontakt haben
- Beine des Pflegebedürftigen über die Bettkante lagern
- rutschfeste Schuhe anziehen
- beim Aufrichten über die Seite helfen und beobachten
- kurze Zeit am Bettrand sitzen lassen und beobachten
- bei Bedarf Transfer zum Rollstuhl
- zum Waschbecken begleiten oder fahren

Vorgehen

Pflegebedürftigen unterstützen, wo er Hilfe benötigt.

- Mund- und Zahnpflege (bei Hilfestellung: Handschuhe zum Selbstschutz anziehen)
- genügend Wasser mit der richtigen Temperatur
- Gesichtswäsche
- bei Bedarf beim Auskleiden helfen
- Nachthemd oder Schlafanzugoberteil über die Rückenlehne hängen, damit die Lehne nicht so kalt ist
- Hände, Arme, Brustkorb waschen und abtrocknen lassen
- Rücken waschen und abtrocknen
- Hautpflege
- Oberkörper teilweise ankleiden
- Schuhe ausziehen, Beine und danach die Füße waschen, abtrocknen
- evtl. gegen Kälte Strümpfe anziehen
- Unterhose und Überhose bis zum Knie hochziehen und ein Handtuch zwischen die Knie legen
- Waschwasserwechsel
- Handschuhe anziehen
- Pflegebedürftigen auf eine Unterlage stellen (lassen)
- so weit wie möglich soll sich der Pflegebedürftige im Intimbereich selbst waschen, während das Pflegepersonal beim Stehen unterstützt
- Schutzhandschuhe ausziehen
- Unterkörper fertig ankleiden und Pflegebedürftigen bei Bedarf in den Rollstuhl setzen
- Oberbekleidung fertig anziehen
- Handtuch über die Schulter legen und Haarpflege
- Rasur und/oder Bartpflege
- Hautpflege im Gesicht und an den Händen

Nachsorge des Pflegebedürftigen

- Schmuck anlegen lassen
- Parfüm erfragen, Make-up, Lippenstift auftragen lassen
- Aussehen im Spiegel kontrollieren lassen, möglichst Ganzkörperspiegel
- Befinden und sonstige Wünsche erfragen

Entsorgen des Materials

- Handtücher und Waschhandschuhe an ihren Platz hängen
- Pflegemittel und Pflegehilfsmittel und an ihren Platz stellen
- Schmutzwäsche in den Abwurfbehälter
- Bett richten
- Ordnung im Zimmer kontrollieren und wiederherstellen

Abschluss

- Heizung regulieren
- Zimmer lüften
- Vorhänge aufziehen
- Waschbecken mit Desinfektionslösung reinigen
- Anwesenheitstaste ausschalten
- Schutzkleidung ablegen
- Hände und Unterarme gründlich waschen
- Dokumentation

6.3.4 Das Vollbad (Lernfeld 1.3)

Als Alternative zu den täglichen Waschungen kann dem Pflegebedürftigen auch ein Vollbad angeboten werden (➤ Kap. 9.4.3). Es erfrischt, reinigt und ist für viele Menschen ein angenehmes Ritual. Selbst für bettlägerige Pflegebedürftige kann durch geeignete Hilfsmittel (Lifter) ein Bad ermöglicht werden.

Vorbereitung der Pflegeperson

- Information über den Pflegebedürftigen
- Hände waschen
- Schutzkleidung, evtl. Schutzschuhe anziehen

Vorbereiten des Badezimmers

- Fenster schließen
- Zimmertemperatur regulieren
- Badewanne (➤ Abb. 6.4) mit Wasser reinigen

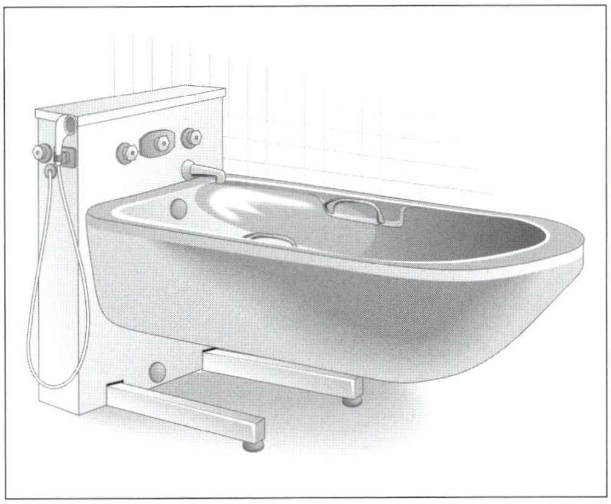

Abb. 6.4 Stationsbadewanne

- rutschfeste Matte in die Badewanne einlegen, evtl. Badewannensitz
- Anwesenheitstaste einschalten
- Badetuch zurechtlegen, bei Bedarf anwärmen
- Kleider vorbereiten, auf Vollständigkeit und Beschädigungen kontrollieren, Unterwäsche anwärmen
- Körperpflegemittel bereitlegen und ggf. öffnen

Vorbereitung des Pflegebedürftigen

- Pflegebedürftigen informieren
- Toilettengang erfragen
- evtl. Vitalzeichenkontrolle vor dem Vollbad
- mit Pflegebedürftigen zum Bad gehen

Beim Einlaufenlassen des Wassers etwa nur 36 °C einstellen (subjektives Wärmeempfinden). Erst wenn der Pflegebedürftige im Wasser ist, wärmeres Wasser zulaufen lassen (aufsteigendes Bad).

Vorgehen

- Wasser einlaufen lassen, etwa 36 °C, individuelle Temperaturwünsche berücksichtigen und kontrollieren lassen
- Badezusätze zugeben
- Pflegebedürftigen entkleiden (lassen)
- Pflegebedürftigen einsteigen lassen (auf Wannenrand setzen) oder mit Hilfsmittel hineinheben
- gefährdete Pflegebedürftige nicht alleine lassen
- Waschhandschuh unter fließendem Wasser für Gesichtspflege anfeuchten
- evtl. bei der Körperpflege helfen, Rücken waschen
- Haare waschen
- zum Abschluss Pflegebedürftigen duschen lassen bzw. dies übernehmen
- aus der Wanne heraushelfen
- beim Abtrocknen helfen
- Hautpflege
- beim Ankleiden unterstützen

Abschluss

- Wasser aus der Wanne herauslassen
- Badewanne erst reinigen und danach erst desinfizieren

6

- Heizung zurückdrehen
- Anwesenheitstaste ausschalten
- Schutzkleidung ablegen
- Hände und Unterarme waschen, abtrocknen und eincremen
- Pflegehandlung und Reaktion des Pflegebedürftigen dokumentieren

6.3.5 Duschbad

Das Duschbad ist gegenüber dem Wannenbad hygienischer, da Schweiß und Schmutz gleich abgespült werden. Die Haut trocknet nicht so stark aus und der Blutkreislauf wird nicht so stark belastet. Durch den Wasserstrahl wird die Hautdurchblutung angeregt. Für viele alte Menschen ist diese Form der Körperpflege oft ungewohnt, sie haben Angst oder müssen erst langsam daran gewöhnt werden.

Das Duschen kann in der Nasszelle im Zimmer, in einer speziellen Duschwanne oder auch über der Badewanne erfolgen.

Eine besondere Form sind spezielle Duschliegen, auf denen Schwerstpflegebedürftige liegend abgeduscht und das Wasser über einen Schlauch abgeleitet wird.

Das Vorgehen entspricht im Allgemeinen dem wie beim Vollbad beschrieben.

6

Besonderheiten

- Pflegebedürftigen zur Wand hin stellen und an den Griffleisten festhalten lassen; dient gleichzeitig dem Schutz der Intimsphäre
- Wasserstrahl von den Beinen Richtung Oberkörper führen
- Absprache wegen Gesicht- und Haarpflege treffen
- Haare möglichst erst zum Schluss waschen und danach den ganzen Körper noch einmal abduschen

6.3.6 Hand-, Fuß- und Nagelpflege (Lernfeld 1.3)

Im Allgemeinen pflegt man die Nägel nach einem Vollbad oder nach dem Duschen. Da dies nicht immer möglich ist, muss vor der Nagelpflege immer ein Hand- oder Fußbad erfolgen. Dadurch werden die Nägel weicher und auch die Haut des Nagelbettes lässt sich leichter pflegen. Bei starken Verschmutzungen, z. B. mit eingetrocknetem Kot, ist manchmal ein Handbad aus hygienischen Gründen notwendig. Bei Nagel- und Nagelbetterkrankungen dient die Hand- und Fußpflege auch zur Therapie.

Jeder Pflegebedürftige sollte über ein **eigenes Nagelpflegeset** verfügen.

Ein Hand- oder Fußbad benötigt etwas Zeit, die sinnvoll mit Kommunikation und Wassergymnastik verbunden werden kann. Nach der Nagelpflege ist immer eine ausgiebige Hautpflege angebracht.

Vorbereitungen

- Hand- oder Fußbadewanne
- Handtuch, Waschlotion
- Nagelpflegeset mit Nagelzange, Nagelschere, Feile, Holz- oder Plastikstäbchen, Nagelbürste
- Hautpflegemittel
- Pflegebedürftigen informieren und entsprechend lagern
- Füße entkleiden

!

Bei Haut- oder Pilzerkrankungen zum Selbstschutz Handschuhe tragen.

Vorgehen

- Hände oder Füße etwa zehn Minuten im wohltemperierten Wasser bewegen lassen, evtl. zur Fingergymnastik anleiten
- bei Bedarf die Nägel mit der Nagelbürste reinigen oder die Durchblutung durch Reiben fördern
- abtrocknen
- Handtuch unterlegen
- Fingernägel rund, nach der Fingerkuppenform, schneiden und feilen
- Zehennägel gerade schneiden und feilen
- Nagelrand immer nur in eine Richtung feilen
- Nagelhaut vorsichtig mit Holz- oder Plastikstäbchen zurückschieben
- Hautpflegemittel gut einmassieren

Abschluss

- Pflegebedürftigen wieder richtig lagern oder ankleiden
- gebrauchtes Material reinigen und desinfizieren
- Pflegehilfsmittel an ihren Platz stellen
- Hände waschen
- dokumentieren von Beobachtungen, Hautzustand und Nagelveränderungen

In vielen Einrichtungen der Altenhilfe wird die Fußpflege grundsätzlich von **medizinischen Fußpflegern** vorgenommen. Auch die Behandlung von eingewachsenen Nägeln und das Abtragen von Hühneraugen und Hornhaut gehört in deren Aufgabenbereich.

!
Besonders bei Diabetikern oder Pflegebedürftigen mit Durchblutungsstörungen ist große Vorsicht bei der Fußpflege angebracht. Die Nagelbetthaut darf nicht abgeschnitten werden, da es dabei leicht zu Verletzungen mit anschließender Entzündung und Wundheilungsstörungen kommen kann.

6.3.7 Haarpflege und Rasur (Lernfeld 1.3)

Die tägliche Haarpflege beschränkt sich bei den meisten Pflegebedürftigen auf das Bürsten und/oder Kämmen der Kopfhaare. Vorher sollte immer ein Tuch über die Schulter gelegt werden, um ausfallende Haare aufzusammeln. Während der Haarpflege kann der Pflegebedürftige den Vorgang im **Spiegel** (Handspiegel, kippbarer Wandspiegel) beobachten.

Das Frisieren der Haare geschieht individuell und bedürfnisorientiert. In der Altenpflege werden bei Frauen die Haare häufig zu Zöpfen geflochten oder als Knoten gesteckt.

!
Die Haarnadeln oder Befestigungskämme müssen so angebracht werden, dass es zu keinen Verletzungen der Kopfhaut kommt.
Jeder Pflegebedürftige sollte über ein eigenes, beschriftetes, Haarpflegeset verfügen, das nach jedem Gebrauch gereinigt und wieder an seinen Platz gelegt wird.
Die Haarwäsche bei mobileren Pflegebedürftigen geschieht meist am Ende des Badens oder Duschens.

!
Perücken und Haarteile sind wie Kopfhaar zu pflegen.

Haare waschen im Bett

Bei bettlägerigen Menschen müssen die Haare ebenfalls bei Bedarf oder auf Wunsch gründlich gewaschen werden. Dies erfordert vom Pflegepersonal etwas Kreativität. Die regelmäßige Haarwäsche ist für die Pflegebedürftigen besonders wohltuend.

Vorbereitung des Materials

- zwei Handtücher
- ein Waschlappen
- Haarpflegemittel
- Haarwaschvorrichtung (Spezialgefäß mit Ableitung ➤ Abb. 6.5, oder aufgeschnittenen Abfallsack, der das Wasser in einen Eimer leitet)
- Fön
- Kamm oder Bürste

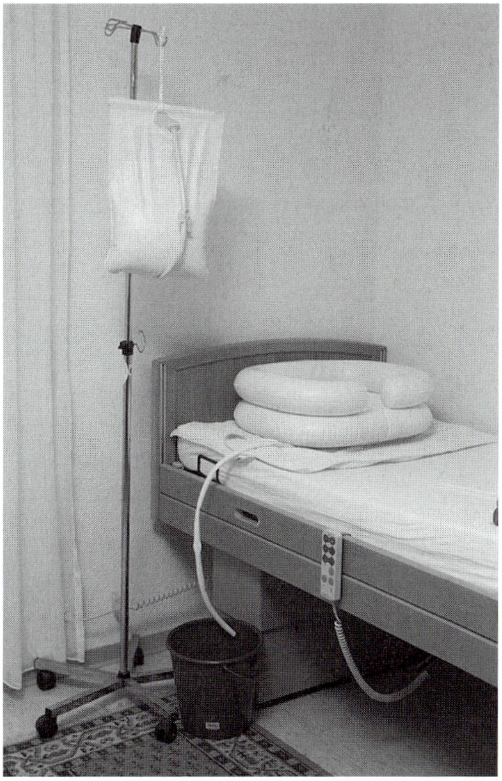
Abb. 6.5 Haarwaschbecken

- evtl. Haarnadeln
- benötigtes Material griffbereit legen

Vorbereitung des Pflegebedürftigen

- Pflegebedürftigen informieren und auf dem Rücken lagern
- Bett auf richtige Arbeitshöhe bringen
- Wasser mit gewünschter Temperatur bereitstellen, vom Pflegebedürftigen prüfen lassen

Vorgehen

Mit zwei Pflegekräften arbeiten, eine hält den Kopf, die zweite übernimmt die Haarwäsche.

- Kopf des Pflegebedürftigen anheben
- Bettschutz unter Schultern und Kopf legen
- Haarwaschvorrichtung unterschieben
- Nacken gut polstern, evtl. Kissen unter die Schulterblätter
- Augen mit Waschlappen bedecken (Schutz vor Nässe)
- Haare waschen und gut frottieren (schnell arbeiten, da das Halten des Kopfes sehr anstrengend ist)
- Auffangbehälter entfernen
- Haare fönen, kämmen, frisieren
- Gesichtspflege

Abschluss

- Pflegebedürftigen lagern und Befinden erfragen
- Material wegräumen
- Hände waschen und Hautpflege
- Haarwäsche dokumentieren
- Kamm und Bürste gut reinigen

Die Rasur

Bei den meisten männlichen Pflegebedürftigen müssen täglich die Barthaare durch eine Rasur entfernt werden. Auch Frauen benötigen manchmal eine Rasur der Barthaare.

Rasieren mit dem Elektrorasierer

Jeder Pflegebedürftige sollte über einen eigenen Rasierapparat verfügen. Die Rasur erfolgt meist morgens vor der Körperpflege. Wenn möglich, rasiert sich der Pflegebedürftige selbst.

- das elektrische Kabel immer vom Gesicht fernhalten, besser sind Akku-Rasierer
- Kontrolle der Rasur: Mit dem Handrücken streicht die Pflegeperson entgegen der Bartwuchsrichtung des Pflegebedürftigen
- Rasierrückstände im Gesicht abwaschen
- Aftershave nach der Rasur nach Wunsch auf der Hand verteilen und auf der rasierten Fläche auftragen
- Rasierapparat nach jeder Benutzung mit dem Reinigungspinsel gründlich reinigen und die Bartstoppeln in den Abfall entleeren

!

Menschen mit Schlaganfall vergessen beim Rasieren häufig die gelähmte Gesichtshälfte und müssen daher, mit ihrem Einverständnis, beim Nachrasieren unterstützt werden. Dabei hält der Pflegebedürftige den Rasierapparat in der Hand, die Pflegeperson führt diese.
Bei Betroffenen mit Tracheostoma ist eine Nassrasur vorzuziehen, damit keine abgeschnittenen Haarteile eingeatmet werden (➤ Kap. 26.2.8).

Nassrasur

- Barthaare mit Rasierschaum gut anfeuchten
- Barthaare von unten nach oben, entgegen der Wuchsrichtung entfernen
- Rasierer zwischendurch in klarem Wasser auswaschen
- Kontrolle wie bei der Trockenrasur beschrieben (siehe oben)
- Rasierrückstände im Gesicht abwaschen
- Aftershave auftragen
- Nassrasierer zerlegen, reinigen, trocknen, zusammenbauen und an seinen Platz zurücklegen
- Einmalrasierer mit Schutzkappe im Restmüllbehälter entsorgen, Rasierklingen in den Spritzenabwurf

6.3.8 Nasenpflege (Lernfeld 1.3)

Schwerkranke sind oftmals nicht mehr in der Lage, die Nase durch Schnäuzen zu reinigen. Besonders Pflegebedürftige mit einer nasalen Sonde bedürfen einer speziellen Nasenpflege.

Vorbereiten des Materials

- Wattestäbchen, Watteträger
- physiologische Kochsalz- oder Kamillenlösung
- Babyöl, Vaseline oder Wund- und Heilsalbe
- Abwurfbehälter

Bei Sondenträgern zusätzlich
- hautfreundliches Pflaster
- Schere
- Waschbenzin
- Tupfer
- Hautcreme, Vaseline

Vorgehen

- Watteträger in Babyöl tränken
- Borken im vorderen Nasendrittel damit aufweichen
- Naseneingang vorsichtig mit physiologischer Kochsalzlösung reinigen
- Nasensalbe nach Verordnung auftragen

Bei Magen- und Sauerstoffsonden
- Fixierung lösen
- Haut mit Waschbenzin reinigen
- Naseneingang auf Wundstellen kontrollieren
- Sonde an Markierungsstelle neu fixieren
- Naseneingang mit Vaseline oder Salbe eincremen

!

Bei sehr unruhigen Patienten sollte auf Watteträger verzichtet werden, da die Verletzungsgefahr groß ist. Bei diesen Pflegebedürftigen ist es sinnvoll, selbst Watte zu drehen, die dann in den Naseneingang eingeführt wird.

6.3.9 Augenpflege (Lernfeld 1.3)

Die Augen werden meist beim täglichen Waschen gepflegt.

Bei starker **Tränensekretabsonderung** und bei **Entzündungen** müssen die Augen mehrmals täglich gepflegt werden.

Vorbereiten des Materials

- Kompressen
- Lösungsmittel (Aqua dest., NaCl 0,9% oder Kamillenlösung)
- Abwurfbehälter

Vorgehen

- Pflegebedürftigen informieren
- Kompresse mit Lösungsmittel befeuchten
- Augen schließen lassen
- Lidränder vorsichtig von außen nach innen reinigen, bis alle Verkrustungen entfernt sind
- bei Bedarf Verkrustungen die Augen mit nasser Kompresse kurz anfeuchten
- Augenlider mit trockener Kompresse nachreinigen
- nach Verordnung Augentropfen oder -salbe in die Tasche zwischen Augenlid und Augapfel tropfen oder streichen
- Überreste mit neuer Kompresse abtupfen

Beim Verabreichen von Augentropfen oder -salben muss aus Sicherheitsgründen der Handballen an der Stirn oder der Wange aufgesetzt werden.
Für jede Handlung einen frischen Tupfer verwenden.

Das Einsetzen und Entfernen von Kontaktlinsen und Augenprothesen muss in der Praxis gezeigt und geübt werden, da dies sehr individuell gehandhabt wird (➤ Kap. 33.1.2 und ➤ Kap. 33.1.4).

Zur Augenpflege gehört selbstverständlich auch das Reinigen der Brille und der Sehhilfen am Morgen und bei Bedarf.

6.3.10 Mund- und Zahnpflege (Lernfeld 1.3)

Mit der Mund- und Zahnpflege sollte der Tagesablauf für den Pflegebedürftigen beginnen. Da die meisten alten Menschen über einen Zahnersatz verfügen, den sie nachts herausnehmen, ist deren Einsatz eine der ersten Pflegehandlungen des Tages. Fehlender Zahnersatz verändert das Aussehen, führt zu Verständigungsschwierigkeiten und stört somit das Wohlbefinden.

Soweit es dem Pflegebedürftigen möglich ist, sollte er die Mund- und Zahn- oder Zahnersatzpflege selbstständig übernehmen.

!

Jeder Pflegebedürftige hat sein eigenes und beschriftetes Zahnpflegeset. Das Einsetzen und Herausnehmen des Zahnersatzes ist für viele Menschen peinlich und sollte daher selbstständig und nicht in der Öffentlichkeit vorgenommen werden. Die Mundpflege ist nach jeder Nahrungsaufnahme wichtig.

Vorbereiten des Materials

- Zahnbürste
- Zahncreme
- Wasser zum Mundspülen
- evtl. Mundwasser
- Becher zum Einlegen des Zahnersatzes
- bei Bedarf Haftpulver, -plättchen oder -creme

Vorgehen

Immer Handschuhe als Selbstschutz tragen.

- etwas Wasser ins Waschbecken einlaufen lassen, damit der Zahnersatz nicht zerbricht, falls der Zahnersatz aus der Hand gleiten sollte
- Zahnersatz aus dem Mund nehmen (➤ Abb. 6.6)
- Zahnersatz mit Bürste und Zahncreme unter fließendem kalten Wasser reinigen
- in den Becher für den Zahnersatz ablegen
- evtl. Reinigungstablette nach Gebrauchsanweisung mit einlegen
- Zähne und Zahnfleisch mit Bürste und Zahncreme reinigen und massieren
- Mund gut ausspülen
- Wasser im Waschbecken wechseln
- Zahnersatz unter fließendem kalten Wasser gründlich abspülen
- bei Bedarf Haftpulver oder -creme auf den Zahnersatz aufbringen
- zuerst Unterkieferzahnersatz einsetzen, da ein schlecht sitzender Oberkieferzahnersatz das Einsetzen erschweren könnte

Abschluss

- richtigen Sitz des Zahnersatzes überprüfen (zubeißen lassen)
- Mundrand mit Waschlappen reinigen und mit Handtuch abtrocknen
- Lippenpflege nach Wunsch mit Lippen-, Fettstift oder Lippencreme (➤ Kap. 5.7.5)
- Reinigung des benutzten Materials und des Waschbeckens

6.4 Kleiden (Lernfeld 1.3)

Die geeignete Kleidung hält den Körper warm und schützt vor Unterkühlung oder Überwärmung. Außerdem dient sie dem Schutz des Körpers oder des

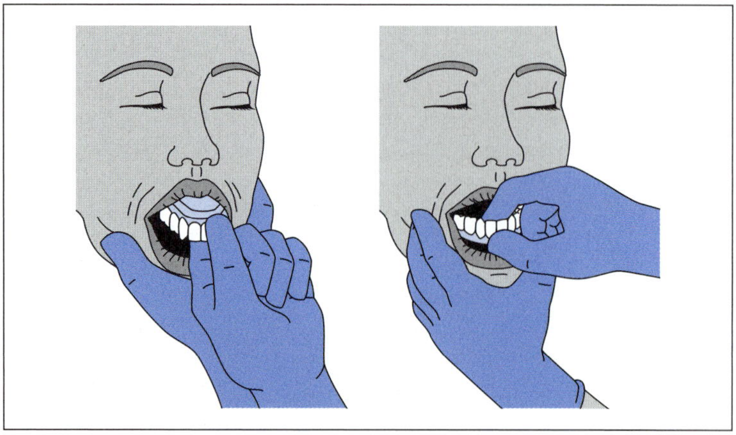

Abb. 6.6 Entnahme der Zahnprothese

individuellen Schamgefühls. Sie unterstützt zusätzlich die Schutzfunktionen der Haut.

Bedeutung der Kleidung

- Schmücken des Körpers
- Modebewusstsein
- Ausdruck momentaner psychischer Bedürfnisse
- Schutz des Körpers (z. B. Schutzhelm bei Epileptikern, Sicherheitsschuhe, Hüftprotektoren, Handschuhe)
- Ausdruck von Gruppenzugehörigkeit (z. B. Uniformen)
- Bedecken der Scham
- Ausdruck von Freude oder Trauer
- Ausdruck von Persönlichkeit und Image

Körperpflege und Kleidung sind immer Ausdruck innerer Haltung. So kann z. B. der Verlust des Ehepartners so weit führen, dass der Mensch kein Interesse mehr an seinem eigenen Aussehen hat.

Mit der Körperpflege und seiner Kleidung drückt der Mensch sein momentanes Befinden, sein Geschlecht und seine Individualität aus.

6.4.1 Kleiderauswahl

Die **Kleiderauswahl** ist abhängig von:

- Klima (Temperatur, Feuchtigkeit, UV-Strahlung)
- Zweckmäßigkeit (Arbeit, Sport, Freizeit, Schlafen)
- der sozialen Zugehörigkeit (Mode)
- dem Befinden
- Anlass (Festtag, Arbeitstag, Beerdigung,)
- Tradition (Hochzeit, Trauerkleidung, Trachten)

In der Kleiderwahl des verwirrten, Menschen kommt dem Pflegepersonal eine **beratende Funktion** zu. Die Auswahl der geeigneten Kleidung sollte jeden Tag neu zusammen mit dem Pflegebedürftigen getroffen werden.

Auch beim **Kleiderkauf** müssen der Pflegebedürftige oder auch die Angehörigen richtig **beraten** werden. Häufig bevorzugen ältere Personen dunkle Kleidungsstücke, die jedoch bei Aktivitäten außerhalb der Einrichtung oder im Straßenverkehr ungeeignet sind. Hierfür sind **hellere Farben** zu **bevorzugen**. Nicht verwirrte Pflegebedürftige wählen ihre Kleidung individuell aus, nach ihrer Gewohnheit, ihrem Geschmack und ihrer Befindlichkeit.

An Sonn-, Feier- und Festtagen sollte der (auch der bettlägerige) Pflegebedürftige immer besondere Festkleidung tragen.

!

Auch Pflegebedürftige, die sich die meiste Zeit im Bett aufhalten, sollten durch geeignete Tag- oder Nachtbekleidung Orientierungshilfe zur Tageszeit erhalten.

6.4.2 Material und Kleidungsverschlüsse

Bei der Kleidung sollte auf leicht zu reinigende Stoffe in freundlichen Farben, möglichst mit vielen Naturfaseranteilen, geachtet werden.

Die Verschlüsse müssen der Erkrankung und den Ressourcen des Pflegebedürftigen angepasst sein. Besonders bei inkontinenten Menschen sollten die Verschlüsse leicht und schnell zu öffnen sein.

Leicht zu öffnende Kleidungsverschlüsse

- Reißverschluss
- Klettverschluss
- große Knöpfe

Für den alten und kranken Menschen in den Einrichtungen der Altenpflege, aber ebenso für den Pflegebedürftigen in seiner häuslichen Umgebung, ist es für das Gesundheitsempfinden wichtig, tagsüber **Straßenkleidung** zu tragen, also vollständig angezogen zu sein.

Das Nachthemd oder das hinten offene Krankenhemd erinnert ständig an das Kranksein und lässt den Pflegebedürftigen sich oftmals auch so fühlen und handeln. Oftmals empfindet er sich dadurch nackt und zieht während der Pflege das Hemd nach unten, weil er sich schämt.

Beim Ankleiden ggf. zuerst die kranke Seite bekleiden, dann die gesunde. Beim Ankleiden des Armes empfiehlt es sich durch den Ärmel mit dem eigenen Arm durchzufahren und die Hand (den Daumen mit umfassen) des Pflegebedürftigen durch den Ärmel zu führen.

Der Rock lässt sich meist bei sitzenden Pflegebedürftigen leicht über den Kopf anziehen und gleich fest schließen. Wenn der Pflegebedürftige dann zum

Anziehen der Unterkleidung kurz aufsteht, fällt der Rock, wie er soll.

Bei bettlägerigen Pflegebedürftigen wirkt sich das Wechseln der Nachtkleidung nach der morgendlichen Körperpflege (z. B. Schlafanzug oder Sportanzug im Tausch gegen Nachthemd) meist positiv auf die Psyche und die Gesundheitsentwicklung aus.

Schuhe

Schuhe und Hausschuhe sind den individuellen Bedürfnissen anzupassen. Pantoffeln als Fußbekleidung sind ungeeignet, da sie keinen sicheren Halt an den Füßen geben und zu schlurfendem Gang verleiten. Am geeignetsten sind für den Aufenthalt in der Wohnung geschlossene Hausschuhe. Zu seiner eigenen Sicherheit sollte der Pflegebedürftige in der Wohnung immer Fußbekleidung tragen. Beim Verlassen der Wohnung werden immer feste Schuhe getragen, die Sicherheit und Halt geben (➤ Kap. 5.7.9).

Schuhe mit Klettverschluss sind leichter zu schließen und zu öffnen.
Lange Schuhlöffel helfen beim Einschlüpfen in die Schuhe.

Aus hygienischen Gründen dürfen beim Ankleiden der Schuhe diese nicht von unten angefasst werden, sondern nur an den Seitenlaschen. Durch festen Druck dagegen merkt der Pflegebedürftige dabei selbst, ob der Fuß richtig sitzt.

KAPITEL

7 Essen und Trinken (Lernfelder 1.3 und 2.2)

Jeder Mensch benötigt für seine Entwicklung und für die Erhaltung der Organfunktionen eine **ausgewogene Ernährung**. Die Nahrung liefert die für die Stoffwechselvorgänge notwendigen **Energiestoffe** in Form von **Eiweiß, Fett, Kohlehydraten** sowie Ergänzungsstoffe wie Vitamine, Mineralien und Spurenelemente. Zusätzlich benötigt der Körper Wasser und Ballaststoffe (siehe Expertenstandard DNQP: Ernährung und Flüssigkeitsversorgung).

Eiweiß

- Energielieferant: 1 g Eiweiß liefert 17,2 KJ (4,1 Kcal)
- Baustein der Körperzellen
- nicht speicherbar, tägliche Zufuhr notwendig
- 10 bis 15% des Gesamtkalorienbedarfs sollten mit Eiweißen gedeckt werden
- enthalten in Fleisch, Fisch, Milchprodukten, Kartoffeln, Hülsenfrüchten, Getreide

Fette

- Energielieferant: 1 g Fett liefert 39 KJ (9,3 Kcal)
- 30% des Gesamtkalorienbedarfs sollten mit Fett gedeckt werden
- enthalten in Butter, Öl, Fleisch, Milch

Kohlenhydrate

- Energielieferant: 1 g Kohlenhydrate liefert 17,2 KJ (4,1 Kcal)
- Monosaccharide (Fruktose, Glukose, Galaktose)
- Disaccharide (Saccharose, Maltose, Zellobiose, Laktose)
- Polysaccharide (Amylose, Amylopektin, Glykogen, Zellulose)
- 50 bis 60% des Gesamtkalorienbedarfs sollten mit Kohlenhydraten gedeckt werden

Vitamine

- lebensnotwendige Wirkstoffe
- Einteilung in wasserlösliche (B_1, B_2, B_6, B_{12}, C, H, Folsäure, Pantothensäure) und fettlösliche (A, D, E, K) Vitamine (➤ Tab. 7.1)

Spurenelemente, Mineralien

- Mineralstoffe (Kalzium, Phosphor, Magnesium, Natrium, Kalium, Chlorid) werden mit der Nahrung aufgenommen
- sie sind Baustoffe (Knochen, Zähne)
- bewirken die Festigkeit der Gewebe
- beeinflussen den Wasserhaushalt, Erregbarkeit der Nerven und Muskeln, osmotischen Druck, Säure-Basen-Gleichgewicht
- zu den Spurenelementen zählen Eisen, Zink, Kupfer, Mangan, Jod, Fluor, Chrom, Selen, Nickel und Molybdän, Bor, Brom und Aluminium

Tab. 7.1 Das Vorkommen von Vitaminen und Mangelerscheinungen

Vitamin	Vorkommen	Mangelerscheinungen
Vitamin A	Leber, Eigelb, Butter, Karotten, grünes Blattgemüse, Paprika	Nachtblindheit
Vitamin B_1	Vollkornprodukte, Schweinefleisch, Kartoffeln, Hefe	Müdigkeit, verminderte Leistungsfähigkeit, Nervenstörungen, Muskelschwäche
Vitamin B_2	Milch, Milchprodukte, Fleisch, Gemüse, Hefe	Schuppenbildung
Vitamin B_{12}	tierische Lebensmittel	gestörte Zellbildung, perniziöse Anämie
Vitamin C	Obst, Gemüse, Kartoffeln	Appetitlosigkeit, verzögerte Wundheilung, geschwächte Immunabwehr, Skorbut
Vitamin D	Lebertran, Fischöle, Butter, Eier	Rachitis, Knochenerweichung
Vitamin E	Getreidekeime, Keimöle, Vollkornprodukte, Blattgemüse, Butter	beim Erwachsenen selten
Folsäure	Innereien, eiweißreiche Lebens- mittel, Gemüse, Hefe	Anämie, verringerte Antikörperbildung
Vitamin H	Hefe, Eier, Getreide	gestörter Hautstoffwechsel
Vitamin K	grünes Blattgemüse, Salat, Leber, mageres Fleisch	Blutgerinnungsstörungen
Niacin	Fleisch, Kartoffeln, Getreide, Gemüse, Hefe	Hautveränderungen, Nervenstörungen

Ballaststoffe
- unverdauliche, langkettige Kohlenhydratverbindungen
- in Zellwänden von Pflanzen als Strukturelement
- wasserbindende Eigenschaft, regen die Darmperistaltik an

Wasser
- der menschliche Körper besteht aus etwa 60% Wasser
- es dient als Baustoff, Lösungsmittel, Transportmittel und Wärmeregulator

Der Energiebedarf ist abhängig vom individuellen **Grund- und Arbeitsumsatz**. Der Mensch kann mehrere Wochen ohne feste Nahrung überleben. Die benötigte Energie wird dabei aus den Fettreserven gewonnen. Es kommt je nach Dauer des Zustandes zu Gewichtsabnahme und **Mangelerscheinungen**.

Bei einem extremen Flüssigkeitsmangel über mehr als drei Tage stirbt der Mensch. Ältere Menschen vergessen oft das Trinken oder haben keinen Durst. So kommt es zu Elektrolytverschiebungen und Mangelerscheinungen.

Eine ausgewogene Ernährung und eine ausreichende Flüssigkeitszufuhr sind für den menschlichen Körper lebensnotwendig.

Oft kennen ältere Frauen sehr viele Koch- und Backrezepte, die sie im Laufe des Lebens gesammelt und erprobt haben. Manche Küchenchefs von Altenpflegeeinrichtungen machen sich dieses Wissen zunutze. In wöchentlichen Besprechungen arbeiten Heimbeirat, Koch, Pflegedienstleitung und Heimleitung diese Kenntnisse in den Speiseplan mit ein.

Bei bestimmten Anlässen wie Geburts- oder Feiertagen können sich Pflegebedürftige ihr Lieblingsessen wünschen. Dieses wird dann z. B. in den Speiseplan mit dem Namen des Jubilars aufgenommen.

7.1 Die Ernährung des alten Menschen (Lernfeld 2.2)

Das allgemeine Wohlbefinden hängt sehr eng mit der Nahrungsaufnahme zusammen. Das Wissen um eine altengerechte Ernährung ist deshalb aktive Gesundheitsvorsorge. Besonders falsche oder einseitige Ernährung führt, über einen längeren Zeitraum und bei entsprechender Veranlagung, zu Erkrankungen.

Energiestoffwechsel

Der Grundumsatz sinkt altersphysiologisch, bedingt durch die Verringerung der körperlichen Aktivität. Der Energiebedarf kann zwar bei Inaktivität verringert sein, er steigt jedoch erheblich, z. B. bei Infektionen, in der Mobilisations- oder Genesungsphase und bei Mangelernährung.

Eine angemessene Energiezufuhr von im Durchschnitt 1800 Kcal (w) und 2300 Kcal (m), im Krankheitsfalle erhöht, ist notwendig, um eine Energie-Mangel-Ernährung mit ihren weitreichenden Folgen zu verhindern.

Folgen der physiologischen Veränderungen im Alter

- die körperliche Bewegung nimmt ab
- der Energiebedarf sinkt
- der Nährstoffbedarf bleibt konstant
- der Bedarf an Wirkstoffen ist zum Teil erhöht

Die Ernährung des älteren Menschen erfordert eine „höhere Nährstoffdichte“ in den Lebensmitteln.

Ernährungsbedingte Krankheiten

- Diabetes mellitus Typ 2 (Altersdiabetes)
- Rheuma
- Adipositas
- Hypertonie
- Arteriosklerose
- Gelenkerkrankungen und Gicht
- Osteoporose
- Darmkrebs

Bei der Zusammenstellung der Nahrung und deren Verabreichung sind folgende Punkte zu beachten:

- Getränke zum Essen feuchten die Schleimhäute an und lassen die Speise leichter gleiten
- regelmäßige Essenszeiten einhalten
- fünf bis sechs kleinere Mahlzeiten über den Tag verteilen
- nachts die Möglichkeit zum Trinken bieten
- Ess- und Trinkgewohnheiten berücksichtigen
- vitaminhaltiges Obst und Gemüse im Speiseplan berücksichtigen
- ballaststoffreiche Vollkornprodukte den Weißmehlprodukten vorziehen
- auf ausreichend eiweißhaltige Nahrungsmittel wie Milch, Käse, Joghurt oder Quarkprodukte (nicht bei Menschen mit Gicht, schweren Nieren- und Lebererkrankungen) achten
- appetitanregend servieren
- bei Bedarf in mundgerechte Stücke schneiden

In der Gemeinschaftsverpflegung ist es häufig sehr schwer, auf die individuellen Gewürz- und Geschmacksgewohnheiten einzugehen. Soweit es möglich ist, sind Essens- und Getränkewünsche zu berücksichtigen und Abwechslung in den Diätformen zu bieten.

7.1.1 Nahrungsaufnahme und -verwertung

Die aufgenommene Nahrung wird im Körper mit Hilfe von Verdauungsenzymen in ihre verwertbaren Bestandteile zerlegt. Anschließend werden die körperfremden Stoffe in körpereigene Stoffe umgewandelt. Diesen Vorgang nennt man Verdauung. Diese beginnt bereits im Mund. Die Zähne zerkleinern die Nahrung. Der Speichel macht den Nahrungsbrei gleitfähig und wandelt mit Hilfe der Enzyme **Amylase** oder **Ptyalin** die wasserunlöslichen Stärken in wasserlöslichen Zucker um.

Über die Speiseröhre (Ösophagus) gelangt der Speisebrei in den Magen (Gaster).

Dort werden **Pepsine, Lipase** und **Salzsäure** zugeführt. Das Pepsin spaltet die wasserunlöslichen Eiweißteile in wasserlösliche. Die Magenlipase hilft bei der Fettspaltung. Der wichtigste Bestandteil des Magensekrets ist die **Salzsäure**.

Aufgaben der Salzsäure

- Desinfizieren des Speisebreis
- Aufquellen der Eiweißstoffe und Förderung der Enzymabspaltung
- Ansäuern des Speisebreis und damit Förderung der Enzymbildung

Viele Menschen leiden unter einer verstärkten Salzsäureproduktion im Magen (z. B. durch Stress, Ärger, schwere Krankheit). Da die Säure extrem aggressiv ist, bildet die Magenschleimhaut einen besonderen Schleim, der das Organ vor Selbstandauung schützt.

Der Speisebrei wird durch die Peristaltik des Magen-Darm-Traktes in den Zwölffingerdarm weitertransportiert. Enzyme aus der Leber und aus der Bauchspeicheldrüse (Pankreas) wie **Amylase**, **Lipase und Trypsin** werden zugeführt. Diese Enzyme zerlegen im Dünndarm Fette, Eiweiße und Kohlenhydrate in die Grundbaustoffe **Glycerin, Fettsäuren, Aminosäuren** und **Einfachzucker**, um sie über die Blut- und Lymphbahnen in den Körper zu transportieren.

Der restliche Speisebrei gelangt durch die Peristaltik in den Dickdarm. Hier wird dem Brei **Wasser entzogen**, der dadurch eindickt. Die Reststoffe, der Stuhl (Kot, Fäzes), werden bis zum After transportiert. Bei ausreichender Ansammlung führt ein **Entleerungsreiz** auf den Afterschließmuskel zur Stuhlentleerung (Defäktion, ➤ Kap. 8.2).

> Die Verdauung geschieht in vielen kleinen, differenzierten Einzelschritten. Schon die geringsten organischen oder psychischen Störungen können ausreichen, um die Verdauung zu stören.

7.1.2 Störungen der Nahrungsaufnahme

Die Körperzusammensetzung im Alter verändert sich.

- das Körperfett nimmt zu
  - es gibt eine Umverteilung, das Bauchfett nimmt im Alter zu
- die fettfreie Körpermasse nimmt ab
  - Körperwasser
  - Knochenmasse

  - innere Organe
  - Muskelmasse (Sarkopenie)
- Folgen der Sarkopenie
  - Muskelkraft sinkt
  - Grundumsatz sinkt
  - Reserven an Aminosäuren sinken
- Änderungen im Wasserhaushalt
  - Durst fehlt
  - Trinkmenge wird weniger
  - Konzentrationsfähigkeit der Niere verändert sich
  - Ausscheidung verändert sich

Faktoren, die das Ernährungsverhalten und den Ernährungszustand beeinflussen

Häufige Altersveränderungen
- Altersanorexie
- nachlassende Sinneswahrnehmungen
- Kaubeschwerden durch Zahnverlust und schlecht sitzende Prothesen
- physiologische Altersveränderungen der Verdauungsfunktion

Ernährungsverhalten
- einseitige Ernährung
- veränderte Bedarfssituation

Einfluss aufgrund von Krankheiten und Medikamenten
- Anorexie
- Behinderung bei der Nahrungsaufnahme
- Malabsorption (Störung der Verdauung)
- Riech- und Sprechstörungen

Körperliche Behinderungen
- Behinderungen der oberen Extremitäten
- Kaubeschwerden
- Schluckstörungen

Geistige und psychische Beeinträchtigung
- Vergesslichkeit, Verwirrtheit, Demenz
- Depressionen, Angst vor Vergiftung
- Psychosen

Sozioökonomische Faktoren
- Bildung
- finanzielle Situation
- Wohnsituation, Hilfsangebote
- familiäre Situation

Mundspezifische Veränderungen
- Kaubeschwerden
- Zahnverlust
- schlecht sitzende Prothese
- Entzündungen
- Druckstellen
- Pilzbefall
- Mundtrockenheit
- neurologische Störung

Schluckstörungen aufgrund von
- Lähmungen der Zunge
- Medikamenten
- Störung der Speichelbildung
- Stenosen im Rachenbereich
- veränderten Schluckreflexen

Anzeichen
- Essen läuft teilweise wieder aus dem Mund, „sabbern“
- häufiges Räuspern und Husten
- mehrmals pro Bissen schlucken
- meiden oder ablehnen fester Speisen
- Gewichtsverlust
- heisere, verwaschene Stimme
- Sodbrennen, Mundgeruch
- Fieberschübe ggf. bei Aspiration

Folgen u. a. durch falsche Ernährung
- Ödeme
- blasse Hautfarbe
- Hämatome
- allgemeine Schwäche
- Apathie
- Tremor
- Hautläsionen
- schuppige Haut
- Risse und wunde Stellen am Mund

Ursachen einer gestörten Nahrungsaufnahme

- andere Zubereitung als bisher gewohnt
- Abneigung, Unverträglichkeiten oder Allergien gegen bestimmte Nahrungsmittel

- Verdauungsstörungen infolge organischer Erkrankungen des Magen-Darm-Traktes
- Geschmacksstörungen durch Medikamenteneinnahme
- Zahn- und Zahnersatzprobleme
- mangelndes Durstgefühl durch trockene Schleimhäute oder infolge hirnorganischer Störungen
- Wahnvorstellungen, Angst vor Vergiftungen, psychiatrische Erkrankungen
- Demenzerkrankungen

Maßnahmen gegen Appetitlosigkeit

- freundliche Ess-Atmosphäre
- mehrmals Mini-Portionen anbieten
- Appetitanreger (Butterkeks, Aperitif etc.)
- „bunte" Teller
- Vermeiden unnötiger Diätvorschriften
- evtl. Wunschkost
- energiereiche Zusatznahrung
- vor dem Frühstück ein Glas Saft
- Fingerfood (z. B. kleine Häppchen, Obstscheiben)

Ursachen für Exsikkose

Unzureichende Flüssigkeitszufuhr durch

- vermindertes Durstgefühl
- mangelnde Gewohnheit
- Angst vor nächtlichen Toilettengängen
- Angst vor Inkontinenz
- Hilfsbedürftigkeit beim Trinken

Erhöhte Flüssigkeitsverluste durch

- verringerte Konzentrationsfähigkeiten der Nieren
- hohe Umgebungstemperatur
- Erkrankungen (Fieber, Durchfall)
- Medikamente (Diuretika, Laxantien)

Maßnahmen bei Kaustörungen

Harte Lebensmittelteile entfernen

- z. B. Brotrinde
- Obstschalen
- Wursthaut

Harte Lebensmittel ersetzen

- Kartoffeln statt Reis
- Streichkäse statt Hartkäse
- Fisch, Geflügel statt anderem Fleisch
- Biskuit statt Mürbekekse

Nahrung mechanisch zerkleinern

- mixen, reiben, raspeln, pürieren
- industrielle Zubereitungen

Geeignete Zubereitungsmethoden

- dünsten statt braten
- gekochtes Gemüse
- Obst als Frischkost
- Getreideflocken gut einweichen

Ernährungstherapie bei Schluckstörungen

- keine krümeligen, faserigen Speisen
- keine kohlensäurehaltigen Getränke
- keine klebrigen Speisen
- keine Milch-Getränke

sondern:

- fruchtig-säuerliche Speisen zur Speichelflusskorrektur
- fein passierte Wurst/Gemüse
- glatte Cremes oder Puddingspeisen
- abgelagertes Brot
- fertige Tiefkühl-Pürees

7.2 Kontrolle des Körpergewichts (Lernfeld 1.2)

Für die Beurteilung des idealen Körpergewichts benötigt man die Körpergröße und das Gewicht des entsprechenden Menschen.

Zum Berechnen des Gewichts gibt es verschiedene Formeln. Eine sehr einfache Einschätzung ist die folgende Berechnung:

- **Normalgewicht**: Körperlänge (in cm) minus 100
- **Idealgewicht**: Körperlänge (in cm) minus 100 minus 10% (Mann) bzw. minus 15% (Frau)

Exakter erfolgt die Berechnung des Idealgewichts nach der Body-Mass-Index-Tabelle (BMI, ➤ Abb. 7.1). Hier wird anhand einer Tabelle eine Querlinie zwischen der Größe und dem Gewicht gezogen. Dabei kreuzt man eine Längslinie, die dem Index entspricht. Dieser kann dann dem entsprechenden Lebensalter und Geschlecht zugeordnet werden. So erfährt man, ob der Betreffende Über-, Normal- oder Untergewicht hat.

7

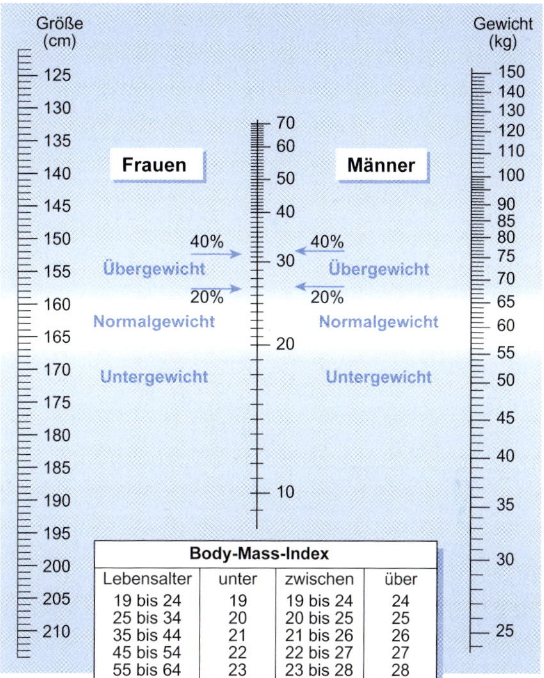

Body-Mass-Index			
Lebensalter	unter	zwischen	über
19 bis 24	19	19 bis 24	24
25 bis 34	20	20 bis 25	25
35 bis 44	21	21 bis 26	26
45 bis 54	22	22 bis 27	27
55 bis 64	23	23 bis 28	28
über 65	24	24 bis 29	29
	zu dünn	gut	zu dick

Abb. 7.1 Nomogramm zum Body-Mass-Index (BMI). Durch die Verbindungslinie von Größe und Gewicht ergibt sich der Body-Mass-Index

Sind weder extremes Über- oder Untergewicht zu befürchten, sollte insbesondere bei alten Menschen das „Wohlfühlgewicht" Maßstab der Ernährung sein.

Das Körpergewicht ist in regelmäßigen Abständen zu kontrollieren. Dabei sollten immer die gleichen Voraussetzungen gegeben sein. Ideal ist die Feststellung des Körpergewichts in unbekleidetem Zustand, möglichst immer zur gleichen Uhrzeit, z. B. direkt vor dem Duschen oder Baden.

Das Gewicht wird mit einer **Personenwaage-, Sitzwaage** (➤ Abb. 7.2), **Bettwaage oder Federwaage** (am Lifter) ermittelt und dokumentiert.

7.2.1 Abweichungen vom Normalgewicht

Gewichtsabnahme

Gewichtsabnahme ist eine häufige Begleiterscheinung bei Erkrankungen.

Mögliche Gewichtsabnahme bei

- verschiedenen Erkrankungen des Magen-Darm-Traktes
- Infektionskrankheiten
- hohem Fieber
- starkem Erbrechen
- Kummer, Angst, Depression, Stress
- Schmerz
- Tumorerkrankungen
- Munderkrankungen

Folgen der Gewichtsabnahme

- Müdigkeit
- Mattheit und damit verbundene erhöhte Sturzgefahr
- Leistungsschwäche
- Abwehrschwäche
- Kreislaufschwäche
- Wundheilungsstörungen
- erhöhte Dekubitusgefahr, insbesondere bei sitzenden und bettlägerigen Pflegebedürftigen (➤ Kap. 5.7.1)

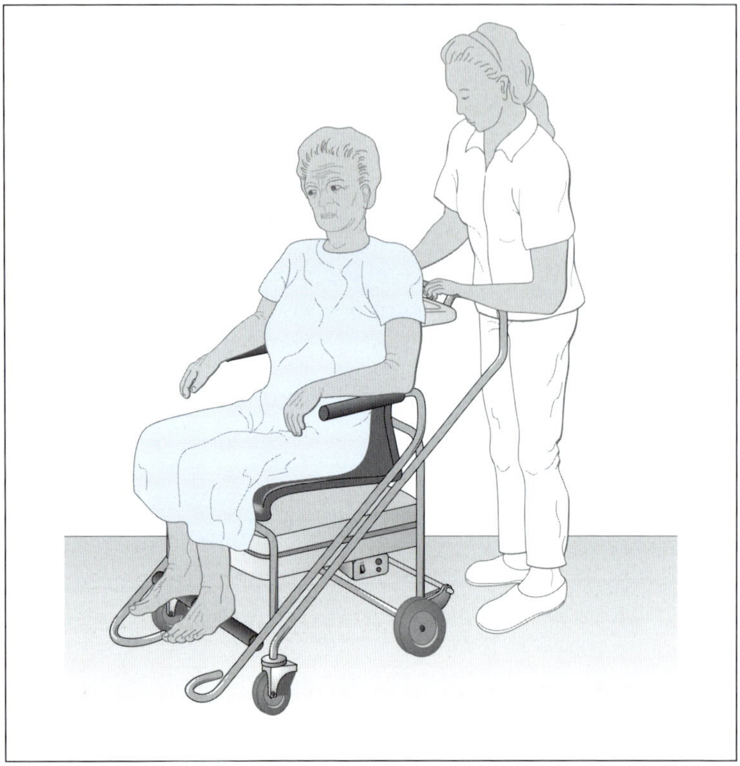

Abb. 7.2 Sitzwaage

7

In der Altenpflege sieht man häufig Menschen mit hochgradiger Abmagerung durch den Altersabbau. Dabei ist die Haut schlaff und faltig. Die Wangen sind eingefallen. Das Unterhautfettgewebe ist sehr reduziert. Man spricht von **Kachexie**, wenn das Körpergewicht unter 20% des Normalgewichtes sinkt.

Eine weitere Form ist die, meist bei älteren Frauen auftretende, zerebralsklerotisch bedingte, Gewichtsabnahme mit vermindertem Hunger- und Durstempfinden (**Anorexia senilis**). Diese Symptomatik kann durch die Unterernährung lebensbedrohlich sein.

Adipositas

Eine übermäßige **Gewichtszunahme** führt zu Fettleibigkeit (**Adipositas**).

Von Adipositas spricht man, wenn das Körpergewicht über 20% des Normalgewichtes ansteigt.

Mögliche Ursachen der Adipositas

- übermäßige Zufuhr von Nährstoffen und Ablagerung von Fett im subkutanen Gewebe
- falsches Essverhalten
- mangelnde Bewegung
- Heißhunger bei körperlichen oder psychischen Störungen
- Stoffwechselentgleisungen bei Diabetes mellitus
- Schilddrüsenunterfunktion
- genetische Veranlagung
- Demenzerkrankung mit unkontrolliertem Essverhalten

Folgen der Gewichtszunahme

Übergewicht erhöht das Risiko von
- Bluthochdruck (Hypertonie, ➤ Kap. 10.4)
- Arteriosklerose
- Herzinfarkt
- Hirninfarkt
- Diabetes mellitus Typ 2 (Altersdiabetes)

Daneben werden die Muskeln, Sehnen, Bänder und Gelenke durch das hohe Gewicht außerordentlich belastet. **Gelenkerkrankungen** und Abnutzungserscheinungen sind die Folge. Durch das Übergewicht schränken Betroffene meist die Mobilität und Bewegung ein. Bei Bettlägerigen und auch bei Sitzenden erhöht sich durch den vermehrten Auflagedruck die Dekubitusgefahr (➤ Kap. 5.7.1).

In der Pflege und Betreuung von alten Menschen ist es notwendig, durch Information und Beratung der Erkrankten und/oder Angehörigen eine gesundheitsbewusste Ernährung herbeizuführen.

7.3 Unterstützen der Nahrungsaufnahme (Lernfeld 2.2)

Häufig ist der Speisesaal die **Kommunikationszentrale** der Altenpflegeeinrichtung. Hier besteht die Möglichkeit, sich mit anderen Menschen zu unterhalten, Neuigkeiten auszutauschen, sich gegenseitig kennen lernen. In der häuslichen Umgebung, bei alleine lebenden Pflegebedürftigen, fehlt häufig diese Kommunikation.

In manchen Einrichtungen der Altenhilfe ist es aus baulichen Gegebenheiten nicht immer möglich, das Essen in einer größeren Gemeinschaft einzunehmen. Manchmal hindern auch Erkrankungen die Teilnahme an der Gemeinschaftsverpflegung. Deshalb erhält der Pflegebedürftige sein Essen in seinem Zimmer.

Vorbereitung der Pflegeperson

- Informationen über Essgewohnheiten einholen
- Hände waschen
- Schutzkleidung anlegen
- Informationen über den Speiseplan

Vorbereiten des Materials und Raums

- Tisch- oder Nachttischfläche abwischen
- geeignetes Besteck bereitlegen (evtl. behindertengerechtes Besteck)
- Getränke bereitstellen
- Serviette bereitlegen oder umhängen
- Sitzmöglichkeit vorbereiten

Vorbereiten des Pflegebedürftigen

- über den Speiseplan informieren oder diesen mit dem Pflegebedürftigen lesen
- Ernährungsumstellung und verordnete Diäten rechtzeitig besprechen, Pflegebedürftigen wiederholt darauf hinweisen
- rechtzeitig auf die Essenszeiten hinweisen
- Toilettengang und sonstige Wünsche erfragen
- Möglichkeit zum Händewaschen geben
- evtl. zum Tisch begleiten
- gute Sitzposition einnehmen lassen, notfalls mit Lagerungshilfsmittel unterstützen
- evtl. Zahnersatz auf richtigen Sitz prüfen
- Serviette umbinden oder bereitlegen
- Getränk anbieten

Verabreichen von Nahrung am Tisch

- richtige Kost und Kostform überprüfen und appetitlich servieren
- auf Wunsch beim Zerkleinern oder Brotstreichen helfen
- Sitzgelegenheit mit Blickkontakt zum Pflegebedürftigen, gegenüber oder seitlich
- Temperatur von Speisen und Getränken prüfen lassen
- Esstempo berücksichtigen, Zeit zum Kauen und Schlucken lassen
- bei Bedarf Medikamente verabreichen
- ausreichend trinken lassen

Verabreichen von Nahrung im Bett

- Bett auf richtige Arbeitshöhe bringen
- Herausfallschutz entfernen
- Pflegebedürftigen möglichst in sitzender Position lagern, Gewicht muss auf dem Becken liegen (in halbsitzender Position fällt das Schlucken schwer)
- Nachttisch auf geeignete Höhe einstellen
- Bettschutz auflegen
- Serviette umbinden oder bereitlegen
- Getränk anbieten
- Essenzusammenstellung prüfen und servieren, besonders wichtig bei Diabeteskost
- auf Wunsch das Essen zerkleinern oder Hilfe anbieten

- Temperatur von Speisen und Getränken kontrollieren
- Esshilfen anbieten, evtl. Hand führen
- falls notwendig, dem Pflegebedürftigen das Essen eingeben
- Esstempo berücksichtigen, Zeit zum Kauen und Schlucken lassen
- Schluckvorgang beobachten, besonders Pflegebedürftige nach Schlaganfall haben Kau- und Schluckschwierigkeiten
- bei Bedarf Medikamente verabreichen
- ausreichend trinken lassen

Besonderheiten

- es muss gewährleistet sein, dass jeder Pflegebedürftige das für ihn richtige Essen erhält und die Portionsgröße individuell gerichtet ist
- Pflegebedürftige, die nicht mehr in der Lage sind selbstständig das Essen einzunehmen, die Hand führen, unterstützen oder das Essen geben
- jeder Pflegebedürftige benötigt individuelle Zuwendung und Zeit, keine Hektik
- durch schnelles Eingeben und hastiges Essen erhöht sich die Gefahr des Aspirierens (Verschlucken)
- Tassen und Becher nur halbvoll füllen, besonders bei stark zitternden Pflegebedürftigen
- Wünsche für die Reihenfolge der Speisen berücksichtigen
- kurzzeitige Appetitlosigkeit akzeptieren
- keine Ess- und Trinkgefäße aus Kunststoff verwenden, da diese leicht umfallen und evtl. auch den Geschmack beeinträchtigen können
- Pflegebedürftigen mit Halbseitenlähmung oder Störung der Feinmotorik benötigen geeignetes Behindertenbesteck mit verstärkten Griffen, feststehende Teller mit Rand oder sonstige geeignete Hilfsmittel (➤ Kap. 12.3.3)

Nachsorge des Pflegebedürftigen

- nachfragen, ob es geschmeckt hat und ausreichend war
- Sitzposition möglichst noch etwa 15 Minuten belassen, um einen Rückfluss (Reflux) von Speisebrei in die Speiseröhre zu vermeiden
- Toilettengang erfragen
- Händewaschen ermöglichen
- Mundpflege anbieten
- bei Bettlägerigen bei Bedarf den Herausfallschutz wieder befestigen

Entsorgen des Materials

- Essplatz aufräumen und reinigen
- Esstablett in den Speisewagen stellen
- Serviette weglegen oder in die Wäsche geben
- Speisewagen entfernen

Abschluss

- Schutzkleidung ablegen
- Hände waschen
- gegessene Nahrungsmenge und Besonderheiten dokumentieren

7.4 Darreichungssysteme (Lernfeld 2.2)

In Altenpflegeeinrichtungen gibt es verschiedene Darreichungssysteme.

Tablettsystem

- der Pflegebedürftige bestellt bereits Tage im Voraus sein Essen und seine Portionsgröße
- Speisen werden je nach Wunsch bereits in der Küche auf einem Tablett zusammengestellt
- individuelle Änderungen sind schwer möglich
- schnelles Verteilen, da jedes Tablett mit dem Namen des Pflegebedürftigen gekennzeichnet ist
- Vor-, Haupt- und Nachspeise und Zwischenmahlzeit werden gleichzeitig serviert

Serviersystem

- individuelles Eingehen auf kurzfristige Essenswünsche
- Pflegebedürftiger wird vor dem Servieren nach dem Appetit, der gewünschten Zusammenstellung, ob auch Suppe oder Nachtisch gewünscht ist, befragt
- zeitaufwändiger
- Pflegeperson muss über Kostform oder Diäten der Pflegebedürftigen informiert sein

Speisegruppen

- Tischgemeinschaften im Speisesaal
- Servieren auf Platten und in Schüsseln
- der Pflegebedürftige kann sich entsprechend seinem Hunger und Geschmack bedienen
- soziale Kontakte durch Absprachen und gegenseitiges Helfen werden gefördert

Fertigmenüs

Für Pflegebedürftige in der häuslichen Pflege wird vielerorts **Essen auf Rädern** von unterschiedlichen Organisationen angeboten.

Die Lieferung von vorgekochten und tiefgefrorenen Menüs oder frisch zubereitetem Essen in Warmhalteboxen erfolgt direkt ins Haus. Mehrere stationäre Altenpflegeeinrichtungen bieten für ältere, selbstständig lebende Menschen die Möglichkeit an, das Mittagessen in der Küche der Einrichtung abzuholen oder an der Gemeinschaftsverpflegung teilzunehmen. Dadurch werden Ängste vor den Altenpflegeeinrichtungen abgebaut und Kontakte geknüpft.

7.5 Kostarten (Lernfelder 1.3 und 2.2)

In der Pflegeanamnese (➤ Abb. 2.5) sollte bereits bei der Übernahme der Pflege und Betreuung festgestellt werden, welche Speisen und Getränke gewöhnt sind und vertragen werden. Besondere Lieblingsspeisen und -getränke sind schriftlich festzuhalten.

Vollkost

Die meisten Menschen benötigen eine normale Vollkost, die aus einer ausgewogenen Nährstoffzusammensetzung besteht, um

- den Bedarf an essentiellen Nährstoffen zu decken
- in ihrem Energiegehalt den tatsächlichen Bedarf zu berücksichtigen
- neue Erkenntnisse der Ernährungsmedizin zur Prävention zu berücksichtigen
- eiweiß-, vitamin-, mineralstoffreich, kohlenhydratreich zu sein
- ballaststoffreich zu sein
- viel Obst und Gemüse zu enthalten

Vitalstoffreiche Vollwertkost

- die Lebensmittel werden möglichst in ihrem natürlichen Zustand verarbeitet
- ernährungswissenschaftlich gilt sie derzeit als beste Form der Ernährung
- Vollwerternährung beinhaltet den vorwiegenden Verzicht auf Weißmehlprodukte und zuckerhaltige Speisen
- Die alten Menschen sind die Vollwerternährung häufig nicht gewöhnt. Manche Menschen vertragen diese auch nicht so gut und bekommen Blähungen (bei zusätzlichem Industriezucker) und Verdauungsprobleme. Eine langsame Nahrungsumstellung an diese Kostform ist notwendig. Zur Vollwerternährung gehört zudem eine ausreichende Trinkmenge, damit die Ballaststoffe quellen können und im Darm weitertransportiert werden.

Folgen bei einer Nahrungsumstellung können sein.

- Blähungen
- Verstopfung
- Völlegefühl

> Wenn medizinische Gründe keine Einschränkung erfordern, sollte der Pflegebedürftige essen, was er am besten verträgt und was ihm am besten schmeckt. Eine gesunde vitalstoffreiche „Mischkost" ist jeder Sonderform vorzuziehen.

Schonkost

Die Schonkost setzt sich aus leicht verdaulichen Nahrungsmitteln zusammen und ist besonders für Menschen mit Erkrankungen des Verdauungstraktes vorgesehen.

- besonders fett- und salzarm
- nichts Gebackenes und Gebratenes, besser ist dampfgegarte Kost
- keine scharfen Gewürze
- kein blähendes Obst und Gemüse
- Verzicht auf Hülsenfrüchte

Püriertes Essen

Vollkost oder Schonkost wird hierbei fein püriert und eignet sich besonders für Menschen mit Kau- oder Schluckstörungen oder mit Zahnproblemen. Es muss täglich geprüft werden, ob dies wirklich die geeignete Kostform ist. Durch die Breiform entfällt der optische Reiz. Beim pürierten Essen reduziert sich

die Sinneswahrnehmung, die Kaumuskulatur wird schwächer, die Geschmacksknospen bilden sich zurück und die Speicheltätigkeit nimmt ab.
Wichtig ist es auch hier, das Essen zusätzlich zu dekorieren, denn „das Auge isst mit".

Kleingeschnittenes Essen

Die Mitarbeiter in der Küche bemühen sich immer sehr, ein „ansehnliches" Essen auf die Teller zu bringen. Brote sind direkt beim Pflegebedürftigen zu streichen, zu belegen und zu zerkleinern. Erst dadurch hat dieser die Möglichkeit, das ganze Essen zu sehen und mitzubestimmen, wie und womit das Brot belegt wird. Auch das Zerkleinern von Fleisch sollte in seinem Beisein erfolgen. So weit es erforderlich ist, sollten dem Pflegebedürftigen Hilfsmittel zum Halten, Streichen und Schneiden der Nahrungsmittel zur Verfügung stehen.

Flüssige Kost

Alle Kostarten können zusammen mit warmer Flüssigkeit im Mixer zerkleinert und als Trinknahrung gereicht oder über Sonden verabreicht werden. Je nach Krankheit stehen auch fertige Trinknahrungen in unterschiedlichen Geschmacksrichtungen zur Verfügung. Der individuelle Geschmack ist deshalb schon in der Pflegeanamnese festzuschreiben. Flüssige Kostformen sind mit dem Arzt abzuklären.

Fertige Trinknahrung

Die Produktpalette von industrieller Fertignahrung ist groß, deshalb müssen sie den individuellen Bedürfnissen bezüglich der Zusammenstellung und den Geschmacksrichtungen der Pflegebedürftigen angepasst sein. Diese Trinknahrung kann der Pflegebedürftige z. B. mit Hilfe eines knickbaren Trinkhalmes zu sich nehmen. Auf die Verträglichkeit ist zu achten. Manche Pflegebedürftige bekommen bei Unverträglichkeit starken Durchfall oder Erbrechen. Die Trinknahrung sollte zudem Raumtemperatur haben. Der Pflegebedürftige soll die Nahrung im Sitzen erhalten und nach der Essensverabreichung wegen der Refluxgefahr ca. 15 bis 20 Minuten sitzen bleiben.

Sondenkost ➤ Kap. 20.4

7.6 Flüssigkeitsbedarf

Es ist oft schwierig, sicherzustellen, dass der Pflegebedürftige ausreichend trinkt. Das nachlassende Durstgefühl im Alter und die Angst, ständig auf die Toilette zu müssen, wirken sich oft negativ auf die Trinkmenge aus. Trotzdem ist die ausreichende Flüssigkeitszufuhr mit einer der wichtigsten Aspekte der täglichen Arbeit.

Bei normaler Ausscheidung beträgt der Flüssigkeitsbedarf etwa 1,5 bis 2 Liter am Tag.

Entscheidend ist es, den individuellen Flüssigkeitsbedarf jedes Pflegebedürftigen zu ermitteln.

Von der Deutschen Gesellschaft für Ernährung (DGE) werden verschiedene Formeln zum Errechnen des Flüssigkeitsbedarfs empfohlen.

Die vom Medizinischen Dienst der Spitzenverbände in einer Grundsatzstellungnahme empfohlene Formel für den Tagesbedarf lautet:

100 ml Flüssigkeit pro kg für die ersten 10 kg Körpergewicht

+ 50 ml Flüssigkeit pro kg für die zweiten 10 kg Körpergewicht

+ 15 ml Flüssigkeit für jedes weitere kg Körpergewicht.

- dokumentieren Sie die Trinkmengen im Tagesverlauf, oder bitten Sie den Pflegebedürftigen, dieses zu tun. Nur so erhalten Sie am Ende des Tages einen Überblick, ob das gemeinsam festgelegte Ziel auch erreicht wird
- bieten Sie dem Pflegebedürftigen Wunsch- und Lieblingsgetränke an. Mit diesem einfachen Mittel erhöhen Sie die Akzeptanz und damit auch die Trinkmenge

Ein Pflegebedürftiger mit 70 kg Körpergewicht hat demnach einen Bedarf von:

für die ersten 10 kg	1.000 ml
für die zweiten 10 kg	500 ml
für die restlichen 50 kg = 50 × 15 ml	750 ml
	2.250 ml pro Tag

- zur Motivation die Trinkmengen auf viele kleine Portionen verteilen, dadurch hat der Pflegebedürftige nicht das Gefühl, große Mengen auf einmal trinken zu müssen
- wenn möglich, gemeinsam mit dem Pflegebedürftigen einen „Trinkplan" aufstellen. Dieser Plan dient der Orientierung für alle an der Versorgung Beteiligten

KAPITEL

8 Ausscheiden (Lernfelder 1.2 und 1.3)

In Deutschland leben derzeit ca. elf Millionen Menschen, die an einer diagnostizier- und behandelbaren Harninkontinenz oder Blasenfunktionsstörung leiden. Davon werden ca. fünf Millionen medizinisch betreut.

Umso wichtiger ist es, den als fünften veröffentlichten Expertenstandard „Kontinenz fördern in der Pflege" umzusetzen. Er ist für alle in der Pflege Arbeitenden verbindlich und gilt im Streitfall als vorweggenommenes Rechtsgutachten.

Die Standardaussage lautet: „Bei jedem Patienten/Bewohner wird die Harnkontinenz erhalten oder gefördert. Identifizierte Harninkontinenz wird beseitigt, weitestgehend reduziert bzw. kompensiert."

Schwerpunkt des Standards ist die „Förderung der Kontinenz" aufgrund der richtigen Einschätzung und dem Festlegen der individuellen Maßnahmen. Es sollen nach dem Erkennen des Kontinenzprofils die Maßnahmen zur Kontinenzerhaltung oder Verbesserung eingeleitet werden.

Bei vorhandener Inkontinenz gilt es, die individuell angepassten Maßnahmen wie Beckenbodentraining, Toilettentraining, angebotener Toilettengang, Blasentraining natürlich mit dem Pflegebedürftigen zu planen. Das passende Inkontinenzsystem (offen oder geschlossen) wird ebenfalls zusammen mit dem Pflegebedürftigen nach Passform, Bequemlichkeit, Saugstärke und nicht zuletzt dem Preis ausgewählt (nachzulesen im „Expertenstandard Kontinenz fördern in der Pflege", zu bestellen unter www.dnqp.de).

Zu den Ausscheidungen zählen:

- Urin
- Stuhl
- Erbrechen
- Schweiß
- Sputum
- Ausfluss

Der Mensch lernt in den ersten drei bis vier Lebensjahren, seine Urin- und Stuhlausscheidung selbst zu regulieren und behält diese Fähigkeit bis ins Alter. **Psychische Einflüsse** (Stress, Trauer, Freude) und **physische Faktoren** (Blasenentzündungen, Darminfektionen) können diese Fähigkeiten ebenso beeinflussen wie eine Änderung der bisherigen **Essgewohnheiten** (wenig Flüssigkeit, Sondenkost, ➤ Kap. 7).

Jeder Mensch entwickelt abhängig von Erziehung und Kultur individuelle **Ausscheidungsgewohnheiten**, z. B. alleine zur Toilette gehen, zu bestimmter Tageszeit. Werden diese verändert, beeinträchtigt das sein **Wohlbefinden**.

!

Besonders für alte Menschen ist eine regelmäßige und störungsfreie Ausscheidung sehr wichtig. Kommt es zu (evtl. chronischen) Störungen, konzentrieren sich die Gedanken der Pflegebedürftigen verstärkt auf die Lösung dieses Problems. Die Pflegeperson muss diese Problematik rechtzeitig erkennen.

Die Unterstützung bei den Ausscheidungen greift sehr stark in die **Intimsphäre** ein. Deshalb sind hierbei viel **Einfühlungsvermögen** und **Rücksicht** gefordert. Durch das individuell unterschiedliche Schamverhalten und den erziehungsbedingten Umgang mit dem eigenen Körper werden dabei hohe Anforderungen an alle an der Pflege beteiligten Personen gestellt.

Da die meisten Ausscheidungen auch eine mehr oder weniger starke Geruchsbildung mit sich bringen, kann dies sehr oft mit **Peinlichkeit** und **Überwindung** für die Pflegenden verbunden sein.

8.1 Urinausscheidung (Lernfeld 1.3)

Urin (Harn) wird in den Nieren durch physikalische Vorgänge aus dem Blut gefiltert und über die **Nierenbecken** und die **Harnleiter** in die **Harnblase** transportiert. Hier bleibt der Urin, bis die Harnblase eine bestimmte Füllmenge aufweist. **Rezeptoren** (sensible Nervenzellen) in der Blasenwand nehmen die Blasenfüllung wahr.

Der Harndrang tritt beim Erwachsenen meist bei einer Füllmenge von 200 bis 400 ml auf.

Wenn der Mensch in der Lage ist, die Blasenentleerung zu kontrollieren und der Blasenschließmuskel den Urin bis zur kontrollierten Blasenentleerung zurückhält, spricht man von **Kontinenz**.

Die Kontinenz nimmt im Alter durch Erkrankungen oder altersbedingt häufig ab und es kommt zu unfreiwilligem Urinabgang, zur **Urininkontinenz** (➤ Kap. 8.1.8).

Zusammensetzung des Urins

- 95 bis 98% Wasser
- Harnstoff
- Harnsäure
- Kreatinin
- organische und anorganische Salze wie Kochsalz, außerdem Phosphor, Schwefelsäure Zitronen- und Oxalsäure

Pathologische Beimengungen

Hinweise auf krankhafte (pathologische) Veränderungen geben Substanzen, die normalerweise nicht im Urin enthalten sind und im Labor entsprechend nachgewiesen werden.

- Zucker (Glykosurie)
- Eiweiß (Proteinurie)
- Azeton (Azetonurie)
- Blut (Hämaturie)
- Gallenfarbstoffe (Bilirubinurie)
- Bakterien (Bakteriurie)
- Leukozyten (Leukozyturie)
- Nierensteine (Konkremente)
- Schleim, Eiter (Pyurie)

8.1.1 Beobachten der Urinmenge (Lernfeld 1.2)

Die normale Urinausscheidung beim Erwachsenen beträgt zwischen 1000 und 2000 ml in 24 Stunden.

Urinausscheidung

Sie ist abhängig von:

- Flüssigkeitsaufnahme
- Flüssigkeitsabgabe über die Haut, Atmung, Darm
- Blutdruck
- Nierenfunktion (➤ Kap. 30)
- Funktion des Herz-Kreislauf-Systems

Pathologische Veränderungen der Harnmenge

Oligurie	Harnmenge unter 500 ml in 24 Stunden, bei großem Wasser- oder Blutverlust, beginnendem Nierenversagen, Harnabflussstörungen
Anurie	Harnmenge unter 100 ml in 24 Stunden, bei Nierenversagen
Polyurie	Harnmenge über 2000 ml in 24 Stunden, bei Diabetes mellitus, Schrumpfniere oder großer Flüssigkeitszufuhr

8.1.2 Beobachten der Miktion (Lernfeld 1.2)

Die **Miktionen** (Blasenentleerungen) sind abhängig von der Trinkmenge und der Nierenfunktion und finden zwischen vier- bis achtmal in 24 Stunden statt.

Miktionsstörungen

Dysurie	Schmerzhaftes und erschwertes Wasserlassen, häufig bei Harnblasenentzündungen (Zystitis)
Pollakisurie	Häufiges Wasserlassen jeweils in kleinen Mengen, bei Prostataerkrankungen, während Schwangerschaften, bei Kältereiz, außerdem bei psychischer Erregung
Harnretention	Starke Restharnmengen (Harnzurückhaltung), z. B. bei Abflussbehinderung
Nykturie	Häufiges nächtliches Wasserlassen, besonders bei Herzinsuffizienz
Stangurie	Zwanghafter, schmerzhafter, oft erfolgloser Urindrang, bei Prostataerkrankungen, bei Entzündungen der Harnblase (Zystitis) und der Harnröhre

8.1.3 Beobachten der Harnfarbe (Lernfeld 1.2)

Aussehen des Urins

- hell, durchsichtig bis dunkelgelb
- je konzentrierter der Harn, desto dunkler
- wolkig bei längerem Stehen des Urins

Veränderungen der Harnfarbe

- rötlich-violett durch verschiedene Medikamente
- rötlich durch Nahrungsmittel wie Rhabarber, Rote Beete
- fleischfarben bis rotbraun durch Blut
- dunkelbierbraun mit Schüttelschaum durch Gallenfarbstoffe
- dunkelgelb, konzentriert durch hohen Flüssigkeitsverlust
- helle Farbe bei Diabetes mellitus

8.1.4 Beobachten des Harngeruchs (Lernfeld 1.2)

Der Harn des gesunden Menschen riecht unauffällig.

Veränderungen des Harngeruchs

- übelriechend durch Gärprozesse bei längerem Stehen des Urins (Ammoniak)
- fruchtartig stechender Azetongeruch bei Diabetes mellitus, bei Hunger und wenig Flüssigkeitsaufnahme über einen längeren Zeitraum
- faulig bei bösartigen Tumoren der ableitenden Harnwege

8.1.5 Messen des spezifischen Gewichts (Lernfeld 1.5)

Die Harnkonzentration lässt sich mittels **Urometer** (Senkwaage, ➤ Abb. 8.1) und genormten **Messzylinder** feststellen.

Die Normalwerte schwanken zwischen **1010 und 1030 relativer Dichte.**

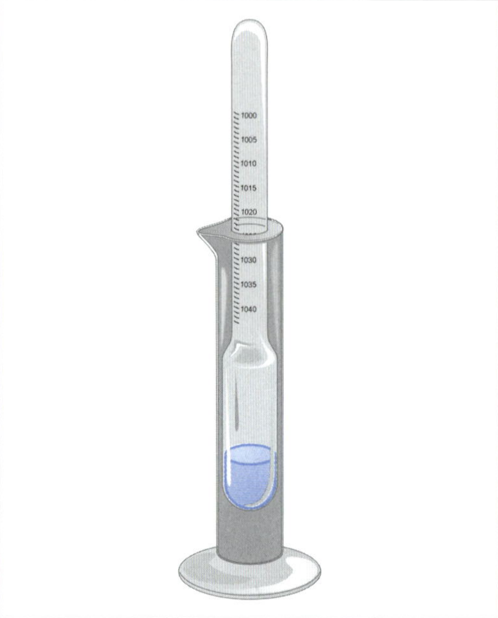

Abb. 8.1 Urometer

Vorgehen

- frisch ausgeschiedenen Urin in den Messzylinder gießen
- Urometer schwimmt im Urin
- an der Skala lässt sich das spezifische Gewicht ablesen

Das Urometer ist auf 15 oder 20 °C warmen Urin geeicht,

- bei jeweils 3 °C **unter** 15 oder 20 °C ist ein Teilstrich abzuziehen
- bei jeweils 3 °C **über** 15 oder 20 °C ist ein Teilstrich dazuzuzählen

Das Urometer darf den Zylinderrand nicht berühren. Das spezifische Gewicht ist am unteren Rand des Flüssigkeitsspiegels in Augenhöhe abzulesen.

8.1.6 Urinteststreifen (Lernfeld 1.5)

In der Praxis haben sich Urinteststreifen zur schnellen Urinkontrolle durchgesetzt. Der Umgang ist sehr einfach und daher auch von alten Menschen leicht zu handhaben. Aufgabe des Pflegepersonals ist es hauptsächlich, das Vorgehen genau zu erklären und ggf. zu überwachen und den Teststreifen auszuwerten.

!

Teststreifen gibt es in unterschiedlichen Ausführungen. Da die Farbskala und die Ablesezeit je nach Hersteller unterschiedlich sein können, ist die mitgelieferte Packungsbeilage vor der Anwendung zu lesen.

Für die Urinkontrolle wird ein möglichst keimarmer Mittelstrahlurin benötigt.

Vorgehen

- gründliche Intimpflege (➤ Kap. 6.3.1)
- erste Urinportion in die Toilette verwerfen
- ausreichende Menge (Mittelstrahl) in einem sauberen Gefäß auffangen
- Resturin in die Toilette lassen
- Teststreifen in den Urin tauchen (➤ Abb. 8.2 a)
- nach der angegebenen Zeit aus dem Urin nehmen (➤ Abb. 8.2 b)
- evtl. Farbveränderungen mit dem Kontrollfeld vergleichen (➤ Abb. 8.2 c)
- Ergebnisse in die Dokumentation eintragen und dem Arzt mitteilen

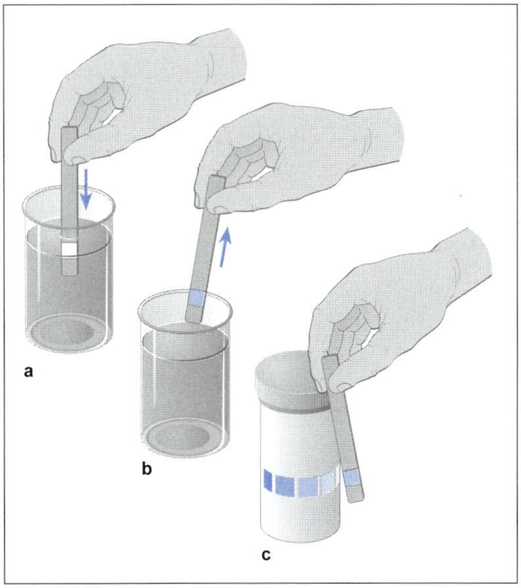

Abb. 8.2 Bestimmung von Glukose im Urin mit Teststreifen
a) Teststreifen in Urin tauchen
b) Teststreifen entnehmen
c) Vergleich der Farbe des Teststreifens mit den Kontrollfarben

8.1.7 Unterstützung bei der Urinausscheidung (Lernfeld 1.3)

Die Ausscheidungen im Bett verrichten zu müssen, ist für die meisten Menschen sehr unangenehm. Verstärkt wird dieses Gefühl durch die Anwesenheit des Helfers oder von anderen Pflegebedürftigen.

Dadurch können die Ausscheidungsvorgänge erschwert sein bis hin zu Harn- oder Stuhlverhalten. Auch die ungewohnte Position, z. B. im Liegen, wirkt sich hinderlich aus.

Diskretion, Rücksichtnahme und Einfühlungsvermögen sind eine unabdingbare Voraussetzung, damit der Eingriff in die Intimsphäre für den Pflegebedürftigen erträglich ist.

Für Frauen stehen neben Steckbecken speziell geformte Urinflaschen zur Verfügung. Für Männer und Frauen gibt es Steckbecken und Urinflaschen aus Kunststoff oder Glas (➤ Abb. 8.3 a bis c).

Sobald und soweit es der Gesundheitszustand erlaubt, sollte der Pflegebedürftige Urin- und Stuhlausscheidungen außerhalb des Bettes vornehmen.

Steckbecken anreichen

- Steckbecken (➤ Abb. 8.4) anwärmen oder mit warmem Wasser ausspülen, Rand abtrocknen

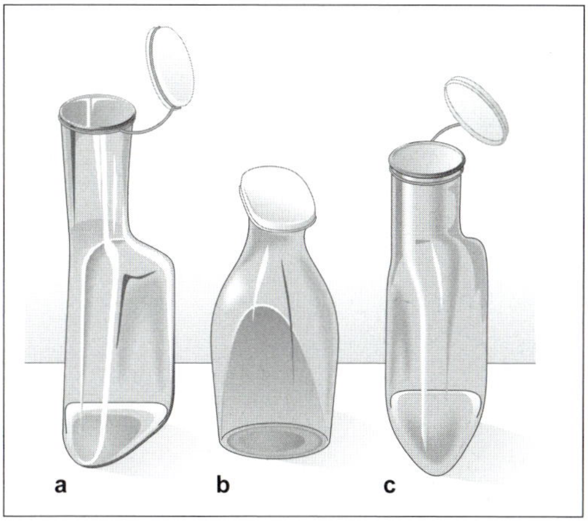

Abb. 8.3 Urinflaschen
a) Urinflasche aus Glas für Männer
b) Urinflasche aus Kunststoff mit Verschluss für Frauen
c) Urinflasche aus Kunststoff für Männer

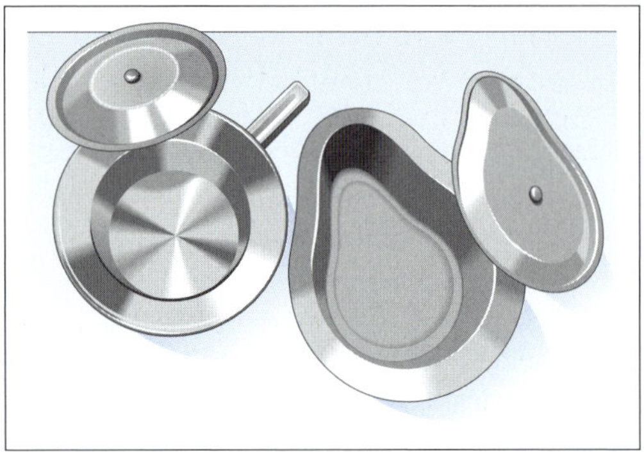

Abb. 8.4 Steckbecken

- Beine anstellen und Gesäß anheben lassen oder Pflegebedürftigen zur Seite drehen
- Bettschutz einlegen, waschbare Inkontinenzbettauflage
- Steckbecken schräg halten und ins Bett stellen
- das Kreuzbein muss auf dem Beckenrand liegen
- Beckengriff seitlich platzieren
- Pflegebedürftigen möglichst zum Sitzen bringen
- Steckbeckenposition überprüfen
- Beine ausstrecken lassen, falls es für den Pflegebedürftigen bequem ist
- Klingel in Griffnähe anbringen

Auf Klingelruf sofort reagieren, da das Sitzen auf dem Steckbecken sehr unbequem ist.

Steckbecken entfernen

- Handschuhe anziehen
- Kopfteil evtl. etwas flacher stellen
- Steckbecken festhalten und Pflegebedürftigen zur Seite drehen lassen
- äußeres Genitale mit Zellstoff abtupfen (lassen)
- Intimhygiene
- Ausscheidungen kontrollieren
- Steckbecken mit Deckel abdecken
- im Spülautomaten reinigen und desinfizieren, bei Bedarf mit Bürste reinigen
- in die Steckbeckenhalterung am Nachtkästchen einschieben

Damit der Pflegebedürftige nicht das Gefühl hat, zur Seite zu fallen, ist es ratsam, Handtücher in Keilform ins Bett zu legen. Der schmale Teil wird unter den Steckbeckenrand gelegt. Der Pflegebedürftige kann sich zur Seite drehen und benützt die Handtücher wie eine Rampe. Das Steckbecken lässt sich dann leichter entfernen, ohne zu kippen. Wichtig ist es, dass der geformte Keil nicht zu weich ist, da sonst der Sicherheitseffekt verloren geht.

Bei gleichzeitiger Darmentleerung

- Analbereich mit weichem Toilettenpapier reinigen
- mit Wasser und Waschlotion Analgegend säubern, bei Hämorrhoiden vorsichtig vorgehen, ggf. abspülen
- gute Hautpflege der Gesäßregion
- Steckbecken nie auf dem Boden abstellen
- den Deckel nicht auf den Boden legen, sondern zwischen Bett und Matratze einschieben oder auf einem bereitgestellten Stuhl ablegen
- jeder bettlägerige Pflegebedürftige sollte über ein Steckbecken verfügen, das nur für ihn bestimmt ist
- Steckbecken nach jedem Gebrauch reinigen und desinfizieren

Verwendung von Urinflaschen

- Deckel der Urinflasche öffnen
- Penis an der Wurzel fassen und in die Öffnung einführen (lassen)
- Urinflasche nicht über längere Zeit angelegt lassen, da die Gefahr von Druckstellen besteht

!

Bei sehr unruhigen Pflegebedürftigen muss die Flasche festgehalten oder mit Sandsäckchen bis nach dem Urinieren fixiert werden.

Urinflasche entfernen

- Urinflasche entfernen
- Harnröhrenöffnung mit weichem Toilettenpapier abtupfen (lassen)
- Urinflaschen nach dem Urinieren bis zum Entleeren mit einem Deckel verschließen
- Urinflaschen regelmäßig entleeren und im Spülkasten desinfizieren

- mit Deckel im Urinflaschenhalter griffbereit am Bett anbringen
- jeder Pflegebedürftige sollte über eine eigene Urinflasche verfügen

8.1.8 Harninkontinenz (Lernfeld 1.3)

Wenn der Mensch die Fähigkeit verliert, Urin oder auch Stuhl zu halten oder den Zeitpunkt der Entleerung zu bestimmen, spricht man von **Inkontinenz**. Dabei handelt es sich nicht um eine Erkrankung, sondern nur um ein Symptom, das eine Störung im Organismus des Menschen anzeigt.

Harninkontinenz führt bei vielen Personen zu schweren körperlichen und seelischen Belastungen.

Da es sich bei der Inkontinenz immer noch um ein Tabuthema handelt, sprechen die Betroffenen meist nicht über das Leiden und verbergen es. Sie ziehen sich immer mehr aus ihrem sozialen Umfeld zurück.

Besonders allein lebende Menschen isolieren sich aufgrund ihrer Inkontinenz, sie schließen sich selbst vom gesellschaftlichen Leben aus. Vielfach wird dies sehr spät durch die Umwelt wahrgenommen. Mit einer zeitigen Behandlung kann diese Außenseiterposition jedoch verhindert werden. Auch die Ansprache und Nachfrage durch den Hausarzt hilft dem Menschen, seine Beschwerden anzusprechen und geeignete Maßnahmen einzuleiten.

Fragen zum Feststellen der Inkontinenzform

Ggf. kann der Pflegebedürftige einen Fragebogen ausfüllen oder die Pflegekraft hilft dabei.

- Verlieren Sie ungewollt Urin?
- Verlieren Sie Urin, wenn Sie husten, niesen, lachen oder sich körperlich betätigen?
- Verlieren Sie Urin auf dem Weg zur Toilette?
- Tragen Sie Vorlagen, um Urin aufzufangen?
- Müssen Sie pressen, um Wasser zu lassen?

Probleme durch Inkontinenz

Soziale Probleme

- durch Kontaktmeidung nimmt die Lebensqualität ab
- Geruchsbelästigungen führen zu Isolierung und Vereinsamung
- Ablehnung durch die Gesellschaft
- Angehörige sind bei Inkontinenz oftmals überlastet und beschämt und überreden deshalb schneller zum Umzug in eine Einrichtung
- meist Abhängigkeit von fremder Hilfe

Hygienische Probleme

- altersbedingte Hautveränderungen und Inkontinenz führen schneller zu Hautreizungen
- längere Sitz- und Liegezeiten fördern die Schweißbildung, mit Ausscheidungen verbunden entstehen schneller Hautschädigungen
- schlechte oder problematische Hautpflege fördert die Bakterienbildung, erhöhte Infektionsgefahr

Psychische Probleme

- Vereinsamung
- Rückzug
- Isolation
- Eingriff in Tabuzonen

Finanzielle Probleme

- nicht alle Produkte werden von den Kassen bezahlt, ggf. muss ein Aufpreis für ein adäquates Produkt bezahlt werden

Ursachen der Harninkontinenz

- Störung der Funktion der Blasenmuskulatur allgemein
- Störung der Blasenschließmuskelfunktion
- Störung des Nervenreizleitungssystems zwischen Gehirn, Rückenmark und Blase mit teilweiser oder vollständiger Reizunterbrechung

Diese Störungen werden durch unterschiedliche **Grunderkrankungen** ausgelöst:

- Harnwegsinfektionen
- Harnabflussstörungen, z. B. bei Prostatavergrößerungen, Tumoren
- Scheiden-, Blasen-, Gebärmuttersenkungen
- Durchblutungsstörungen einzelner Gehirnabschnitte
- Schlaganfall
- Stoffwechselerkrankungen
- Rückenmarksverletzungen

Symptome

Das Ausmaß der Störung ist abhängig von der Ursache der Harninkontinenz und ist ➤ Tabelle 8.1 zu entnehmen.

Therapie

Um eine entsprechende Behandlung bei Harninkontinenz einzuleiten, bedarf es einer genauen ärztlichen Diagnostik. Wahlweise stehen **operative** und **konservative Behandlungsmethoden** zur Verfügung.

Operative Eingriffe kommen beim alten Menschen nur zur Anwendung, wenn ein entsprechender medizinischer Erfolg vorhersehbar ist, z. B. bei Gebärmuttersenkung. Meist behandelt man eine Inkontinenz konservativ, z. B. mit Blasen- oder Beckenbodentraining. Damit sind die Beschwerden meist nicht zu beheben, aber zu mildern.

- Der Erfolg der **Blasen- und Beckenbodenübungen** hängt von der konsequenten Einhaltung der **Trainingszeiten**, von einer guten **Anleitung** und der **Zusammenarbeit** zwischen Pflegebedürftigen und Pflegepersonal ab.

Einschätzung – Kontinenzprofile

Das Kontinenzprofil ist ein wichtiges Instrument zur Einschätzung des Hilfebedarfs. Die Kontinenzprofile können nachts andere sein als tagsüber. Im Pflegeablaufplan muss beschrieben werden, welches Profil tags-/nachtsüber vorhanden ist, um dem Pflegebedürftigen die angemessene Unterstützung zu geben. Z. B. kann eine

- **abhängig erreichte Kontinenz (aeK)** am Tag, durch Toilettengänge, mit Hilfe von einer Pflegekraft oder eine
- **abhängig kompensierte Kontinenz (akK)** in der Nacht, einen Nachtstuhl ans Bett stellen oder durch Inkontinenzprodukte anlegen

therapiert werden.

Miktionsprotokoll anlegen:

- Uhrzeit der Miktion
- Menge des Urins; gemessene, gewogene oder geschätzte Harnmenge
- Einlage/Wäsche trocken oder nass
- kombiniert mit Getränkeeinfuhr
- Uhrzeit des Getränkekonsums
- Art und Menge der konsumierten Getränke
- Vermerk, ob die Miktion gesteuert war oder unwillkürlich

Toilettentraining

Grundlage ist das Miktionsprotokoll mit dem Ziel:

- Kontinenz wiederzuerlangen
- Inkontinenz zu verbessern
- Intervalle der Toilettengänge zu verlängern

Tab. 8.1 Formen der Inkontinenz

Inkontinenzformen	Ursachen	Symptome
Stressinkontinenz	Erschlaffung der Beckenbodenmuskulatur durch schwere Geburten, schwere körperliche Arbeit, Übergewicht, hormonelle Umstellungen	Tröpfeln bei Husten, Niesen, Lachen, Heben, Bücken
Dranginkontinenz	Übererregbarkeit der Blasenmuskulatur mit starkem Harndrang und spontanen Blasenentleerungen durch Blasenentzündungen, Tumoren, Steinleidenoder: Degeneration des zentralen Nervensystems, Demenz, Morbus Alzheimer, Medikamente (Diuretika, Schmerz- und Schlafmittel)	Blase entleert sich ganz oder sturzartig, spontan; Zwang zu häufiger Miktion
Überlaufinkontinenz	Einengung der Harnröhre, Vergrößerung der Prostata, Überdehnung der Blasenwand durch häufige Überfüllungen, neurogene Störungen, Diabetes mellitus; Nierenrückstau führt zu Nierenversagen, Urämie	Ständig abgehender tröpfelnder Urin, ständiger Harndrang, schwacher Harnstrahl, häufige Miktion, Pollakisurie
Reflexinkontinenz	Neurologische Erkrankungen am Rückenmark oder Gehirn, Multiple Sklerose, Parkinson-Syndrom, Tumoren	Harn geht unkontrolliert ab, Miktion nicht bewusst zu unterbrechen, fehlender Harndrang

Der Pflegebedürftige benötigt Unterstützung zu den Zeiten, in denen unfreiwillig Urin abging.

Anhand des Protokolls lässt sich nach einigen Tagen ein individuelles Miktionsprofil erkennen. Dieses verdeutlicht, zu welcher Tageszeit und unter welchen Bedingungen eine Inkontinenz auftritt. Ein Trainingsplan ist zu erstellen, der alle geplanten Toilettengänge auflistet. Der Pflegebedürftige wird aufgefordert, unabhängig vom Harndrang zu Beginn alle zwei Stunden die Toilette aufzusuchen. Dieser Zeitwert kann individuell angepasst werden. Nützlich ist dafür eine Stoppuhr mit „Countdown-Funktion" oder alternativ ein Wecker. In der Nacht sollte zumindest ein- oder zweimal die Toilette geplant aufgesucht werden. Ist der Pflegebedürftige zehn Tage hintereinander kontinent, wird das Intervall um jeweils eine 15 Minuten verlängert. Eine übereilte Ausweitung der Intervalle erhöht den Druck auf den Pflegebedürftigen und kann sich negativ auswirken.

Formen des Toilettentrainings

- zu festen Zeiten
- individuelle Zeiten
- angebotener Toilettengang
- individueller Toilettenplan

Angebotener Toilettengang

- Ziel: Kontinenzförderung
- Betroffener wird sensibilisiert zur Eigeninitiative
- Aufforderung und entsprechende Unterstützung zu regelmäßigen Zeiten
- positives Feedback und Anleitung zur Kontinenz

Vorteile von Toilettentraining

- wirksam bei Drang-, Belastungsinkontinenz, gemischte Formen,
- keine invasive Maßnahme
- hilfreich nach Entfernen eines Dauerkatheters

!

Für das Toilettentraining muss der Pflegebedürftige kooperativ sein, sonst ist es zum Scheitern verurteilt.

Blasentraining

- Trainieren des Füllvermögens der Harnblase
- vollständige Entleerung der Blase soll erreicht werden
- der Betroffene muss die Blase immer in sitzender Stellung entleeren
- lernen, plötzlich auftretenden Harndrang zu unterdrücken und besser zu beherrschen
- Zeitspannen zwischen Blasenentleerungen erhöhen
- Blasenkapazität erhöhen

!

Das Blasentraining ist für alte Menschen nicht immer geeignet. Es kann vorkommen, dass sie zwischendurch einnässen und durch Negativerlebnisse entmutigt werden.

Blasenklopftraining

- überwiegend bei Pflegebedürftigen nach hohen Querschnittslähmungen oder in der Rehabilitation nach Schlaganfall
- das Beklopfen der Blasengegend löst Schwingungen des Urins aus
- durch einen Reflex in der Blasenwand zieht sich diese zusammen
- es kommt zu einer vollständigen Blasenentleerung

Beckenbodentraining

- erfolgversprechend bei Stressinkontinenz (Belastungsinkontinenz)
- nach neuem Stand der Wissenschaft unterstützt das Beckenbodentraining auch die Kontinenz bei Dranginkontinenz, es behebt nicht die Ursache, kräftigt jedoch die Beckenbodenmuskulatur beim Mann und bei der Frau
- mit einfachen und speziellen gymnastischen Übungen werden die Bauchdecken- und die Beckenbodenmuskulatur gestärkt, der Blasenschließmuskels besser beeinflussbar

!

Einige der Übungen, z. B. das Anspannen der unteren Beckenbodenmuskulatur, können auch während anderer Tätigkeiten (z. B. Fernsehen) trainiert werden und nehmen wenig Zeit in Anspruch.

Eine Methode, die mit den Pflegebedürftigen geübt werden kann, ist folgende:

- den Beckenboden in Gedanken „Aufzug fahren lassen" d. h. aufrecht sitzen, die Sitzbeinhöcker spüren, sich die Beckenbodenmuskulatur vorstellen,

von der Symphyse zum Kreuzbein, z. B. als Korbgeflecht, das sich beim Anspannen nach innen wölbt. Die Beckenbodenmuskulatur anspannen und nach innen oben ziehen bis zum Bauchnabel, dann wieder langsam lösen und entspannen.
- anfangs spürt der Pflegebedürftige die Muskulatur ggf. kaum, bei regelmäßigem Üben stellen sich die Erfolge schon nach ca. 14 Tagen ein
- Erfahrungen haben gezeigt, dass diese Übung auch bei hochbetagten männlichen und weiblichen Pflegebedürftigen zu erfreulichen Erfolgen führt

Maßnahmen allgemein
- angemessene Flüssigkeitszufuhr
- Gewichtsreduktion
- Mobilisation
- Darmmanagement
- Förderung der Selbstständigkeit durch: Beleuchtung, Umgebungsfaktoren wie Weg zur Toilette, Hilfsmittel, griffbereite Kleidung – leicht zu öffnen („offene Hüftprotektoren"), Klettverschlüsse

Maßnahmen speziell
- Hilfsmittel
- Toilettentraining
- Beckenbodentraining
- Biofeedback
- Elektrostimulation
- Medikamente
- Operation

8

Anforderungen an Inkontinenzhilfsmittel
- unauffällig
- geruchsadsorbierend
- dicht gegen Gerüche und Geräusche
- sicherheitvermittelnd (Saug- und Speicherkapazität)
- Tragekomfort
- Folgeerkrankungen vermeiden helfen
- leichte Anwendung und Handhabung
- umweltverträgliche Herstellung und Entsorgung
- hautverträglich
- einfache Handhabung
- wirtschaftlich

Auswahlkriterien für Inkontinenzhilfsmittel
- Form und Schweregrad
- Ausscheidungsmenge
- kognitive Fähigkeit
- funktionelle Fähigkeit und Mobilität
- anatomische Voraussetzungen
- Hautverträglichkeit

Inkontinenzhilfsmittel
- aufsaugende Systeme (z. B. Vorlagen, geschlechtsspezifisch)
- ableitende Systeme (z. B. Kondomurinal)
- instrumentelle Harnableitung (Einmalkatheter, transurethraler Katheter, suprapubischer Katheter)

Beratung bei Inkontinenz
- Tabubereich Inkontinenz: sensibler Umgang mit dem Thema
- Diskretion, Verschwiegenheit, Einfühlungsvermögen
- Scham, Schuld, Angst, Abwehrhaltung
- Miteinbeziehen der Angehörigen nach vorheriger Zustimmung des Betroffenen
- Kondomurinalsysteme
- für Männer
- spezielle Kondomurinale (➤ Abb. 8.5) leiten den Urin über ein Ableitungssystem in einen Auffangbeutel
- täglich wechseln
- Kondomurinale selbsthaftend und aus hautfreundlichem Latex (nicht anwenden bei Latexallergie)
- für mobile und für bettlägerige Pflegebedürftige gleichermaßen anzuwenden

Blasenverweilkatheter
Als letzte Möglichkeit der Versorgung von Pflegebedürftigen mit Inkontinenz ist der Blasenverweilkatheter. Der Blasenkatheter wird über die Harnröhre in die Harnblase gelegt, so dass der Urin über ein Ableitungssystem abfließen kann (➤ Kap. 22).

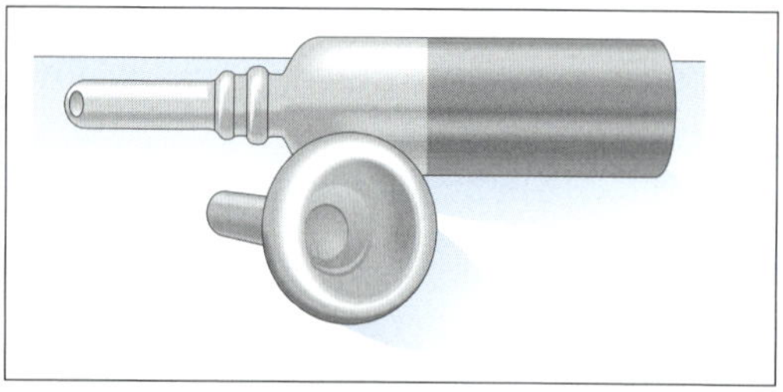

Abb. 8.5 Kondomurinal

Pflege bei Harninkontinenz

- Aufbau einer Vertrauensbasis
- Probleme des Pflegebedürftigen ernst nehmen und die Bedürfnisse akzeptieren
- Wahren der Intimsphäre und Diskretion
- Interesse für die Probleme signalisieren und Zeit für Gespräche lassen
- gezielte Fragen stellen
- mögliche Hilfestellungen besprechen und übernehmen
- Absprachen dokumentieren
- Angehörige nach Absprache mit dem Pflegebedürftigen in die Pflege einbeziehen (Toilettentraining)
- Mobilität weitgehend erhalten und fördern
- Intimpflege möglichst eigenständig vornehmen lassen
- Über Inkontinenzhilfsmittel beraten und mit auswählen lassen, Umgang damit trainieren
- Selbstständigkeit und Unabhängigkeit fördern
- in tägliche Aktivitäten einbeziehen
- am Alltag teilnehmen lassen

Fachsprache aus dem Expertenstandard übernehmen. Negativsprache wie „trockenlegen", „pampern", „wickeln", „Windeln" sind zu vermeiden.

Kontinenzfördernde Maßnahmen

- geeignete Raumtemperatur in der Toilette einstellen
- Toilette freundlich, hell gestalten, nicht als Abstellraum missbrauchen
- Hilfsmittel in Reichweite stellen
- leicht zu öffnende Kleidungsverschlüsse, wenig Knöpfe (➤ Kap. 6.4.2) bevorzugen
- bequeme, nicht einengende Kleidung
- wärmende Unterwäsche
- ausreichendes Trinkangebot zur Zystitisprophylaxe anbieten
- Toilettentraining
- Blasentraining
- Beckenbodentraining

Geschlossene Inkontinenzsysteme sind zum Kontinenztraining nicht geeignet, da der Pflegebedürftige sie schlecht öffnen und schließen kann.

!

Es steht eine große Auswahl von geeigneten Hilfsmitteln zur Verfügung. Je nach Schweregrad der Inkontinenz, Gesundheitszustand und Befinden muss die Auswahl der Inkontinenzprodukte aufgrund des Miktionsprotokolls immer wieder individuell überdacht, besprochen und angepasst werden. Durch die Einhaltung eines gemeinsam erarbeiteten Pflegeplans kann die Kontinenz gefördert und die Selbstständigkeit des Pflegebedürftigen unterstützt werden.

8.2 Beobachten der Stuhlausscheidung (Lernfeld 1.3)

Bei der Verdauung gelangt der Speisebrei vom Magen in den Dünndarm. Dort werden Fett, Eiweiße und Kohlenhydrate durch Enzyme aufgespalten und resorbiert. Der Inhalt wird dann in den Dickdarm weiter geschoben. Dem **Stuhl** wird Wasser entzogen, bis dieser zum Enddarm gelangt und ausgeschieden wird. Die Ausscheidungsprodukte des Darmes werden als **Fäces, Kot** oder **Exkrement** bezeichnet.

Zusammensetzung des Stuhls

Je nach Nahrungsaufnahme und -verwertung variiert die Zusammensetzung des Stuhls:
- etwa 75% Wasser
- 10% Abfallprodukte, unverdaute Nahrungsreste
- 7% abgeschliffene Darmepithelien, Salze, Schleim
- 8% Darmbakterien

Die Menge schwankt im Durchschnitt zwischen **125 und 300 Gramm** pro Tag.

8.2.1 Beobachten der Stuhlfarbe (Lernfeld 1.2)

Bei ausgeglichener Ernährung sieht der Stuhl hell- bis dunkelbraun aus.

Veränderungen der Stuhlfarbe

- sehr dunkel: Spinat, Heidelbeeren, Brombeeren
- schwarz: eisenhaltige Medikamente, Kohlepräparate
- schwarz-glänzend: Blutungen im Magen oder oberen Darmabschnitten (Teerstuhl)
- weiß-grau: Fehlen von Gallenfarbstoff bei Leber- und Gallenerkrankungen
- blutigrot: Blutungen im unteren Darmabschnitt, Tumoren, Divertikel
- aufgelagertes Blut: Hämorrhoidenblutungen
- Teerstuhl: Magenblutungen oder Blutungen im oberen Darmabschnitt

8.2.2 Beobachten des Geruchs (Lernfeld 1.2)

Der Geruch des Stuhls ist normalerweise säuerlich. Ändert sich aber ebenfalls durch die Nahrung.

Veränderungen des Geruchs

- sauer riechend, stinkender Gährungsstuhl: Kohlehydratdyspepsie (Verdauungsstörung)
- übel, nach faulen Eiern riechender Fäulnisstuhl: Eiweißdyspepsie

8

8.2.3 Beobachten von Konsistenz und Form (Lernfeld 1.2)

Der normale Stuhl ist je nach Ernährung geformt bis dickbreiig.

Veränderungen

- dünnflüssig bis breiig: Dünn- und Dickdarmerkrankungen
- erbsbreiartig: Typhus
- reiswasserähnlich: Cholera
- bleistift-, bandartig: Tumoren des Dick- und Mastdarms
- hart: Obstipation

8.2.4 Beobachten von Beimengungen (Lernfeld 1.2)

Entsprechend der Nahrungsaufnahme, Zerkleinerung, Verdauung oder Erkrankungen können unterschiedliche Beimengungen sichtbar werden. Unklare Stuhlbeimengungen sowie Blut im Stuhl müssen dem Arzt gezeigt werden.

Sichtbare Beimengungen

- **Blut** beigemengt oder aufgelagert: Alarmsignal für Erkrankungen des unteren Darmabschnitts
- **Schleim**: Entzündungen der Darmschleimhaut, z. B. bei Colitis ulzerosa
- **Eiter**: Colitis ulzerosa, Entzündungen des Darms, Abszesse
- **unverdaute Nahrungsmittel** wie ganze Leinsamen, Mandarinen
- verschluckte **Fremdkörper** wie Nadeln, Zähne, Obstkerne, Gräten, Nägel
- **Madenwürmer:** Bis zu zwölf Millimeter lange Parasiten, erzeugen starken Juckreiz am After, häufig viele in einem Knäuel
- **Spulwürmer:** Sind 10 bis 25 Zentimeter lang, regenwurmähnliches Aussehen, etwa bleistiftdick
- **Bandwürmer:** Bestehen aus Kopf und vielen Gliedern, zwischen zwei und zehn Meter lang. Im Stuhl meist nur die abgestoßenen weißen, flachen, fingernagelgroßen Glieder sichtbar

Mikroskopisch nachweisbare Beimengungen

- verstecktes Blut; okkultes Blut nachweisbar bei Magen-Darm-Krebs
- Wurmeier
- Bakterien, Viren, Pilze

Hämokult-Schnelltest

Bei der Suche nach verstecktem Blut zur Krebsvorsorge ist in der Altenpflege der Arzt meist auf die Hilfe des Pflegepersonals angewiesen.

!
Vor der ersten Stuhlprobe sollte der Pflegebedürftige drei Tage keine Fleischspeisen, keine Paprika und Südfrüchte essen.

- Entnahme jeweils zwei Proben von drei aufeinanderfolgenden Stühlen
- Entnahme von verschiedenen Stellen der Stuhlportion
- auf Testfläche auftragen
- alle drei Testkärtchen mit Namen des Pflegebedürftigen und dem Entnahmedatum versehen und ans Labor weitergeben
- oder zwei Teströhrchen mit Entnahme von zwei unterschiedlichen Stuhlabsetzungen

8.2.5 Beobachten von Ausscheidungsstörungen (Lernfeld 1.2)

Obstipation

Unter einer Obstipation (Verstopfung) versteht man die verzögerte Entleerung des eingedickten, harten und trockenen Stuhls.

Ursachen

- Bewegungsmangel
- unzureichende, einseitige oder falsche Ernährung z. B. zu wenig Ballaststoffe, Obst und Gemüse, zu viel Fett
- Flüssigkeitsmangel
- Hämorrhoiden oder Analeinrisse (Fissuren)
- organische Veränderungen am Darm, Ausstülpungen, Verengungen
- langjähriger Missbrauch von Abführmitteln mit Störung der Peristaltik
- Einnahme von Medikamenten wie Schmerz-, Beruhigungs-, flüssigkeitsausschwemmende Mittel, Medikamente mit Wirkung auf den Parasympathikus
- Stoffwechselstörungen wie Diabetes mellitus oder Schilddrüsenunterfunktion
- psychische Ursachen, z. B. Depression, fremde Toilette
- Querschnittslähmung oder Rückenmarkserkrankungen
- Erkrankungen des Nervensystems

Diarrhoe

Bei gestörter Stuhleindickung kommt es zu mehrfachem Absetzen von dünnflüssigem Stuhl (Durchfall). In schweren Fällen bis über zwanzigmal am Tag.

Ursachen

- Erkrankungen und Infektionen des Magen-Darm-Traktes
- falsche Ernährung, z. B. Diätfehler
- Nervosität oder psychische Erkrankungen (Angst)
- Essen von verdorbenen oder infizierten Speisen (z. B. Salmonellen)
- Nahrungsmittelvergiftungen durch Pilze und Toxine
- Darmentzündungen (Colitis ulzerosa)
- Fehlen von Verdauungssäften des Pankreas und/oder der Galle
- Schilddrüsenüberfunktion (Hyperthyreose)

Begleiterscheinungen

- Übelkeit, Appetitlosigkeit
- Bauchschmerzen, Darmkrämpfe, Blähungen
- schlechtes Allgemeinbefinden
- großer Durst durch Flüssigkeitsmangel
- Elektrolytverschiebungen

8.2.6 Stuhlinkontinenz (Lernfeld 1.3)

Bei der Stuhlinkontinenz führt die Erschlaffung des Afterschließmuskels zum Unvermögen, den Stuhlgang zurückzuhalten.

Ursachen

- neurologische Störungen, z. B. bei Demenz
- Tumoren im Enddarmbereich

- Lähmungen wie Querschnittslähmung, Schließmuskellähmung, nach Schlaganfall
- vorübergehend bei infektiösen Darmschleimhautentzündungen, wenn der Stuhlreiz stärker ist als das Schließmuskelvermögen

Pflege bei Stuhlinkontinenz

Wichtig ist dabei, den Pflegebedürftigen trotz des ständigen Stuhlabgangs weiter aktiv am Alltagsleben teilnehmen zu lassen. Unsicherheiten müssen abgebaut und das Selbstvertrauen gestärkt werden.
- Inkontinenzeinlagen
- sofortige gründliche Reinigung nach jeder Stuhlausscheidung
- sorgfältige Hautpflege im Bereich des Anus und Gesäßes
- Kontinenztraining durch regelmäßigen Toilettengang
- Analtampons

8.3 Beobachten von Ausfluss (Lernfeld 1.3)

Unter Ausfluss (Fluor vaginalis) versteht man den gesteigerten Sekretausfluss aus dem weiblichen Genitale.

Aussehen und Ursachen

- gelblich-weiß, „bröckelig“, brennend, stark juckend: Vaginale Entzündungen durch Candida albicans (Soorpilz)
- gelblich-grün, fadenziehend, übelriechend: Scheideninfektionen durch Trichomonaden
- wässrig: Infektion durch Streptokokken und Staphylokokken, Gonokokken, Kolibakterien
- eitrig: Gonorrhoe (Geschlechtserkrankung), Fremdkörper, Verletzung
- schleimig: Besonders häufig bei Diabetes mellitus
- bernsteingelb-eitrig mit schubweiser Entleerung: Tubenkarzinom
- blutig: Hormonelle Störungen, Fremdkörper, Verletzungen

Begleiterscheinungen

- Juckreiz im Genitalbereich
- Nässegefühl in der Scheide
- Brennen in der Scheide
- Wundsein im Genitalbereich

Pflege bei Ausfluss

Da die betroffenen Frauen häufig Angst haben, dass man ihren Ausfluss riechen kann, ist es wichtig, eine Vertrauensbasis aufzubauen und mit ihnen über diese Angst zu sprechen. Jeder Ausfluss muss von einem Arzt angesehen und mikroskopisch untersucht werden.
- Ausführen der ärztlichen Anordnungen
- sorgfältige Intimpflege; Genitale trocken halten
- Einmalwaschlappen verwenden
- parfüm- und seifenfreie Waschlotion verwenden
- häufiger Wäsche- und Bettwäschewechsel
- bei allen pflegerischen Tätigkeiten Handschuhe und Schutzkleidung tragen

8.4 Beobachten von Erbrechen (Lernfeld 1.3)

Das Erbrechen ist eine wichtige Schutzreaktion des Körpers. Dabei wird durch Zusammenziehen der Speiseröhre unter Mithilfe der Bauchpresse der Mageninhalt durch den Mund entleert. Die Steuerung des Vorgangs wird durch das **Brechzentrum** im verlängerten Rückenmark ausgelöst. Die **Häufigkeit** und **Menge** sind sehr unterschiedlich.

Ursachen

Habituelles Erbrechen	gewohnheitsmäßiges Erbrechen nach dem Essen (meist nur bei Säuglingen)
Nervöses Erbrechen	durch schaukelnde Bewegungen, Seekrankheit oder beim Auto oder Bus fahren und in Spannungssituationen wie Ärger, Angst, Aufregung

Gastrisches Erbrechen	nach dem Genuss von verdorbenen Lebensmitteln, bei Gastritis, Magengeschwüren, übermäßigem Lebensmittel- und Alkoholgenuss
Zerebrales-Erbrechen	bei Gehirnerschütterung, Schädelverletzungen, Anstieg des Hirninnendruckes, z. B. bei Tumoren, bei starken Schmerzen, Ekel, Vergiftungen als Nebenwirkung von Medikamenten wie Zytostatika, Morphinen, Opiaten
Organisch bedingtes Erbrechen	bei Herz- und Kreislauferkrankungen, z. B. nach Herzinfarkt, Erkrankungen des Magen-Darm-Traktes, Appendizitis, Gallenblasenerkrankungen, Darmverschluss, bei Stoffwechselerkrankungen, z. B. diabetische Entgleisung

Zeitpunkt des Erbrechens

Der Zeitpunkt des Erbrechens ist für die ärztliche Diagnostik von ausschlaggebender Bedeutung und muss deshalb genau beobachtet und dokumentiert werden. Besonders der Zusammenhang mit der Nahrungsaufnahme ist hierbei wichtig:

- erbricht der Pflegebedürftige gleich oder erst später nach dem Essen oder Trinken
- erbricht er nach allen Mahlzeiten, z. B. bei Gastritis
- nur auf bestimmte Speisen, z. B. bei Nahrungsmittel- oder Gewürzunverträglichkeit
- auf nüchternen Magen, z. B. bei Alkoholmissbrauch
- bestehen Vorzeichen wie Übelkeit, Völlegefühl, Bauchschmerzen, Würgen, verstärkter Speichelfluss

Farbe, Geruch, Beschaffenheit und Beimengungen

- zerkleinerte Nahrung und unverdaute Speisereste
- Speichel und Schleim bei Gastritis und nervösem Erbrechen
- hellrotes Blut bei Blutungen im oberen Magen-Darm-Trakt, z. B. Ösophagusvarizenblutungen
- kaffeesatzartige Beimengungen (geronnenes Blut) bei Magenblutungen
- grün bei leerem Magen, Abflussbehinderung unterhalb der Gallenwegseinmündung in den Zwölffingerdarm
- Kot bei Darmverschluss (Ileus) durch Verengung oder Verlegung

Starkes und andauerndes Erbrechen führt sehr schnell zur Verschiebung des Stoffwechselgleichgewichtes (Dehydration) und Elektrolytverschiebungen bis zu Herzrhythmusstörungen und im Extremfall zu Herzstillstand. Es entwickelt sich ein akutes Krankheitsbild, das schnelle ärztliche Hilfe erfordert.

Pflege bei Erbrechen

Durch die starke physische und psychische Belastung während des Erbrechens benötigt der kranke Mensch **Zuwendung, Hilfe und Unterstützung**.

Lagern

- Oberkörper hochlagern oder aufsitzen lassen
- Bewusstlose zur Seite drehen (stabile Seitenlage)
- bei bewusstseinsklaren, liegenden Pflegebedürftigen den Kopf halten und zur Seite drehen

Während des Erbrechens besteht die Gefahr der Aspiration (Einatmung) von Erbrochenem.

Material

- Nierenschale, Eimer oder Plastiktüte
- Taschentuch, Zellstoff, Handtuch
- Schutz der Kleidung und Bettwäsche
- Handschuhe für das Pflegepersonal

Vorgehen

- Zuwendung geben
- evtl. Zahnprothese entfernen
- zum gleichmäßigen, ruhigen Atmen anhalten
- Kopf beim Erbrechen stützen
- Auffanggefäß halten
- zwischendurch den Mund abwischen (lassen)
- beruhigen

Nach dem Erbrechen

- Erbrochenes beseitigen oder ggf. für den Arzt zum Begutachten aufheben
- Zähne und Zahnprothesen reinigen und Mund ausspülen (lassen)
- Gesicht und Hände abwaschen (lassen)
- bei Bedarf Bettwäsche und/oder Kleidung wechseln
- Zimmer lüften
- je nach Befinden baldmöglichst den Flüssigkeitshaushalt ausgleichen
- Dokumentation von Uhrzeit, Menge, Beschaffenheit, Aussehen, Beimengungen und Arztinformation

8.5 Beobachten von Schweiß (Lernfeld 1.3)

Schweiß (Sudor) ist ein klares, farbloses Sekret der Schweißdrüsen des Unterhautfettgewebes (Subkutis), die sich am ganzen Körper befinden. Schweiß entsteht immer (500 ml/Tag), vermehrt bei körperlicher Arbeit, erhöhter Außentemperatur, Angst und Anstrengung.

Schweiß verdunstet durch die Außentemperatur oder durch die Luftbewegung, dadurch kommt es zu einer Absenkung der Körpertemperatur (➤ Kap. 9). Der Mensch empfindet diesen Vorgang als Kühlung, man spricht von **Verdunstungskälte**.

Schweißzentren

Besonders viele Schweißdrüsen befinden sich im Unterhautfettgewebe:
- Handinnenflächen
- Fußsohlen
- Achselhöhlen
- Stirn
- Nasenrücken
- Oberlippe
- entlang der Wirbelsäule

Aufgaben der Schweißdrüsen

- ständig Schweiß abzusondern
- regulieren der Körpertemperatur
- ausscheiden von Stoffwechselprodukten
- gemeinsam mit dem Hauttalg bildet der Schweiß den Säuremantel der Hautoberfläche (hemmt das Keimwachstum)

Zusammensetzung von Schweiß

- 99% Wasser
- Kochsalz, Harnsäure, Harnstoff, Ammoniak
- Milch- und Fettsäuren
- Duftstoffe

8.5.1 Beobachten von veränderter Schweißproduktion (Lernfeld 1.2)

Verstärkte Absonderung von Schweiß

Die verstärkte Schweißabsonderung (Schwitzen, Transpiration, **Hyperhidrosis**) findet meist statt bei
- großer körperlicher Anstrengung, Angst oder Erregung
- vermehrter Muskelarbeit z. B. beim Sport oder schwerer körperlicher Arbeit
- hohen Temperaturen im Sommer oder auch in Räumen
- Fettsucht (Adipositas)
- schnellem Fieberabfall (➤ Kap. 9.2.2)
- Einnahme von bestimmten Medikamenten, z. B. kortikoid- oder salizylhaltiger Wirkstoffe
- Störung des ZNS (Zentrales Nervensystem), z. B. nach Schädel-Hirn-Trauma

Vermehrte Schweißproduktion besonders nachts bei
- Tuberkulose
- Schilddrüsenüberfunktion
- Störung der Nierenfunktion
- chronische Entzündungen
- Tumoren

Verminderte Schweißproduktion

Eine verminderte Schweißproduktion (**Hypohidrosis**) kann verursacht sein durch
- Verlegung der Schweißdrüsengänge durch Ekzeme oder Schuppenflechte
- Schilddrüsenunterfunktion

- nach der Verabreichung von Atropin
- feuchtwarme Witterung, wenn kein Schweiß verdunsten kann

8.5.2 Beurteilen der Schweißbildung (Lernfeld 1.2)

Zeitpunkt

- starkes Schwitzen vor, während oder nach einer bestimmten Tätigkeit
- Begleiterscheinungen wie Zittern oder Schwächegefühl
- Nachtschweiß

Beschaffenheit

- warm und großperlig: Große Hitze, Fieber, Störungen des ZNS, nach der Aufnahme von heißen Speisen und Getränken
- kalt, klebrig, kleinperlig: Schock, Ohnmacht, Unterzucker, Lungenödem

Ort

- lokal begrenztes Schwitzen wie auf der Stirn als Angstschweiß
- auf der Stirn, der Oberlippe, sich bis über das ganze Gesicht ausbreitend, schnell lokalisierbar
- in den Achselhöhlen, auf dem Rücken
- an den Händen, Füßen bei psychischen Ursachen
- das Schwitzen einer Körperhälfte **(Hemihyperdrosis)** wie bei Pflegebedürftigen mit Schlaganfall

Schweißmenge

Die Schweißmenge kann nicht in Millilitern angegeben werden. Hinweise gibt der **Nässezustand** von Kleidungsstücken, Bettwäsche, Handtüchern (schweißgetränkte Teile abwiegen).

Geruch

Frischer Schweiß riecht leicht säuerlich, aber nicht unangenehm. Durch die Beimischung von Duftstoffen der Genital- oder Analregion, sogenannte Geschlechtsdüfte, entsteht ein individueller Schweißgeruch.

Unangenehmer Schweißgeruch entsteht durch

- bakterielle Schweißzersetzung an schlecht belüfteten Körperstellen und Kleidungsstücken
- mangelhafte Körperpflege
- wo Haut auf Haut liegt, z. B. bei adipösen Menschen oder bei Kontrakturhaltung
- Aromastoffe durch die Nahrung, z. B. Knoblauchgeruch
- Absonderungen von Giftstoffen (Urämie) oder aus Medikamenten

Pflege bei übermäßiger Schweißproduktion

Der Pflegebedürftige fühlt sich wohl, wenn er bei Schweißausbrüchen individuelle Körperpflege erfährt:

- Schweiß abwischen
- vor Abkühlung und Zugluft schützen
- bei Bedarf Wäschewechsel, Baumwollwäsche bevorzugen
- häufige Körperwaschung und Körperpflege
- Ausgleich des Flüssigkeitsverlustes
- Dekubitus- und Intertrigoprophylaxe (➤ Kap. 5.7.1 und 5.7.8)
- schweißreduzierende Ganzkörperwaschung (➤ Kap. 6.3.2)

8.6 Beobachten von Husten und Sputum (Lernfeld 1.2)

8.6.1 Husten (Lernfeld 1.2)

Durch Reizung des Flimmerepithels der Bronchialschleimhaut kommt es zum krampfhaften Zusammenziehen des Brustkorbs mit teils heftiger Ausatembewegung. Dabei werden Sekretansammlungen oder Fremdkörper explosionsartig nach oben befördert.

Trockener Husten

- keine Sekretentleerung, auch **Reizhusten** genannt
- überwiegend bei Rauchern, bei Kehlkopferkrankungen und Rippenfellentzündungen
- bei beginnender Bronchitis oder Linksherzinsuffizienz mit Lungenrückstau

Produktiver Husten

- Husten mit Sekretentleerung
- abhusten von angesammeltem Staub, Schleimhautzellen, Schleim, Blut und anderen Substanzen

8.6.2 Sputum (Lernfeld 1.2)

Vermehrtes Sputum (**Auswurf, Expektoration**) bildet sich bei Infektionen der Atemwege. Reizstoffe wie Rauch, Staub, Umweltgifte können ebenfalls zu einer vermehrten Sputumproduktion anregen. Die Sekrete der Bronchial-, Mund- und Rachenschleimhaut sowie der Nebenhöhlen werden normalerweise unbemerkt verschluckt. Erst bei einer vermehrten Produktion und Ansammlung werden sie als Sputum durch Husten nach außen befördert.

Die Beobachtung des Sputums hilft, rechtzeitig Atemwegserkrankungen festzustellen und vorzubeugen. Dabei beachtet man **Beschaffenheit, Menge und Geruch**.

Beschaffenheit

- schleimig, durchscheinend: Leichte Atemwegserkrankungen
- zäh, schleimig, glasig: Asthma bronchiale
- eitrig bis gelblichgrün: Infektionen der Luftwege
- schaumig, hellrot: Lungenödem, die eingeatmete Luft vermischt sich mit der Flüssigkeit in den Lungenbläschen
- blutig: Lungenkrebs, Geschwüre, Abszesse, Tuberkulose (Tbc) und schwere Lungenerkrankungen

Menge

- verschieden, von wenig bis zur „mundvollen" Expektoration, bei schweren Lungenerkrankungen bis zu einem Liter pro Tag und mehr

Geruch

- unauffällig bis übelriechend, z. B. bei Lungenkrebs, Eiteransammlungen

Pflege bei Sputumabgang

➤ Kap. 5.7.4

> Sputum ist grundsätzlich als infektiös zu behandeln. Aus Sicherheitsgründen sind deshalb beim Umgang damit immer Handschuhe zu tragen.

- Sputumbecher mit Deckel bereitstellen
- Hilfe bei der Lagerung
- aufsetzen lassen und Rücken massieren
- Anleiten zu Atemübungen und Atemgymnastik (➤ Kap. 10.2)
- Inhalationen (➤ Kap. 25)
- Mundpflege nach dem Auswurf (➤ Kap. 6.3.10)
- atemstimulierende Einreibungen (➤ Kap. 10.2.5)
- Sekretentleerung unterstützen (➤ Kap. 10.2.4)

> Eine Erleichterung zum Sammeln des Sputums bietet der Einsatz eines mit etwas Desinfektionsmittel gefüllten Joghurtbechers, der in einem Sputumbecher steht. Dieser wird nach Gebrauch zusammen mit dem Sputum im Restmüll entsorgt (nicht in den Plastikmüll geben).

KAPITEL

9 Regulieren der Körpertemperatur (Lernfeld 1.2)

Der Mensch ist wärme- und kälteempfindlich. Der Organismus ist jedoch in gewissem Umfang in der Lage, selbst bei extremen Temperaturveränderungen der Umgebung, die **Körperkerntemperatur** (um 37 °C) ziemlich konstant zu halten. Diese Temperaturregulierung geschieht über das Temperaturzentrum im zentralen Nervensystem (**Hypothalamus**).

Bei kühleren Außentemperaturen reagiert der Körper mit **Muskelkontraktionen** (Zittern). Die Blutgefäße und die Hautporen verengen sich (die Haut wird blass), es entsteht die sogenannte **„Gänsehaut"**. Die dadurch bedingte vermehrte Muskelarbeit erwärmt wiederum die Muskulatur, was den Menschen vor Auskühlung schützt.

Der Körper des Menschen ist so in der Lage, seine Körpertemperatur durch unterschiedliche Mechanismen auszugleichen.

Die Wärmebildung reguliert der Körper durch

- Erhöhen des Grundumsatzes und der Nahrungsaufnahme
- Muskelzittern, Frieren, Schütteln, Zähneklappern
- Gefäßverengungen und Vermindern der Durchblutung

Bei hoher Außentemperatur erhöht sich die Temperatur des Körpers. Dieser reagiert mit **Schweißabsonderung** und **Gefäßerweiterung** (gut durchblutete Haut). Durch die Außentemperatur oder die Umgebungsluft verdunstet der Schweiß und die dabei entstehende **Verdunstungskälte** kühlt den Körper ab und schützt ihn so vor Überhitzung.

Die Wärmeabgabe reguliert der Körper durch

- vermehrtes Schwitzen
- Ruhigstellen der Muskulatur
- gesteigerte Hautdurchblutung
- schnelleren Atemrhythmus

Durch geeignete Kleiderauswahl ist der gesunde Mensch zusätzlich in der Lage, sich der Umgebungstemperatur und dem individuellen Wärmeempfinden anzupassen. Zwischenmenschliche Beziehungen und das Leben in der Gemeinschaft wirken außerdem für viele alte Menschen entspannend und sorgen somit für ein **inneres Wärmegefühl**.

Die Temperatur an der **Körperoberfläche** unterscheidet sich von der im Körperinnern.

An der Körperoberfläche befinden sich unterschiedliche Temperaturzonen. So erhöht sich die Oberflächentemperatur von den Extremitäten in Richtung Körpermittelpunkt. Die höchsten Hauttemperaturen finden sich in Körperregionen, bei denen Haut auf Haut liegt.

Schwankungen der Körpertemperatur werden auch durch **körperlich bedingte Faktoren** verursacht:

- Schädigung des Wärmeregulationszentrums im Gehirn bei Schädel- und Hirnerkrankungen, z. B. nach Schädelfrakturen
- Angst, Stress, Aufregung, psychogene Anfällen
- physische Belastungen bei der Arbeit
- Tag- und Nachtschwankungen (➤ Kap. 4.1)

Bei älteren Menschen ist durch die reduzierten Körperfunktionen und die oftmals geringere Muskelmasse der Grundumsatz meist erniedrigt und deshalb die Wärmebildung verringert. Zusätzlich ist die Mobilität eingeschränkt und somit die Muskelarbeit verringert. Aus diesen Gründen ist erklärbar, warum **alte Menschen** oft **schneller frieren als jüngere**.

9.1 Beobachten der Körpertemperatur (Lernfeld 1.2)

Die Körpertemperatur kann mit einem Thermometer gemessen werden.

9.1.1 Thermometerarten

Maximalthermometer

- Glaskörper mit einer luftleeren Kapillarröhre
- auf dem Glaskörper ist eine Skala aufgebracht, die in Zehntelgrade von 35 °C bis 42 °C unterteilt ist
- am unteren Ende der Kapillarröhre befindet sich das Flüssigkeitsdepot, das mit Quecksilber oder einer anderen chemischen Flüssigkeit gefüllt ist
- durch Erwärmung dehnt sich die Flüssigkeit aus und steigt in der Kapillarröhre nach oben
- sobald sie ihren höchsten Stand anzeigt, ist die Körpertemperatur abzulesen (nach mindestens acht Minuten)

!

Das Rektalthermometer ist ein Maximalthermometer mit einer kugelförmigen Thermometerspitze.

Sublingualthermometer

- Spezialthermometer für die Temperaturmessung im Mund, unter der Zunge
- funktioniert wie ein Maximalthermometer
- besteht aus einem dreieckigen Glasstäbchen mit einem Flüssigkeitsdepot und einem Griffstück

Digitalthermometer

Dieses Thermometer hat den Vorteil, dass es nicht abbrechen und somit kein Quecksilber freigesetzt werden kann.

- das Digitalthermometer (➤ Abb. 9.1) registriert über einen in der Spitze angebrachten Sensor die Temperatur
- mit einem akustischen und/oder optischen Signal wird das Messende angezeigt
- die Messung ist nach zwei bis zehn Minuten beendet
- durch einen Knopfdruck wird das Messergebnis gespeichert oder gelöscht

Ohrthermometer

- Temperaturmessung im Gehörgang
- das Ohrthermometer arbeitet wie das Digitalthermometer
- besonders für Kinder oder sehr unruhige Personen geeignet, da die Messung nur wenige Sekunden dauert
- das Ende der Messung wird meist akustisch angezeigt
- um Infektionen zu vermeiden ist bei jeder Messung ein neuer Messaufsatz zu verwenden
- umstrittene Messmethode, da durch Ohren-, Nasen-, Mund- oder Rachenraumentzündungen die Ergebnisse verfälscht sein können

Stirnthermometer

- funktioniert wie ein Ohrthermometer als Digitalthermometer
- Stirn muss vorher gut getrocknet werden

Umgang mit Fieberthermometern

- vor jedem Messen Quecksilberstand kontrollieren
- nach jedem Gebrauch desinfizieren
- unter kaltem Wasser reinigen
- Quecksilber ins Depot zurückschütteln
- Digitalthermometer mit Flächendesinfektionsmittel abwischen
- Thermometer aus hygienischen Gründen nur mit gefetteter Einmalschutzhülle (➤ Abb. 9.2) benutzen

Unruhige, desorientierte Personen und Kinder beim Messen nie alleine lassen.

9.1.2 Messmethoden (Lernfeld 1.2)

Die Körpertemperatur wird an verschiedenen Körperstellen gemessen.

Axillare Körpertemperatur

- Thermometer mit der Spitze in die Mitte der Achselhöhle legen
- Thermometerspitze muss von der Achselhöhle umschlossen sein

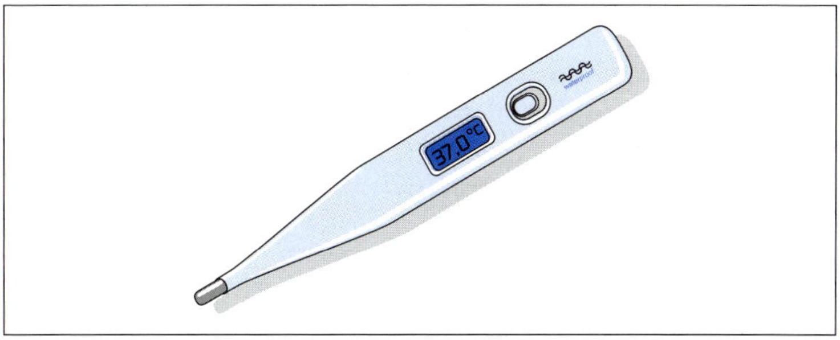

Abb. 9.1 Digitalthermometer

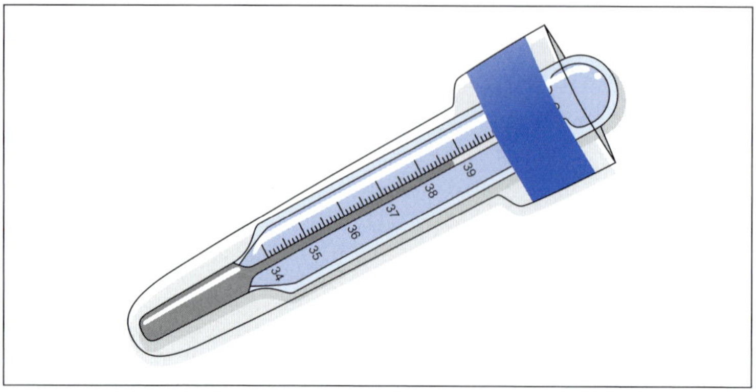

Abb. 9.2 Thermometer mit Einmalschutzhülle

- die Messung dauert acht bis zehn Minuten, da sie ansonsten ungenau ist

!
Die Achselhöhle vor dem Messen abtrocknen, damit durch bestehende Verdunstungskälte keine falschen Werte entstehen.

Rektale Körpertemperatur

- Thermometer mit einer Schutzhülle versehen
- etwa zwei Zentimeter tief in den Enddarm einführen
- bei Hämorrhoiden ist das Thermometer besonders vorsichtig einzuführen, damit keine Blutungen und Schmerzen entstehen

Die rektale Körpertemperatur wird in der Intensivpflege häufig kontinuierlich mit einer elektronischen rektalen Messsonde überwacht.

!
Zum besseren Gleiten ist der After oder die Thermometerspitze mit etwas Vaseline einzufetten.

Sublinguales Messen

- Spitze des Spezialthermometers auf den Mundboden unter die Zunge legen
- die Lippen müssen geschlossen bleiben
- die Messung dauert etwa fünf Minuten
- während der Messung sollte der Pflegebedürftige nicht sprechen

!
Diese Methode ist nicht für Kinder, unruhige und desorientierte Personen geeignet, da die Gefahr besteht, dass sie die Thermometerspitze abbeißen oder abbrechen.

9.2 Fieber (Lernfeld 1.2)

Mögliche Ursachen

- bakterielle oder virale Infektionen
- psychische Faktoren wie Anspannung oder Aufregung
- Erkrankungen des Gehirns, z. B. zentrales Fieber bei Hirntumoren
- Resorption körpereigener Eiweißkörper bei großen Blutergüssen, Nekrosen oder nach großen Operationen (Resorptionsfieber)
- Reaktion bei Allergien
- Wärmestau (Hitzschlag)

In der Altenpflege sollte die Messung der Körpertemperatur nur erfolgen, wenn der Pflegebedürftige dies wünscht, Fieberzeichen äußert, Fiebersymptome erkennbar sind oder Fieber vermutet wird.

Fieberzeichen

Objektive Fieberzeichen

- erhöhte Pulsfrequenz
- beschleunigte Atmung durch erhöhten Stoffwechsel und vermehrtem Sauerstoffbedarf
- Frösteln und blasse Extremitäten
- Gesichtsrötung und heiße Hauttemperatur
- starke Schweißbildung
- belegte, trockene Zunge
- Obstipation durch Flüssigkeitsentzug
- Unruhe und Schlaflosigkeit
- reduzierte Urinausscheidung

Tab. 9.1 Bezeichnung der Körpertemperaturen

Bezeichnung	Körpertemperatur
Untertemperatur	unter 36,5 °C
normale Temperatur	36,5 bis 37,4 °C
subfebrile Temperatur	37,5 bis 38,0 °C
mäßiges Fieber	38,1 bis 39,0 °C
hohes Fieber	39,1 bis 41,0 °C
Sehr hohes Fieber	über 41,0 °C

- Muskelzittern, Zähneklappern, Schüttelfrost
- Fieberdelirium, Phantasieren, Bewusstseinseintrübung

Subjektive Fieberzeichen
- Kopf- und Gliederschmerzen
- abwechselndes Wärme- und Kältegefühl
- Durst
- Müdigkeit, Schwäche
- Appetitlosigkeit
- allgemeines, undefinierbares Krankheitsgefühl

Die Körpertemperatur erhält, je nach gemessener Gradzahl, eine besondere Bezeichnung, die aus ➤ Tabelle 9.1 ersichtlich ist.

9.2.1 Fieberarten (Lernfeld 1.2)

Je nach Verlauf der Körpertemperatur bezeichnet man das Fieber unterschiedlich (➤ Abb. 9.3).

Kontinuierliches Fieber	Temperaturschwankungen bis 1 °C in 24 Stunden (z. B. bei Pneumonie)
Remittierendes Fieber	Temperaturschwankungen bis 2 °C in 24 Stunden (z. B. bei Lungentuberkulose)
Intermittierendes Fieber	immer wieder ansteigendes Fieber, das zwischendurch Normwerte aufweist (bei Sepsis)
Rekurrierendes Fieber (Dromedertyp)	Temperaturschwankungen über 2 °C in 24 Stunden, fieberfreie Zeit und Fieberanfall wechseln ab (z. B. bei Tropenkrankheiten wie Malaria)

9.2.2 Fieberverlauf mit Schüttelfrost (Lernfeld 1.2)

Bei einem schnellen Fieberanstieg kommt es häufig zu **Schüttelfrost** (Frieren, Zähneklappern, Muskelzittern). Dieser entsteht z. B. durch die Überschwemmung des Blutes mit Toxinen und verläuft in der Regel in vier aufeinanderfolgenden Stadien (➤ Tab. 9.2).

9.2.3 Pflege bei Fieber (Lernfeld 1.3)

Pflegebedürftige mit Fieber benötigen **kontinuierliche Beobachtung** und **Unterstützung bei der Temperaturregulierung.** Eine nahtlose Dokumentation ist für die Beobachtung des Krankheitsverlaufs und des Heilungsprozesses wichtig.

Je nach Fieberstadium konzentriert sich die Unterstützung auf die **Wärmezufuhr** oder den **Wärmeentzug**.

Fiebersenkung

- Wadenwickel, nur bei heißen Waden und nach ärztlicher Anordnung (➤ Kap. 9.4.1)
- fiebersenkende Ganzkörperwaschungen (z. B. mit Pfefferminztee, ➤ Kap. 6.3.2)
- viel Flüssigkeit anbieten (Lindenblütentee wirkt fiebersenkend)
- Ernährung leicht verdaulich, fettarm und eiweißreich

9.2.4 Pflege bei Fieber mit Schüttelfrost (Lernfeld 1.3)

Die Pflege ist vom entsprechenden Fieberstadium abhängig.

Stadium 1
- vor Zugluft schützen, Fenster schließen
- evtl. Zimmertemperatur erhöhen auf etwa 22 °C
- Bett anwärmen
- Pflegebedürftigen mit angewärmten Decken eng einschlagen
- warme Getränke anbieten
- Wärmflasche auflegen

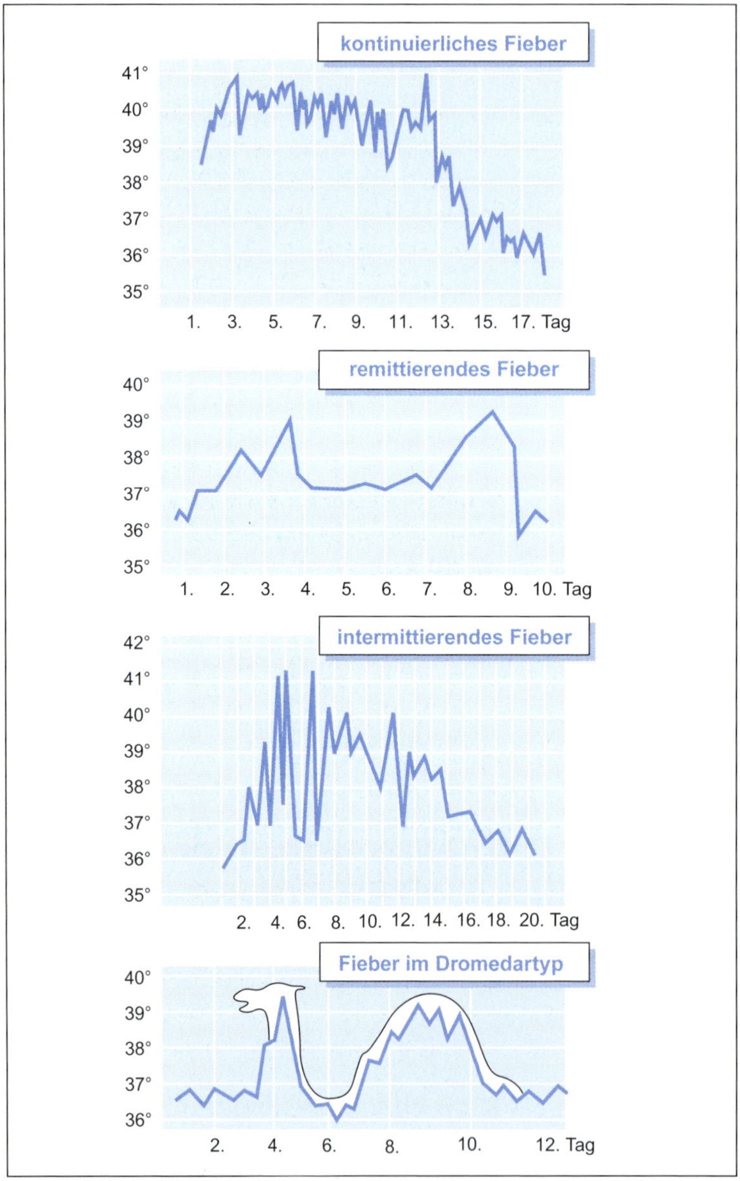

Abb. 9.3 Fieberformen

Tab. 9.2 Fieberstadien

Stadium	Symptome
Stadium 1	**Rascher Fieberanstieg**, verbunden mit Schüttelfrost. Der Pflegebedürftige ist blass, der Puls schnell (tachykard) und hart.
Stadium 2	**Höchste Fieberhöhe**, der Schüttelfrost hört auf, die Temperatur kann gemessen werden. Der Pflegebedürftige hat Durst, ist unruhig und ängstlich.
Stadium 3	**Fieberabfall**, meist mit starkem Schweißausbruch verbunden. Die Körpertemperatur fällt langsam (**Lysis**) oder schnell innerhalb von 24 Stunden (**Krisis**) ab.
Stadium 4	**Regeneration** (Erholung), der Körper erholt sich von der Belastung. Meist schläft der Pflegebedürftige und benötigt viel Ruhe.

- Pflegebedürftiger benötigt **Zuwendung**
- Arzt benachrichtigen
- evtl. bei der Blutabnahme zum Erregernachweis assistieren

Stadium 2
- alle Wärmespender entfernen
- Kontrolle und Dokumentation der Vitalzeichen und Körpertemperatur
- kühlende (keine eiskalten) Getränke wie Lindenblütentee anbieten
- fiebersenkende Ganzkörperwaschung (➤ Kap. 6.3.2.)
- Hautpflege und Intertrigoprophylaxe (➤ Kap. 5.7.8)
- Zimmertemperatur auf 17 °C bis 19 °C senken
- leichte Kleidung und Zudecke
- Wadenwickel nach ärztlicher Verordnung bei heißen Waden (➤ Kap. 9.4.1)

Stadium 3
- weiterhin Kontrolle und Dokumentation der Vitalzeichen und Körpertemperatur
- Getränke wie Früchtetee, Fruchtsäfte, Mineralwasser anbieten
- Ganz- oder Teilkörperwaschungen
- bei Bedarf Kleidung und Bettwäsche wechseln

Stadium 4
- Ruhephasen ermöglichen
- Krankenbeobachtung halbstündlich bis stündlich
- Pflegebedürftigen bei den individuellen Bedürfnissen unterstützen
- langsame Mobilisation
- kohlenhydrat- und eiweißreiche, leicht verdauliche Nahrung
- Flüssigkeitshaushalt ausgleichen

9.3 Untertemperatur (Lernfeld 1.2)

Ursachen

Zu Unterkühlungen bei älteren Menschen kommt es meist durch:

- anhaltende bzw. langzeitige Kälteeinwirkung, z. B. durch ungenügende Kleidung oder ungenügende Wärme im Wohnraum
- verlangsamten Stoffwechsel, z. B. Schilddrüsenunterfunktion, Unterernährung
- Wirkung von Alkohol und Medikamente wie Beruhigungsmittel oder Neuroleptika
- Störungen im Wärmeregulationszentrum (Hypothalamus) des Gehirns

Pflege bei Untertemperatur

- langsame Erwärmung, nicht mehr als 0,5 °C in der Stunde
- alle zehn Minuten Kontrolle der Vitalzeichen
- Raumtemperatur bei 25 °C bis 30 °C
- in Decken oder wärmereflektierende Folien einwickeln
- warme Getränke anbieten
- evtl. Erfrierungen steril abdecken und zur langsamen Erwärmung in Watte einpacken
- bei Bedarf Notarzt benachrichtigen zur intensivmedizinischen Versorgung

9.4 Physikalische Therapie (Lernfeld 1.5)

Unter physikalischer Therapie versteht man alle Maßnahmen, bei denen physikalische Faktoren wie Wasser, Wärme, Bewegung auf den Körper einwirken. Die bekanntesten Therapien sind die Wasseranwendungen (**Hydrotherapie**) nach **Sebastian Kneipp** (1821 bis 1897). Als Pfarrer in Bad Wörishofen hatte er mit Kaltwasserkuren, Anwendungen von (meist) kalten Wassergüssen, körperlicher Betätigung, Barfußgehen und Wassertreten Heilerfolge besonders bei Kreislauf-, Haut- und Stoffwechselerkrankungen. Die Kneipp-Anwendungen dienen der Kräftigung von Herz und Kreislauf.

Bei der physikalischen Therapie wirken mehrere Heilfaktoren auf den Körper des Menschen.

- **trockene Wärme**: Bewirkt eine Gefäßerweiterung, Erwärmung und örtliche Stoffwechselerhöhung

- **feuchte Wärme**: Vermindert die Schweißverdunstung, dadurch intensivere Tiefenwirkung der Wärme
- **anhaltende Kälte**: Bewirkt eine Gefäßengstellung, Wärmeentzug und verlangsamten Stoffwechsel
- **kurzzeitige Kälte**: Bewirkt eine Gefäßengstellung mit nachfolgend verstärkter Durchblutung, eignet sich deshalb zur örtlichen Schmerzbehandlung

9.4.1 Anwendung von Kälte (Lernfeld 1.5)

Kälte verengt die Blutgefäße, und der Stoffwechsel wird im behandelten Gebiet herabgesetzt. Kälte setzt man zur örtlichen Anästhesie ein (z. B. beim Vereisen), bei akuten Entzündungen wird der entsprechenden Region Wärme entzogen.

!

Bei chronischer Arthritis wirkt Kälte kurzzeitig schmerzlindernd, die Anwendung ist daher vor der Bewegungstherapie günstig.

Grundsätzlich keine Anwendung von Kälte bei chronischen Entzündungsprozessen.

Wadenwickel

Wadenwickel sollten nur nach ärztlicher Anordnung bei einer Temperatur über 39 °C angelegt werden. Durch den kalt-feuchten Umschlag wird dem Körper durch Verdunstung Wärme entzogen. Deshalb ist es wichtig, vorher die **Durchblutung der Beine** zu kontrollieren.

Keine Wadenwickel bei
- kalten Waden
- Kreislaufstörungen
- Durchblutungsstörungen

Vorbereitung des Materials

- zwei Leinen- oder Baumwolltücher
- evtl. zwei Zwischentücher aus Baumwolle
- zwei Hand- oder Wolltücher
- Gummituch als Bettschutz
- Schüssel mit Wasser, etwa 30 °C bzw. einige Grade unter der Körpertemperatur
- evtl. Zugabe von Zitrone oder Essig

Vorgehen

- Pflegebedürftigen informieren
- Unterschenkel aufdecken
- Hautdurchblutung kontrollieren
- wärmende Socken anziehen
- Bettschutz einlegen
- Baumwolltücher im kalten Wasser auswringen, sie dürfen nicht mehr tropfen
- kalte Wickel um die Unterschenkel legen, es dürfen keine Falten entstehen
- die trockenen Tücher darüber legen, sie müssen gut abschließen (> Abb. 9.4)
- beide Unterschenkel gleichzeitig behandeln
- nach etwa acht bis zehn Minuten Wadenwickel, bevor sie warm sind, erneuern
- Kontrolle der Körpertemperatur (Körpertemperatur soll nicht mehr als um ein Grad absinken)
- zwischendurch **Kontrolle der Vitalzeichen**
- Dokumentation der laufenden Beobachtungen und Veränderungen

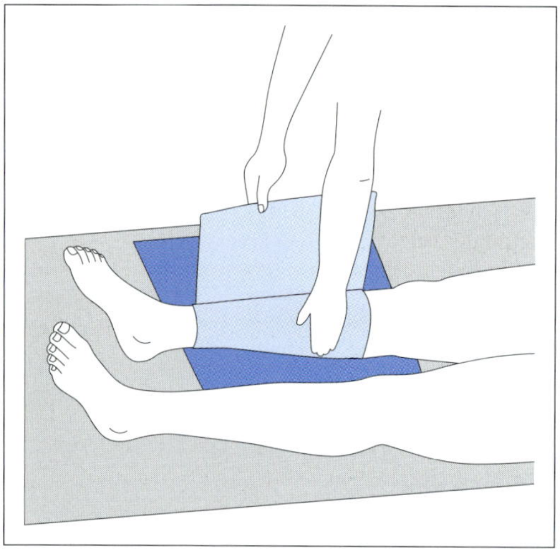

Abb. 9.4 Wadenwickel

9

Bei Unwohlsein und kalten Beinen Wadenwickel sofort entfernen.

!

Kühlelemente in der Leiste können kurzzeitig zur Fiebersenkung beitragen. Bei längerer Anwendung verengen sich die Blutgefäße und die Behandlung ist unwirksam.

Kältespender

Eisbeutel

- Eisbeutel passen sich gut den Körperformen an
- feste Gummi- oder Plastikbeutel mit zerkleinertem Eis füllen
- Beutel in ein dicht verschließbares und trockenes Tuch hüllen
- sobald die Eisstückchen geschmolzen sind, Beutel erneuern

Kühlelemente

- Kühlelemente speichern Kälte über längere Zeit
- im Handel sind Fertigelemente mit Gel-Füllung erhältlich
- im Gefrierfach lagern
- Kühlelemente erreichen nach drei Stunden eine Temperatur von −25 °C
- Anwendungstemperatur beträgt −4 °C bis −8 °C
- Kühlelemente sind so elastisch, dass sie sich den Körperformen anpassen lassen
- auswechseln, sobald sie weich sind und der Kälteeffekt nachlässt
- Kühlelemente nach Gebrauch außen reinigen und desinfizieren

Kühlelement nicht direkt auf die Haut aufbringen, sondern immer in ein Tuch einhüllen.

9.4.2 Anwendung von Wärme (Lernfeld 1.5)

Eigenschaften der Wärme

- Wärme erweitert die Gefäße, auch in tieferen Gewebeschichten, der Blutdruck sinkt
- der Stoffwechsel wird örtlich angeregt und Heilungsprozesse bei Entzündungen beschleunigt
- die Sensibilität erhöht sich im behandelten Gebiet
- trockene Wärme ist angenehmer als feuchte Wärme
- entspannt die Muskulatur
- sorgt für Wohlbefinden

Zu lange und zu intensive Wärmeanwendung kann das Gewebe schädigen oder zerstören.

Wärmespender

Gummibettflasche

- eignet sich gut zum Auflegen, da sie formbar ist
- nur zur Hälfte mit heißem Wasser füllen und die restliche Luft herausdrücken
- auf Dichtheit prüfen

!

Die Gummibettflasche immer in einen Bezug einhüllen, da bei direktem Hautkontakt die Gefahr der Verbrennung besteht.

Nicht anwenden nach Schlaganfall, bei Sensibilitätsstörungen und Bewusstlosen, da die Sensibilität der Temperaturrezeptoren teilweise oder ganz gestört sein kann (Verbrennungsgefahr).

Heizkissen und -decken

- eignen sich gut zum Bettanwärmen
- Pflegebedürftigen nie unbeaufsichtigt lassen

Nässe, auch bei Inkontinenz, und Beschädigungen der Heizdecke können einen Schwelbrand auslösen. In der Hauskrankenpflege sind Benutzer und Angehörige über die Gefahren aufzuklären.

9.4.3 Bäder (Lernfeld 1.5)

Bei den Bädern unterscheidet man zwischen Teil- (Extremitäten-)- oder Vollbädern (➤ Kap. 6.3.4).

Armbad

Das Armbad dient der verbesserten Durchblutung. Es regt an, ohne den Kreislauf übermäßig zu belasten und ist deshalb auch bei nervösen Herzbeschwerden anzuwenden.

!

Da Armbäder auf den ganzen Körper beruhigend wirken, ist der frühe Nachmittag oder Abend die beste Anwendungszeit.

Das Armbad nicht bei Durchblutungsstörungen in den Händen und Armen anwenden. Bei arteriellen Durchblutungsstörungen und bei Herzerkrankungen ist das Einverständnis des Arztes einzuholen.

Vorgehen

- Armbadewanne, große Waschschüssel oder ein größeres Waschbecken mit kaltem Wasser füllen, beide Unterarme müssen bis über die Ellenbogen hineinpassen
- den rechten Unterarm (wegen der größeren Entfernung zum Herzen) ins kalte Wasser tauchen
- dann den linken Unterarm eintauchen, bis ein Kältereiz auftritt, höchstens jedoch 30 Sekunden lang
- danach das Wasser abstreifen
- Arme wieder bekleiden
- Arme kräftig schwingen lassen, um die Durchblutung anzuregen

Wechselfußbad

Das Wechselfußbad dient der Durchblutungsförderung bei
- chronisch kalten Füßen
- Kopfschmerzen
- Migräne
- hohem Blutdruck
- Vorbeugung von grippalen Infekten

Wechselfußbäder sind verboten bei Krampfadern und Thrombosegefahr.

Vorgehen

- Fußbadewanne oder großen Eimer mit 36 bis 37 °C warmen Wasser füllen
- zweites Behältnis mit kaltem Wasser füllen
- evtl. Badezusätze im warmen Wasser, z. B. Fichtennadel, Heublumen oder Rosmarin
- beide Füße fünf Minuten im warmen Wasser erwärmen
- anschließend beide Füße etwa zehn Sekunden ins kalte Wasser tauchen
- Vorgang wiederholen
- mit dem kalten Wasser das Fußbad beenden
- Wasser abstreifen und Füße abtrocknen
- Woll- oder Baumwollsocken anziehen
- für Bewegung zur Wiedererwärmung sorgen

Kräuterbäder

Kräuterbäder haben eine vielschichtige **Wirkung**:
- warmes Wasser entspannt
- durch den Wasserauftrieb sind Bewegungen leichter möglich
- Zusatz von Kräutern oder Kräuterölen erhöht das Wohlbefinden
- Sinnesreize durch Kräutergeruch
- Heilwirkung der Zusätze

Heilwirkung der Kräuter

Lorbeerblätter
- Schmerzlinderung, besonders bei rheumatischen Beschwerden und Gelenkschmerzen

Rosmarin, Wacholder oder Heublumen
- anregende und durchblutungsfördernde Wirkung, deshalb überwiegend vormittags anwenden

Fichtennadeln, Hopfen, Melisse, Baldrian
- schlaffördernd
- besonders am Spätnachmittag oder am Abend angebracht
- eignen sich auch bei unruhigen und überaktiven Personen

Thymian, Eukalyptus
- zur Vorbeugung und Behandlung von Erkältungskrankheiten

Die **Wassertemperatur** sollte zwischen 36 und 38 °C liegen, ist aber auch abhängig vom **Wärmeempfinden** des Pflegebedürftigen.

!

Da Kräuterbäder eine starke körperliche Wirkung haben, sollte man sie höchstens einmal wöchentlich anbieten.

Kräuterbäder bei Pflegebedürftigen mit niedrigem oder zu hohem Blutdruck, mit Krampfadern oder Herzerkrankungen nur nach vorheriger ärztlicher Absprache anwenden.

Vorgehen

- Badewanne höchstens zur Hälfte mit warmem (36 bis 38 °C) Wasser füllen
- Wasser sollte bei sitzenden Pflegebedürftigen bis zum Bauchnabel, bei liegenden bis zur Brustmitte reichen
- Badezusätze dem einlaufenden Wasser zugeben
- Badezeit beträgt zehn bis höchstens zwanzig Minuten
- anschließend, je nach Bedürfnis des Pflegebedürftigen, Körper kurz mit kühlem Wasser abduschen
- Körper abtrocknen, abfrottieren
- anschließend etwa eine Stunde Bettruhe

Die sich an das Kräuterbad anschließende Dusche regt die Hautdurchblutung an, hält die Wärme im Körper und stabilisiert den Kreislauf.

KAPITEL

10 Atmen und Blutkreislauf (Lernfeld 1.2)

Atemgymnastik (*von Eugen Roth*)

Im Grunde glaubt zwar jedermann
dies, dass er richtig atmen kann.
Jedoch, das ist nicht so bequem:
Gleich bringt ein Mensch uns sein System!
Erklärt, dass unsrer Atemseele
der gottgewollte Rhythmus fehle,
auch hätten wir, so sagt er kühl,
noch keinen Dunst von Raumgefühl
und wüssten unsre Atemstützen
In keiner Weise auszunützen.
Er lockert uns und festigt uns,
kurzum, der Mensch belästigt uns
mit dem System dem überschlauen,
bis wir uns nicht mehr schnaufen trauen.

Zwischen der Ein- und Ausatmung besteht ein enges Gleichgewicht, das durch einen gleichmäßigen Rhythmus lebensbeeinflussend wirkt. Der **Sauerstoffaustausch** beim Atmen ist für das Erhalten der Organfunktionen notwendig. Aber auch seelische Wechselwirkungen sind damit verbunden, wie einige Beispiele aus dem Sprachgebrauch verdeutlichen:

- etwas ist atemberaubend schön
- da bleibt mir die Luft weg
- es ist zum in die Luft gehen
- es raubt einem jemand die Luft

Auch Umwelteinflüsse wirken sich sehr stark auf die Atmung aus. So versucht der Mensch, bei unangenehmen Gerüchen die Luft anzuhalten, während er bei aromatischen Düften tief durchatmet. Dieser Vorgang kann in der Pflege, zum Anregen der Atmung und in der Pneumonieprophylaxe gut genutzt werden. Auch das Atmen im Wald oder beim Wandern wird als erholsamer und befreiender empfunden als bei verbrauchter Zimmerluft. Dies bedeutet, dass sich der Mensch viel an der frischen Luft aufhalten und bewegen soll und so Atemwegs- und Herz-Kreislauf-Erkrankungen **vorbeugen** kann.

Viele Gifte wie Nikotin und Abgase wirken sich schädigend auf den menschlichen Organismus aus. Mit zunehmender Umweltverschmutzung, vor allem in den Großstädten, nehmen Erkrankungen der Atemwege wie Bronchial- und Lungenkrebs sowie chronische Bronchitis stetig zu.

10.1 Beobachten der Atmung (Lernfeld 1.2)

Einatmung und Ausatmung sind **lebenswichtige Vorgänge.** Ein Stillstand der Atmung führt zur Minderversorgung der Zellen mit Sauerstoff. Lang anhaltender Sauerstoffmangel führt zum Absterben von ganzen Organsystemen und damit zum Tod. Die Atembewegung geschieht unwillkürlich, ist aber auch willentlich steuerbar.

Die äußere Atmung

- durch Heben des Brustkorbs wird über Nase, Kehlkopf, Bronchien bis zu den Lungenbläschen (**Alveolen**) Luft eingesaugt
- in der Lunge nehmen rote Blutkörperchen (**Erytrozythen**) den Sauerstoff der Luft auf
- gleichzeitig wird Kohlendioxid mit der Ausatemluft abgegeben

Die innere Atmung

- Gasaustausch zwischen den Kapillaren und den Körperzellen
- Erytrozythen geben den Sauerstoff an die Zellen ab
- gleichzeitig nehmen sie Kohlendioxid auf

Einatmung

- die eingesaugte Luft wird in der Nase **gereinigt, angewärmt und angefeuchtet**
- bei der Einatmung (**Inspiration**) wird der Organismus mit Sauerstoff (O_2) versorgt
- Sauerstoff ist für den Abbau von Nährstoffen lebensnotwendig
- durch die Energiegewinnung entsteht bei der Verbrennung Kohlendioxid
- bei ausreichender Sättigung mit Kohlendioxid im Blut senkt sich die Zwerchfellkuppel
- die Rippen heben sich und der Thorax (Brustkorb) dehnt sich aus
- dadurch erweitert sich die Lunge und die Alveolen entfalten sich
- es entsteht ein Unterdruck zwischen Alveolen und Körperumgebung
- es wird so lange Luft aus der Umwelt eingesaugt, bis ein Druckausgleich entsteht

Je höher der Energieverbrauch des Körpers ist, desto mehr Sauerstoff benötigt er, der Mensch atmet zum Ausgleich schneller. Die Steuerung dieses Vorgangs geschieht durch das Atemzentrum im verlängerten Rückenmark.

Ausatmung
- mit der Ausatmung (**Exspiration**) wird Kohlendioxid (CO_2) abtransportiert
- während der Ein- und Ausatemphase findet unbewusst eine kurze Atempause statt, um den äußeren Gasaustausch zu gewährleisten
- bei ausreichender Sauerstoffsättigung senken sich die Rippen aufgrund elastischer Rückstellkräfte
- der Thorax verengt sich und die Zwerchfellkuppel wölbt sich nach oben
- das Lungenvolumen verkleinert sich
- dabei wird die Luft aus den Lungen gedrückt
- dieser Vorgang kann durch die Bauchmuskulatur verstärkt werden

Zusammensetzung der Atemluft

- 21% Sauerstoff
- 0,03% Kohlendioxid
- 78% Stickstoff
- Edelgase, Wasser, Schwebstoffe

10.1.1 Atemfrequenz (Lernfeld 1.2)

Atemfrequenz: Anzahl der Atemzüge pro Minute. Ein Atemzug umfasst eine Ein- und Ausatmung.

Je nach Alter verändert sich die Atemfrequenz des Menschen (➤ Tab. 10.1).

Störungen in der Atemfrequenz

Bradypnoe
- verlangsamte Atmung
- bei Gesunden im Schlaf
- krankhaft bei Gehirnerkrankungen, Vergiftungen, Koma, Schlafmittelwirkung

Tab. 10.1 Atemfrequenz (pro Minute) nach Lebensalter

Lebensalter	Atemfrequenz pro Minute
Neugeborene	40 bis 50 Atemzüge
Kleinkinder	20 bis 30 Atemzüge
Erwachsene	15 bis 20 Atemzüge

Tachypnoe
- beschleunigte Atmung
- bei Gesunden bei körperlicher Anstrengung, Sport, psychischer Erregung, Angst
- krankhaft bei Lungenerkrankungen, Anämie, Fieber, Schilddrüsenüberfunktion (Hyperhyreose), Schmerzen, Schock

Hyperventilation
- übermäßig schnelle, oberflächliche Atmung
- psychisch bedingt bei psychogenen Anfällen oder Angst
- körperlich bedingt durch Schilddrüsenüberfunktion, Hirnerkrankungen

Hypoventilation
- stark verlangsamte Atmung mit Anstieg des Kohlendioxids im Blut (pCO_2) und Abfall des Sauerstoffs (pO_2)
- bei Atemdepressionen infolge Angst oder Vergiftungen
- bei starken Schmerzen im Brust- oder Bauchraum durch Verletzungen oder Operationen
- bei allgemeiner Altersschwäche

10.1.2 Atemtiefe und -rhythmus (Lernfeld 1.2)

Der gesunde Mensch atmet gleichmäßig tief und ruhig in rhythmischen Abständen (➤ Abb. 10.1).

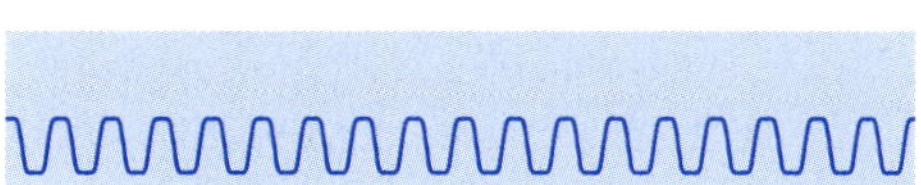

Abb. 10.1 Normale Atmung

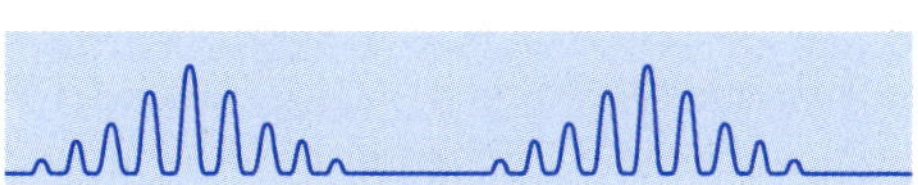

Abb. 10.2 Cheyne-Stokes-Atmung

10

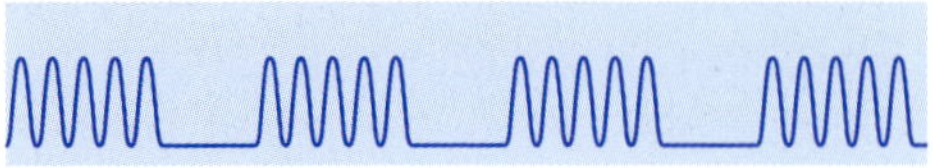

Abb. 10.3 Biot-Atmung

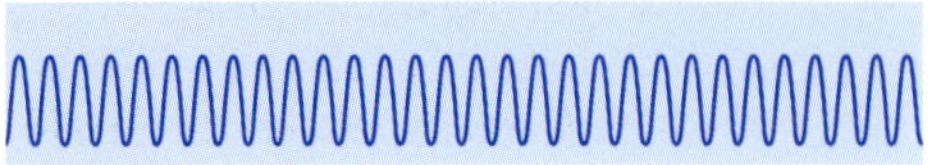

Abb. 10.4 Kussmaul-Atmung

Störungen in der Atemtiefe und im Atemrhythmus

Cheyne-Stokes-Atmung

An- und abschwellende Atmung mit dazwischen liegenden Atempausen bei Hirnerkrankungen, Urämie, sterbenden Menschen durch Schädigung des Atemzentrums.

Biot-Atmung

Große, tiefe, stoßweise, periodische Atmung, die durch Atempausen unterbrochen wird, bei Hirndrucksteigerung, Hirnerkrankungen durch Schädigung des Atemzentrums.

Kussmaul-Atmung

Ist besonders tief, verlangsamt und regelmäßig, bei komatösen Zuständen. Beim Coma diabeticum meist verbunden mit Azidose und Ketose, dabei ist starker Azetongeruch der Ausatemluft wahrnehmbar (➤ Kap. 29.4).

Schnappatmung

Sie stellt sich kurz vor dem Tod ein, einzelnen Atemzügen folgt eine längere Atempause.

10.1.3 Atemgeräusche (Lernfeld 1.2)

Die Ein- und Ausatmung funktioniert beim gesunden Menschen geräuschlos. Atemgeräusche entstehen vorwiegend bei Verengungen oder Verlegungen der Atemwege.

Qualitzät der Atemgeräusche

- rasselnd
- brodelnd
- brummend
- pfeifend
- keuchend
- schnarchend

Definitionen:

❚❚ **Stridor**: Pfeifen bei Verengung der Luftwege
Singultus: Schluckauf durch unwillkürliches Zusammenziehen des Zwerchfells; kann bei dauerhaftem Zustand zu schweren psychischen Störungen führen ❚❚

Ursachen für Atemgeräusche

- Entzündungen
- Schleimhautschwellungen
- Schleimansammlungen in den Luftwegen
- Fremdkörper in den Luftwegen
- aspirierte Speisen
- körperliche Überanstrengung
- Mundatmung mit entspanntem Gaumensegel („Schnarchen")

10.1.4 Gerüche der Ausatemluft (Lernfeld 1.2)

Bei verschiedenen Erkrankungen oder körperlichen Zuständen kann die Ausatemluft riechen.

Ursachen

- schlechte Mundhygiene
- Magen- und Lebererkrankungen
- Azetongeruch bei diabetischem Koma
- Fäulnisgeruch bei Lungenkrebs, eitrigen Lungenerkrankungen
- Ammoniakgeruch bei Ösophagusblutungen oder Leberkoma
- Uringeruch bei Nierenversagen

10.1.5 Atemnot (Lernfeld 1.2)

Atemnot (**Dyspnoe**) wirkt sich sehr stark auf die psychische Verfassung aus. Die Angst vor dem Erstickungstod ist dabei vorrangig.

Arten der Dyspnoe

Inspiratorische Dyspnoe
- erschwerte Einatmung
- bei Verlegung der oberen Atemwege
- der Betroffene ringt nach Luft
- bei Thoraxverletzungen, Schilddrüsenvergrößerung, Kehlkopfschwellung, z. B. durch Insektenstich oder Pseudokrupp

Exspiratorische Dyspnoe
- erschwerte Ausatmung
- bei verengten Bronchien, Asthma bronchiale und Lungenemphysem

Arbeitsdyspnoe
- Atemnot bei Anstrengung und verschwindet im Ruhezustand

Ruhedyspnoe
- Atemnot im Ruhezustand, besonders nachts

Orthopnoe
- schwerste Atemnot in Ruhe
- Atmung nur mit stark erhöhtem Oberkörper oder aufrechter Haltung möglich
- Atmung kann nur unter Einsatz der Atemhilfsmuskulatur kompensiert werden
- z. B. bei Asthma bronchiale, Lungenödem

10.2 Pflege bei Atemstörungen (Lernfeld 1.3)

Maßnahmen bei akuter Atemnot

- ruhig bleiben und dem Pflegebedürftigen Ruhe vermitteln
- beruhigend einwirken, Zuwendung zeigen, beruhigende Berührungen
- möglichst Hilfe herbeiholen, ggf. den Haus- oder Notarzt rufen
- möglichst nicht alleine lassen, bis der Arzt oder Notarzt kommt
- Fenster öffnen, lüften und frische Luft zufächeln
- beengende Kleidung öffnen
- atemerleichternde Lagerung (➤ 10.2.3) je nach Bedürfnis und Gesundheitszustand
- Vitalzeichen wie Blutdruck, Puls, Atmung und Hautdurchblutung fortlaufend kontrollieren und dokumentieren
- bei Bedarf absaugen (➤ Kap. 23)

nach Absprache mit Arzt oder im Akutfall kurzzeitig O_2 bis 2 l/min (➤ Kap. 24)

Aufgaben der Pflegenden

- Vorbeugen von Atembeschwerden durch Pneumonieprophylaxe, Mobilisation
- Lindern der Atemprobleme durch Lagern und Überwachen der Schmerzmedikation, Einreiben mit ätherischen Ölen
- Atemtraining mit Atemgymnastik, Giebelrohr, Tri-flow-meter (➤ Kap. 12.2.4)
- den Pflegebedürftigen zu bewusstem Atmen anhalten
- Entspannungsübungen, Yoga, Unternehmungen oder Anregungen, die den Betroffenen wieder durchatmen lassen
- zum Abhusten von Sekret anregen
- atemstimulierende Einreibungen (ASE, ➤ Kap. 10.2.5)

10.2.1 Mobilisation (Lernfeld 1.3)

Jede Körperbewegung erhöht den Sauerstoffbedarf in den Körperzellen und bewirkt somit eine **Verstärkung** der **Atmung**. Die verstärkte Atmung bewirkt eine Belüftung der tiefer liegenden Lungenteile.

!

Je früher die Mobilisation erfolgt, desto geringer ist das Risiko für den Pflegebedürftigen, an einer Komplikation (z. B. Lungenentzündung) zu erkranken.

10.2.2 Sorge für bewusstes Atmen (Lernfeld 1.3)

Besonders während der einzelnen Pflegetätigkeiten oder bei der Atemgymnastik kann man den Pflegebedürftigen zu bewusstem Atmen angehalten. Häufig hilft schon ein kleiner Impuls durch das Pflegepersonal.

Ursachen der Minderbelüftung der Lungen

Ursachen, die pflegerisch schnell erkannt und korrigiert werden können:

- schlechte Körperhaltung
- Einsinken im Stuhl
- falsche Sitzhaltung
- falsche Lagerung
- Mundatmung verhindert das Reinigen und Anfeuchten der Atemluft, die Mundschleimhaut trocknet schneller aus
- Atem anhalten beim Aufsitzen, Aufstehen, beim Treppensteigen oder bei Anstrengung

Pflege

- Korrektur der Lage oder Sitzhaltung
- Anhalten zum tieferen Einatmen, z. B. mit ätherischen Ölen wie Eukalyptus, Pfefferminze, Kampfer
- Beobachten der Atmung und Anregen zum Weiteratmen während einer Belastung
- gymnastische Übungen zur Dehnung und Lockerung der Zwischenrippenmuskulatur
- Ängste durch Gespräche abbauen helfen
- Entspannungsübungen anbieten

!
Durch eine einfache Übung kann die Zwischenrippenmuskulatur gedehnt und gelockert werden. Dabei streckt der Pflegebedürftige die Arme hoch über seinen Kopf, streckt sie dann seitlich aus, rudert damit, zieht die Schultern hoch und lässt sie wieder fallen.

10.2.3 Lagerungsarten (Lernfeld 1.3)

Oberkörperhochlagerung

Die Oberkörperhochlagerung (➤ Kap. 5, ➤ Abb. 5.8) erleichtert das Atmen.

Menschen mit Linksherzinsuffizienz gewöhnen es sich meist infolge zunehmender Atemnot an, mit erhöhtem Oberkörper zu ruhen und zu schlafen.

Vorgehen

- Kopfteil des Bettes hochstellen oder Matratzenkeile unter die Matratze am Kopfteil einlegen
- Knickstelle muss das Hüftgelenk sein, da sonst der Pflegebedürftige in seiner Atmung beeinträchtigt wird (➤ Kap. 5.5.4, kinästhetische Prinzipien von Massen und Zwischenräumen), sein Gewicht liegt auf dem Becken und den Beinen
- Füße mit Bettverkürzung (Kiste, Matratzenteil, Fußstütze) stabilisieren
- eine leichte Knierolle entspannt die Bauchmuskulatur
- Hoch- und Weitlagerung der Arme helfen bei der Lungenbelüftung
- Teilgitter am Oberkörper verhindert Angst vor dem Herausfallen
- die Lagerung darf nicht zu weich sein, ein Einsinken des Brustkorbes verhindert die freie Lungenentfaltung
- keine einengenden Lagerungshilfsmittel wie Kissen

Halbmondlage

Diese Lagerung bewirkt eine Dehnung des oberen Lungenanteils, die betroffene Seite ist besser belüftet (➤ Abb. 10.5)

- bei der Halbmondlage wird eine Körperseite gestreckt und sichelförmig gelagert
- abwechselnd die rechte und die linke Seite mehrmals täglich für fünf bis fünfzehn Minuten dehnen
- Lage ist vorteilhaft für Vibrationsmassagen

V- und A-Lagerung

Durch die V-Lagerung werden die unteren Lungenbezirke gedehnt, durch die A-Lagerung (➤ Abb. 10.6) die oberen.

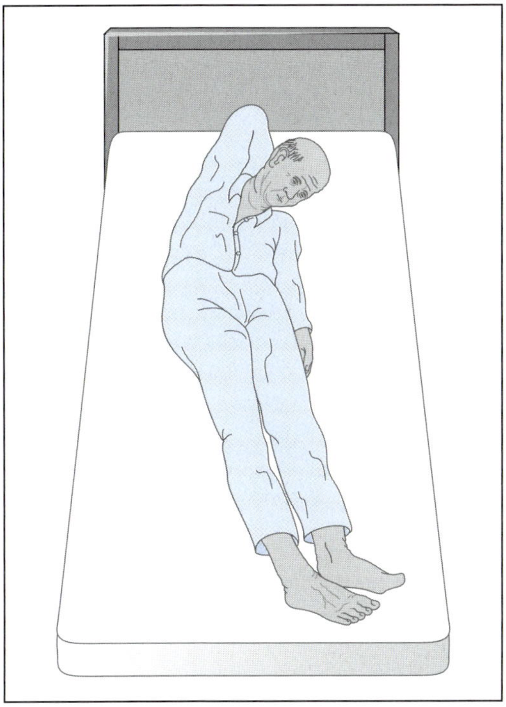

Abb. 10.5 Halbmondlage

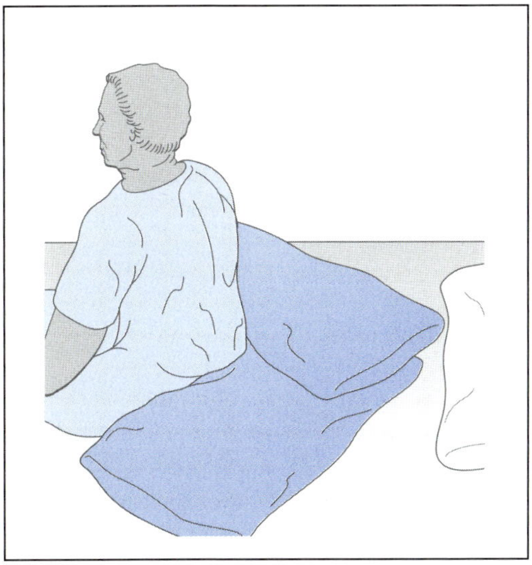

Abb. 10.6 A-Lagerung. Der Pflegebedürftige liegt auf den A-förmig angebrachten Kissen, der Kopf wird unterstützt

Vorgehen

- zwei Kissen (40 × 80 cm) zu „Schiffchen“ formen
- Pflegebedürftigen aufsitzen lassen
- Kissen V- bzw. A-förmig hinter den Pflegebedürftigen legen

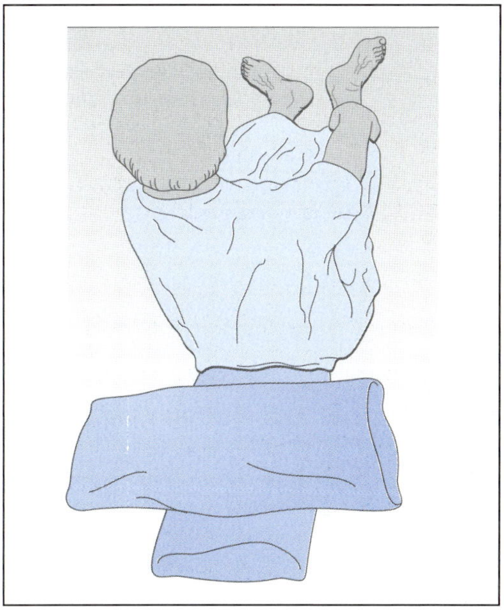

Abb. 10.7 T-Lagerung. Der Pflegebedürftige liegt mit der Wirbelsäule auf dem unteren Kissen, der Brustkorb wird durch das quer liegende Kissen gedehnt.

- Spitzen der Kissen überlappend unter die Schulterblätter (A-Lagerung) oder unter dem Sakralbereich (V-Lagerung)
- der Pflegebedürftige legt sich zurück und erhält eine Unterstützung (Kissen) für den Kopf
- Lagerung mindestens dreimal täglich, für 10 bis 20 Minuten anwenden

T- Lagerung

Die T-Lagerung (➤ Abb. 10.7) eignet sich zum Dehnen der unteren, mittleren und oberen Lungenbezirke.

Vorgehen

- der Pflegebedürftige setzt sich auf
- ein Kissen (40 × 80 cm) so legen, dass es unter der Wirbelsäule des Pflegebedürftigen liegt
- das zweite Kissen (40 × 80 cm) quer über das Längskissen legen, in Höhe der Schulterblätter
- der Pflegebedürftige legt sich zurück über die T-förmig angebrachten Kissen und erhält eine Unterstützung für den Kopf (Kissen)

> !
> Da diese Lagerung meist sehr ungewohnt ist, sollte man am Anfang neben dem Pflegebedürftigen sitzen bleiben. Wichtig ist es, immer wieder die Atmung zu kontrollieren und bei Unwohlsein die Kissen entfernen.

30°- und 90°-Seitenlage

Bei der 90°-Seitenlagerung liegt der Pflegebedürftige auf einer Seite. Die freiliegende Brustkorbseite wird so besser belüftet und der Schleim leichter transportiert. Bei gleichzeitiger Freilagerung des oberen Armes verstärkt sich die Belüftung.

> Bei bestehender Dekubitusgefahr sollte diese Lagerung nicht länger als 30 Minuten andauern, da der Pflegebedürftige dabei mit seinem Gewicht auf seinem Oberschenkelknochen liegt.

> !
> Die 30°-Seitenlage eignet sich besonders für ältere Menschen, da keine der dekubitusgefährdeten Körperstellen mit Gewicht belastet wird. Die Lage ist auch angenehmer und daher bei alten Menschen sinnvoller als die 90°-Lagerung.

10.2.4 Atemgymnastik (Lernfeld 1.3)

Atemgymnastische Übungen sind grundsätzlich Aufgabe von ausgebildeten Atem- und Physiotherapeuten. Das Pflegepersonal kann hier nur unterstützend anleiten.

> Der natürliche Atemrhythmus muss bei allen Übungen beachtet werden und erhalten bleiben.

Ein- und Ausatemübungen

Die Übungen steigern die Ein- und Ausatemtiefe.

- tief einatmen durch die Nase
- Einatmung evtl. durch Kältereiz auf dem Rücken intensivieren
- kurz die Luft anhalten
- ganz tief durch die zusammengepressten Lippen ausatmen
- verstärkt die Bauchatmung zur Kräftigung der Zwerchfellmuskulatur einsetzen
- Flankenatmung mit den Händen erfahren lassen, der Pflegebedürftige legt dabei seine Hände rechts und links an die Brustspitzen an und atmet dabei bewusst ein und aus

> !
> Stoßweises Ausatmen fördert den Hustenreiz und somit die Sekretentleerung.

Ausatmen gegen Widerstand

- Plastikbeutel oder Papiertüten aufblasen lassen
- Tischtennisball über die Decke oder auf dem Tisch wegblasen lassen
- Wegblasen von leichten Gegenständen wie Feder, Tischtennisball oder Luftballon; Luftballon aufblasen ist alten Menschen meist nicht mehr möglich

> Ausatmen gegen Widerstand empfiehlt sich nicht bei Pflegebedürftigen mit Lungenemphysem, da die Gefahr besteht, dass Lungenbezirke überbläht und geblähte Alveolen zerstört werden.

Atemtrainer

Mit dem Atemtrainer (Tri-flow-meter, ➤ Abb. 10.8) werden die Einatemtiefe und das Luftanhalten geübt.

- Alveolen erweitern sich
- der dadurch ausgelöste Hustenreiz lässt angesammeltes Sekret leichter austreten

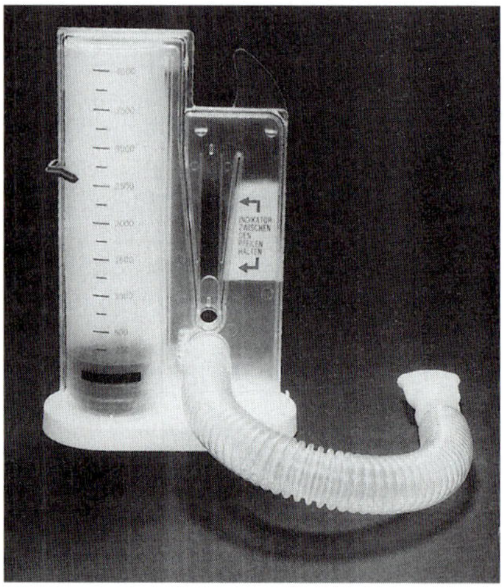

Abb. 10.8 Atemtrainer (Tri-flow-meter)

- das Gerät motiviert zur Leistungssteigerung
- bei kooperativen Pflegebedürftigen sehr leicht anwendbar

Totraumvergrößerung

Als Totraum wird der Luftraum in den Atmungsorganen, der nicht am Gasaustausch beteiligt ist (Mund- und Nasenraum, Kehlkopf und Bronchien), bezeichnet. Durch die Vergrößerung dieses Raumes steigt der CO_2-Gehalt im Blut, der das Atemzentrum reizt und so die Atmung vertieft und den Sauerstoffaustausch anregt. Dazu benutzt man ein **Giebelrohr** (➤ Abb. 10.9). Die Übung ist nur bei kooperativen Pflegebedürftigen anzuwenden, nachdem eine ärztliche Verordnung vorliegt. Die Anleitung und Überwachung obliegt dem Pflegepersonal.

Vorgehen

- gut ausatmen lassen
- Nasenklemme aufsetzen, um Nasenatmung auszuschließen
- Mundstück (50 ml Totraumvergrößerung) vom Mund fest umschließen lassen
- Verlängerung (100 ml Totraumvergrößerung pro Teil) je nach Verfassung des Pflegebedürftigen auf das Mundstück aufsetzen
- durch das Giebelrohr 15- bis 20-mal ein- und ausatmen lassen
- Atemfrequenz höchstens 25 Atemzüge pro Minute

!
Da mit der Übung auch die Sekretproduktion angeregt wird, ist für gutes Abhusten und Sekretbeseitigung zu sorgen.

Bei beginnender Zyanose (blaue Lippen und blaue Fingernägel) ist die Übung sofort abzubrechen.

Unterstützen der Sekretentleerung

Dazu eignen sich Einreibungen mit kühlenden Lösungen wie Eiswasser oder Franzbranntwein und mit ätherischen Ölen und Salben aus Kampfer, Eukalyptus, Lavendel, Sandelholz oder Thymian (durchblutungsfördernd, atmungsanregend, sekretlösend).

Ätherische Öle und Salben höchstens einmal täglich anwenden, da sie bei großzügigem Einsatz die Lungenfunktion beeinträchtigen können.

Ätherische Öle und Salben können Allergien auslösen.

Vorgehen

- der Pflegebedürftige sitzt mit aufgestützten Armen auf dem Stuhl
- tief einatmen lassen
- leichte Atemstöße zur Ausatmung, um das Sekret zu lockern
- die Pflegeperson unterstützt die Ausatmung durch leichte Thoraxkompressionen mit den Händen
- der Pflegebedürftige beugt den Kopf leicht nach vorne und hustet ab
- Auffanggefäß und Zellstoff zum Abwischen bereitlegen

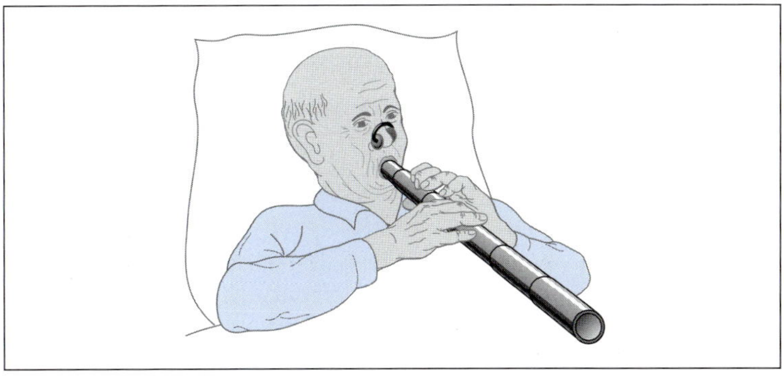

Abb. 10.9 Atemtraining mit dem Giebelrohr

!
Franzbranntwein trocknet die Haut aus, deshalb nach dem Einreiben die Haut eincremen.

10.2.5 Atemstimulierende Einreibung (Lernfeld 1.3)

Besonders effektiv ist die atemstimulierende Einreibung (ASE) nach Christel Bienstein. Ziel dieser Maßnahme ist es, den Pflegebedürftigen zu einer tiefen, ruhigen und gleichmäßigen Atmung zu verhelfen.

Anwendungsmöglichkeiten

- Schmerzen
- depressive Zustände
- Einschlafstörungen
- Wahrnehmungsverluste des Körpers, z. B. bei Morbus Alzheimer oder Multipler Sklerose
- psychische Unruhezustände

Vorbereitung

- genügend Zeit planen, mindestens fünf Minuten
- warme Hände, ohne Handschuhe, ohne Schmuck
- Pflegebedürftiger sitzt auf der Bettkante, Hocker, Stuhl, bettlägerige Pflegebedürftige in 90°-Seitenlage
- weich lagern, z. B. Kissen vor die Brust
- Rücken muss frei zugänglich sein

Vorgehen

- Pflegeperson trägt Wasser-in-Öl-Lotion auf ihre Handflächen auf
- Lotion auf den Rücken des Pflegebedürftigen vom Nacken bis zum Steiß auftragen
- möglichst beide Hände kreisförmig auf dem Rücken führen (➤ Abb. 10.10)
- jeder Kreis erfolgt parallel zum Atemrhythmus
- an den Schultern beginnen
- mit Druck bei der Einatmung nach unten gleiten
- bei der Ausatmung mit wenig Druck kreisförmig nach oben
- ist man am Ende des Rückens angelangt, bringt man die Hände versetzt wieder an die Schultern
- 5- bis 8-mal wiederholen

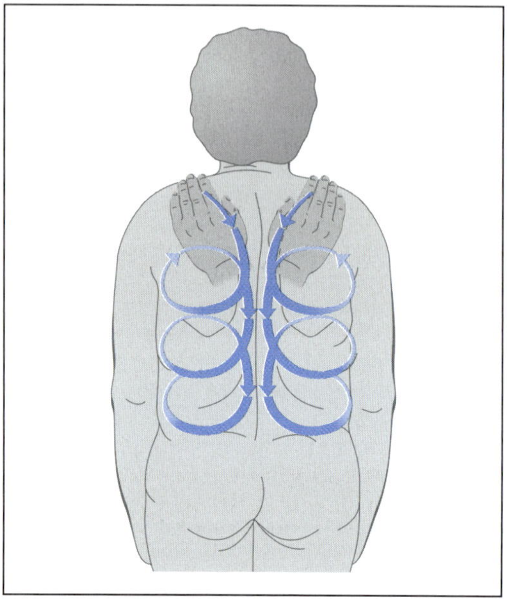

Abb. 10.10 Atemstimulierende Einreibung (ASE)

Der individuelle Atemrhythmus des Pflegebedürftigen darf bei der ASE nicht dem Willen des Pflegenden unterworfen oder verändert werden.

10.3 Puls und Pulskontrolle (Lernfeld 1.2)

10.3.1 Der Puls (Lernfeld 1.2)

Die Bezeichnung Puls leitet sich aus dem lateinischen Wort **„pulsus“**, der Stoß, ab.

Mit jedem Zusammenziehen der Herzkammern (**Systole**) werden ungefähr 70 bis 100 ml Blut in die Arterien gedrückt. Von der rechten Herzkammer gelangt das Blut in die Lunge. Von der linken Herzkammer gelangt es in die Aorta. Die Taschenklappen schließen sich wieder (**Diastole**). Durch die Gefäßelastizität erweitert sich die Aorta und zieht sich gleich wieder wellenförmig zusammen. Das angesammelte Blut wird vom Herzen weg transportiert. Dieser Vorgang wird als **Windkesselfunktion** bezeichnet. Beim nächsten Blutausstoß dehnt sich die Aorta wieder und drückt das vorhandene Blut weiter. So wird das Blut wellenförmig durch die Arterien bis zur Peripherie transportiert. Diese Pulswelle verläuft dabei schneller, als das Blut fließt. Die Geschwindigkeit der Pulswelle hängt von der Gefäßwanddicke und der Gefäßelastizität ab. Je enger und verzweigter die Arterien in der Peripherie werden, desto mehr nimmt die **Blutfließgeschwindigkeit** ab.

Die Pulswelle lässt sich an verschiedenen Körperstellen, an denen die Arterien nahe der Hautoberfläche verlaufen, mit den Fingern ertasten und ist bei vielen alten Menschen auch optisch zu erkennen.

Bei Nachlassen der Elastizität der Gefäßwände infolge von Ablagerungen (Arteriosklerose) oder altersbedingt erhöht sich die Geschwindigkeit der Pulswelle.

Arterien zur Pulskontrolle

Alle oberflächlichen Arterien, die leicht gegen Knochen oder Muskulatur zu drücken sind, eignen sich zur Pulskontrolle (➤Abb. 10.11).

Besonders geeignet sind:

- **Arteria radialis**, die Speichenschlagader
- **Arteria carotis**, die Halsschlagader
- **Arteria temporalis**, die Schläfenschlagader
- **Arteria femoralis**, die Leistenschlagader

10.3.2 Pulskontrolle (Lernfeld 1.2)

Bei allen Herz-Kreislauf-Erkrankungen, Schockzuständen, Schädel-Hirn-Verletzungen oder nach ärztlicher Verordnung muss zur Überwachung der Herz- und Kreislauffunktion der Puls gezählt und beurteilt werden.

Mit dem Auffinden der geeigneten Arterie werden der Puls ertastet, die Anzahl der Schläge festgestellt, der Rhythmus erfühlt und die Pulsqualität beurteilt.

Aufsuchen der Arteria radialis

- Information des Pflegebedürftigen
- Unterarm des Pflegebedürftigen auf der Höhe des Handgelenks umfassen
- Hand des Pflegebedürftigen in die andere Hand legen
- mit dem Mittelfinger die Erhöhung des Handwurzelknochens tasten
- durch leichtes Verschieben der Fingerkuppen von Zeige-, Mittel- und Ringfinger nach unten ist die Speichenschlagader bei mittelmäßigem Fingerdruck meist sofort ertastbar

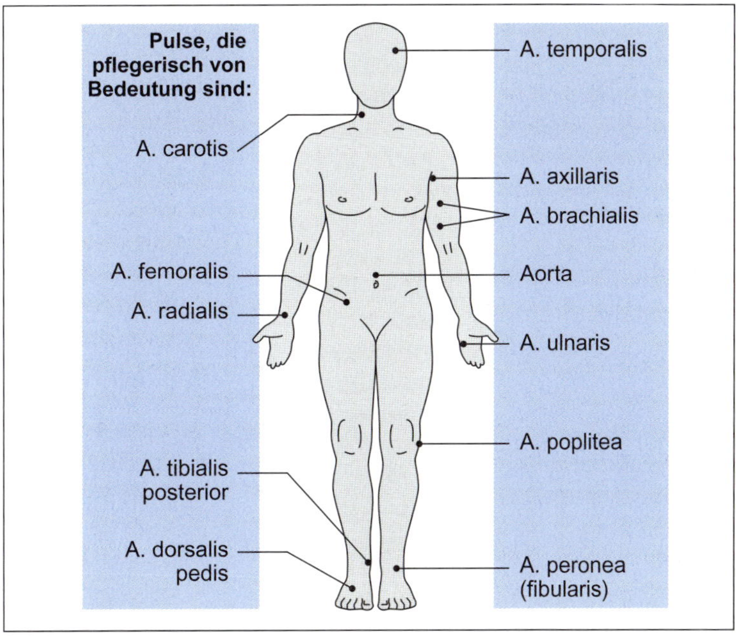

Abb. 10.11 Tastbare Arterien zur Pulskontrolle

Da der eigene Daumen einen besonders stark fühlbaren Puls hat, ist er für das Pulszählen ungeeignet.

Pulsfrequenz

Bei regelmäßigem Puls zählt man die Pulsschläge 15 Sekunden lang und multipliziert sie mit vier. Dies ergibt die Anzahl der Pulsschläge in einer Minute. Durchschnittliche Pulsfrequenz je nach Lebensalter in ➤ Tabelle 10.2.

Unregelmäßiger und sehr langsamer Puls muss eine ganze Minute lang ausgezählt werden. Unregelmäßigkeiten sind unbedingt für den Arzt zu dokumentieren.

Veränderungen der Pulsfrequenz

Die angegebenen Frequenzen beziehen sich auf die Werte von Erwachsenen.

- **Tachykardie:** Mehr als 100 Pulsschläge pro Minute
- **Bradykardie:** Weniger als 60 Pulsschläge pro Minute

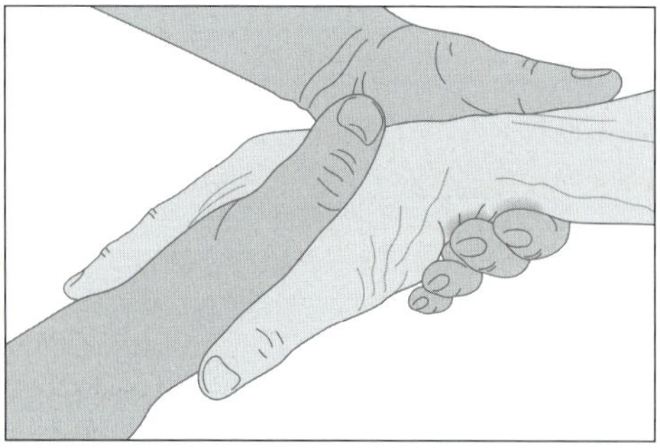

Abb. 10.12 Pulstasten am Handgelenk (Arteria radialis)

Tab. 10.2 Durchschnittliche Pulsfrequenz nach Lebensalter

Lebensalter	Pulsfrequenz pro Minute
Säuglinge	120 bis 140 Schläge/Minute
Kleinkinder	90 bis 100 Schläge/Minute
Jugendliche	70 bis 90 Schläge/Minute
Erwachsene	60 bis 80 Schläge/Minute

Pulsrhythmus

Der physiologische Pulsrhythmus ist regelmäßig, die Pulswellen erfolgen in gleichem Abstand.

- **Arrhythmie:** Störung der regelmäßigen Herzschlagfolge bei Reizleitungsstörung, evtl. in Verbindung mit zu schneller (Tachyarrhythmie) oder zu langsamer (Bradyarrhythmie) Herzfrequenz
- **Extrasystolen:** Vorzeitiger Sonderschlag („Herzstolpern“)
- **Zwillingspuls (Bigeminus):** Es folgen immer zwei Schläge aufeinander (Doppelschlag), z. B. bei Digitalisüberdosierung
- **absolute Arrhythmie:** Der Pulsschlag ist absolut unregelmäßig und sehr schnell

Pulsqualität

Die Pulsqualität hängt von der Gefäßfüllung und von der Härte der Pulswelle ab. Die **Gefäßfüllung** ist abhängig von der

- zirkulierenden Blutmenge
- Elastizität der Gefäßwände
- ausgestoßenen Blutmenge aus den Herzkammern

Die **Härte der Pulswelle**, auch als Gefäßspannung bezeichnet, ist abhängig vom

- Kontraktionsvermögen der Herzkammern
- Druck des Blutes in den Gefäßen

Veränderungen in der Pulsqualität

- **harter Puls:** Die Arterie fühlt sich sehr hart an, z. B. bei Bluthochdruck (Hypertonie), Hirntumor, Hirnödem
- **weicher Puls:** Die Arterie fühlt sich weich und schwammig an, z. B. bei niedrigem Blutdruck (Hypotonie), hohem Fieber, Herzinsuffizienz
- **Druckpuls:** Der Pulsschlag kann sichtbar sein, die Arterie fühlt sich voll und hart an, z. B. bei Druckerhöhung im Gehirn oder nach schwerer körperlicher Betätigung und Sport
- **fadenförmiger Puls:** Der Puls ist schwer tastbar, beschleunigte Pulszahl, schwach gefüllte Gefäße, z. B. bei Schock, hohem Blutverlust, Kreislaufversagen, kurz vor dem Tod

Tab. 10.3 Beobachten des Pulsrhythmus

Pulsrhythmus	Amplitude
regelmäßig	• • • • • • • • • • • • • • •
Sinusarrhythmie oder respiratorische Arrhythmie	• •• • • • • • •• • • •• • • • • •• • •
Extrasystolen (ES)	• • •• • • • •• •• • • •• • • • • •• •
Zwillingspuls oder Bigeminus	•• •• •• •• •• •• •• •• •• •• •• •• •• ••
absolute Arrhythmie	•• ••• •• ••••• ••• • ••••••• • • •• • •••••••••• • • •• •

10.4 Blutdruck und Blutdruckkontrolle (Lernfeld 1.2)

10.4.1 Der Blutdruck (Lernfeld 1.2)

Durch das Zusammenziehen der linken Herzkammer wird das Blut durch die **Taschenklappe** in die Hauptschlagader (**Aorta**) gedrückt. Damit entsteht ein Druck auf die Wände der Arterien. Der systolische Blutdruck ist der maximale Blutdruck im Gefäß während der Herzkammersystole (**Systole**). Der diastolische Blutdruck ist der minimale Blutdruck im Gefäß während der Herzkammerdiastole (**Diastole**).

Die Differenz zwischen systolischem und diastolischem Blutdruck nennt man **Blutdruckamplitude.** Im Alter und bei Ablagerungen an der Gefäßwand, wie bei der Arteriosklerose, findet eine zunehmende Umwandlung der Arterien in starre Röhren statt. Dieses Nachlassen der Gefäßelastizität bewirkt eine Erhöhung der systolischen Blutdruckwerte.

Der systolische Wert bezeichnet den höchsten messbaren Gefäßwiderstand, der diastolische Wert bezeichnet den niedrigsten messbaren Gefäßwiderstand.

Abhängigkeitsfaktoren der Blutdruckhöhe

- Elastizität der Gefäßwände: Je elastischer die Gefäßwände sind, desto geringer steigt der Druck in den Gefäßen an
- Kraft des Herzmuskels: Je kräftiger das Herz-Kreislauf-System trainiert ist, desto niedriger ist der Blutdruck
- Flüssigkeitsmenge in den Gefäßen: Bei Volumenmangel sinkt der Blutdruck, wird Flüssigkeit aufgefüllt, steigt er wieder auf normale Werte
- psychische Faktoren, z. B. Stress, Anstrengung, Ärger
- physische Faktoren wie Bewegung, Ruhe, Schlaf, körperliche Belastung

Tab. 10.4 Durchschnittliche Blutdruckwerte nach Lebensalter

Lebensabschnitt	Blutdruckwerte in mmHg (kPa)
Säuglinge	75/45 mmHg (10/6 kPa)
Kleinkinder	95/60 mmHg (13/8 kPa)
Jugendliche	120/75 mmHg (16/10 kPa)
Erwachsene	120/80 mmHg (16/11 kPa)

Die durchschnittlichen Blutdruckwerte sind in ➤ Tabelle 10.4 nachzulesen. Die Werte sind abhängig von Alter, Geschlecht, Körperlage, Konstitution, Erkrankung, Aktivität, Ruhe und Schlaf oder Stimmung.

Meist wird der Blutdruck in mmHg (Millimeter/Quecksilbersäule) angegeben. International gilt die Bezeichnung in kPa (Kilopascal).

7,5 mmHg entsprechen 1,0 kPa. Der noch tolerierbare Blutdruck eines Erwachsenen liegt bei 160/90 mmHg (21/12 kPa).

Abweichungen

Alle Werte sind auf Erwachsene bezogen.

Hypertonie

- erhöhter Blutdruck
- der systolische Wert liegt über 160 mmHg (über 21 kPa)
- der diastolische Wert liegt über 90 mmHg (über 12 kPa)
- bei Adipositas, Arteriosklerose, Nierenerkrankungen

Hypotonie

- niedriger Blutdruck
- der systolische Wert liegt unter 100 mmHg (unter 13 kPa)
- der diastolische Wert liegt unter 50 mmHg (unter 7 kPa)
- bei hohem Blutverlust, Schock, Herz-Kreislauf-Versagen, Herzinsuffizienz, vegetativer Labilität

10.4.2 Geräte zur Blutdruckkontrolle (Lernfeld 1.2)

Für die Beurteilung des Blutdrucks und der Herzleistung benötigen die Ärzte klinische Parameter. 1890 erfand der italienische Pädiater und Internist **Scipione Riva-Rocci** eine luftaufblasbare Arm-Manschette und empfahl die Palpationsmethode. 1905 entwickelte der russische Chirurg **Nikolai Korotkow** die Auskultationsmethode. **Michel-Victor Pachon** verbesserte 1909 die Ergebnisse durch die Verwendung eines Oszillometers.

Blutdruckmessgerät nach Riva-Rocci

RR ist die Abkürzung für Riva-Rocci und gleichzeitig das Zeichen für Blutdruckmessverfahren.

Utensilien

- Quecksilbermanometer als Stand- oder Wandgerät
- Stethoskop mit Flach- oder Trichtermembran (auch stereo hörbar)
- Haken- oder Klettmanschette
- Aufblasballon

Blutdruckmessgerät nach Recklinghausen mit uhrförmigem Manometer

Ähnliches Prinzip wie bei der Riva-Rocci-Methode, nur dass das Manometer uhrförmig ist.

Utensilien

- Haken- oder Klettmanschette
- Aufblasballon kombiniert mit Manometer und Stethoskop

Elektronisches Blutdruckmessgerät

- optische und akustische Anzeige, teils mit Datenspeicher, Drucker, analoger oder digitaler Werteanzeige
- zur Selbstmessung geeignet

Elektronisches Unterarmblutdruckmessgerät

- optische und akustische Anzeige, teils mit Datenspeicher, digitale Werteanzeige
- zur Selbstmessung geeignet
- Messwerte häufig ungenau
- Unterarm muss während der Messung unbedingt auf Herzhöhe gehalten werden
- nicht geeignet bei unruhigen Personen und Parkinsonkranken
- die Messgenauigkeit ist bei Pflegebedürftigen mit Gefäßveränderungen nicht immer exakt

Umgang mit Messgeräten

- nach jedem Gebrauch reinigen, desinfizieren und prüfen
- in regelmäßigen Abständen vom Eichamt überprüfen lassen
- an den Stethoskopen die Membran und die Verbindungsschläuche auf Beschädigungen kontrollieren
- Ohrenstopfen („Oliven") reinigen und desinfizieren (Herstellerangaben)

10.4.3 Messarten (Lernfeld 1.2)

Auskultatorische Kontrolle

Bei dieser Methode werden der systolische und der diastolische Wert mit einer Blutdruckmanschette und einem Stethoskop oder elektronisch ermittelt. Das Prinzip der Messmethode ist in ➤ Abbildung 10.13 verdeutlicht.

Vorbereiten des Materials

- Blutdruckmessgerät
- aufblasbare Manschette, auf richtige Manschettengröße achten (schmale Manschette bei Kachexie), da sonst die Werte verfälscht werden
- Gummiballon mit Ventilschraube und Manometer
- Stethoskop

Auf richtige Manschettengröße achten! Kindermanschette bei kachektischen Pflegebedürftigen benutzen.

10

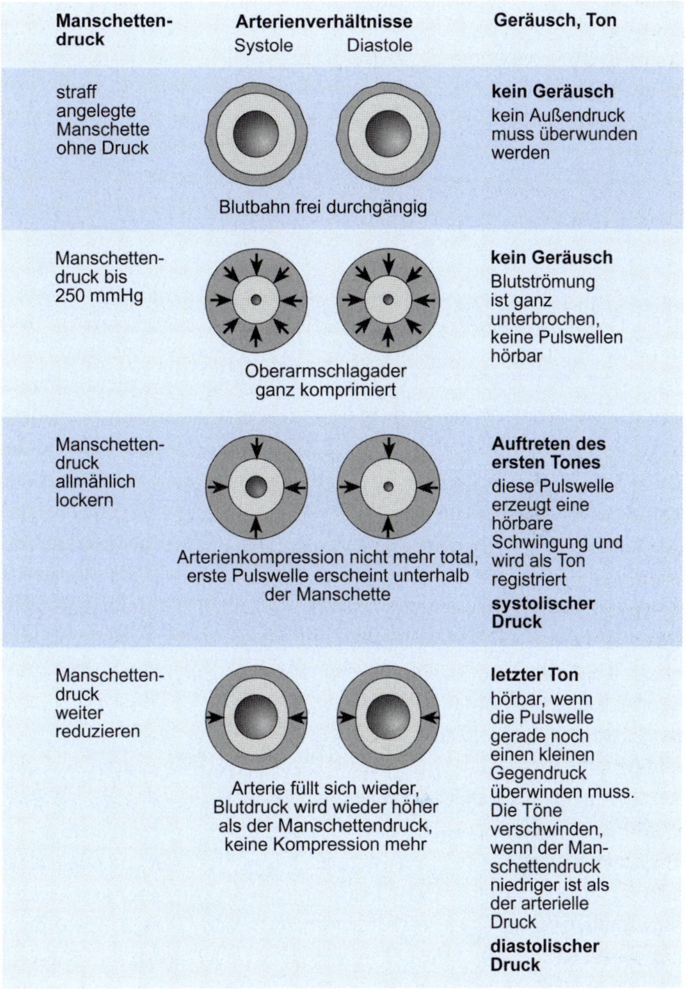

Abb. 10.13 Prinzip der Blutdruckmessung

Vorbereitung des Pflegebedürftigen

- stets zur gleichen Tageszeit messen, am besten vor dem Aufstehen
- fünf Minuten vor der Messung entspannen lassen
- der Pflegebedürftige sollte in dieser Zeit möglichst nicht essen, trinken oder rauchen
- Arm frei machen
- immer am gleichen Arm messen
- Arm entspannt lagern
- in der Regel nicht im Stehen messen, außer bei Belastungskontrolle
- Störungen durch Radiomusik, Fernsehgeräusche vermeiden

> Bei Pflegebedürftigen mit passagerem Herzschrittmacher darf der Blutdruck nie am linken Arm gemessen werden.

Vorgehen

- Manschette luftleer und eng an den Oberarm anlegen
- Ventil am Manometer schließen
- Stethoskop in der Ellenbeuge aufsetzen oder leicht unter die Manschette schieben (➤ Abb. 10.14)
- Manschette aufpumpen
- gleichzeitig die Arteria radialis ertasten

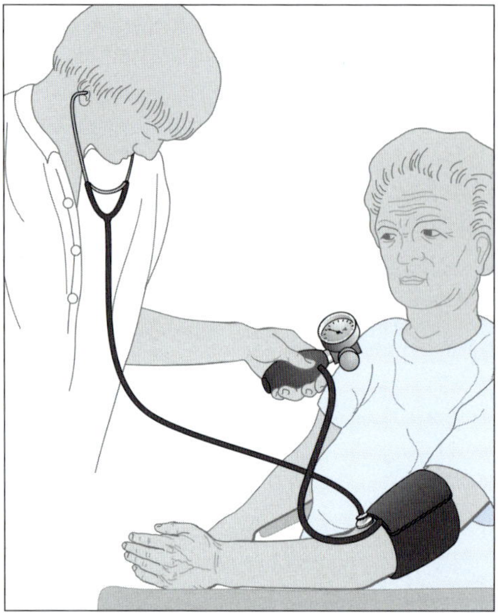

Abb. 10.14 Auskultatorisches Blutdruckmessen nach der Riva-Rocci-Methode

- ist kein Puls mehr hörbar oder tastbar, Manschettendruck noch um etwa 20 mmHg (3 kPa) erhöhen
- Ventil öffnen, Luft **langsam** entweichen lassen
- ersten hörbaren Ton (systolischer Wert) auf Manometer ablesen
- letzten hörbaren Ton (diastolischer Wert) auf Manometer ablesen
- Luft ganz ablassen und Manschette entfernen
- Pflegebedürftigen wieder ankleiden lassen oder helfen
- ermittelte Blutdruckwerte gleich dokumentieren
- Messgeräte reinigen und desinfizieren

Jeder Mensch bestimmt über seinen Körper selbst und trägt die Verantwortung dafür. Aus diesem Grunde ist es wichtig, dass er das Messergebnis erfährt.

!

Bei sehr hohem Blutdruck sollte immer fünf bis zehn Minuten später erneut gemessen werden, da das Ergebnis sehr stark psychischen Schwankungen unterworfen ist.

Palpatorische Kontrolle

Bei der palpatorischen Kontrolle wird nur der systolische Arteriendruck ermittelt.

Vorgehen

- Anlegen der Blutdruckmanschette
- Tasten der Arteria radialis
- Aufpumpen der Manschette
- sobald der Manschettendruck höher ist als der Arteriendruck, verschwindet der tastbare Puls
- bei Ablassen der Luft aus der Manschette ist der Puls wieder tastbar
- der beobachtbare Zeigerstand auf dem Druckmanometer ist als systolischer Blutdruckwert zu dokumentieren

Invasale Messung

Diese Methode ist überwiegend im Intensivbereich üblich. Dabei erhält der Patient unter sterilen Bedingungen einen venösen oder arteriellen Gefäßzugang gelegt. Die Puls- und Blutdruckmessung erfolgt direkt im Gefäß und die Werte werden über Monitore digital angezeigt.

KAPITEL

11 Für Sicherheit sorgen (Lernfeld 1.3)

Für eine **vertrauensvolle Zusammenarbeit** zwischen Pflegebedürftigen und Pflegepersonal ist **Zuverlässigkeit** Voraussetzung. Dazu gehören auch das Vermitteln von Geborgenheit und der Schutz vor Gefahren.

In der Altenpflege und in der Pflege im häuslichen Bereich sind die **Bedürfnisse** des alten Menschen ausschlaggebend für die Betreuung. Dazu gehören:

- Sicherheit der Person
- Recht auf Leben und Freiheit
- soziale Sicherheit
- eigene Lebenshaltung
- Gesundheit
- Wohlbefinden

Je nach Entwicklung, Bildung, Gesundheitszustand oder Sozialisation ist das Bedürfnis nach Sicherheit unterschiedlich stark ausgeprägt. Ein Verlust des Sicherheitsempfindens führt zu psychischen oder physischen Leiden. Der Kranke ist oftmals nicht mehr in der Lage, für seine eigene Sicherheit zu sorgen. Er benötigt dann Hilfe in vielen Lebensbereichen.

Gesetze und **Verordnungen** dienen dem Schutz und der Sicherheit von Pflegepersonal und Pflegebedürftigen.

Nur über **Weiterbildungen**, eigenem **Bewusstwerden über Gefahren** und durch laufende Übung entwickelt sich das Sicherheitsbewusstsein der betreuenden Pflegekraft.

> Für die Sicherheit ist jeder verantwortlich. Die Aufsicht führt der Gesetzgeber, unterstützt durch Verordnungen der Berufsgenossenschaften.

11.1 Vorschriften der Berufsgenossenschaft (Lernfeld 1.3)

In diesem Kapitel sind die wichtigsten Vorschriften der Berufsgenossenschaft für Gesundheitsdienste und Wohlfahrtspflege dargestellt.

„Ist es durch betriebstechnische Maßnahmen nicht ausgeschlossen, dass die Versicherten Unfall- oder Gesundheitsgefahren ausgesetzt sind, so hat der Unternehmer geeignete persönliche Schutzausrüstungen zur Verfügung zu stellen und diese in ordnungsgemäßem Zustand zu halten.“

Der **Unternehmer** muss entsprechende **Schutzausrüstungen** zur Verfügung stellen. Dazu gehören z. B. **medizinische Einmalhandschuhe** (nach DIN 58994), wenn mit oder in der Nähe von Stoffen gearbeitet wird, die zu Hautverletzungen führen oder durch die Haut in den menschlichen Körper eindringen können.

Die Arbeitnehmer müssen alle der Arbeitssicherheit dienenden Maßnahmen unterstützen.

> Die Arbeitnehmer sind verpflichtet, Weisungen des Unternehmers zur Unfallverhütung zu befolgen und müssen die zur Verfügung gestellten Schutzausrüstungen auch tragen.

Die **Arbeitskleidung** muss so gestaltet sein, dass durch sie keine Unfälle möglich sind. Dazu gehören auch ordnungsgemäße **Schuhe**:

- vorne geschlossen
- an der Ferse mit einem Riemen befestigt
- oder den Fuß ganz umschließend

> Offene Schuhe, Sandalen und Schuhe mit überdicker Laufsohle sind bei der Arbeit verboten. Schmuck (Ringe, Armreifen, Ketten, lange Ohrringe), Armbanduhren oder ähnliche Gegenstände dürfen beim Arbeiten nicht getragen werden, da sie zu einer Gefährdung führen können.

Die Begründung hierfür ist, dass beim Händereinigen an den Stellen, an denen sich der Schmuck befindet, kein Waschen möglich ist und sich daher ein idealer **Nährboden** für **Bakterien** bildet. Zierringe können bei Pflegetätigkeiten zu Verletzungen führen, ebenso Armreifen und Armbanduhren. Ketten und Ohrringe verführen besonders Verwirrte oder psychisch Kranke zum Festhalten und Reißen.

Dies **gilt** für Unternehmen und Teile von Unternehmen, in denen:

- Menschen stationär medizinisch untersucht, behandelt oder gepflegt werden
- Menschen ambulant medizinisch untersucht oder behandelt werden
- Rettungs- und Krankentransporte stattfinden
- Hauskrankenpflege angeboten wird

Hier schreibt die **Berufsgenossenschaft** vor:
- der Unternehmer darf die genannten Tätigkeiten nur Personen übertragen, die eine abgeschlossene Ausbildung in Berufen des Gesundheitswesens haben oder
- die von einer geeigneten Person unterwiesen wurden und beaufsichtigt werden

Einer **Unterweisung** und **Aufsicht** bedürfen insbesondere
- Personen, die in Berufen des Gesundheitswesens ausgebildet werden
- Praktikanten sozialer Berufe
- Zivildienstleistende
- Hilfskräfte für besondere Aufgaben

Zur Unterweisung gehören sachbezogene **Übungen**, einführende sowie wiederholte Unterrichtung über
- persönliche Hygiene
- Verhalten bei Infektionsgefährdung
- Maßnahmen zur Desinfektion und Sterilisation

Ebenfalls vorgeschrieben ist, dass den Beschäftigten folgende Utensilien **zur Verfügung** stehen müssen:
- leicht erreichbare Händewaschplätze
- mit fließendem warmen und kalten Wasser
- Direktspender mit hautschonendem Waschmittel
- Händedesinfektionsmittel
- Hautpflegemittel
- Handtücher zum einmaligen Gebrauch
- dünnwandige und flüssigkeitsdichte Handschuhe, sollten die Hände mit Blut, Ausscheidungen, Sekret oder hautschädigenden Stoffen in Berührung kommen
- feste, flüssigkeitsdichte Handschuhe zum Desinfizieren und Reinigen benutzter Instrumente, Geräte und von Flächen
- flüssigkeitsdichte Schürzen, wenn damit zu rechnen ist, dass die Schutzkleidung durchnässt wird
- flüssigkeitsdichte Fußbekleidung, wenn mit Durchnässen des Schuhwerks zu rechnen ist

> Das Unternehmen hat für die Desinfektion, Reinigung und Instandhaltung der Schutzkleidung zu sorgen.

Vorgeschrieben ist auch, dass es der Unternehmer ermöglichen muss, die **getragene Schutzkleidung getrennt** von der anderen Kleidung **aufzubewahren**.

> Die Beschäftigten müssen vor dem Betreten ihrer Aufenthaltsräume, einschließlich der Speiseräume, die getragene Schutzkleidung ablegen.

Den Beschäftigten müssen **gesonderte**, für Patienten nicht zugängliche **Toiletten** zur Verfügung stehen.

Die Unternehmen sind **verpflichtet**
- für das Heben und Umlagern von Patienten leicht bedienbare, stand- und fahrsichere **Hebevorrichtungen** oder sonstige geeignete Hilfsmittel bereitzustellen
- dafür zu sorgen, dass benommene oder unruhige Patienten gegen Herausfallen aus den Betten gesichert werden

In den „Festlegungen für die Hauskrankenpflege" (Merkblatt M 768) ist geregelt:
- vor der Aufnahme einer Tätigkeit sind alle Personen, die Hauskrankenpflege ausführen sollen, durch fachlich geeignete Personen zu unterweisen
- die Unterweisung ist jährlich zu wiederholen
- sie ist dem Kenntnisstand und der Aufnahmefähigkeit des zu Unterweisenden anzupassen

Inhalte der Unterweisung

Arbeitsmedizinische Vorsorge
- Notwendigkeit einer Erstuntersuchung vor Aufnahme einer Tätigkeit und regelmäßiger Nachuntersuchungen
- Notwendigkeit arbeitsmedizinischer Vorsorge bei konkreter Gefährdung
- Notwendigkeit und Möglichkeit der Immunisierung

Übertragbare Krankheiten
- Anzeichen schwerwiegender übertragbarer Krankheiten
- Verfahren zur Meldung solcher Krankheiten

Schutzkleidung
- Zweck der Schutzkleidung
- Art und Anzahl der gestellten Schutzkleidung
- Aufbewahrung
- Häufigkeit des Wechselns

- Verfahren zur Reinigung
- Anwendungsfälle für zusätzliche Schutzkleidung, z. B. Handschuhe

Hygienische Maßnahmen
- Schutz vor Verletzungen und Kontamination mit Blut und Körperflüssigkeiten
- Händereinigung, -desinfektion und -pflege; Mittel, Verfahren und Häufigkeit
- Tragen von Schmuck
- staubbindende Reinigungsverfahren
- Reinigung, Desinfektion und Pflege von Instrumenten und Geräten
- Umgang mit Arzneimitteln und medizinischen Hilfsstoffen
- Umgang mit Wäsche
- Abfallbehandlung

Umgang mit medizinisch-technischen Geräten und Hilfsmitteln

11.2 Hygiene des Pflegepersonals (Lernfeld 1.3)

Zur persönlichen Hygiene gehören
- tägliches Duschen
- gepflegtes Kopfhaar, langes Haar muss zusammengebunden und hochgesteckt sein (Kontamination von Wunden)
- kurzgeschnittene Fingernägel, die Nägel dürfen nicht über die Fingerkuppen hinausreichen (Verletzungsgefahr für Pflegebedürftige)
- täglicher Wechsel der Dienstkleidung, der Unterarm sollte unbekleidet sein, da lange Ärmel große Kontaminationsgefahr darstellen
- Verzicht auf Nagellack, da sich unter schadhaftem Lack ein Nährboden für Bakterien bilden kann

!
Die Dienstkleidung sollte bei einer Temperatur von mindestens 60 °C gereinigt werden können.

Sicherheitsbestimmungen für Dienstkleidung

- Hosenanzüge sind besser geeignet als Kleider, da diese z. B. beim Bücken die Schrittlänge begrenzen
- Kittel müssen immer geschlossen sein, mit wehenden Kleidungsstücken bleibt man sehr schnell an Gegenständen hängen
- Schuhe sollten den Fuß schützen und müssen vorne geschlossen sein, an der Ferse muss sich ein Fersenriemen befinden
- wegen der Rutschgefahr sind beim Baden oder Duschen der Pflegebedürftigen wasserdichte Schuhe oder Überschuhe zu tragen

11.3 Umgang mit Hilfsmitteln (Lernfeld 1.3)

Der richtige und sichere Umgang mit den unterschiedlichsten Hilfsmitteln muss systematisch erlernt und immer wieder geübt werden. Nur bei ausreichender Sicherheit in der Handhabung ist eine Gefährdung des Pflegebedürftigen und des Personals so gut wie ausgeschlossen.

Die folgende **Prüfliste** (modifiziert nach der Prüfliste aus der Broschüre „Heben und Tragen im Gesundheitsdienst" für die Beschäftigten im Gesundheitsdienst und in der Wohlfahrtspflege der Berufsgenossenschaft) dient der Kontrolle der Sicherheit des Arbeitplatzes, aller Mitarbeiter und der Pflegebedürftigen.
- Ist eine ausreichende Zahl arbeitsplatzspezifischer Arbeitshilfen vorhanden?
- Sind die baulichen Voraussetzungen zum Einbau der Arbeitshilfen gegeben?
- Sind Mitarbeiter im Umgang (Technik und Bedienung) mit den Arbeitshilfen vertraut?
- Gibt es Unterweisung neuer Mitarbeiter für die Bedienung der Arbeitshilfen?
- Gibt es Informationen der Pflegebedürftigen über den Einsatz von Arbeitshilfen?
- Werden Arbeitshilfen regelmäßig eingesetzt?
- Werden Hilfsmittel regelmäßig eingesetzt?

- Wird die richtige Arbeitstechnik bei Arbeitshilfen angewandt?
- Gibt es geeignete Ausgleichsgymnastik oder Sport für eine Kräftigung der Muskulatur und für Entspannung?

11.3.1 Heben und Tragen von Pflegebedürftigen (Lernfeld 1.3)

Zum Heben und Tragen stehen die unterschiedlichsten Hilfsmittel zur Verfügung. Vor dem Gebrauch ist der Pflegebedürftige genau über die Anwendung zu informieren.

> Vor jeder Bedienung muss sich die Pflegeperson über die Bedienung inkl. der Sicherheitsbeschreibung informieren oder sie sich erklären lassen.

Lifter

Es gibt verschiedene **Lifterarten**:
- stationäre Lifter
- mobile Lifter
- Deckenlifter

Lifter werden mechanisch oder elektronisch bedient. Es stehen unterschiedliche Geräte zur Verfügung. Welches Gerät das geeignetste ist, muss individuell entschieden werden. Vor jedem Kauf sollten einzelne Geräte auf ihre individuelle Eignung überprüft werden.

Sinnvoll ist es, wenn die Pflegenden selbst einmal das Schweben im Lifter spüren. Nur so können Ängste im Umgang mit den Liftern abgebaut sowie sicherheitsbedingte Aspekte erkannt und übertragen werden.

Vorteile der Lifter

- höhenverstellbar
- Schonung von Rücken und Muskulatur des Pflegepersonals
- schmerzarme bis -freie Umlagerungen möglich
- Lifterbedienung ist meist durch nur eine Pflegekraft möglich
- schwerere Pflegebedürftige sind gut zu transportieren
- die Sicherheit vor dem Ausrutschen in der Badewanne ist gewährleistet
- nach der Gewöhnungsphase finden Pflegebedürftige den Liftertransport als körperlich sehr angenehm

Stationäre Lifter

- stationäre Lifter (➤ Abb. 11.1) sind fest an einem Ort befestigt, meist am Badewannenrand, um die Pflegebedürftigen ins Badewasser zu heben
- Sitzlifter bestehen aus einem Stahlrohrrahmen und einer gepolsterten Sitzauflage aus Kunststoff
- die Funktion ist je nach Herstellerfirma unterschiedlich
- die Bedienungsanleitung mit der Sicherheitsbeschreibung ist genau zu beachten
- zum Festhalten ist immer der Haltebügel vorzulegen
- als Fallschutz ist der Haltegurt anzubringen
- durch das Bewegen des Bedienhebels ist es möglich, den Sitz in jede gewünschte Position zu heben oder zu senken

Mobile Lifter

Die mobilen Lifter (➤ Abb. 11.2) haben Räder und sind leicht zu transportieren. Sie
- helfen beim Aufstehen und Zubettgehen
- helfen beim Lagern
- ermöglichen rückenschonendes Arbeiten beim Baden und Duschen

Mobile Lifter gibt es auch mit einem Tuch (➤ Abb. 11.3), in dem liegende Pflegebedürftige gut transportiert werden können. Teilweise gibt es diese Methode auch mit integrierter Waage zur Gewichtskontrolle. Für die Bedienung gilt das Gleiche wie bei den stationären Liftern.

> ! Mobile Lifter können auch zur Übung der Gangkoordination eingesetzt werden. Dabei stabilisiert man den Pflegebedürftigen mit dem Lifter unter den Achselhöhlen. Die Wirbelsäule, das Becken und die Beine sind frei beweglich.

Deckenlifter

- sind über Schienen an der Decke befestigt
- meistens elektronische Bedienung

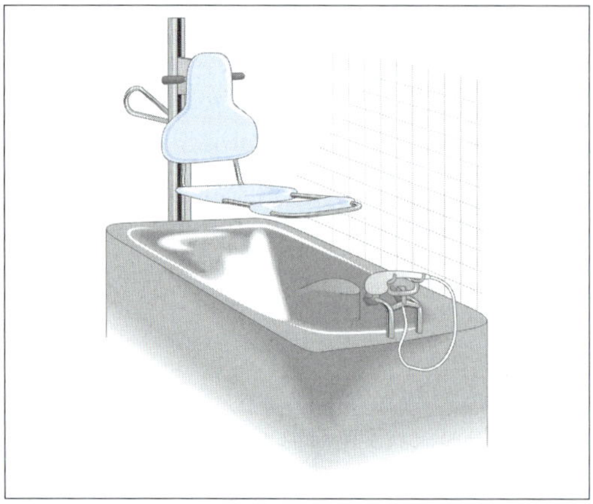

Abb. 11.1 Stationärer Lifter

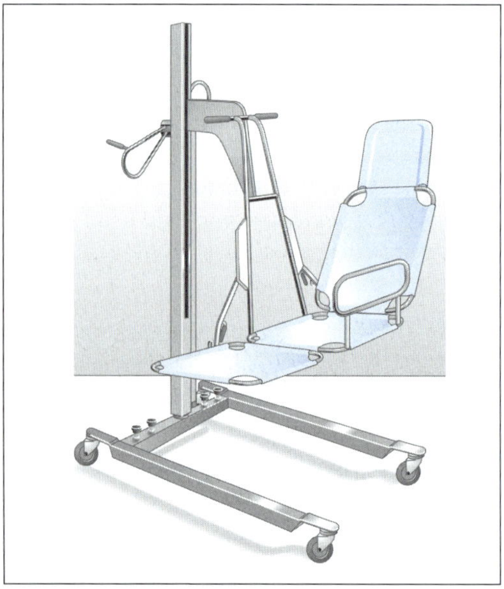

Abb. 11.2 Mobiler Lifter

- eignen sich zur physikalischen Therapie in Praxisräumen
- auch in der ambulanten Pflege geeignet

Badewannenlifter

In der ambulanten Pflege kommen häufig Badewannenlifter zum Einsatz. Die Pflegebedürftigen oder die Angehörigen können oft selbst damit umgehen. Meist bleibt er bei den Pflegebedürftigen in der Badewanne installiert. Es gibt auch transportable Badewannenlifter, die nach dem Baden desinfiziert

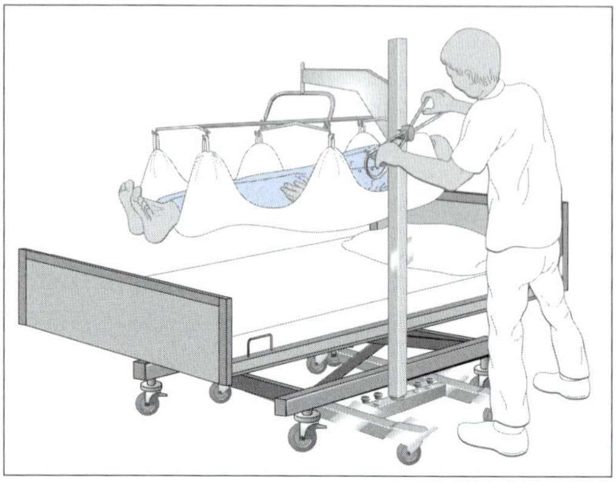

Abb. 11.3 Liegelift mit Tuch

und für den nächsten Einsatz wieder eingepackt werden.

- Lifter auspacken und in die Wanne stellen
- kontrollieren, dass die Saugfüße fest stehen
- Lifter mit Akku
- Lifter nach oben fahren
- Pflegebedürftigen auf die Sitzfläche setzen (lassen)
- Lifter in die Badewanne absenken
- darauf achten, dass dabei die Arme auf den Oberschenkeln abgelegt sind, damit sie nicht eingeklemmt werden können

Umgang mit dem Lifter

Um Unfälle zu vermeiden und dem Pflegebedürftigen ein Sicherheitsgefühl zu vermitteln, sind folgende Regeln zu beachten:

- vor jedem Benutzen die Feststellbremsen sichern
- Haltebügel vorlegen
- unruhige und verwirrte Menschen mit dem Haltegurt sichern
- mit der Hydraulik gefühlvoll und nicht ruckartig anheben

Vorgehen beim Einsatz an der Badewanne

- Pflegebedürftigen auf Lifter setzen
- mit dem Lifter an den Badewannenrand heranfahren
- Feststellbremsen sichern
- Badewanne, wenn möglich, anheben lassen, der Lifter darf die Wanneninnenseite nicht beschädigen

11

- Pflegebedürftigen in das Wasser sinken lassen
- Haltegurt und Bügel ggf. entfernen, um größtmögliche Bewegungsfreiheit zu gewährleisten
- am Ende des Bades kontrollieren, ob der Pflegebedürftige noch richtig auf der Sitzfläche sitzt
- zum Duschen den Lifter anheben und die Wanne absinken lassen
- Feststellbremsen lösen
- Pflegebedürftigen mit dem Lifter aus der Wanne heben
- zum Abtrocknen und Ankleiden die Feststellbremsen sichern

Vorgehen beim Einsatz am Bett

- Pflegebedürftigen zur Seite drehen und mit dem Liftersitz auf Gesäßhöhe fahren
- Lifter ins Bett absinken lassen
- Feststellbremsen sichern
- Pflegebedürftigen auf den Sitz drehen und den Oberkörper aufrichten lassen
- Rückenstütze, Haltegriff und Haltegurt anbringen
- Feststellbremsen lösen
- Lifter anheben und Pflegebedürftigen aus dem Bett heben

Vorsicht ist bei kachektischen Pflegebedürftigen geboten. Es ist darauf zu achten, dass keine Haut und bei Männern nicht Penis und Hoden eingeklemmt werden.

Zusätzliche Hilfsmittel

Tragegurt

Beim Anheben des Pflegebedürftigen mit Tragegurten wird die Wirbelsäule des Pflegenden weniger belastet.

- Gurt vom Kopf her unter die Schulterblätter des Pflegebedürftigen legen
- einen weiteren Gurt von den Beinen her unter das Becken legen
- zwei Pflegekräfte können so den Pflegebedürftigen anheben
- eine dritte Pflegekraft kann dann z. B. das Bett richten, den Pflegebedürftigen von Stuhlgang säubern oder die Dekubitusprophylaxe vornehmen

Eine längere Anwendung verursacht Druckschmerzen besonders bei kachektischen Pflegebedürftigen.

!

Weniger anstrengend und für den Pflegebedürftigen angenehmer ist das Bewegen des Pflegebedürftigen nach kinästhetischen Prinzipien (➤ Kap. 5.5.4).

Tragetuch

- der Pflegebedürftige sitzt auf dem Tragetuch
- Anheben des Beckens
- Pflegebedürftiger kann den Oberkörper selbst an der Aufrichthilfe anheben

Drehbrett, Drehscheibe

- Einsatz des Drehbretts zum leichteren Transfer vom Bett in den Stuhl, Roll- oder Toilettenstuhl
- Füße des Pflegebedürftigen auf das Drehbrett stellen
- Pflegebedürftigen aufrichten
- mit nur geringem Krafteinsatz dreht man den Pflegebedürftigen in die richtige Position

!

Durch das leichte Gewicht des Drehbretts von etwa 1,5 Kilogramm kann man es überall mitführen.

11.4 Hygienemaßnahmen (Lernfeld 1.3)

Nach der Definition der Weltgesundheitsorganisation (WHO) ist unter Hygiene die **„Vorbeugende Maßnahme zur Gesunderhaltung“** zu verstehen. Das Infektionsschutzgesetz (IfSG) ist das Gesetz zur Verhütung und Bekämpfung von Infektionskrankheiten beim Menschen.

Jede Pflegeeinrichtung muss entsprechend handeln und ist diesem Gesetz unterworfen.

Ziele der Hygiene

- Krankheiten verhüten
- Infektionen bekämpfen
- Krankheiten frühzeitig erkennen

- Schäden vermeiden
- Leistungsfähigkeit des Organismus steigern

Die größte Gefährdung des alten, kranken und von Hilfe abhängigen Menschen geht von den Händen des Pflegepersonals, der Ärzte und der Besucher aus.

> Die Kontaminationsgefahr durch die Hände erfordert eine sorgfältige und fachgerechte Händedesinfektion, um einer nosokomialen Infektion vorbeugen zu können (➤ Kap. 11.4.4).

11.4.1 Begriffe aus der Infektionslehre (Lernfeld 1.3)

Präventivmedizin

- Verhütung von Krankheiten durch vorbeugende Maßnahmen
- Vermeidung schwerer Krankheitsverläufe durch Krankheitsfrüherkennung
- Aufklärung über die Krankheitsursachen und -entstehung
- Ausschaltung von Risikofaktoren
- Forschung

Kontamination

Übertragung von Krankheitserregern durch Kontakt, Verunreinigung, Verschmutzung, Verseuchung

Nosokomialinfektion

- im Krankenhaus oder einer Pflegeeinrichtung erworbene Infektion
- entsteht meist durch Nichtbeachtung der Hygienevorschriften oder durch Resistenzentwicklung (Anpassungsfähigkeit) der Keime

Prophylaxe nosokomialer Infektionen

- angepasste Hygiene
- Vermeiden von Pflegefehlern (mangelnde Prophylaxe)
- fachgerechte Behandlung
- Verhindern von Infektionen (z. B. durch sachgerechtes Desinfizieren vor Injektionen)
- Einhalten der vorgeschriebenen Einwirkzeiten von Desinfektionsmitteln

Infektion

Übertragung, Haftenbleiben und Eindringen von Mikroorganismen in den Körper und deren Vermehrung

Tröpfcheninfektion

Erreger werden durch Husten, Niesen, Sprechen direkt übertragen

Schmierinfektion

fäkal-oraler Infektionsweg (von der Ausscheidung zum Mund) durch kontaminierte Hände, Gegenstände, Lebensmittel oder Medikamente

Kontaktinfektion

Infektion durch direkten Kontakt mit kontaminierten Gegenständen, Instrumenten

Sepsis

Blutvergiftung durch Erregerausschüttung von einem Krankheitsherd aus in die Blutbahn

- Erregerabwehr und Spontanheilung bleiben wegen herabgesetzten körperlichen Allgemeinzustands meist aus
- Erregernachweis durch Blutkultur
- 50% der Sepsen gehen vom Urogenitalsystem aus
- Blasenkatheter sind die häufigste Ursache für eine Sepsis (Urosepsis)

Antisepsis

- Maßnahmen zum Erzielen einer bedingten Keimfreiheit (Keimarmut), z. B. durch Händedesinfektion
- Verhinderung des Eindringens bzw. Einschleppens schädigender Keime in Wunden, z. B. durch Hautdesinfektion

Asepsis

Keimfreiheit aller Gegenstände (Hände, Instrumentarium, Verbandmittel), die mit einer Wunde oder Körperhöhle direkt in Berührung kommen

Desinfektion

Versetzen eines Gegenstandes in einen Zustand, in dem dieser nicht mehr infektiös ist

Sterilisation

Vernichtung aller lebenden Erreger einschließlich ihrer Dauerformen (Sporen, Zysten)

Sanitation

Reinigungsmethoden, die das Ausbreiten pathogener Keime vermindern

11.4.2 Infektionsverursacher (Lernfeld 1.3)

Infektionen werden durch Mikroorganismen (Mikroben) verursacht, die in den Körper oder eine Wunde **eindringen**, sich **vermehren** und **ausbreiten**. Wenn die natürlichen Abwehrkräfte des Körpers nicht ausreichen um sich gegen die Mikroben zu wehren, kommt es zur Infektion.

Bakterien

Bakterien sind einzellige Lebewesen und die am häufigsten vorkommenden Krankheitserreger (➤ Tab. 11.1).

- sie bestehen aus relativ fester Zellwand, zytoplastischer Membran, Zytoplasma mit Ribosomen, Kernäquivalent
- sind bereits mit 1000-facher Vergrößerung im Mikroskop erkennbar
- vermehren sich durch Zellteilung und haben einen eigenen Stoffwechsel
- Unterscheidung je nach Form und Anordnung, z. B.
  - kugelförmige Zellen: Kokken
  - stäbchenförmige Zellen: Stäbchen
  - spiralförmige Zellen: Schraubenbakterien oder Spirochäten
  - Haufenkokken: z. B. Staphylokokken
  - paarweise Lagerung: z. B. Diplokokken (wie Gonokokken)
  - Kettenbildung: z. B. Streptokokken

MRSA oder ORSA

Multi-**r**esistente (**M**ethicillin-**r**esistente) **S**taphylokokkus **a**ureus-Stämme bzw.

Oxacillin-**r**esistente **S**taphylokokkus **a**ureus-Stämme.

Multiresistente Keime sind besonders häufig als nosokomiale Infektionen in Krankenhäusern oder Pflegeeinrichtungen zu beobachten. Hierbei handelt es sich um Bakterienstämme, die gegenüber den herkömmlichen Antibiotika resistent sind. Besonders immungeschwächte Pflegebedürftige sind besonders gefährdet. Gesunde Menschen und auch Pflegende können MRSA- oder ORSA-Keime auf der Haut oder den Schleimhäuten – ohne Krankheitssymptome – tragen. Erst durch Kontakt mit abwehrgeschwächten Personen oder direkten Kontakt mit Wunden oder Schleimhäuten kann es zur Krankheitsübertragung kommen.

Häufigste Ursachen zur Entwicklung der Bakterienstämme sind

- unzureichende Hygiene vor und nach Kontakt mit Pflegebedürftigen
- Nichteinhalten der Hygienevorschriften
- Nichteinhalten der vorgeschriebenen Einwirkzeiten der Desinfektionsmittel
- zu schnelles Händewaschen nach der Händedesinfektion
- Eiweiß-, Seifen- oder Temperaturfehler (➤ Kap. 11.4.4)

Tab. 11.1 Die wichtigsten Hospitalismuserreger und ihre Folgen

Hospitalismuserreger	Infektion
Streptokokken, Kolibakterien(Enterokokken)	Harnwegsinfektionen
Pseudomonas aeroginosa(begeißelte Stäbchen)	Atemwegs-, Wundinfektionen
Staphylokokken	Wundinfektionen
Staphylokokken Candida albicans (Hefepilz)	Haut- und Schleimhautinfektionen
Staphylokokken undandere Kokken	Sepsis
Salmonellen (Enterokokken)	Salmonellose

Tab. 11.2 Maßnahmen bei Menschen mit MRSA

Mitarbeiter-bezogene Schutzmaßnahmen	Pflegebedürftigen-bezogene Hygiene- und Isolierungsmaßnahmen	Pflegetherapeutische Dekontaminationsmaßnahmen	Benötigte Materialien
• bei Betreten des Raumes einen geschlossenen Schutzkittel tragen, welcher im Vorraum oder Zimmer verbleibt • beim Umgang mit dem Pflegebedürftigen Schutzhand- schuhe, sowie Mund-Nasen-Schutz tragen • Flächendesinfektion aller berührten Gegenstände vor Arbeitsende, Desinfektionsmittelbehälter auch desinfizieren! • nach dem Ausziehen der Schutzhandschuhe und vor dem Verlassen des Zimmers die Hände desinfizieren • Offene Information über die Patientensituation vor Verlegung, Übergabe oder Entlassung des Betroffenen an die übernehmende Station oder Personen	Erkennen von MRSA-Trägern: • sorgfältige Aufnahmeanamnese • Untersuchung von Risikopatienten, z.B. nach großen Operationen bei MRSA-Besiedelung: • Betroffenen isolieren (Einzelzimmer) • strenge Indikationen stellen für alle Maßnahmen und Untersuchungen außerhalb des Zimmers • nach Möglichkeit Zimmer- oder Bezugspflege • Betroffene aufklären über Hygienemaßnahmen • Aufhebung der Isolierung nach drei negativen Abstrichen	Zur Sanierung des Betroffenen: • tägl. Ganzkörperwaschung (einschl. der Haare) mit antiseptisch wirksamen Präparaten (wässrige Auszüge von Thymian, Pfefferminze und Lavendel mit Wirksamkeit auf VRE und MRSA), Seifen oder Lösungen • 3x tägl. über fünf Tage lokale Antibiotika-Gabe von Mupirocin-Nasensalbe (Turixin) in die Nasenvorhöfe • antiseptische Behandlung von Mundhöhle und Rachen durch Spülen oder Gurgeln (mit Thymian, Salbei, Rosmarin)	Zur Prävention der Erregerausbreitung: *Vor dem Zimmer:* • Besucherhinweis: (Schild) vor dem Betreten Rücksprache mit Personal • Händedesinfektionsmittelspender • saubere, unbenutzte Kittel vorne mit Armbündchen, Kopfhauben, Schutzhandschuhen, gelagert auf Wagen *Im Zimmer:* • Schmutzwäschesammler • Eimer mit Deckel (Fußbedienung) • Ständer mit benutzten Kitteln (Außenseite nach innen!) • bewohnerbezogene Pflegeutensilien • mit kontaminierten Handschuhen nichts anfassen!

Quelle: PFLEGE, Thieme-Verlag 2004/bearbeitet Sittler 2004

Viren

Viren sind die kleinsten Mikroorganismen. Sie

- sind nur unter dem Elektronenmikroskop erkennbar
- haben keinen eigenen Stoffwechsel und sind auf die Hilfe einer Wirtszelle angewiesen
- bestehen überwiegend aus Nukleinsäuren, der **DNS** (Desoxyribonukleinsäure) oder auch der **RNS** (Ribonukleinsäure)

Die befallenen Zellen nehmen Geninformationen der Viren auf und produzieren umprogrammierte Zellen, dabei geht die Wirtszelle zugrunde.

Bisher sind etwa 500 bis 600 Virenarten nachgewiesen (➤Tab. 11.3).

Tab. 11.3 Die bekanntesten Virusarten, die beim Menschen Infektionen auslösen können

Virusarten	Infektion
DNS-Viren	Hepatitis
	Herpes
	Pocken
RNS-Viren	Influenza
	HIV-Infektion, Aids
	Tollwut
	Enzephalitis
	Kinderkrankheiten (z. B. Mumps, Masern, Windpocken)

Gegen die meisten Virusarten ist der alte Mensch durch eine im Laufe des Lebens erworbene Viruserkrankung oder durch Schutzimpfungen immunisiert. Sein Körper besitzt genügend Antikörper, um eindringende Viren oder deren Toxine zu bekämpfen.

Eine Viruserkrankung kann schon alleine durch eine **momentane Immunschwäche**, z. B. bei Fieber das **Herpes-labialis-Virus** (Lippenbläschen), ausgelöst werden. Aber auch **psychische Labilität** kann sich krankheitsfördernd auswirken. Besonders alte Menschen mit körperlicher Schwäche und reduziertem Allgemeinzustand sind durch Virusinfektionen besonders gefährdet.

Das Influenza(Grippe-)-Virus ist in den Altenpflegeeinrichtungen sehr häufig für Todesfälle verantwortlich.

Im Falle einer **HIV-Infektion** dringt das Virus in die Helferzelle des Immunsystems ein und vermehrt sich dort. Durch die ständige Produktion neuer Viren geht die Helferzelle zugrunde. Dadurch können Erreger, die der Körper normalerweise bekämpfen kann, zu ständigen Infektionen führen, z. B. Herpes-Viren oder Pilze im Mundbereich. Erst wenn es jedoch zu schwerwiegenden, nicht eindämmbaren Erkrankungen kommt, spricht man vom **Aids-Vollbild** (**A**cquired **i**mmuno-**d**eficiency **s**yndrome, erworbene Abwehrschwäche). Dies kann jedoch erst Jahre nach diagnostizierter HIV-Infektion der Fall sein. Der Mensch stirbt dann an den **Sekundärinfektionen**, nicht an der HIV-Infektion selbst.

!

In der Altenpflege spielt Aids bisher meist noch keine große Rolle. Potenziell können aber auch die Pflegebedürftigen in der Einrichtung HIV-infiziert sein. Deshalb sollten Hygienemaßnahmen (Mundschutz, Handschuhe, Schutzkittel) beim Umgang mit Ausscheidungen (Urin, Blut, Scheidensekret, Sperma, Sputum, Erbrochenem) korrekt ausgeführt werden.

Pilze

Pilze sind pflanzenähnliche Mikroorganismen ohne Fähigkeit zur Fotosynthese. Typisch sind die Geflechte, die durch die Pilzfäden gebildet werden. Sie legen sich um die Wirtszellen und leben so als **Schmarotzer**.

Ideale Lebensbedingungen

Ideale Lebensbedingungen bieten meist
- feuchte, warme und dunkle Körperhöhlen
- Haare
- Nägel
- Schleimhäute

Häufig vorkommende Pilzarten

- **Hefepilze**, z. B. Candida albicans: Befallen Haut und Schleimhäute, können bei Abwehrschwäche zur Pilzsepsis führen
- **Schimmelpilze**, z. B. Aspergillus: Befallen innere Organe
- **Dermatophyten**: Faden-, Hefe- oder Sprosspilze: Befallen Haut und Hautanhangsorgane

Würmer

Würmer (Helminthen) können als Parasiten im Körper von Mensch oder Tier vorkommen. Für den Menschen bedeutend sind
- Fuchsbandwürmer
- Bandwürmer (➤ Kap. 8.2.4)
- Madenwürmer (➤ Kap. 8.2.4)
- Spulwürmer (➤ Kap. 8.2.4)

Läuse

Läuse sind blutsaugende Insekten und Schmarotzer, die sich in den Haaren oder der Kleidung von Mensch oder Tier aufhalten.
- **Kleiderlaus**: Lebt in der Kleidung oder mit Kleidung bedeckten Körperstellen. Nissen (Lauseier) findet man an Kleidung oder Körperbehaarung. Die Kleiderlaus kann das Fleckfieber übertragen
- **Kopflaus**: Lebt nach Befall im Kopfhaar, wo auch die Nissen kleben. Sie werden durch Kopfbedeckung, Lockenwickler oder nicht gereinigte Kämme und Bürsten übertragen

- **Filzlaus**: Lebt besonders an dicht behaarten Körperstellen (Schamhaare)

Alle drei Lausarten verursachen starkes Kratzen und führen so zur Ekzembildung.

Milben

Milben sind blutsaugende Spinnentiere, die Krankheiten übertragen. Sie können sich in die Haut eingraben und in den Haarfollikeln und Talgdrüsen des Menschen leben. Durch Beißen, Stechen oder Saugen verursachen sie starken Juckreiz. Beim Menschen wird der Befall deshalb auch „**Krätze**" genannt.

11.4.3 Eintrittspforten für Krankheitserreger (Lernfeld 1.3)

Eintrittspforten, durch die Erreger eindringen können:

- Mund und Nase
- Darm
- Genitale
- Auge und Ohr
- Einstichstellen durch Punktionen, Injektionen, Infusionen
- Sonden und Katheter
- Wunden, Hautläsionen, Hautulcus, Dekubitus, Operationsnarben
- Kolostoma, Urostoma, Tracheostoma

Infektionswege

von Pflegebedürftigem	⟶	zu Pflegebedürftigem
von Pflegebedürftigem	⟶	zu Pflegeperson
von Pflegeperson	⟶	zu Pflegebedürftigem
von Geschirr, Besteck, Essen	⟶	zu Pflegebedürftigem
von Besucher	⟶	zu Pflegebedürftigem

Infektionsüberträger

- Hände
- Speichel
- Schleim
- Kleidung
- Luft
- Instrumentarium
- Arbeitsflächen
- Material
- Fußboden
- Türklinken
- Wasserhähne
- Nahrungsmittel

11.4.4 Desinfektionsmaßnahmen (Lernfeld 1.3)

In den Einrichtungen der Altenpflege leben viele Menschen über einen längeren Zeitraum miteinander. In diesem Lebensraum entwickelt sich ein **eigenes Spektrum von Mikroorganismen**. Auch in der häuslichen Pflege befindet sich ein individuelles Erregermilieu. Die Pflegebedürftigen sind gegen diese spezifischen Erreger größtenteils immun, sodass ein Einsatz von Desinfektionsmitteln nur in wenigen Fällen (z. B. bei der Versorgung offener Wunden) notwendig ist.

Umgang mit Desinfektionsmittel

Die Wirkung von Desinfektionsmitteln ist beeinträchtigt, wenn das Instrumentarium nicht richtig gereinigt wird, eiweißhaltige Teile (z. B. Blut) anhaften (**Eiweißfehler**), Seife zur Reinigung benutzt wurde (**Seifenfehler**) oder beim Herstellen von Desinfektionslösungen mit heißem Wasser (**Temperaturfehler**) gemischt wird.

- Handschuhe tragen, um Hautreizungen zu vermeiden
- Wirkstoffkonzentration richtig dosieren (keine Schussmethode)
- Lösung mit kaltem Wasser herstellen, da bei warmem Wasser Dämpfe entstehen
- Haltbarkeit der hergestellten Lösung beachten (Gebrauchsanweisung)

11

- Verfallsdatum ist auf dem Lösungsmittelbehälter zu vermerken
- für jede Pflegeeinrichtung, auch in der ambulanten Pflege, ist ein Desinfektions- und Hygieneplan zu erstellen, aus welchem zu erkennen ist, **was**, **wann**, **wie** und **womit** desinfiziert werden muss
- der Plan muss von demjenigen unterzeichnet sein, der für die Einhaltung der Hygienerichtlinien verantwortlich ist
- in Einrichtungen ohne Hygienebeauftragten ist der Heimleiter verantwortlich

Wirkung von Desinfektionsmitteln

bakterizid	gegen Bakterien
fungizid	gegen Pilze
tuberkulozid	gegen Tuberkulose
virusinaktivierend	gegen Viren
sporozid	gegen Sporen

Der Einsatz von Desinfektionsmitteln sollte immer gut überlegt sein und ist nur bei bestimmten Tätigkeiten durchzuführen. Bei der Desinfektion kommt es zur Abtötung, Hemmung oder Entfernung aller Mikroben, also auch der zum Teil lebenswichtigen Organismen auf der Haut oder im Abwasser (wenn Desinfektionsmittel in die Kanalisation gelangen).

Händewaschen

Vor und nach vielen Tätigkeiten hilft häufig bereits ein gründliches Händewaschen.
- bei Dienstantritt
- vor dem Verlassen des Krankenzimmers
- vor dem Umgang mit Medikamenten
- vor dem Essenausteilen
- nach jedem Toilettengang
- vor und nach jeder Pause
- bei Dienstende

Vorgehen bei der hygienischen Händereinigung

- Wasserhahn öffnen
- Flüssigseife aus dem Seifenspender entnehmen
- Hände waschen, auch zwischen den Fingern
- Seife gut abspülen
- Hände mit Einmalhandtuch abtrocknen
- Wasserhahn mit gebrauchtem Einmalhandtuch verschließen
- Einmalhandtuch entsorgen

Handschuhe als Infektionsschutz

- Umgang mit Ausscheidungen
- Intimpflege
- Entfernen von Wundauflagen
- Kontakt mit Blut
- Kontakt mit Antibiotika (Aufnahme von Antibiotika über die Haut)
- Umgang mit Flächendesinfektionsmitteln

Hygienische Händedesinfektion

Notwendig ist die hygienische Händedesinfektion
- vor jeder behandlungspflegerischen Maßnahme
- nach jedem Umgang mit Ausscheidungen
- vor jeder aseptischen Arbeit
- vor Manipulationen an den Ableitungssystemen
- bei vorliegender Infektionskrankheit bei Pflegebedürftigen

Vorgehen

- Desinfektionsmittel aus dem Spender in die hohle Hand geben (Menge je nach Herstellerangaben)
- auf den **trockenen** Händen und Unterarmen 20 bis 30 Sekunden lang verreiben (Herstellerangaben beachten)
- Fingerkuppen und -nägel besonders sorgfältig behandeln
- anschließend Hände und Unterarme unter fließendem Wasser mit Seife aus dem Seifenspender gründlich, auch zwischen den Fingern, waschen
- mit Einmalhandtuch abtrocknen
- Wasserhahn möglichst mit dem Einmalhandtuch oder dem Ellenbogen abstellen

Hände zuerst desinfizieren, dann hygienische Händereinigung, ansonsten kann das Desinfektionsmittel zu Hautschädigungen und Allergien führen. Einwirkzeit unbedingt einhalten.

!

Da der Alkohol des Desinfektionsmittels die Haut austrocknet, ist es wichtig, mehrmals täglich die Hände einzucremen, da rissige Hände das Eindringen von Krankheitserregern erleichtern.

Hautdesinfektion

Die Haut muss desinfiziert werden, bevor sie z. B. durch Injektionen oder Blutentnahmen verletzt wird.

Sprühdesinfektion

- das Desinfektionsmittel direkt auf die Haut oder Fläche sprühen
- abwischen (Fette und Keime)
- erneut aufsprühen
- trocknen lassen

Nur einmal über die gleiche Stelle wischen!
Sprühdesinfektion wegen der Gefahr der Einatmung von Desinfektionsmittel möglichst vermeiden!

Wischdesinfektion

- Tupfer mit Desinfektionsmittel benetzen
- mit getränktem Tupfer einmal über die Haut wischen
- Einwirkzeit unbedingt einhalten (Gebrauchsanweisung lesen)

Hautdesinfektion vor Insulin-Injektionen

Diabetiker sind als abwehrgeschwächte Patienten einzustufen. Das RKI (Robert-Koch-Institut) fordert daher grundsätzlich eine sachgerechte Hautdesinfektion vor Injektionen jeder Art. Voraussetzung ist, dass die Hautdesinfektion auch fach- und sachgerecht durchgeführt wird:

- hygienische Händereinigung vor jedem Umgang mit Insulin
- Sprüh- oder Wischdesinfektion des Verschlussstopfens
- gründliche Hautdesinfektion **vor jeder Injektion** als Sprüh- oder Wischdesinfektion (siehe oben)
- Insulinentnahme nach streng aseptischen Bedingungen

Oberflächendesinfektion

Die Flächendesinfektion ist immer notwendig nach einer Kontamination mit Stuhl, Erbrochenem, Eiter, Blut oder Urin.

Fußböden oder Arbeitsflächen sind mit einer **Feucht-Wisch-Methode** zu desinfizieren. Die verwendeten Desinfektionsmittel und ihre Konzentration müssen in der **DGHM-Liste** (Deutsche Gesellschaft für Hygiene und Mikrobiologie) aufgeführt sein. Es eignen sich in der Regel Mittel mit den Wirkstoffen **Phenol** oder **Aldehyd**.

Zu beachten ist die richtige Dosierung, zudem, dass man die Flächen nicht trockenreiben darf und dass die Einwirkzeit eingehalten wird.

Zwei-Eimer-Wischmopp-Verfahren zur Bodenreinigung

- ungebrauchten Mopp in Eimer mit frisch zubereiteter Desinfektionslösung tauchen
- Zimmerboden vom Fenster in Richtung Tür wischen
- Mopp im zweiten Eimer auspressen
- in den Wäschesack geben
- mit neuem Mopp die restliche Flüssigkeit aufwischen

Instrumentendesinfektion

- Instrumente mit Desinfektionslösung reinigen
- in frisches Desinfektionsmittel einlegen
- Einwirkzeit beachten
- an der Luft trocknen lassen

Beim Umgang mit Flächendesinfektionsmitteln sind immer Handschuhe zu tragen!

11.4.5 Sterilisation (Lernfeld 1.3)

Im Umgang mit Medizinprodukten ist das Medizinproduktegesetz (MPG) sowie die Medizinprodukte-Betreiberverordnung (MPBetreibV) maßgebend.

Unter **Sterilisation** versteht man **völlige Keimfreiheit**, die in speziellen Apparaturen, in Autoklaven oder in zentralen Sterilisationsanlagen erreicht wird.

Alle Geräte zur Sterilisation sind mindestens alle zwei Jahre, nach einer Reparatur oder Mängelfeststellung von einem Fachmann zu überprüfen.

Gerätekontrollen

- Temperaturmessung durch ein Maximalthermometer oder elektronische Mess-, Speicher- und Schreibgeräte
- regelmäßige biologische Tests mit eingebrachten Sporen oder Keimen
- laufende Überprüfung durch Farbindikatorpapier, das sich bei erreichten Temperaturen farblich verändert

Vor der Sterilisation ist das Sterilisiergut zu desinfizieren, zu reinigen und zu trocknen.

Verpackungen

- Sterilisierbehälter mit Filtern oder Ventilen
- Tücher aus Baumwolle
- Beutel aus Sterilisationspapier
- verschweißte Kunststofffolien
- spezielles Sterilisationspapier

Nach der korrekten Verpackung, Sterilisation und bei trockener, staub- und keimarmer Lagerung ist Sterilgut bis zu 30 Tagen lagerfähig. Sterilgut in offenen oder beschädigten Verpackungen darf nicht verwendet werden.

Heißluftsterilisation

Im Heißluftsterilisator gelangt erhitzte, trockene Luft, mit Hilfe einer laufenden Luftumwälzung, in Apparaturen oder Metallkästen. Die heiße Luft muss dabei ungehindert zum Sterilgut gelangen und den ganzen Innenraum des Gerätes gleichmäßig erhitzen.

Temperatur:	180 °C
Einwirkzeit:	30 Minuten
Druck:	3 bar

Die Sterilisationszeit besteht aus
- Erwärmungszeit und Steigzeit
- Sterilisierzeit (Ausgleichs-, Abtötungs-, Sicherheitszeit)
- Abkühlzeit

!
Durch die hohen Temperaturen ist die Heißluftsterilisation nur für einteilige Instrumente aus Metall, Messerklingen, Glas sowie für Öle, Fette, Salben und Puder geeignet.

Dampfsterilisation

Sobald Wasser in einem geschlossenen System erhitzt wird, entsteht erhöhter Druck durch den **Wasserdampf** (gespannter Dampf). Gleichzeitig steigt durch die Spannung die Temperatur des Dampfes. Im **Autoklaven** wird zuerst die Vorkammer erhitzt, um eine Kondenswasserbildung im Sterilisierraum zu vermeiden. Damit der **gespannte Wasserdampf** alles Sterilgut ereichen kann, darf der Autoklav nicht zu stark gefüllt werden.

Die **Sterilisationszeit** bei der Dampfsterilisation teilt sich auf in
- Anwärmzeit
- Entlüftungszeit
- Steigzeit
- Sterilisierzeit
- Druckentlastungszeit
- Abkühl- und Trockenzeit

Der Vorteil dieser Methode liegt in der Schonung des Instrumentariums durch niedrige Temperaturen und kurze Sterilisierzeiten.

!
Die Dampfsterilisation kann im Bedarfsfall auch im normalen Dampfdrucktopf mit Thermometer vorgenommen werden.

Tab. 11.4 Dampfsterilisation

Temperatur	**134 °C bis 136 °C oder**	**121 °C bis 124 °C**
geeignetes Material	z. B. Glas, Porzellan	z. B. Textilien, Gummi, Flüssigkeiten
Einwirkzeit	mind. 6 Minuten	mind. 12 Minuten
Druck	mind. 2 bar	mind. 2 bar

Tab. 11.5 Beispiel für eine Gerätekontrollliste

Gerätenummer	**Kontrolldatum**
RR-Gerät Nr. …	
BZ-Gerät Nr. …	
O_2-Gerät Nr. …	
Absauggerät Nr. …	
Personenwaage Nr. …	
etc.	

Gassterilisation

Die Gassterilisation geschieht im Krankenhaus in großen Apparaturen mit Ethylenoxid (EO) oder Formaldehyd. Besonders hitze- und feuchtigkeitsempfindliche Materialien wie Instrumente mit Optiken oder elektrische Geräte werden gassterilisiert.

Nachteile

- Gefährdung des Bedienungspersonals durch Gasrückstände
- Gefährdung der Pflegebedürftigen bei Nichteinhaltung der Ausgaszeit (bis zu einer Woche) und damit verbundene erhöhte Infektionsgefahr

Eine Auslüftung des Sterilguts ist immer erforderlich. Die Regeln des Arbeitsschutzes sind streng einzuhalten.

Strahlensterilisation

Mittels Gammastrahlen werden Medikamente und Einwegartikel in der Verpackung bereits beim Hersteller sterilisiert.

Gerätekontrollliste

Diese ist ein Qualitätssicherungsinstrument und anzulegen, um festzustellen, wann welches Gerät geprüft wurde. Die Geräte werden jeweils mit einer eigenen Nummer versehen.

KAPITEL

12 Sich beschäftigen (Lernfelder 1.2, 2.2 und 2.3)

Durch die Einführung der Pflegeversicherung in Deutschland bleiben immer mehr alte und kranke Menschen in ihrem häuslichen Bereich. Dort übernehmen oft die Angehörigen die Pflege und Betreuung. Meist werden sie durch ambulante Pflegedienste unterstützt.

Vermehrt bieten auch stationäre wie ambulante Altenhilfestationen den Angehörigen Entlastung in Form von

- Nachbarschaftshilfe
- häuslicher Betreuungsdienst
- Tagesbetreuung, Tagespflege
- Abendbetreuung in Form von Nachtcafé
- Nachtpflege
- Kurzzeitpflege
- Hausnotruf
- Essen auf Rädern
- niederschwellige Betreuungsangebote

Ein anderer Teil der alten Menschen geht heute in eine Altenpflegeeinrichtung, weil sie ihren Kindern nicht zur Last fallen wollen oder weil sie keine Angehörigen mehr haben, die sie versorgen könnten. Wieder andere wollen sich auf ihre „alten Tage" verwöhnen lassen.

Vielfach möchten jüngere Menschen den alten Menschen alles abnehmen, damit diese sich nicht so abmühen müssen. Ratschläge zum Ausruhen, Schonen und Abschalten fordern aber den alten Menschen auf, sich möglichst ruhig und passiv zu verhalten. Doch genau das will die moderne Altenpflege nicht.

Ein alter Mensch, der weder geistig noch körperlich gefordert wird, hat keine Motivation zum Leben mehr.

Durch Krankheiten, Wohnungsaufgabe, Lebensumstellung oder den Einzug in eine Einrichtung der Altenhilfe finden für den alten Menschen einschneidende Umstellungen statt, die ihn passiv machen, da er sich überfordert fühlt. Um den Lebensabend mit Inhalt zu füllen, ist ein reichhaltiges Angebot an Aktivitäten wichtig.

12.1 Ressourcen erkennen und nutzen (Lernfeld 1.2)

Wenn ein Pflegebedürftiger in eine Altenpflegeeinrichtung einzieht, müssen seine **Ressourcen** festgestellt werden (**Ressourcenanalyse):**

- was kann der Pflegebedürftige noch selbst tun?
- welchen Beruf hatte er?
- welche Hobbys, ehrenamtliches Engagement?
- welche individuellen Fähigkeiten hat er?
- welche körperlichen Ressourcen hat er?
- welche Hilfestellung benötigt er?

Hilfreich ist dabei eine Tages- und Wochenbeobachtung. Sehr gut ist, wenn der alte Mensch auch in den Heimalltag integriert wird und Tätigkeiten übernehmen kann, die ihm liegen.

Aufgrund der Individualität der Pflegepersonen ergeben sich weitere Möglichkeiten. Es gibt Pflegende, die gerne singen, oder solche, die lieber basteln, andere interessieren sich für die Natur. In einer guten Teamarbeit werden diese Fähigkeiten in die Pflege und Betreuung mit einbezogen.

12.2 Ganzheitlich aktivierende Pflege (Lernfeld 1.2)

In der ganzheitlich aktivierenden Pflege ist der Pflegebedürftige über alle Pflegehandlungen informiert, um **eigenverantwortlich** mitzuhelfen. Er ist in die Pflege und Betreuung einbezogen. Seine **Aussagen** und sein **Verhalten** werden **akzeptiert** und **respektiert**.

Ganzheitliche Pflege bedeutet, dass die körperlichen, seelisch-geistigen, individuellen und sozialen Bedürfnisse des Pflegebedürftigen berücksichtigt werden.

In der aktivierenden Pflege übernimmt der Pflegebedürftige alles, wozu er selbst in der Lage ist, er erhält bei Bedarf Hilfe und/oder Anleitung.

Ganzheitlich aktivierende und rehabilitative Pflege beinhaltet, dass der Pflegebedürftige sein **Selbstvertrauen** stärken kann, z. B. wenn er nach längerer Krankheit wieder zum ersten Mal beim Essen am Tisch sitzt.

Ganzheitlich aktivierende Pflege bedeutet für den Pflegebedürftigen:
- Mitentscheiden, was an und mit ihm gemacht wird
- Selbstständigkeit behalten bei allen Lebensaktivitäten nach seinen individuellen Möglichkeiten
- Aktivierung und Förderung der geistigen und körperlichen Ressourcen
- gestärktes Selbstwertgefühl
- Unabhängigkeit
- Körperfunktionen und Bewegungsabläufe bleiben länger erhalten
- unterstützende Pflege
- Erhalt der Selbstständigkeit und Entscheidungsfreiheit

12.3 Aktivierende Maßnahmen zum Erhalt der Selbstständigkeit und Mobilität (Lernfeld 2.3)

Neben dem Einbeziehen des Pflegebedürftigen in die Pflegetätigkeiten unterstützen folgende Maßnahmen seine Selbstständigkeit und Mobilität:
- Brett- und Kartenspiele
- Singen
- Lesen, Vorlesen, Zeitungslektüre
- Lesezirkel
- Informationen über Kino-, Theater- und Konzertprogramme
- Herstellen von Dekorationen (> Abb. 12.1)
- Vorbereiten und Feiern von Festen
- Tanz und Gymnastik
- Stuhlgymnastik (> Abb. 12.2)
- Spaziergänge, Wanderungen
- Ausflüge

Diese Aktivierungsangebote können in den Pflegealltag eingebaut werden.

12.3.1 Aktivieren aller Sinne (Lernfeld 2.3)

Jede Aktivierung sollte nach einem feststehenden Konzept immer gleich ablaufen. Dabei müssen möglichst alle Sinne (Hören, Sehen, Riechen, Schmecken, Tasten, Bewegen) während der Handlungen aktiviert werden.

Sehbehinderte Menschen benötigen z. B. größere Nadeln mit größeren Nadelöhren für Handarbeiten oder Großdruckbücher beim Lesen oder Singen.

Planung

- individuelle Biografie des Pflegebedürftigen berücksichtigen
- körperliche und geistige Probleme erkennen
- persönliche Möglichkeiten und Erfahrungen des Pflegepersonals einbringen

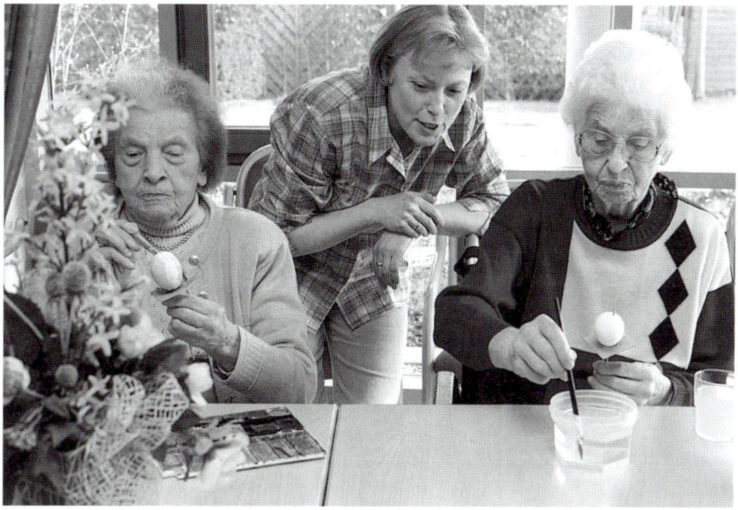

Abb. 12.1 Zwei alte Damen stellen Dekorationen für ein Fest her

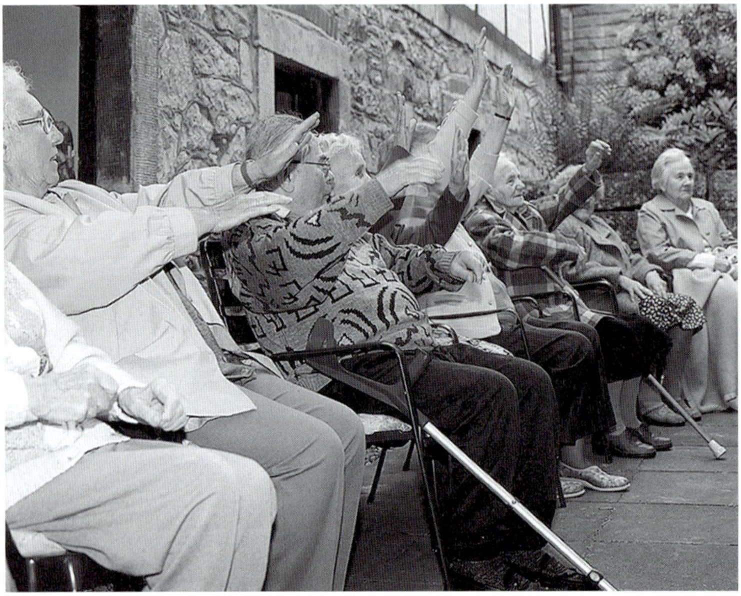

Abb. 12.2 Stuhlgymnastik

- Zusammensetzung der Gruppe individuell gestalten
- benötigtes Material oder Gerät zusammenstellen
- schwierigere Arbeiten, z. B. komplizierte Ausschneidearbeiten, vorbereiten
- Sicherheitsbestimmungen beachten, z. B. beim Umgang mit offenem Feuer muss eine Löschdecke griffbereit liegen, Suizidgefährdete dürfen nicht unbeaufsichtigt mit scharfen Gegenständen arbeiten
- Interessen des Pflegebedürftigen fördern und fordern
- Zeitumfang abschätzen
- rechtzeitige Raumvorbereitung

Einleiten der Aktivierung

- Lied oder Musik zum Thema spielen oder singen lassen
- alle Teilnehmer begrüßen
- Thema vorstellen
- geplanten Ablauf beschreiben
- geplante Ziele vorstellen
- evtl. leichte Gymnastik zum Auflockern und Entspannen

Vorgehen

- das fertige Produkt oder angestrebtes Ergebnis zeigen
- Interesse wecken
- Erfahrungen der Pflegebedürftigen erfragen
- Handlungsablauf in groben Schritten erklären
- Handlungen in Teilschritte gliedern und nachmachen lassen
- Erfahrungen der Pflegebedürftigen einbeziehen
- Anforderungen bei Bedarf verändern
- bei Bedarf Hilfe anbieten oder andere Pflegebedürftige um Hilfe bitten
- möglichst viele Sinne gleichzeitig ansprechen

Beenden der Sitzung

- Bastelarbeiten müssen nicht in einer Sitzung abgeschlossen sein
- evtl. Ergebnisse und Erfahrungen zusammenfassen
- Gelungenes hervorheben
- Fragen klären
- weiteres Vorgehen besprechen
- Lied oder Musik zum Abschluss
- verabschieden

Wenn in diesen Beschäftigungsgruppen handwerklich (z. B. malen, nähen, Seidenmalerei, schnitzen) gearbeitet wird, empfiehlt es sich, in regelmäßigen Abständen Ausstellungen zu organisieren, um anderen Pflegebedürftigen Anreiz zum Mitarbeiten zu schaffen. Gleichzeitig ist es für die Akteure eine gute Selbstbestätigung, wenn ihre Arbeiten öffentlich ausgestellt werden. Gleichzeitig dient es der Öffentlichkeitsarbeit der Pflegeeinrichtung.

12.3.2 Zehn-Minuten-Aktivierung (Lernfeld 2.3)

In der letzen Zeit hat sich in der Pflege und Betreuung alter Menschen die Zehn-Minuten-Aktivierung verstärkt durchgesetzt. Es müssen nicht immer große Aktivierungseinheiten sein, um den alten Menschen eine Beschäftigung anzubieten. Bei dieser sogenannten Kurzbeschäftigung werden mit einem sehr geringen Aufwand viele Sinne aktiviert. Auch in der häuslichen Pflege ist es eine gute Möglichkeit, den alten Menschen zu beschäftigen, während man einer anderen Tätigkeit nachgeht oder lange überlegen muss, womit der Angehörige beschäftigt werden kann.

Um nicht immer nachzudenken, was an Aktivierung angeboten werden kann, ist es eine große Hilfe, wenn z. B. mehrere Schuhkartons mit Materialien und Beschäftigungsanleitung bereitstehen, die bei Bedarf eingesetzt werden.

Zehn-Minuten-Aktivierung

- auf „Augenhöhe“ arbeiten
- Pflegebedürftige mit Namen ansprechen
- Körperkontakt herstellen
- Nähe – Distanz einhalten
- „Vorlieben“ oder „Kenntnisse“ ansprechen, z. B. „Sie singen doch so gerne!“
- nicht von hinten ansprechen
- keine Vorwürfe, besser sind positive Verstärker
- Bestätigung geben
- mit Lob nicht sparen

12.3.3 Ergotherapie, Selbsthilfetraining (Lernfeld 2.2)

Die Ergotherapie setzt sich zusammen aus Arbeits- und Beschäftigungstherapie.

In der Alten- und in der häuslichen Pflege stehen das funktionelle Training (Übungen des Bewegungsapparates), das Selbsthilfetraining sowie die Übungen zur Haushaltsbewältigung im Vordergrund.

In der Ergotherapie sind vielfältige aktivierende und rehabilitative Übungen zur Alltagsbewältigung enthalten. Diese werden in **Einzel- oder Gruppentherapien** trainiert.

Die Ergotherapie wird grundsätzlich vom **Arzt verordnet** und von speziell ausgebildeten Ergotherapeuten durchgeführt. Das Altenpflegepersonal soll dann diese Übungen in die täglichen Pflegehandlungen integrieren. Eine enge Zusammenarbeit zwischen Arzt, Ergotherapeuten, Pflegebedürftigen und Altenpflegepersonal ist für den Therapieerfolg wichtig.

Training der Gelenkfunktionen

- aktives und passives Gelenktraining durch Bewegungsübungen
- Kräftigung der Muskulatur
- Übungen zur Förderung der Oberflächen- und Tiefensensibilität
- Koordinationsübungen der Extremitäten

In besonders eingerichteten Therapieräumen lernt der Betroffene z. B. die Koordination des Bewegungsapparates nach Schlaganfall oder bei Morbus Parkinson. Der **Aufbau der Muskulatur** gelingt mit speziellen krankengymnastischen Geräten. Der Betroffene lernt, dass seine Gelenkschmerzen evtl. mit Wärme- oder Kälteanwendungen beeinflussbar sind.

Gleichzeitig dient das Training der Gelenkfunktionen der Sturzprophylaxe (➤ Kap. 5.7.9).

Training zur Selbstständigkeit

- Selbstständigkeit fördern beim Waschen, Kleiden, Essen
- Umgang mit Hilfsmitteln (➤ Abb. 12.3)

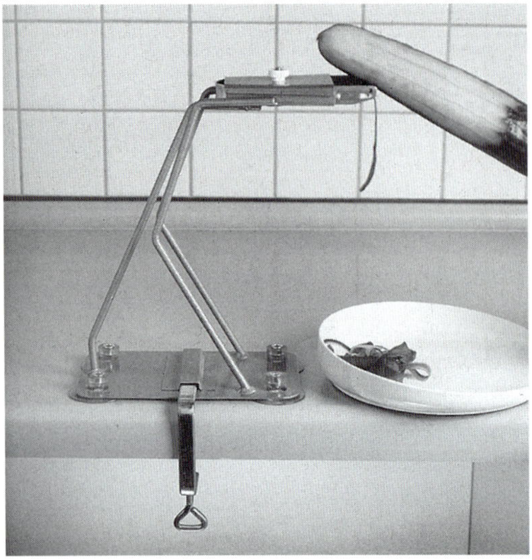

Abb. 12.3 Allzweckschälmesser

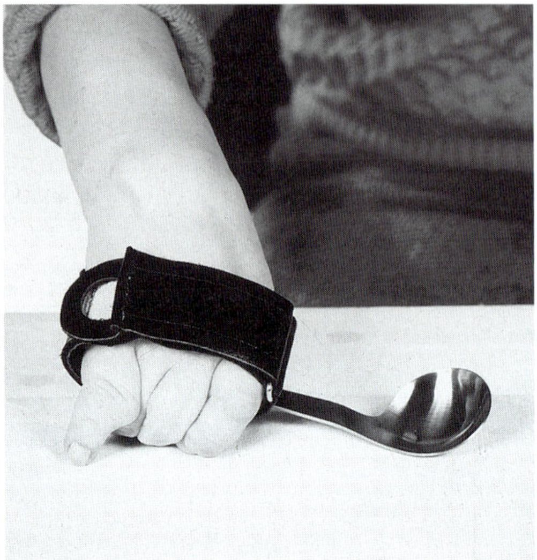

Abb. 12.4 Besteckhalter als Hilfsmittel im Haushalt

- Zusammenarbeit mit Angehörigen, Selbsthilfegruppen, Institutionen
- Anleitung zum Umgang mit Krankheit und Behinderung

Im Selbsthilfetraining, besonders bei **Multipler Sklerose, Parkinson-Erkrankung** oder nach **Schlaganfall** trainieren Pflegebedürftige das An- oder Auskleiden, die Selbstständigkeit beim Essen, Trinken, Waschen oder den Toilettengang.

Training zur Haushaltsbewältigung

- individueller Einsatz von Hilfsmitteln zur Führung des Haushalts
- Übungen im Umgang mit den Hilfen für den Haushalt (➤ Abb. 12.4)
- Anleitung von Angehörigen
- Individuelle Gestaltung des Beschäftigungsplatzes
- Hilfen anbieten z. B. Essen auf Rädern, Nachbarschaftshilfe

In speziell eingerichteten **Übungsküchen** lernt der Betroffene technische Hilfen zur Haushaltsbewältigung bei Bewegungs- oder Koordinationsstörungen kennen. Durch Übungen erreicht er weitgehend Unabhängigkeit von fremder Hilfe.

Auswirkungen des Pflegeversicherungsgesetzes

Mit der Einführung des **Pflegeversicherungsgesetzes**, besonders für die stationäre Pflege seit dem 1. Juli 1996, befürchten Pflegeexperten die Rückkehr zur „Satt-Sauber-Warm-Pflege“. Das hätte zur Folge, dass die ganzheitliche Pflege nicht mehr bezahlbar wäre. In der Praxis bedeutet dies, dass eine Spezialisierung der Beschäftigten erfolgt. Nicht mehr die fördernde und begleitende Pflege, sondern ein eingeschränktes und gezieltes Handeln zur Befriedigung der menschlichen Bedürfnisse wäre damit verbunden (➤ Kap. 35.1).

Trennung der Leistungen im stationären Bereich

- hauswirtschaftliche Leistungen nur von hauswirtschaftlichem Personal
- pflegerische Leistungen nur von pflegendem Personal
- begleitende Leistungen nur von Beschäftigungs-, Alters-, Ergotherapeuten, Nachbarschaftshilfe oder Angehörigenarbeit

Pflegebedürftige erleben dadurch vermehrt einen häufigen Wechsel der betreuenden Personen, was die Gefahr einer Verwirrung noch verstärkt.

Um die Kosten für die Pflegekassen niedrig zu halten, soll qualifiziertes Pflegepersonal nur noch in leitenden Positionen eingesetzt werden. Die anderen Pflegetätigkeiten sind durch Nichtausgebildete auszuführen.

Für die ganzheitliche aktivierende und rehabilitative Altenpflege könnte dies zur Folge haben:

- Pflegehandlungen sind auf ein Minimum einzuschränken
- für Gespräche ist kaum Zeit
- Einsparung von qualifiziertem Pflegepersonal
- für Aktivierungen stehen spezielle Therapeuten zur Verfügung
- für aktivierende Pflegehandlungen ist keine Zeit mehr
- nur Befriedigung der Grundbedürfnisse

Ein solcher Rückschritt ist sicherlich nicht im Sinne der Betroffenen, Angehörigen und Beschäftigten in der Pflege des alten Menschen. Eine Überarbeitung des Gesetzes im Interesse einer ganzheitlichen aktivierenden und rehabilitativen Pflege nach den Motto **Gesundheit 2000** der Weltgesundheitsorganisation (WHO) ist daher zwingend erforderlich. Auch die Neufassung des Pflegeversicherungsgesetzes vom 18. März 2008 brachte diesbezüglich keine einschlägigen Verbesserungen.

KAPITEL

13 Kommunizieren (Lernfelder 1.3 und 1.4)

Menschen verständigen sich vorwiegend über die Sprache. Nichts führt jedoch so oft zu Missverständnissen wie das gesprochene Wort. Besonders für die Mitarbeiter in Pflegeberufen ist es wichtig, die Zusammenhänge zwischen gesprochener (**verbaler**) und nicht ausgesprochener (**nonverbaler**) Nachricht zu erkennen.

Friedemann Schulz von Thun beschreibt in seinem Buch „Miteinander Reden" die vier Aspekte einer Nachricht wie folgt:

- **Sachinhalt:** Das, worüber ich informieren möchte
- **Selbstoffenbarung:** Das, was ich selbst von mir preisgebe
- **Beziehung:** Das, was ich von dir halte und wie wir zueinander stehen
- **Appell:** Das, wozu ich dich veranlassen möchte

Der Empfänger muss die Nachricht mit diesen vier möglichen Aspekten entschlüsseln. Je nach Bildungsstand, Fachkenntnis, momentanem Befinden interpretiert er die Nachricht sehr unterschiedlich. Je nachdem, mit welchem „Ohr" (Aspekt) der Gesprächspartner die Mitteilung wahrnimmt, versteht er sie auch.

Ein **Beispiel** soll dies verdeutlichen: Während der Übergabe äußert die Schichtleitung, dass die Wäsche noch eingeräumt werden muss. Je nachdem, mit welchem „Ohr" die Mitarbeiter gerade hören, können folgende Aussagen bei ihnen ankommen:

- **Sachebene:** „Die Wäsche ist noch nicht eingeräumt, dies sollte noch erledigt werden."
- **Selbstoffenbarungsebene:** „Ich hatte so viel zu tun, ich kam nicht dazu."
- **Beziehungsebene:** „Wäscheeinräumen ist unter meiner Würde, dafür sind die anderen zuständig."
- **Appell:** „Mach Du das!"

Zu jedem Gespräch gehören:

- Sender
- Überträger
- Empfänger

Der **Sender** muss immer **eindeutige** Worte (verbal) benutzen und sein Verhalten (nonverbal) den Worten angleichen.

Der **Überträger** (Sprache, Gestik, Mimik) sollte nicht zweideutig sein.

Der **Empfänger** muss die gesandten Signale wie Sprache, Dialekt, Symbole, Nonverbales kennen und erkennen.

Störungen bei einer dieser drei Komponenten führen unweigerlich zu Missverständnissen und Schwierigkeiten in der Kommunikation.

> Zu Problemen kann deshalb auch die Kommunikation bei einer Behinderung des Gesprächspartners (Hör- oder Sprachfehler) führen.

Die **psychische Verfassung**, das **körperliche Empfinden** oder die **Beziehungen** untereinander können sich ebenfalls störend auf die Kommunikation auswirken. Wenn der Empfänger einer Nachricht sich selbst sehr negativ sieht, interpretiert er evtl. eine positive Mitteilung falsch. **Unterschiedliches Sprachniveau** oder auch der Gebrauch von Fremdwörtern und/oder von Fachbegriffen (z. B. medizinische Ausdrücke) führt sehr oft zu Missdeutungen. Hinzu kommen noch **Vorurteile** des Senders oder Empfängers, das **Fremdbild** (Wertschätzung des Kommunikationspartners), mit dem das Gegenüber betrachtet wird und das **Selbstbild** (Eigeneinschätzung der Gesprächspartner).

Je nach Beziehung untereinander und dem Verhältnis zu seinen Vorgesetzten oder Untergebenen kann eine Wahrnehmung unterschiedlich interpretiert und gefühlt werden. Ein Beispiel aus dem Pflegealltag soll dies deutlichen:

- **Wahrnehmung:** Zwei Kolleginnen unterhalten sich auf dem Flur. Die Pflegedienstleitung geht vorbei, ohne etwas zu sagen, sieht die beiden aber an.
- **Interpretation der Wahrnehmung:** „Sie denkt jetzt bestimmt, wir haben nichts zu tun und unterhalten uns privat!"
- **Gefühle:** Den Kolleginnen ist es peinlich, dass die Pflegedienstleitung denken könnte, sie hätten nichts zu tun und würden sich privat unterhalten. Sie bekommen einen roten Kopf und gehen schnell in ein nahe gelegenes Zimmer.

Einflüsse auf die Kommunikation

- **Wortwahl**, unterscheidet sich nach Herkunft, Erziehung, Entwicklung, Bildung und ist abhängig von Sympathie oder Antipathie
- **Sprache** verändert sich je nach Bedarf, z. B. Bürokratendeutsch oder persönlicher Briefwechsel

- Sprache verändert sich durch die Sprechweise, den Sprachrhythmus, die Stimmqualität und Lautstärke
- bei **Beeinträchtigung** von Zunge, Kehlkopf, Mund und Zähnen verändert sich die verbale Ausdrucksweise
- **nonverbales Verhalten** (Körpersprache) wie Mimik, Gestik, Blick, Körperhaltung und -kontakt, Bewegung
- **Sozialprestige**, ausgedrückt durch Kleidung, Frisur, Make-up, Parfum, Schmuck, Einrichtung, Auto, Haus
- körperlicher **Abstand** zwischen den Kommunizierenden
- **Muttersprache**, Dialekt, Fremdsprache, Fachsprache

13.1 Kommunikation bei Einschränkung der Sinne (Lernfeld 1.4)

Entsprechend ihrem körperlichen Zustand sind Menschen mehr oder weniger stark in der Kommunikation behindert. Erkennt das Umfeld diese Beeinträchtigung nicht, kann das für den Betroffenen zu Problemen führen.

Deshalb ist die **Beobachtung der Sinnesfunktion** in der Pflege und Betreuung wichtig.

Die menschlichen Sinnesorgane können vollständig oder teilweise gestört oder behindert sein.

Mögliche Störungen

Erkrankung des zentralen Nervensystems

Veränderung von

- Sprache
- Bewegung
- Wahrnehmung

Erkrankung an den Sprechorganen

Veränderung von

- Stimme
- Sprachstärke
- Vokal- und Stimmbildung

Durch das **Fehlen der vorderen Schneidezähne** können Zischlaute nur noch schwer gebildet werden, die Verständigung ist dadurch eingeschränkt. Neben der organischen Störung kann sich eine **psychische** Störung entwickeln. Die unterschiedlichen Arten der Behinderung erfordern Kommunikationshilfen, die sehr individuell zu gestalten und einzusetzen sind.

13.2 Umgang mit sprechgestörten Menschen (Lernfeld 1.3)

Sprechgestörte Menschen neigen sehr schnell zu Ungeduld und raschen Gefühlsäußerungen, wenn sie sich unverstanden fühlen.

Betreuung bei Sprechstörungen

- Ausschalten von störenden Nebengeräuschen
- deutlich sprechen und gut artikulieren
- kurze Sätze bilden und wiederholen lassen
- der sprechgestörte Mensch soll möglichst ihm bekannte Worte benutzen (z. B. bei S-Z-Störung Wörter ohne diese Buchstaben einsetzen)
- keine „oder"-Fragen stellen
- Vertrauen schaffen
- nonverbales Verhalten beobachten
- Sprache des Pflegebedürftigen benutzen und verstehen lernen (z. B. Dialekt-Begriffe)
- logopädischen Sprechunterricht anbieten und unterstützen
- Kommunikationsmittel wie Radio, Fernsehen, Film, Video, Tonband, CD-Player anbieten
- auf gute Pflege der Zahnprothese und deren Einsatz achten
- bei fehlender Sprechkraft Lautstärkehilfsmittel anbieten und zeigen, z. B. Hand zu Trichter formen oder technische Sprechhilfsmittel
- evtl. Hörgeräteakustiker einbeziehen, bei Behandlung einer gleichzeitigen Hörstörung
- schriftliche Kommunikationsmittel einsetzen
- Hilfsmittel verwenden

13

Hilfsmittel für sprechgestörte Menschen

- Bildtafeln, Wortkarten
- Buchstabensetzkästen
- Computer, Schreibmaschine, Schreibmaterial, Tafel und Kreide
- technische Lautverstärker und Sprechhilfen
- ABC-Zeigetafel

13.3 Umgang mit schwerhörigen Menschen (Lernfeld 1.3)

Beim Umgang mit schwerhörigen Personen gilt das gleiche wie bei Sprechgestörten. Schwerhörigkeit im Alter wird häufig sehr spät erkannt, da viele Menschen ihre Schwerhörigkeit gut verbergen und so tun, als ob sie verstünden (➤ Kap. 33.2).

Mögliche Ursachen der Schwerhörigkeit

- anhaltender Lärm während der Berufstätigkeit oder durch laute Musik
- Komplikationen einer Erkrankung, z. B. Entzündungen des Innenohrs
- verminderte Durchblutung des Innenohrs
- Alterserscheinung
- erbliche Belastung
- Medikamente (z. B. verschiedene Antibiotika)

Der schwerhörige Mensch ist nicht krank. Er ist aber im direkten Umgang und in der Kommunikation mit seinen Mitmenschen stark beeinträchtigt.

!

Viele ältere Menschen haben Schwierigkeiten im Umgang mit Hörgeräten, auch das richtige Einsetzen bereitet Probleme. In solchen Fällen muss die Pflegeperson für den fachgerechten Einsatz, die Reinigung und für den Batteriewechsel sorgen.

Manche ältere Menschen empfinden den Einsatz des Hörgerätes als lästig und äußern sich nicht selten ablehnend und unzufrieden darüber.

Mit viel **Einfühlungsvermögen** und **Diplomatie** kann die Pflegeperson die Kommunikationsfähigkeit erhalten und fördern.

Eine gute Einweisung in die Funktion und Bedienung der unterschiedlichsten Geräte durch einen Hörgeräteakustiker kann die Pflegeperson die Angst vor dem falschen Umgang und vor dem Einsetzen des Gerätes nehmen.

Pflege bei Schwerhörigkeit

Sichtkontakt halten

Der hörbehinderte Mensch muss die Mundbewegung und das Gesicht des Sprechenden gut sehen können.

!

Falls der schwerhörige Mensch die sprechende Person nicht wahrnimmt, sollte diese sich an eine helle Stelle des Raumes stellen.

Niemals beim Umgang mit hörgestörten Menschen die Mundpartie mit der Hand verdecken oder diese Personen von hinten ansprechen.

Geeignete Sprechweise finden

- langsames Sprechtempo
- Worte mittellaut und gut artikuliert aussprechen

Hörgestörte Menschen verstehen nichts, wenn der Sprechpartner zu schnell oder zu laut spricht und Fremdwörter oder unbekannte Begriffe verwendet.

Einfache Sätze wiederholen

Der Hörbehinderte ist dadurch in der Lage, die Zusammenhänge zu erkennen, selbst wenn er akustisch nicht alle Wörter versteht.

Beim Wiederholen eines Sachverhaltes diesen mit anderen Worten umschreiben. Sehr wichtige Dinge schriftlich mitteilen.

Von der unbeeinträchtigten Seite aus ansprechen

- Hörbehinderte, bei denen nur ein Ohr betroffen ist, immer von der besser hörenden Seite aus ansprechen
- Mitbewohner darauf aufmerksam machen

Hörprobleme dokumentieren

Aus der Pflegeanamnese muss ersichtlich sein,

- welches das besser hörende Ohr ist
- über welche Hilfsmittel der Pflegebedürftige verfügt
- wie er die Behinderung kompensiert

Hilfsmittel für schwerhörige Menschen

- Hörgeräte
- Hörbrille
- Filme mit Untertiteln
- Videotexttafeln
- Bildtafeln, Wortkarten
- Buchstabensetzkästen
- Computer, Schreibmaschine, Schreibmaterial, Tafel und Kreide
- technische Lautverstärker und Sprechhilfen
- Abc-Zeigetafel

Für gehörlose Pflegebedürftige gelten die gleichen pflegerischen Hilfen wie bei Schwerhörigkeit. Die **schriftlichen Kommunikationshilfen** sind bei Bedarf stärker einzusetzen.

13.4 Umgang mit sehbehinderten Menschen (Lernfeld 1.3)

Sehbehinderungen haben unterschiedliche Ausprägungsgrade. **Leichte Einschränkungen** sind meist mit Hilfe einer **Brille** oder **Kontaktlinsen** auszugleichen. Die **schwere Sehbehinderung** kann unter Umständen so weit führen, dass der Betroffene, trotz Sehhilfe, seine Umwelt oft nur noch schatten- oder schemenhaft wahrnimmt. Von **Erblindung** spricht man, wenn kein Sehvermögen mehr vorhanden ist oder die Einschränkung so stark ist, dass ein Zurechtfinden in fremder Umgebung nicht möglich ist. Das völlige Fehlen oder die Minderung des Sehvermögens kann angeboren oder im Laufe des Lebens erworben sein.

Bei alten Menschen spielt hauptsächlich die **alters- oder diabetesbedingte Abnahme der Sehfähigkeit** eine Rolle.

Der Umgang mit sehbehinderten Menschen fordert vom Pflegepersonal sehr viel Einfühlungsvermögen und gegenseitiges Vertrauen (➤ Kap. 33.1).

> Durch die Abnahme der Sehfähigkeit nimmt als Ausgleich die Aufnahmefähigkeit der anderen Sinne zu. Besonders Hör- und Tastsinn kompensieren den Ausfall der Augen. Das Pflegepersonal muss diese Fähigkeiten erkennen, unterstützen und fördern.

Pflege bei Sehbehinderung

Vertrauen schaffen

Nur wenn der Pflegebedürftige Vertrauen zur Pflegeperson hat, vertraut er sich ihr „blind“ an.

> Auf keinen Fall darf der Pflegebedürftige ohne vorherige Ansprache angefasst werden.

Viel Sprechen

- alle Handlungen sind vorher zu erklären und anzukündigen
- beim gemeinsamen Gehen Gegenstände und deren Standort beschreiben und tasten lassen
- außerhalb der bekannten Umgebung alle Beobachtungen beschreiben und miterleben lassen

Sicherheit vermitteln

- nach Möglichkeit gewohntes Umfeld nicht verändern
- auf alle Unebenheiten und scharfe Kanten (z. B. Tischecken) achten, Griffleisten ertasten lassen
- die Umgebung den Bedürfnissen des Pflegebedürftigen anpassen
- Informationen über Pflegehandlungen und Veränderungen in der Umgebung

Selbstständigkeit erhalten

- beim Essen und Trinken den Pflegebedürftige nur so weit unterstützen wie nötig
- Information über den Speise- und Getränkeplan

- das Essen beschreiben und ertasten lassen, wo es steht
- Fleisch bei Bedarf im Beisein und auf Wunsch des Pflegebedürftigen schneiden

!
Nachdem der Pflegebedürftige Teller, Besteck und Glas ertastet hat, kann es sinnvoll sein, zu Beginn des Essens seine Hand zu den Gegenständen zu führen.

Orientierungshilfen geben
- mit dem Tastsinn gezielte Orientierungshilfen beim Zurechtfinden geben
- alle Gegenstände im Zimmer immer an den gleichen Platz zurücklegen oder -stellen
- Markierungsbänder an den Kleidungsstücken zeigen, wo hinten und innen ist

!
Eine kleine Figur, am Türgriff angebracht, kann das Zimmer kennzeichnen.

Beschäftigung
- Verstärken der anderen Sinneseindrücke (Hören, Sprechen, Tasten).

Hilfsmittel bei sehbehinderten Menschen

- Brille, Kontaktlinsen
- Lupe
- Großdruckbücher
- Filme, Fernsehen, Video, Radio
- Tonträger wie Tonbänder, Kassetten, CDs, Schallplatten
- Hörbücher und Hörspiele

KAPITEL

14 Sinn finden (Lernfelder 1.1, 1.3 und 1.5)

14.1 Sinn des Lebens (Lernfeld 1.3)

Im Alltag vergessen die Menschen manchmal die Frage nach dem Sinn des Lebens. Wer in der Pflege und Betreuung von älteren Menschen arbeitet, wird jedoch häufig mit dieser Frage konfrontiert. Je älter und kränker ein Mensch ist, desto eher stellt er an sich und an seine Umwelt die Frage nach dem Sinn des Menschenlebens.

So individuell der Mensch ist, so individuell können dabei auch die Antworten auf die Sinnfrage sein. Für viele Menschen bedeutet der Sinn des Lebens:

- Arbeit
- Geld verdienen
- Karriere machen
- gesellschaftlicher Status
- Anerkennung und Akzeptanz von Freunden und Nachbarn
- Familie gründen und erhalten
- Kinder
- die Natur erhalten
- Reisen, andere Kulturen kennen lernen
- Liebe und Nächstenliebe
- Verantwortung übernehmen

Manches von dem, was für Menschen in jungen Jahren der „Sinn des Lebens“ war, wofür sie gerne gelebt haben, entfällt im Alter. Alte Menschen können nicht mehr arbeiten, die Kinder sind weggezogen, der Partner ist gestorben. Vielleicht steht auch nur eine kleine Rente zur Verfügung. Dazu kommen:

- Krankheit
- Tod der Freunde und Angehörigen
- Verlust von Vitalität
- Veränderung des Aussehens
- Abhängigkeit von fremder Hilfe

Alte Menschen bei der Suche nach dem Sinn ihres Lebens zu unterstützen, hilft ihnen, leichter mit Schmerz, Leid und Tod umzugehen.

Jedoch fühlen sich nicht alle Menschen im Alter allein und unglücklich. Viele alte Menschen geben ihrem Leben einen **neuen Sinn**.

Möglichkeiten für ein sinnerfülltes Leben im Alter

Erfüllung in der Religion und im Glauben suchen

- Gottesdienstbesuch
- Gebet
- Gespräche über Glaubensthemen

Verantwortung für sich und für andere übernehmen

- in der Nachbarschaftshilfe
- als Kinderbetreuerin oder Babysitter
- sich für die Belange der Altenpflegeeinrichtung im Heimbeirat einsetzen
- politisches Engagement übernehmen
- Besuchsdienste einrichten

Hobbys pflegen oder wiederentdecken

- lesen
- singen
- musizieren
- malen
- dichten

Sich weiterbilden

- Sprachen lernen
- Kurse besuchen
- Studieren
- Reisen organisieren und realisieren

Altenpflege beinhaltet auch die Begleitung sterbender Menschen und ihrer Angehörigen sowie die pflegerische Versorgung nach dem Tod. Durch die lange pflegerische Betreuung wachsen Bindungen. Sterben heißt Abschiednehmen und Loslassen und kann für

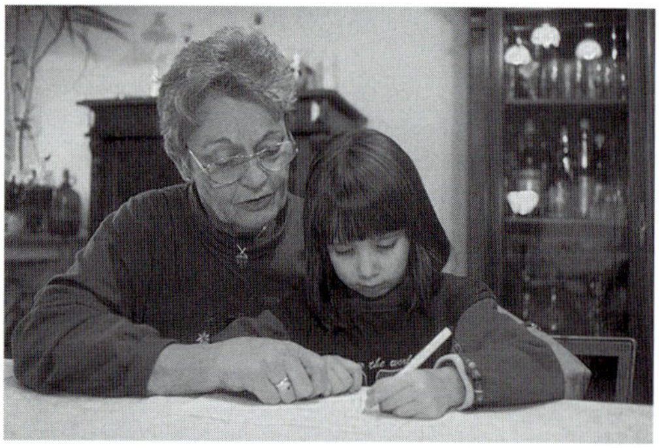

Abb. 14.1 Die Zuneigung der Enkel aktiviert und motiviert ältere Menschen

Angehörige und Pflegepersonal sehr schmerzlich sein. Die ständige Konfrontation mit Sterben und Tod zwingt auch das Pflegepersonal zur eigenen Sinnfrage.

Das Sterben ist in den westlichen Gesellschaften ein Tabuthema geworden. Die meisten Menschen in unserem Kulturkreis sterben in Kliniken oder Altenpflegeeinrichtungen, obwohl der Wunsch, zu Hause sterben zu dürfen, sehr groß ist. Hilfe für das Pflegepersonal zur **Sterbebegleitung** bieten Weiterbildungen (Sterbebegleitseminare) und innerbetriebliche Supervisionen (Bearbeitung von Problemen unter fachkundiger Anleitung).

14.2 Sinn finden im individuellen Glauben (Lernfeld 1.1)

Der Glauben hilft vielen Menschen, sich mit der Sinnfrage auseinanderzusetzen. Da in den Einrichtungen, in Zukunft noch vermehrt, auch ausländische und andersgläubige Pflegebedürftige betreut werden, ist es wichtig, die Inhalte verschiedener Glaubensrichtungen zu kennen. Die multikulturelle Pflege und Betreuung erfordert von den Pflegenden Informationen über die unterschiedlichen Glaubensregeln, um individuelle Sterbebegleitung zu gewährleisten.

Die religiöse Überzeugung eines Sterbenden ist die Grundlage des pflegerischen Handelns. Viele Menschen suchen bei existenziell bedrohenden Situationen Hilfe, Hoffnung und Halt in ihrer bisherigen oder auch einer anderen Religion.

14.2.1 Das Christentum (Lernfeld 1.1)

Zu den christlichen Glaubensrichtungen zählen besonders die römisch-katholische und evangelisch-protestantische Kirche.

Der christliche Glaube vermittelt die Hoffnung auf das Leben nach dem Tod. Das irdische Leben wird von Gott geschenkt und wieder genommen, die Seele geht in das Himmelreich ein. Der Glaube verspricht die Auferstehung der Menschen am jüngsten Tage.

Schwerkranke erhalten eine **Krankensalbung**, damit sie, durch den Glauben gestärkt, die Krankheit meistern können.

Zur Vorbereitung auf das Sterben ist ein christlicher Priester zu rufen.

Der römisch-katholische Pfarrer nimmt die Beichte ab, erteilt die **Kommunion** in Form einer Hostie und gibt die letzte Ölung (heute Krankensalbung genannt). Sollte der Pflegebedürftige nicht mehr schlucken können, bestreicht der Priester die Zunge des Sterbenden mit Hostienteilen. In der evangelischen Kirche gibt es keine besonderen Sterberiten.

14.2.2 Das Judentum (Lernfeld 1.1)

Die Juden sind ursprünglich die Angehörigen des Königreiches Juda in Israel. Das Judentum ist eine Offenbarungsreligion. Sie wird bestimmt vom Glauben an den einen wahren Gott und an den kommenden Erlöser (**Messias**). Grundlage ist die Lehre des Moses durch die Schriftgelehrten im 1. Jh. v. Christus. Jesus Christus wird als Vorbereiter der Ankunft des Erlösers gesehen. Er wird nicht als der Messias anerkannt.

Im jüdischen Glauben ist das Blut das Leben, das nach dem Tod nur als ein Schatten weiter lebt. Die Sünde wird als die Ursache des Todes gesehen.

Menschen jüdischen Glaubens sind immer auf die Ankunft des Erlösers vorbereitet und haben ihr Leben so zu gestalten, dass sie möglichst lange auf dieser Welt Gott dienen können. Um dieses Leben zu ermöglichen, unterziehen sich strenggläubige (orthodoxe) Juden bestimmten Wasch- und Reinigungsriten. Genaue Ernährungs- und Speisegebote bestimmen das Leben. Die Hoffnung auf Heilung darf den Schwerkranken nicht genommen werden, deshalb wird eine Diagnose wie Krebs grundsätzlich nicht mitgeteilt. Eine gute Absprache über die Besonderheiten der Sterbebegleitung mit den Angehörigen ist wichtig. Die Begleitung von sterbenden Juden übernimmt meist ein **Rabbiner** (Prediger und Schriftenlehrer). Die zuständige jüdische Gemeinde ist aus diesem Grunde rechtzeitig zu benachrichtigen.

14.2.3 Der Buddhismus (Lernfeld 1.1)

Das Ziel der Lehre Buddhas ist die Auflösung des Leidens, das **Nirwana**. Die Buddhisten glauben, dass der Geist in einem Prozess erleuchtet wird, der sich über viele Leben erstreckt. Das Nirwana wird schlussendlich durch die vollkommene Aufhebung von Gier, Hass und Verblendung erreicht, wobei bei (nach buddhistischer Lesart) jedem Tod das Maß dieser Eigenschaften bzw. das **Karma** über die neue Daseinsform im nächsten Leben entscheidet

In der Pflege und Betreuung von Sterbenden mit buddhistischem Glauben sollte also diese Sicht auf den Tod bzw. das Leben danach akzeptiert und einbezogen werden.

14.2.4 Der Hinduismus (Lernfeld 1.1)

Durch die Geburt wird der Hindu in eine bestimmte Kaste (Gesellschaftsschicht) hineingeboren. Jede Kaste glaubt an einen eigenen Gott, erkennt aber auch die Götter der anderen Kasten an. Die Anerkennung der **Brahmanen** (Angehörige der obersten, edelsten Kaste) und der von ihnen überlieferten Schriften ist für den Glauben entscheidend. Die älteste religiöse Literatur Indiens, der **Veda**, bildet die Grundlage des Hinduismus. Im Veda steckt die Kraft des Wortes, eine Allgottheit, die sich überall zugleich in rein geistigem Zustand aufhält. Durch den Glauben verwandelt sich der Hindu nach dem Tod in ein Tier oder eine Pflanze. Deshalb werden auch Tiere (Kühe) und Pflanzen (Bäume) wie Götter verehrt. Diese Seelenwanderung vollzieht sich so lange, bis der Besitzer sein **Nirwana**, seine Ruhe und Selbstvollendung, gefunden hat.

Wie beim Buddhismus muss auch im Hinduismus in der Pflege und Betreuung der Glaube unterstützt werden. Da jeder Hinduist im Sterben an sein Nirwana glaubt, muss diese Meinung im Glaubensgespräch gestärkt werden.

14.2.5 Der Islam (Lernfeld 1.1)

Allah ist der einzige Gott. Er hat die Welt erschaffen, er erhält und regiert sie. Das Leben ist daher vorbestimmt. Dennoch folgt bei der Auferstehung ein Gerechtes Gericht. Die Gesetzesreligion schreibt das Bekenntnis zum alleinigen Gott Allah, fünfmal täglich ein Gebet, Fasten im Monat Ramadan, Almosengeben und die Pilgerfahrt nach Mekka einmal im Leben zwingend vor. Alkohol, Glückspiel und der Genuss von Schweinefleisch sind verboten. Dafür werden ein Weiterleben bei Allah im Paradies und eine Entlohnung für die Entbehrungen in Aussicht gestellt.

Stifter des Islam war **Mohammed** (arabisch: der Gepriesene). Seine Offenbarungen sind im **Koran** (Heilige Schrift des Islam) zusammengefasst. **Schiiten** sind die Anhänger der zweiten Hauptkonfession des Islams. Sie erkennen nur die Nachkommen Alis als rechtmäßige Oberhäupter der islamischen Gemeinde an. Den Gegensatz bilden die **Sunniten**, welche die aufgezeichneten Überlieferungen über Mohammed verehren.

Der sterbende Moslem ist so zu lagern, dass die Füße nach Südosten zeigen und er mit dem Gesicht Richtung Mekka blicken kann. Anders- und Ungläubige dürfen mit ihm kein Gebet sprechen. Der Sterbende spricht meist selbst das islamische Sterbegebet (Shahada). Dabei erhebt er den Finger zum Himmel. Ist er selbst nicht mehr dazu in der Lage, halten ihm die Sterbebegleiter den Finger hoch. Ein Moslem darf nicht durstig sterben, deshalb muss ihm immer etwas zu trinken angeboten werden.

14.2.6 Glauben der Zeugen Jehovas (Lernfeld 1.1)

Zeugen Jehovas glauben, dass Gott die Erde richtet und in ein Paradies umwandelt. Nur derjenige, der fest an den Gott **Jehova** glaubt, wird weiterleben und auch von den Toten auferstehen. Verbrechen, Armut, Hunger, Krankheit, Leid und Tod gibt es dann nicht mehr. Alle menschlichen Probleme werden in der neuen Welt endgültig gelöst.

Unter den Mitgliedern dieser Glaubensgemeinschaft bestehen enge Verbindungen. Für den Zeugen Jehovas ist es wichtig, dass nur sein Glaube der richtige ist. Nach dem Glauben Jehovas ist die Seele des Menschen auch im Blut zu finden. Dies bedeutet, dass die Zeugen Jehovas bestimmte Arten der Bluttransfusion ablehnen.Die strikte Ablehnung von Bluttransfusionen durch die Zeugen Jehovas erstreckt sich auf die vier Hauptkomponenten (Erythrozyten, Leukozyten, Thrombozyten, Blutplasma) und die präoperative Eigenblutspende, nicht jedoch auf die medizinische Behandlung mit Derivaten, z. B. Plasmafraktionen sowie Eigenblutverfahren wie die maschinelle Autotransfusion oder die Hämodilution. Über letztere Behandlungsmethoden entscheidet jeder Zeuge Jehovas nach eigenem Ermessen. Daneben existiert kein Verbot der Organentnahme nach dem Tod.

14.3 Bewältigen von Schmerz (Lernfeld 1.3)

Schwere Erkrankungen, oftmals verbunden mit großen Schmerzen, lassen Betroffene häufig nach dem „Sinn des Lebens“ fragen. Für die Pflegepersonen ist dies eine hohe Herausforderung, da sie Schmerzen nicht nehmen, sondern nur den Pflegebedürftigen in seinen Schmerzen begleiten können. Menschen empfinden Schmerz sehr unterschiedlich. Der akute Schmerz dient als **Warnsignal**. Wie Schmerz wahrgenommen wird, darüber entscheiden Veranlagung, Erziehung und gesellschaftliche Normen. Jeder Mensch verfügt über ein **persönliches Schmerzgedächtnis**, in dem alle erlebten Schmerzsituationen gespeichert sind.

Der Schmerz ist meist ein Symptom einer Krankheit. Er macht diese bewusst. Schmerz ist nicht messbar, er wird nur unterschiedlich stark empfunden, beschrieben und ausgedrückt.

Ältere Menschen drücken Schmerzen häufig nonverbal aus. So können bspw. abnorme Bewegungsabläufe, Schonhaltungen, Veränderungen der Mimik bei Berührung oder Bewegung Schmerzzeichen sein.

Das **Schmerzempfinden** ist abhängig von:

- individueller Sensibilität
- Schmerzwahrnehmung von Stärke, Ort und Dauer
- früheren Schmerzerfahrungen
- momentaner Gefühlslage und eigener Schmerzeinstellung

Schmerzarten

Oberflächenschmerz

- ausgelöst durch Erregung der Schmerzrezeptoren (feine Nervenendungen) in der Hautoberfläche
- schnelles Weiterleiten über Nervenzellen zum Rückenmark
- Auslösen einer Flucht- und Abwehrreaktion, z. B. bei einem Nadelstich das schnelle Wegziehen des Fingers

Tiefenschmerz

- ausgelöst durch Erregung der Schmerzrezeptoren in den Muskeln, Weichteilen und auf der Knochenhaut
- schwer lokalisierbar, strahlt häufig aus, z. B. Kopfschmerz

Organschmerz

- ausgelöst z. B. durch Krämpfe, Blähungen, Sauerstoffmangel
- Schmerzleitung über langsam leitende Nervenfasern
- teilweise begleitende vegetative Symptome wie Schweißausbrüche, Übelkeit und Blutdruckanstieg

Nervenschmerzen

- durch Reizung von Nervenfasern und -bahnen, z. B. Phantomschmerz nach Amputation
- „heller, einschießender“ Schmerzcharakter

Beschreibungen für Schmerz

- bohrend, z. B. bei Knochenhaut- und Organschmerz
- brennend, z. B. bei Magenbeschwerden
- stechend, z. B. bei Organschmerz
- ziehend, z. B. bei Unterleibserkrankungen
- krampfartig, z. B. bei Gallen- oder Nierensteinkolik
- wellenartig, peristaltisch, z. B. bei Wehen- oder Organschmerz
- beklemmend, einengend, z. B. bei Herzerkrankungen
- ausstrahlend, z. B. bei Nervenerkrankungen oder Herzinfarkt
- unspezifisch, z. B. Oberflächenschmerz
- dumpf, z. B. Eingeweideschmerz

Schmerzreaktionen

- weinen, schreien, wimmern, jammern
- Schonhaltung

- Druck auf die Schmerzstelle oder Beine anziehen bei Bauchschmerzen
- häufiger Lagewechsel und Unruhe
- Angst bis zur Todesangst
- Rückzug in ein abgedunkeltes Zimmer, besonders bei Kopfschmerzen

Akute und chronische Schmerzen

Akute Schmerzen können durch fast jede Krankheit ausgelöst werden. Die Schmerzen gehen meist durch ärztliche Behandlungsmaßnahmen wie z. B. durch Medikamente oder Operation oder auch nach dem Abklingen der Ursachen von alleine zurück. Akute Schmerzen haben eine wichtige **Warnfunktion** und machen auf Erkrankungen aufmerksam.

Chronische Schmerzen nennt man Schmerzen, die über einen Zeitraum von mehr als sechs Monaten oder andauernd auftreten. Auch nach dem Abklingen der auslösenden Ursache bleiben chronische Schmerzen bestehen und beeinflussen sehr stark die Lebensqualität der Betroffenen. Chronische Schmerzen können ihre Warnfunktion verlieren und zu einer eigenständigen Krankheit führen.

14.3.1 Schmerzbehandlung (Lernfeld 1.3)

Um **chronisch** schmerzgeplagten Menschen ein lebenswertes Leben zu ermöglichen, muss der Schmerz behandelt werden. Schmerzen aller Art bedürfen der dringenden fachlichen Hilfe. Dies gilt besonders für Krebskranke und Sterbende.

Neben medikamentösen und/oder operativen Maßnahmen können auch einfache pflegerische Maßnahmen helfen, die Schmerzen zu lindern.

Lagerungen

- bei Bauchschmerzen leichte Oberkörperhochlagerung und eine Knierolle zum Entspannen der Bauchdecke
- schmerzende Körperteile mittels Schienen und Verbänden ruhigstellen
- anatomische Lagerungen bei Spannungsschmerzen
- Weichlagerung bei Auflageschmerz
- ruhigstellen durch Wundverbände bei Wundschmerzen

Physikalische Maßnahmen

- Wärme wirkt krampflösend und durchblutungsfördernd, z. B. bei Nierenschmerzen
- Kälte hat eine anästhesierende Wirkung, führt zum Abschwellen und kühlt überhitzte (entzündete) Hautregionen ab; je größer der Kältereiz, desto stärker die Schmerzreduzierung, z. B. bei Prellungen
- Massagen zum Lockern von verspannter Muskulatur
- Auflagen und Wickel wirken durchblutungsfördernd

Psychische Schmerzbekämpfung

- Autogenes Training
- Progressive Muskelentspannung nach Jacobsen
- Beschäftigung und kreatives Arbeiten
- Gespräche über die Krankheit und über die Schmerzursachen, um Schmerzen verstehen und akzeptieren zu können

14.3.2 Medikamentöse Schmerzbehandlung (Lernfeld 1.5)

Medikamente zur Schmerzbehandlung dürfen nur nach ärztlicher Anordnung verabreicht werden. Mittel zur Schmerzbekämpfung (**Analgetika**) können die Krankheitssymptome abschwächen und dadurch die Diagnose erschweren.

> Die ständige, unkontrollierte Einnahme von Medikamenten zur Schmerzbekämpfung birgt ein hohes Suchtpotenzial und große Sturzgefahr, kann gesundheitsschädigende und persönlichkeitsverändernde Wirkung haben.

Medikamentöse Schmerzbehandlung

- Beruhigungsmittel
- Schmerzmittel, die das zentrale Nervensystem beeinflussen

- Lokalanästhetikum zur örtlichen Schmerzbekämpfung
- Spinalanästhesie zur andauernden Schmerztherapie bestimmter Bezirke
- Infusionen mit Zusatz von Schmerzmitteln zur kontinuierlichen Therapie

Die Weltgesundheitsorganisation (WHO) hat für die medikamentöse Schmerzbehandlung ein **3-Stufen-Schema** entwickelt:

- **1. Stufe**: Nicht-Opioid-Analgetika, auch „einfache", schwach bis mittelstark wirkende Schmerzmittel genannt. Sie wirken besonders am Schmerzentstehungsort, z. B. ASS®, Novalgin®, Voltaren®
- **2. Stufe**: Zusätzlich zu Nicht-Opioid-Analgetika werden schwach wirksame Opioid-Analgetika verabreicht. Sie wirken im zentralen Nervensystem, wo die Schmerzen übertragen und wahrgenommen werden, z. B. Kodein®, Tramadol®
- **3. Stufe**: Zusätzlich zum Nicht-Opioid-Analgetika werden stark wirkende Opioid-Analgetika verabreicht, meist nach schweren Operationen oder anhaltenden Tumorschmerzen bei Krebserkrankungen, z. B. Morphin®, Kapanol®

Bei chronischem oder krebsbedingtem Schmerz ist die Gabe von starken Schmerzmitteln über einen implantierten Katheter üblich. Über eine Pumpe kann der Betroffene seine Medikamentenzufuhr selbst steuern.

Der Expertenstandard „Schmerzmanagement in der Pflege" ist verbindlich vorgeschrieben.

14.4 Umgang mit Leid und Trauer (Lernfeld 1.3)

Leid und Trauer sitzen häufig tiefer als körperlicher Schmerz. Der organisch bedingte Schmerz ist deshalb leichter zu behandeln. Leid und Trauer müssen erst verarbeitet werden, bevor dieser Schmerz nachlässt. Die meisten Leiden unterliegen einem Entstehungs- und einem Verarbeitungsprozess.

Leiden werden meistens durch langwierige Krankheiten ausgelöst und stehen in sehr engem Zusammenhang mit psychischem und physischem Schmerz.

Mögliche psychische Ursachen

- nicht vollständig verarbeitete Trauer
- Trennungsschmerz bei Verlust eines geliebten Partners

Mögliche physische Ursachen

- lang anhaltende, chronische Schmerzen
- chronische Erkrankungen mit Schmerzen

Leid steht somit auch immer in Zusammenhang mit Schmerz und Trauer. **Trauer** wird häufig durch Trennung oder Tod eines nahestehenden Menschen ausgelöst.

Die Bewältigungsprozesse von Leid und Trauer laufen bei allen Menschen individuell sehr unterschiedlich ab.

Bewältigungsmöglichkeiten

Die aktiv-sachliche Bewältigung

- besonders selbstständige und vor dem Trauer- oder Todesfall aktive Menschen sind bereits nach drei bis sechs Monaten in der Lage, die Trauer zu verarbeiten, die Trennung zu versachlichen und sich somit wieder aktiv am gesellschaftlichen Leben zu beteiligen
- kaum Forderung nach fachlicher Hilfe

Verharren in emotionaler Betroffenheit

- bei sehr enger personeller Fixierung auf den Partner führt der Verlust häufig zu Untätigkeit, Enttäuschung, Niedergeschlagenheit und Hilflosigkeit
- die Emotionen sind verhalten
- dies führt häufig von psychosomatischen Beschwerden, schweren Depressionen, Suizid
- hat häufig den schnellen Tod des zurückgelassenen Partners zur Folge

Verdrängung und Neuorientierung

- ungeplante Steigerung von Aktivitäten
- aggressive Reaktionen
- hadern zuerst mit dem Schicksal
- evtl. seelische und körperliche Beschwerden
- durch Hyperaktivität Verdrängung des Schicksalsschlages
- Erkennen von neuen Zielen, eigenen Bedürfnissen und bisher verdrängten Interessen
- Neuorientierung

In der Altenpflege kommt es sehr oft zu sehr intensiven Bindungen zwischen Pflegebedürftigen und Pflegepersonal. Bedingt durch das lange Leben in der Einrichtung und das gegenseitige Vertrauen entstehen enge Freundschaften. Beim Verlust einer solchen Vertrauensperson, z. B. beim Tod eines nahestehenden Pflegebedürftigen, kann es beim Pflegenden zu den gleichen Verlaufsformen kommen. Fachliche Hilfe leistet am besten eine **Supervisionsgruppe**, manchmal kann auch ein gutes Arbeitsteam bei der Trauerbewältigung helfen.

14.5 Begleiten und Pflegen eines Sterbenden (Lernfeld 1.3)

Durch die Änderung der Familienstruktur von der Groß- zur Kleinfamilie ist es in unserer Gesellschaft häufig nicht mehr möglich, zu Hause zu sterben. Viele Menschen sterben heute in Krankenhäusern und Pflegeeinrichtungen.

In der ganzheitlichen Altenpflege ist es Grundlage des pflegerischen Handelns, den Sterbenden und seine Angehörigen bis über den Tod hinaus zu begleiten.

Für eine Pflegeperson ist es daher unerlässlich, sich mit Beginn seiner Tätigkeit in der Altenpflege mit dem Sterben und dem Tod auseinanderzusetzen. Häufig haben sich die alten Menschen besser auf das eigene Sterben vorbereitet, als dies den Helfern möglich ist.

Viele alte Menschen äußern dies auch während der täglichen Pflege und Betreuung:

- „Dies ist meine letzte Wohnung."
- „Das Sterben beginnt mit der Geburt."
- „Wenn ich nur sterben könnte, ich habe doch mein Leben gelebt."
- „Wenn mich doch der Herr erlösen würde."
- „Der da oben wartet schon auf mich."
- „Das Leben ist doch so sinnlos geworden."
- „Lasst mich doch sterben!"
- „Können Sie mir nichts geben, damit ich sterben kann?"

Neben den individuellen Emotionen ist ein sachliches Wissen über das Sterben Voraussetzung für gezielte, fachliche Sterbebegleitung.

14.5.1 Definitionen des Todes (Lernfeld 1.3)

Natürlicher, biologischer Tod (absoluter Tod)

- organischer Abbau aller Körperzellen bis hin zum Erlöschen aller Lebens- und Körperfunktionen
- eine Wiederbelebung ist nicht möglich
- durch Krankheit und/oder Alterungsprozess

Unnatürlicher Tod

- Unfall
- Gewalteinwirkung
- Suizid (Selbsttötung)

Der Verdacht auf einen unnatürlichen Tod muss bei der Polizei angezeigt werden!

Klinischer Tod (relativer Tod)

- beim Erlöschen der Herz- und Atemfunktion sind die Zellen noch eine kurze Zeit in der Lage, sich am Leben zu erhalten

Tab. 14.1 Sterbephasen nach Elisabeth Kübler-Ross

Phasen	Verhalten	Merkmal
Erste Phase	Nicht wahrhaben wollen	Verneinen
Zweite Phase	Aggressionen gegen sich selbst oder die anderen	Ablehnen
Dritte Phase	Hoffnung auf eine Besserung oder Wende, Versprechungen, Verhandeln mit Gott und den Ärzten, Hoffen auf Wunder und Heilung	Verhandeln
Vierte Phase	Tiefes Trauern, Anerkennen von	Depression
Fünfte Phase	Lebensschuld	Akzeptieren
	Annahme des Todes, Loslösen von der Mitwelt, Loslassen	

- mit maschineller Hilfe können diese Funktionen evtl. wieder hergestellt werden

14.5.2 Sterbephasen nach Elisabeth Kübler-Ross (Lernfeld 1.3)

Die Sterbeforscherin Elisabeth Kübler-Ross hat nach vielen Gesprächen mit sterbenden Erwachsenen und Kindern fünf unterschiedliche Phasen des Sterbens oder Sichtrennens herausgearbeitet (➤ Tab. 14.1).

Diese Phasen laufen **nicht kontinuierlich** ab und sind **individuell** ausgeprägt. Manche Phasen des Sterbeprozesses werden mehrfach durchlaufen oder übersprungen.

Elisabeth Kübler-Ross spricht bei der letzten Sterbephase auch von dem „**Erledigen von unerledigten Geschäften**". Sie meint damit, dass der Mensch erst sterben kann, wenn er von seinen Mitmenschen loslässt, wenn er Ungetanes zurücklassen kann und auch die Angehörigen den Sterbenden loslassen.

> Das Pflegepersonal muss rechtzeitig dafür sorgen, dass nahe Angehörige, Freunde und ehemalige Nachbarn noch einmal vorbeikommen können und der Sterbende seine „unerledigten Geschäfte" erledigt.

Das außergewöhnliche und ausgiebige Verabschieden vom Pflegepersonal, oft verbunden mit einem herzlichen Dank für die lange Pflege, ist meist ein Zeichen dafür, dass die Angelegenheiten erledigt sind und der Mensch zum Sterben bereit ist.

14.5.3 Pflegerische Begleitung eines Sterbenden (Lernfeld 1.3)

Jeder Sterbende benötigt eine individuelle Begleitung, für die es kein festes Raster gibt. Durch den Stimmungswandel, entsprechend den Sterbephasen, werden hohe Anforderungen an das Pflegepersonal gestellt. Wünschenswert wäre es, wenn in der letzten Lebensphase der Sterbende **nicht alleine** ist. Deshalb müssen nahe oder gewünschte Angehörige rechtzeitig informiert werden.

Schwerpunkte der pflegerischen Begleitung

- Unterstützung bei der Körperpflege und allen Bedürfnissen
- Aufrechterhalten der bisherigen Gewohnheiten
- Schmerzlinderung und Hilfe bei körperlichen Beschwerden
- Angehörige in die Pflege und Begleitung einbeziehen
- auf Wunsch über Sinn des Lebens und Sterbens sprechen
- mit dem Sterbenden entsprechend seiner Glaubensrichtung beten
- bei Wunsch Seelsorger informieren
- Wünsche des Sterbenden akzeptieren
- dabei sein und dabei bleiben, möglichst nicht alleine lassen, berühren, Hand halten, streicheln, Körperkontakt
- Intimsphäre wahren
- der Sterbende soll in seinem Zimmer sterben dürfen, notfalls Mitbewohner in ein anderes Zimmer verlegen
- nicht flüstern
- mit dem Pflegebedürftigen und nicht über ihn sprechen, nicht in der Vergangenheitsform sprechen

Wünsche eines Sterbenden an seinen Begleiter

Lass mich in den letzten Stunden meines Lebens nicht allein.

Bleibe bei mir, wenn mich Zorn, Angst, Traurigkeit und Verzweiflung heimsuchen und hilf mir, zum Frieden hindurchzugelangen.

Denk nicht, wenn Du ratlos an meinem Bett sitzt, dass ich tot sei. Ich höre alles,

was Du sagst, auch wenn meine Augen gebrochen scheinen. Darum sage jetzt nicht irgendetwas, sondern das Richtige.

Das Richtige wäre, mir etwas zu sagen, was es mir nicht schwerer, sondern leichter macht, mich zu trennen. So vieles, fast alles, ist jetzt nicht mehr wichtig.

Ich höre, obwohl ich schweigen muss und nun auch schweigen will. Halte meine Hand. Ich will es mit der Hand sagen.

Wische mir den Schweiß von der Stirn. Streiche mir die Decke glatt.

Wenn nur noch Zeichen sprechen können, so lass sie sprechen.

Dann wird auch das Wort zum Zeichen. Und ich wünsche mir, dass Du beten kannst. Klage nicht an, es gibt keinen Grund. Sag Dank!

Du sollst von mir wissen, dass ich der Auferstehung näher bin als Du selbst.

Lass mein Sterben Dein Gewinn sein. Lebe Dein Leben fortan etwas bewusster.

Es wird schöner, reifer, tiefer, inniger und freundlicher sein, als es zuvor war, vor meiner letzten Stunde, die meine erste ist.

(Quelle unbekannt)

14.5.4 Zeichen des nahenden Todes (Lernfeld 1.3)

Die Zeichen des nahenden Todes sind der Tabelle 14.2 zu entnehmen.

Die Sterbenden sind häufig unruhig, etwas verwirrt und nesteln an ihrer Bettdecke.

Unsichere Todeszeichen

- Atemstillstand
- Herzstillstand
- fehlender Pupillenreflex
- Weichwerden des Augapfels

Tab. 14.2 Zeichen des nahenden Todes

Körperfunktion	Veränderungen
Atmung	flacht ab, setzt kurz aus, unregelmäßig, Cheyne-Stokes-Atmung, Schnappatmung (➤ Kap. 10.1.2)
Puls	flach, schwach, unregelmäßig, rasch
Blutdruck	fallend, Abnahme der peripheren Durchblutung
Haut	fleckig, bläulich marmoriert
Schweiß	kalt, klebrig
Bewusstsein	eingetrübt, schwindend
Augen	glasig, trüb, matt
Geruch	teilweise verwesender Atemgeruch

Sichere Todeszeichen

- Leichenstarre (nach vier bis zwölf Stunden)
- Leichen- und Todesflecken an den aufliegenden Körperstellen
- Fehlen jeglicher Hirnströme
- Trübung der Augenhornhaut

14.5.5 Pflegerische Aufgaben nach Eintritt des Todes (Lernfeld 1.3)

Aufgaben

- Todeszeit feststellen für amtliche Urkunden und Geldforderungen
- Arzt benachrichtigen, nur er darf den Tod feststellen und bescheinigen
- Verwaltung informieren

Auch die letzten Pflegehandlungen am Toten müssen unter **Achtung der Menschenwürde** geschehen. Für manchen Angehörigen erleichtert es das Abschiednehmen, wenn er in die Pflegehandlungen einbezogen wird.

Nachdem die Angehörigen und die Mitmenschen Abschied genommen haben, sind meist folgende **Pflegehandlungen** vorzunehmen:

- Lagerungshilfsmittel entfernen
- Punktionsnadeln, Katheter, Sonden etc. entfernen
- Ganzkörperwäsche
- nach dokumentiertem Wunsch oder nach Anordnung des Hauses kleiden
- Pflegebedürftigen flach lagern und Hände seitlich legen oder über dem Bauch kreuzen (Hände nicht falten, da bei einsetzender Todesstarre der Beerdigungsunternehmer Schwierigkeiten beim Ankleiden des Toten hat)
- evtl. Zahnprothese einlegen, dann Unterkiefer hochbinden oder mit Polster unterlegen
- Augenlider schließen durch Auflegen eines feuchten Tupferbällchens
- Haare und Barthaare kämmen
- je nach dokumentiertem Wunsch Schmuck anlegen oder entfernen
- Zettel mit Name, Geburts- und Sterbedatum am Fußende anbringen
- Verstorbenen mit Leinentuch ganz abdecken

- einen Blumenstrauß auf den Oberkörper legen
- religiöse Sitten und Gebräuche berücksichtigen
- Inventarliste der persönlichen Gegenstände erstellen und nur gegen Unterschrift die Gegenstände aushändigen
- Angehörige begleiten und beraten

Da diese Pflegehandlungen in den Einrichtungen der Altenhilfe und auch in der ambulanten Pflege unterschiedlich gehandhabt werden, sollte zur Orientierung des Pflegepersonals ein standardisierter Pflegeplan mit Ablaufplanung vorhanden sein (➤ Kap. 2.1.4). Die persönliche Betroffenheit des Pflegepersonals ist oftmals sehr groß. Mit Pflegestandards können Handlungsfehler und Missverständnisse vermieden werden.

KAPITEL

15 Kind, Frau, Mann sein (Lernfelder 1.2, 1.3, 1.4 und 2.1)

Jeder Mensch verfügt über eine mehr oder weniger stark ausgeprägte **Identität als Mann oder Frau**. So individuell der Mensch ist, so individuell lebt er seine Geschlechtlichkeit. In der Hilfe bei der Körperpflege und der Abhängigkeit von fremder Hilfe erlebt der Kranke oder Behinderte oft Blicke und Handlungen an seinem Körper, die er je nach seiner Erziehung und Sozialisation als angenehm oder unangenehm empfindet.

Im täglichen Umgang mit dem alten und kranken Menschen müssen Pflegende Tätigkeiten übernehmen, die einen **Eingriff in die Intimsphäre** darstellen. Vielen alten Menschen ist es unangenehm, wenn sie von andersgeschlechtlichen Pflegenden berührt werden. Andere wiederum benutzen diese Kontakte, um ihre sexuellen Fantasien zu bedienen.

Dies müssen sich die Pflegenden bewusst machen, indem sie auch ihre eigenen Einstellungen und Bedürfnisse zur Sexualität und zur Identität als Mann oder Frau prüfen.

15.1 Die Geschlechtlichkeit bei alten Menschen (Lernfeld 1.2)

Liebe, Zuneigung und Sexualität spielen auch im Alter noch eine große Rolle. Dies wird deutlich, wenn man die Aussagen alter Menschen hört:

- „Es ist etwas sehr Schönes, im Lebensherbst Frühlingsgefühle zu haben."
- „Sexualität beginnt zuerst im Kopf und läuft dann durch bis zu den Zehen."
- „Sex gehört zum Leben wie die Butter zum Brot."
- „Es ist schön zu wissen, dass es noch jemanden gibt, der Liebe schenkt."
- „Nicht das Bett, sondern das Miteinander ist wichtig, auch im Alter."
- „Wir brauchen Zuneigung, Freunde und Freude."

Hieran erkennt man, dass das Bedürfnis nach Liebe, Zuneigung, Geborgenheit, Nähe und Zärtlichkeit auch im Alter vorhanden ist (➤ Abb. 15.1).

Die Häufigkeit des Geschlechtsverkehrs nimmt im Laufe der Lebensjahre ab. Jedoch haben 60-Jährige mit festem Partner genauso häufig Sex wie 20 Jahre vorher.

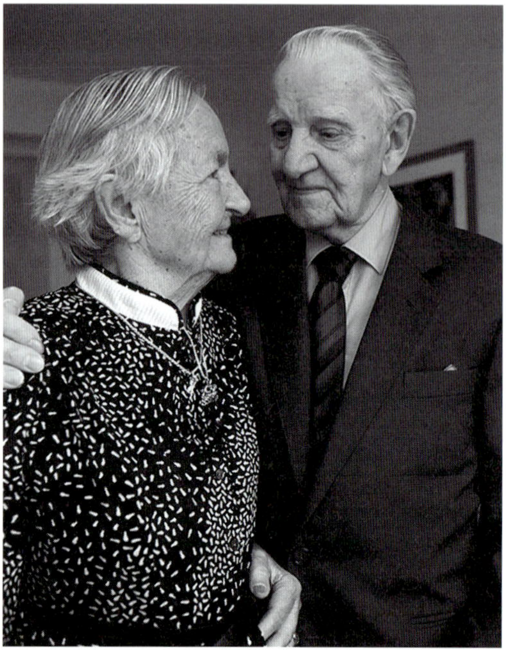

Abb. 15.1 Glück und Liebe strahlt dieses ältere Paar aus

Dabei verändert sich jedoch die Art der Sexualität. Für 93% der Senioren sind **Zärtlichkeiten, körperliche Nähe, Streicheln und Küssen** ebenso wichtig wie der Geschlechtsverkehr.

15.2 Frau/Mann sein in Alten- und Pflegeeinrichtungen (Lernfeld 1.2)

Im Laufe der letzten hundert Jahre hat sich in der Anschauung zur Sexualität ein starker Wertewandel vollzogen: Die „Alten" mit 90 Jahren haben ein anderes Bild von der Sexualität als jüngere mit 70 Jahren.

Auch die Bedürfnisse nach Zuwendung, Harmonie, Liebe, Streicheln, Berührung und Verständnis zählen zur Sexualität. **Intimität** braucht **Geborgenheit** und **Rückzugsmöglichkeit**. Leider lässt der Heimalltag diese Freiräume nicht immer zu. Oftmals wird der Wunsch nach Sexualität aus falsch verstandener Fürsorge unterbunden.

Liebe und Sexualität im Alter ist immer noch ein gesellschaftliches **Tabu**. Wenn sich zwei ältere Menschen in der Öffentlichkeit küssen oder Zuneigung zeigen, drehen sich viele Mitmenschen um oder sehen verschämt vorbei.

Sexualität richtet sich nach

- gesellschaftlichen Normen, Verhaltensmodellen
- Erfahrungen im frühen Erwachsenenalter
- Partnerbeziehung (verheiratet, ledig, häufiger Partnerwechsel)
- körperlichen Voraussetzungen (Gesundheit, Kondition, Wechseljahre)
- Befinden
- kognitiven Prozessen (Rollenverhalten, Selbst- und Fremdbild, Bewertung)

Im Alter lassen viele Körperfunktionen und Bedürfnisse nach oder verlangsamen sich. Viele alte Menschen sind bewegungseingeschränkt. Bei den Frauen verändert sich nach den Wechseljahren die Scheidenschleimhaut. Die Scheide wird trockener. Beim Mann verringert sich die Samenproduktion.

> Viele Menschen sind heute immer noch zu wenig auf die körperlichen Veränderungen im Alter vorbereitet. Diese Unwissenheit kann zu Versagensängsten und zu Liebesverzicht führen.

In den Einrichtungen der Altenpflege sowie in der ambulanten Altenpflege werden etwa 80% Frauen und 20% Männer gepflegt. Über Sexualität wird meist nicht gesprochen oder die Hausordnung lässt Sexualität nicht zu.

In der Regel dürfen nur verheiratete Paare das Zimmer teilen. Liebe zwischen unverheirateten Paaren geschieht meist heimlich und angstbesetzt, da immer die Gefahr besteht, dass Personal oder Mitmenschen stören könnten. Aber auch verheiratete Paare müssen oftmals das Zimmer abschließen, damit sie sich ungestört lieben können.

Der Mensch ist als soziales Wesen auf das Zusammenleben mit seinen Mitmenschen angewiesen. Gemeinsamkeiten, Zuneigung und Freundschaften zu unterstützen und zu fördern ist eine Aufgabe in der Pflege und Betreuung der älteren Menschen. Besonders in der ambulanten Altenpflege ist es für alleine lebende Menschen wichtig, außer zu der betreuenden Pflegeperson auch Kontakte zu Nachbarn oder anderen Mitmenschen zu erfahren.

15.3 Sexualität erleben und fühlen (Lernfeld 1.2)

Sexualität ist eine notwendige Brücke in der zwischenmenschlichen Beziehung. Überall, wo sich Menschen begegnen, entsteht Sympathie oder Antipathie zu Gleich- und Andersgeschlechtlichen. So kommt es, dass man sich in der Gegenwart eines Menschen oder auch einer Gruppe besonders wohlfühlt, geachtet und geschätzt, bei anderen Menschen dagegen Ablehnung erfährt.

Auch als Pflegender erlebt man diese zwischenmenschlichen Brücken und kann Zuneigung oder Abneigung unter den Pflegebedürftigen beobachten und spüren.

So unterhalten sich häufig die gleichen Pflegebedürftigen, unternehmen gemeinsame Aktivitäten und halten konstant ihre Sitzordnung bei. Viele Pflegebedürftige lassen sich aus den gleichen Gründen gerne von einer bestimmten Pflegekraft helfen und haben zu ihr eine besondere Beziehung. Auch zwischen Pflegebedürftigen und Pflegenden kann es zu körperlicher Nähe kommen, z. B. durch Zuneigung, Umarmungen, Streicheln, evtl. auch Küssen.

Die alten Menschen, aber auch das Pflegepersonal erleben heute Sexualität anders als die Generationen vorher. Durch die freizügigen Publikationen in der Presse und eine zeitige Sexualerziehung in den Schulen bedeutet Sexualität kein Tabu mehr. Ein anderes Sexualverständnis hat sich entwickelt.

15.4 Schamgefühl und Tabuzonen (Lernfeld 2.1)

Jeder Mensch verfügt über ein individuelles Körper- und Schamgefühl. Besonders stark wird das Schamgefühl durch die Erziehung geprägt. Das Verhalten gegenüber Gleich- und Andersgeschlechtlichen entwickelt sich zu einem frühen Zeitpunkt.

> In der Pflege ist ein taktvolles Umgehen mit dem Schamverhalten des auf Hilfe Angewiesenen wichtig.

Beachtung des Schamgefühls

- bei jeder körperlichen Berührung
- beim Umgang mit Ausscheidungen
- in Gesprächen
- bei der Wortwahl
- beim Eintritt ins Zimmer des Pflegebedürftigen
- beim Umgang mit persönlichen Gegenständen des Pflegebedürftigen

Jeder Pflegebedürftige bestimmt, wer und wie weit jemand in seine Intimsphäre eindringen darf.

> Ein Missachten der intimen und persönlichen Zonen führt zu aggressivem körperlichen (nonverbalen) oder verbalen Verhalten (➤ Kap. 15.4.1).

Der Pflegebedürftige will sich durch diese Reaktionen vor ungebetenen Übergriffen schützen. Die Abwehrreaktionen müssen durch das Pflegepersonal, auch wenn sie unverständlich sind, unbedingt respektiert werden. Ein Nichtbeachten erniedrigt den Pflegebedürftigen und führt zu Verletzungen des Selbstwertgefühls.

15.4.1 Abstandszonen nach Edward Hall (Lernfeld 2.1)

Öffentliche Zone

- mehr als 3,5 Meter Abstand vom eigenen Körper
- gilt für alle unbekannten Personen

Gesellschaftliche Zone

- 1,2 bis 3,5 Meter Abstand
- gilt für oberflächliche soziale Kontakte
- eine zu starke oder zu schnelle Annäherung ohne Einverständnis äußert der Betreffende meist nonverbal durch einen Schritt rückwärts

Persönliche Zone

- 45 bis 75 Zentimeter Abstand
- für enge Freunde, Familienmitglieder, Menschen, mit denen man sich gut versteht

Intimzone

- bis 45 Zentimeter Abstand
- sie ist nur für Menschen des Vertrauens, z. B. den Partner oder enge Familienangehörige, erlaubt

15.4.2 Berührungskategorien (Lernfeld 2.1)

Eine weitere Einteilung der Körperzonen des Menschen geben **Christel Bienstein** und **Andreas Fröhlich**. Hier geht es nicht um den räumlichen Abstand der Menschen untereinander, sondern sie richtet sich nach den berührten Körperstellen.

Öffentlicher Bereich

- diese Körperstellen dürfen von jedem berührt werden
- dazu gehören Hände, Schultern und Hinterkopf

Halböffentlicher Bereich

- notwendige Berührungen von bekannten und unbekannten Personen
- Rücken, Schienbeine und Unterarme

Privater Bereich

- Bereich für Familienangehörige oder Freunde
- Brustkorb, Gesicht, Oberarme, Gesäß, Waden und Fußsohlen

Intimer Bereich

- Bereich für sehr nahestehende Personen wie den Partner oder enge Familienangehörige
- Genital- und Intimbereich, Innenseiten der Oberschenkel

Durch Erziehung und Sozialisation können sich die einzelnen Zonen verschieben. Für manche Menschen können Gesicht und Gesäß zum intimen Bereich gehören. Pflegende müssen dies erkennen und danach handeln.

Der gesunde Mensch ist in der Lage, seine Schutzzone selbst zu bestimmen. Er definiert selbst **Nähe** und **Distanz**. Der in einer Einrichtung lebende Mensch hat diese Möglichkeit häufig nicht. Durch das Zusammenleben muss er evtl. das Zimmer mit einem ihm fremden Menschen teilen. Er muss erleben, dass andere Mitmenschen oder die Pflegenden in seinen Intimbereich eingreifen, seine persönlichen Sachen berühren, ansehen oder damit umgehen. Selbst sein Bett und sein Wohnbereich sind den Blicken der Mitmenschen ausgesetzt.

15.5 Berührungen (Lernfeld 1.2)

Für die meisten Pflegebedürftigen sind viele Körpererfahrungen krankheitsbedingt nicht mehr möglich.

Berührungen gehen vorwiegend von den Pflegepersonen aus. Dabei zählt das Berührtwerden zu den grundlegenden Lebenserfahrungen bzw. Bedürfnissen und ist eine Möglichkeit, **nonverbal** mit anderen Menschen in Beziehung zu treten.

Berührt zu werden bedeutet für den Pflegebedürftigen

- Nähe
- Aufmerksamkeit
- Sicherheit
- Wertschätzung

Dadurch können sich seine Stimmung, Körperspannung, Gefühle und sein Wohlbefinden bessern.

Berührungen haben in der täglichen Arbeit mit und am Pflegebedürftigen einen hohen Stellenwert. Die Hände der Pflegenden, die den Menschen berühren, sind ein wichtiges Handwerkszeug für die Arbeit.

Hände vermitteln

- Hektik
- Ruhe
- Ausgeglichenheit
- Wärme
- Oberflächlichkeit
- Unruhe

Professionelle Qualität von Berührungen

- eindeutig
- ruhig
- mit konstantem Druck
- mit flach aufliegender Hand

Oberflächliche, punktuelle und abgehackte Berührungen müssen vermieden werden, da sie zu unangenehmen Gefühlen beim Pflegebedürftigen und zur Abwehr führen.

15.6 Wahren der Intimsphäre (Lernfeld 2.1)

Um die Persönlichkeit und den Intimbereich zu schützen, bedarf es einer Vielzahl von pflegerischen Maßnahmen im Alltag. Die wichtigsten sind hier noch einmal hervorgehoben:

Wohnraum

- anklopfen, bevor man ein Zimmer betritt
- erst nach Aufforderung eintreten
- das Einschalten der Anwesenheitstaste dient als Barriere und schützt vor überraschendem Eintritt
- Zimmertür nur auf Wunsch offen stehen lassen
- nur im Beisein des Pflegebedürftigen den Schrank oder den Nachttisch öffnen und **vorher um Erlaubnis fragen**

Körperpflege

- alle Pflegehandlungen ankündigen
- den Genitalbereich immer so lange wie möglich bedecken
- bei der Körperpflege vor den Blicken anderer schützen, z. B. mit Vorhang oder spanischer Wand
- taktvoller Umgang mit dem Schamgefühl bei Pflegehandlungen im Genitalbereich

Partnerschaft und Bedürfnisbefriedigung

- Freundschaften und Partnerschaften fördern
- gegenseitige Zuneigung und das Bedürfnis nach Nähe und Streicheln zulassen
- Hilfen zur Befriedigung der sexuellen Bedürfnisse anbieten, wie Beschaffung von Kondomen oder Gleitgel
- Möglichkeiten des bezahlten Sex aufzeigen, Besuch im Intimshop ermöglichen

Persönliches

- Wünsche auf Schutz der Intimität berücksichtigen und respektieren
- vertrauensvoller Umgang mit persönlichen Informationen
- Wünsche respektieren

15

II Assistenz bei diagnostischen und therapeutischen Maßnahmen

KAPITEL

16 Umgang mit Arzneimitteln/ Medikamenten (Lernfeld 1.5)

16

Laut **Arzneimittelgesetz** sind Arzneimittel Stoffe und Zubereitungen aus Stoffen, die dazu bestimmt sind, Krankheiten zu heilen, zu lindern oder zu verhüten.

Ältere Menschen nehmen täglich oft sehr viele Tabletten ein. Die über 70-Jährigen in Deutschland verbrauchen fast die Hälfte aller gekauften Medikamente.

Bei einer Kombination von mehreren Präparaten ist es für ältere Menschen schwierig, noch den **Überblick** zu behalten und die Medikamente **ordnungsgemäß** und zur **richtigen Zeit** einzunehmen. Auch weisen viele Arzneistoffe unerwünschte **Neben- und Wechselwirkungen** auf.

Kenntnisse über Wirkungen und Nebenwirkungen von Arzneimitteln sowie die daraus resultierenden Konsequenzen für die qualifizierte Pflege des Menschen sind unerlässlich.

Hier liegt es in der Verantwortung des Pflegepersonals, **sorgfältig** mit den verordneten Medikamenten umzugehen, auf die richtige Einnahme zu achten, die Wirkungen, Wechselwirkungen und Nebenwirkungen zu beobachten und Auswirkungen auf die Pflege und Betreuung zu erkennen (➤ Abb. 16.1)

Die große Vielfalt der Medikamente verführt vielleicht zur Selbstmedikation durch das Pflegepersonal. Doch jede **widerrechtliche Entnahme** von Medikamenten zum Eigengebrauch ist **Diebstahl** und zieht **straf- und dienstrechtliche Konsequenzen** nach sich.

16.1 Arzneimittelaufnahme und -speicherfähigkeit

Die meisten Medikamente sind an jungen, gesunden Menschen (30 bis 40 Jahre alt, 65 bis 75 Kilogramm Körpergewicht) getestet, bei denen die pharmakologischen Wirkstoffe den Organismus anders beeinflussen als bei älteren Menschen. „Bei älteren Menschen arbeiten die Nieren und die Leber meist verzögert und nicht mehr so gut als bei jüngeren. Arzneimittel werden deshalb oft verzögert ausgeschieden und wirken länger im Körper." (aus: Handbuch Medikamente, Stiftung Warentest 2000)

Ursachen für die veränderte Arzneimittelaufnahme im Körper des älteren Menschen

Verminderte Resorption durch Magen und Darm und verzögerte Verdauung

- der Arzneimittelwirkstoff gelangt langsamer in den Blutkreislauf
- das Medikament verbleibt länger im Magen oder Darm
- es kann dort zusätzlich Beschwerden hervorrufen
- verzögerte Ausscheidung

Veränderte Eiweißbildung

- verhindert eine rasche Aufnahme am Wirkungsort
- führt zu Wirkungsverzögerung
- bei Verdauungsstörungen besteht evtl. die Gefahr der Eiweißerhöhung im Blut

Dehydration (Austrocknung) mit Abnahme der Körper- und Zellflüssigkeit

- viele alte Menschen haben ein vermindertes Durstgefühl
- dadurch steht weniger Körperflüssigkeit zur Verfügung
- dies führt bei anhaltendem Flüssigkeitdefizit zur Dehydration
- die offene Körperflüssigkeit (**extrazellulär**) verringert sich von 62 bis auf 47%, die gebundene Zellflüssigkeit (**intrazellulär**) sinkt von 47 bis auf 26%
- die Wirkstoffaufnahme in den Zellen ist behindert
- die Auflösung von Medikamenten und die Freisetzung der Wirkstoffe ist verzögert

Veränderte Verstoffwechselung, verminderte Ausscheidung

- Ausscheidung des Medikaments ohne oder nur mit geringer Wirkung auf den Organismus
- Arzneimittel bleiben länger im Körper
- Wirkstoffe werden verzögert ausgeschieden

Alle diese Punkte führen zu einem erhöhten **Wirkstoffspiegel** im Körper und damit zu einer Vermehrung der unerwünschten Nebenwirkungen.

Umgekehrt kann es bei Stoffwechselkrankheiten, Diarrhoe oder starkem Erbrechen zur schnelleren

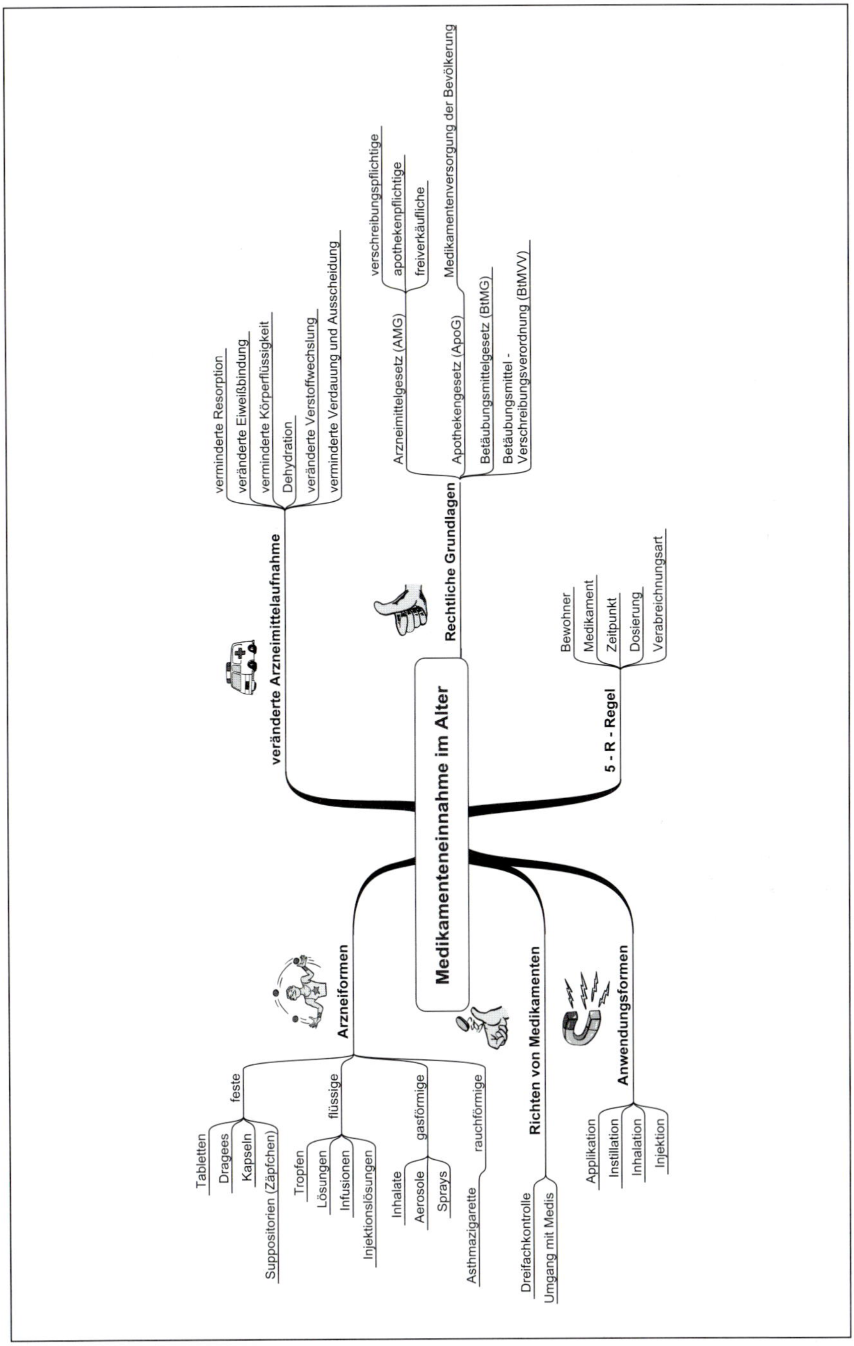

Abb. 16.1 Medikamenteneinnahme im Alter

Ausscheidung von Medikamentenwirkstoffen und somit zu Unterdosierungen kommen.

Ältere Menschen sind durch Krankheit und/oder Behinderung häufig nicht in der Lage, eine kontinuierliche medikamentöse Behandlung selbstständig durchzuführen. Hierbei sind sie oft auf die Hilfe von Angehörigen oder Pflegepersonal angewiesen. Nur die Bereitschaft des Kranken zur Mitwirkung bei der medikamentösen Behandlung (**Compliance**) kann zu einer erfolgreichen Behandlung führen.

Probleme bei der medikamentösen Behandlung (**Non-Compliance**) können sein:

- Vergesslichkeit bei Demenz
- Schluckbeschwerden
- Schwierigkeiten beim Öffnen bzw. Durchdrücken des Tablettenstreifens
- Angst vor Medikamentennebenwirkungen nach dem Lesen der Gebrauchsinformation (Beipackzettel)
- Misstrauen gegenüber der Therapie oder dem Arzt
- unkontrollierte Einnahme, z. B. bei Gedächtnisstörungen
- Medikamententausch mit Mitbewohnern
- Einschränkung der Bewegung oder des Sehvermögens
- Zuzahlungskosten sind zu hoch, Geldmangel oder Sparsamkeit
- Medikamente werden vom Arzt verordnet, ohne den Patienten einzubeziehen und aufzuklären

16.2 Arzneiformen

Medikamente stehen in vielen Formen zur Verfügung. Je nach Erkrankung, Wirkungsbereich oder Schluckvermögen wird der Wirkstoff dem Körper gezielt zugeführt.

Feste Arzneimittel

- Arzneipulver, Arzneigranulat
- Tabletten
- Brausetabletten (Tabletten und Kohlensäure)
- Pastillen (Lutschtabletten)
- Dragees (Tabletten mit Überzug)
- Bohnen (zur Behandlung im Mund, Magen, Darm)
- Linguetten (zum Zergehenlassen im Mund)
- Kapseln aus Hart- oder Weichgelatine (Arzneipulver oder Granulat in einer Gelatinekapsel)
- Zäpfchen (Suppositorium, Arzneimittel und Gleitmittel als Trägerstoff, meist Vaseline)
- Ovula, Vaginalkugeln, Scheidenzäpfchen
- Styli, Stäbchen (zum Einlegen in Wunden)
- Globuli (Kügelchen)

Flüssige Arzneimittel

- Tropfen (Arzneimittel und Lösungsmittel, meist Alkohol)
- Lösungen (klares Arzneimittel ohne sichtbare feste Bestandteile)
- Injektionslösungen (Wirkstoffe in gelöster Form in einer Ampulle oder Flasche, steril, zum Verabreichen im Gewebe)
- Infusionslösungen (Wirkstoffe in gelöster Form zum Verabreichen in Blutgefäße oder ins Gewebe, Plastik- oder Glasbehälter)
- Inhalationslösungen (Wirkstoffe in gelöster Form zum Vernebeln oder Verdampfen)
- Tinkturen (in Alkohol gelöste Arzneimittel)

Gasförmige Arzneimittel

- Aerosole
- Sprays
- Inhalate
- Asthmazigarette

Arzneimittel zur äußeren Anwendung

- Salben (streichfähige Arzneimittelzubereitungen)
- Pasten (Salben mit hohem Feststoffanteil)
- Cremes (wasserhaltige Salben)
- Gelees (Arzneimittel mit kühlendem Effekt)
- Tropfen wie Augen-, Nasen-, Ohrentropfen
- Puder (pulverförmige Arzneimittel zum Aufstreuen)
- Emulsionen (Fette oder Öle in Wasser gemischt)
- Badezusätze (Arzneimittel in speziellem Bademittel)
- Wirkstoffpflaster (z. B. Schmerzpflaster)

16.3 Anwendungsformen

Applikation	Anwendung im oder am Körper
Instillation	Eintropfen in Körperhöhlen
Inhalation	Einbringen von Stoffen über die Atemorgane
Injektion	Einspritzen einer Flüssigkeit in den Körper, z. B. i. c., s. c., i. m., i. v., i. a. (➤ Kap. 17.3)
topisch, lokal	äußerliche Anwendung, örtliche Wirkung
suppositiv	Einführen in den Enddarm
anal, rektal	Einbringen durch den Enddarm
per os, oral	durch den Mund
parenteral	unter Umgehung des Verdauungstraktes
pulmonal	in die tieferen Atemwege
nasa	durch die Nase
sublingual	unter die Zunge
bukkal	in die Wangentasche

16.4 Rechtliche Grundlagen

16.4.1 Arzneimittel- und Apothekengesetz

Grundlage für das Lagern und Aufbewahren von Arzneimitteln ist das

Arzneimittelgesetz (AMG). Es enthält Vorschriften über die
- Herstellung
- Zulassung
- Abgabe von Arzneimitteln

Einteilung der Arzneimittel

Verschreibungspflichtige Arzneimittel
- genau bestimmte Medikamente
- nur nach vorheriger schriftlicher ärztlicher Verordnung
- unterliegen der Rezeptpflicht

Apothekenpflichtige Arzneimittel
- Arzneimittel dürfen in Deutschland nur in Apotheken von sachverständigen Personen abgegeben werden
- bedürfen keines Rezeptes

Freiverkäufliche Arzneimittel
- dürfen auch außerhalb von Apotheken verkauft werden
- dazu zählen Binden, Pflaster, Desinfektionsmittel, Pflanzen oder Pflanzenteile (Tees), Salben, Pasten, Heilmittel

Das **Apothekengesetz (ApoG)** regelt die Versorgung der Bevölkerung mit Arzneimitteln durch die Apotheken.

16

16.4.2 Betäubungsmittelgesetz (BtMG)

Betäubungsmittel sind nach dem BtMG Substanzen, die verhaltensverändernd, bewusstseins- und stimmungsbeeinflussend wirken oder zu einer Abhängigkeit führen können.

Das **Betäubungsmittelgesetz** regelt die Anforderung, den Umgang und die Aufbewahrung von Betäubungsmitteln und soll dem Missbrauch vorbeugen. Zusammen mit der **Betäubungsmittel-Verschreibungsverordnung (BtMVV)** regelt es die Herstellung, den Vertrieb, den Umgang und die Beschaffung von Betäubungsmitteln.

> Der ungesetzliche, unzulässige und fahrlässige Umgang mit den Wirkstoffen nach dem Betäubungsmittelgesetz ist strafbar.

Für die Anforderung von Medikamenten nach dem BtMG steht dem Arzt ein gesetzlich vorgeschriebenes, dreiteiliges amtliches Formblatt zur Verfügung.

> Betäubungsmittel sind im Arzneimittelschrank in einem besonders verschließbaren Fach zu lagern. Der Schlüssel ist von der verantwortlichen Pflegeperson mitzuführen und darf niemals unbeaufsichtigt bleiben.

Die Ausgabe von Betäubungsmitteln an den Pflegebedürftigen muss im

Betäubungsmittelbuch oder auf der **BtM-Karteikarte** dokumentiert werden.

Notwendige Angaben

- Name des Pflegebedürftigen
- verabreichte Dosis
- verbliebene Dosis
- verabreichende Person

Der Nachweis ist **lückenlos** zu erstellen und vom behandelnden **Arzt** zu überwachen und **gegenzuzeichnen**.

16.5 Richten von Medikamenten

Das Richten der Medikamente für die Pflegebedürftigen z. B. in einem Medikamentenschälchen (➤ Abb. 16.2) oder im Messlöffel oder -becher (➤ Abb. 16.3) ist eine besonders verantwortungsvolle Aufgabe. **Hygienische Händereinigung, ein sauberer Arbeitsplatz**, **helles Licht** und **störungsfreies Arbeiten** sind Voraussetzungen.

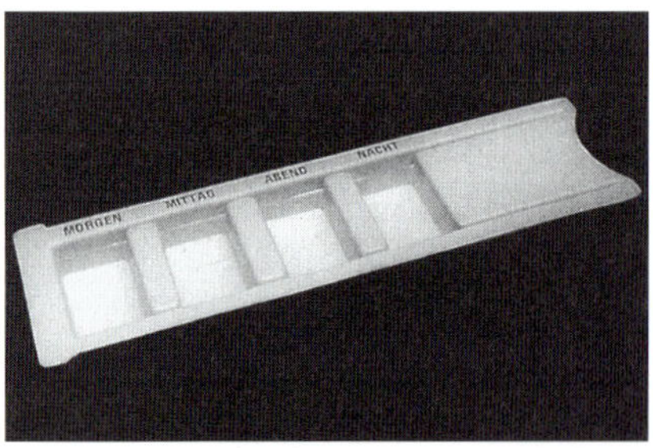

Abb. 16.2 Medikamentendosette

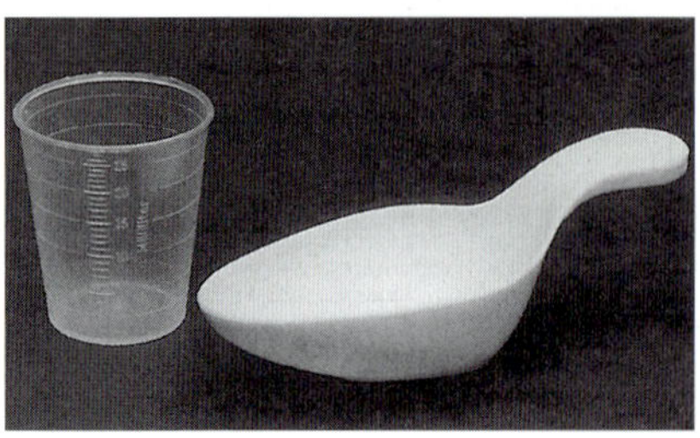

Abb. 16.3 Messlöffel und Messbecher

Dreifache Kontrolle des Medikaments

- bei der Entnahme aus dem Medikamentenschrank oder dem Vorratsbehälter
- bei der Entnahme aus der Originalverpackung
- beim Zurückstellen

Um Fehler beim Verabreichen zu vermeiden, sind die Medikamente anhand des **ärztlichen Dokumentationsblattes** (Medikamentenverordnung) zu richten.

Bereitstellen der Arzneimittel

- Handschuhe wegen Hygiene und Allergiegefahr
- zeitnahes Bereitstellen
- wasseranziehende Arzneimittel wie Brausetabletten nur im Blister bereit stellen
- regelmäßiges Reinigen der Dispenser
- Arzneimittel direkt aus der Durchdrückpackung in den Medikamentenbecher drücken

Tabletten teilen und zerkleinern

- nur Tabletten mit Bruchkerbe teilen (Packungsbeilage beachten)
- geteilte Tabletten sorgfältig lagern
- zermörsern nur im Einzelfall (Packungsbeilage beachten)
- häufig zerstört Zermörsern die Wirkungsweise, z. B. bei magensaftresistenten Zubereitungen. Deshalb: Nachfrage in der Apotheke!

Regeln für den Umgang mit Arzneimitteln

- Medikamente dürfen nur von Pflegefachkräften oder von ausdrücklich dafür eingewiesenen Pflegehilfskräften gestellt werden.
- jeder Pflegebedürftige hat seine eigenen Medikamente
- Arzneimittel sind Eigentum des Pflegebedürftigen
- alle Arzneimittel eines Pflegebedürftigen sind mit Namensschild und Geburtsdatum zu kennzeichnen, Behältnis im Zimmer oder im verschließbaren Medikamentenschrank aufbewahren
- Arzneilagerplatz sauber, hygienisch und übersichtlich gestalten
- richtige Raumtemperatur 15 bis 25° C
- Arzneimittelkühlschrank 2 bis 8° C, Minimal-Maximal-Thermometer verwenden, Frostgefahr

an Rückwand, Kühlschranktür zu warm, ebenfalls bewohnerbezogene Lagerung
- Lagertemperatur laufend überprüfen und unbedingt einhalten
- Medikamente regelmäßig nach Plan auf Verfalldatum, Veränderungen, richtige Lagerung überprüfen
- kein Zugang für Unbefugte
- gute Lichtquelle beim Richten der Medikamente
- Flaschen mit Flüssigmedikamenten fest verschließen, mit Anbruchdatum und Namen des Pflegebedürftigen beschriften und stehend lagern
- angebrochene Medikamentenverpackungen nach vorne, neue Packungen nach hinten stellen: „First-in-first-out-Prinzip"
- Arzneimittel getrennt von Lebensmitteln lagern
- Arzneimittel immer in der Originalverpackung belassen, der Beipackzettel verbleibt bis zur letzten Entnahme beim Medikament
- ohne ärztliche Anordnung keine Medikamente ausgeben
- jede Verabreichung dokumentieren

Haltbarkeit und Aufbrauchfristen

- Haltbarkeitsdaten beachten
- Herstelleranweisungen
- Aufbrauchfristen berücksichtigen, z. B.:
  - konservierte Augentropfen 6 Wochen, Tropfen/Säfte nach Anbruch 6 Monate
  - wasserfreie Salben 1 Jahr
  - wasserhaltige Cremes 3 bis 6 Monate

Alt-Arzneimittel

- nicht mehr benötigte Arzneimittel
- verfallene Arzneimittel
- entsorgen über die Apotheke

16.6 Verabreichen von Medikamenten

Um die ordnungsgemäße Verabreichung zu gewährleisten, ist nach der **6-R-Regel** zu arbeiten. Diese Regel beinhaltet eine Kontrolle in sechs Schritten.

Kontrollen nach der 6-R-Regel

- **richtiger Pflegebedürftiger** (Kontrolle der Personalien)
- **richtiges Medikament**
- **richtiger Zeitpunkt** (verordnete Zeit)
- **richtige Dosierung und Konzentration** (verordnete Menge)
- **richtige Verabreichungsart** (z. B. per os, sublingual)
- **richtige Lagerung** (Temperatur, Haltbarkeit, Veränderungen)

> Bei verwirrten, dementen, psychisch kranken und suizidgefährdeten Menschen muss die Pflegeperson die Medikamenteneinnahme und den Schluckvorgang überwachen.

Besonderheiten bei der Verabreichung von Arzneimitteln

- prinzipiell darauf achten, wann ein Arzneimittel gegeben werden soll
  - vor dem Essen
  - zum Essen
  - nach dem Essen
  - nüchtern
- dies hat Einfluss auf die Wirksamkeit des Arzneimittels
- ggf. Zeitpunkt der Einnahme nach Gebrauchsinformation oder mit dem Arzt oder Apotheker absprechen.

In jeder Medikamentenverpackung findet sich eine **Gebrauchsinformation (Beipackzettel)**, auf dem vermerkt sein müssen:
- Inhaltsstoffe des Medikaments
- Indikationen
- Kontraindikationen
- Wirkungen
- Nebenwirkungen
- Wechselwirkungen
- Einnahmevorschriften

Beipackzettel unbedingt lesen (Durchführungsverantwortung)

Besonderheiten bei Tabletten

- mit aufgerichtetem Oberkörper schlucken
- dazu großes Glas Wasser trinken (lassen)
- kein Tee, Kaffee, Milch oder andere Getränke

Besonderheiten bei Brausetabletten

- unmittelbar vor dem Einnehmen auflösen
- viele Wirkstoffe verändern sich, wenn sie lange in Wasser gelöst stehen
- nur Wasser zum Auflösen nehmen, andere Getränke sind ungeeignet

Besonderheiten bei Säften u. a.

- Suspensionssäfte: Vor Gebrauch durch Kippen mischen, Wirkstoffpartikel setzen sich bei längerem Stehen ab
- Antibiotikasäfte (Trockensäfte) nach der Zubereitung unter Umständen im Kühlschrank lagern
- Dosierlöffel, Pipetten, die den Medikamenten beiliegen, dienen zur korrekten Dosierung
- Tropfen: „Randtropfer" schräg halten, „Zentraltropfer" auf den Kopf stellen, ggf. klopfen

Nasen-, Augen- und Ohrentropfen

Vor der Anwendung in der Hand auf Körpertemperatur anwärmen.

- Ohrentropfen:
  - Kopf nach Einträufeln ca. 3 Minuten auf Seite gedreht lassen, keine Watte in den Gehörgang
- Augentropfen: falls mehrmals Augentropfen verordnet sind, ca. 15 Minuten Abstand zwischen den Applikationen
- Nasensprays sind einfacher zu applizieren als Nasentropfen

Besonderheiten bei Wirkstoffpflastern

- Pflaster nur zerschneiden, wenn im Beipackzettel angegeben – sonst Dosierungsfehler und Hautschäden
- Hautstelle regelmäßig wechseln
- Haut muss fettfrei, unversehrt und möglichst unbehaart sein
- Haare mit einer Schere entfernen, durch Rasur gibt es Mikroverletzungen der Haut
- Pflaster mit Wuchsrichtung der Haare entfernen

Besonderheiten bei Asthmasprays

- treibgashaltige Sprays und Pulverinhalatoren
- für ältere Personen sind meist treibgashaltige Sprays besser geeignet
- Spacer verwenden (Inhalationshilfe), hier entfällt Atem-Sprühstoß-Koordination
- Kortison ist oft Therapiebasis, deshalb regelmäßige Anwendung
- nach der Anwendung des Kortisonsprays entweder essen oder Mund ausspülen (lassen) wegen Soorgefahr

Besonderheiten bei Salben

- Tuben und Spender sind einfach zu handhaben
- Entnahme der Salbe mit Spatel oder Handschuh
- speziell verordnete Rezepturen zum Teil nicht konserviert, Aufbrauchfristen genau beachten

Besonderheiten bei Zytostaktika

- Handschuhe tragen
  - beim Bereitstellen
  - beim Verabreichen
- Zytostaktika sind aggressive Wirkstoffe

Arzneimittelsicherheit und unerwünschte Arzneimittelwirkungen

- unerwünschte Arzneimittelwirkungen häufig bei
  - älteren Pflegebedürftigen
  - multimorbiden Pflegebedürftigen
- im Alter Veränderungen im Stoffwechsel und somit beim Abbau von Arzneimitteln
- eine ursprünglich gut vertragene Therapie kann sich im Laufe der Zeit wandeln
  - Rücksprache mit dem Arzt bei Auffälligkeiten
  - evtl. Dosierung anpassen lassen
  - Therapie nicht eigenwillig verändern

Pharmakokinetik

Die Pharmakokinetik beschreibt, wie rasch und in welchem Ausmaß nach der Verabreichung eines Stoffes dieser anschließend im Blutplasma und in den verschiedenen Körpergeweben auftritt und wo und in welcher Weise er wieder ausgeschieden wird.

- Schicksal des Arzneistoffes im Körper
- im Alter verändert sich
  - Verteilung: Wasseranteil im Körper geringer
  - Abbau: Leber schlechter durchblutet
  - Ausscheidung: Niere schlechter durchblutet, Leistung lässt nach

Wechselwirkungen

- teilweise verstärkte Nebenwirkungen
- Wechselwirkungen zwischen Arzneimitteln durch zu langsamen Abbau
- Wechselwirkungen zwischen Arzneimitteln und Nahrungsmitteln
  - Grapefruitsaft
  - Tee
  - Kaffee
  - Milch

Pharmakodynamik

Die Pharmakodynamik ist die Lehre über die Wirkung von Arzneistoffen im Organismus

- Wirkung des Arzneimittels
- abhängig von der Dosis: „Die Dosis macht das Gift“
- Ursachen für Nebenwirkungen oder zu starke Wirkung können z. B. sein:
  - Veränderungen des Abbaus
  - Veränderungen in der Ausscheidung

Hinweise zur Verabreichung von Medikamenten

- ungewöhnliche Reaktionen des Bewohners auf ein Medikament werden umgehend an die Pflegedienst- oder Wohnbereichsleitung gemeldet und dokumentiert.
- Arzneimittel möglichst **nur aus der Apotheke** beziehen, auch **Naturheilmittel**.

Hinweise zum Umgang mit festen Arzneimitteln

- immer hygienische Händedesinfektion (➤ Kap. 11.4.4) vor dem Richten der Medikamente
- **Dosierbehälter** für eine bessere Einnahmekontrolle
- **Dosierung** nicht eigenwillig verändern
- **Dragees** haben meist einen Überzug aus magensaftresistentem Material, nicht z**erteilen**, da sich sonst die Wirkung durch den Magensaft verändert
- **Tabletten mit Bruchrillen** mit einem **Tablettenteiler** oder Messer teilen, damit die Bruchteile die gleiche Größe behalten (Herstellerhinweis beachten)
- **Retard- und Depottabletten nicht zermörsern**, da sonst der Verzögerungseffekt aufgehoben wird (Zeitabstände genau einhalten)
- **Antibiotika** direkt aus der Verpackung einnehmen oder mit Pinzette aufnehmen
- auf Nebenwirkungen achten
- **Suppositorien** (Zäpfchen) wegen der großen Verletzungsgefahr im Anusbereich nur unter Sicht einführen

Umgang mit flüssigen Arzneimitteln

- je nach Tropfendosierer ist die Arzneimittelflasche schräg oder senkrecht zu halten, Angaben beachten
- Tropfenanzahl genau nach Dosierung einhalten
- Tropfen **frühestens 30 Minuten vor der Verabreichung richten**, da es sonst zu chemischen Veränderungen der Wirkstoffe kommen kann
- zur leichteren Einnahme mit kaltem Wasser verdünnen
- flüssige Arzneimittel **nicht** miteinander vermischen

> Tropfen auf Alkoholbasis sind bei Alkoholikern kontraindiziert.

Medikamentenverweigerungen sind zu dokumentieren und dem Arzt mitzuteilen.

Verordnete Medikamente **vom behandelnden Arzt** im Dokumentationssystem (Medikamentenverordnungsblatt) eintragen und abzeichnen lassen. Telefonische Anordnungen sind im Pflegebericht zu vermerken und vom Arzt bei seinem nächsten Erscheinen an geeigneter Stelle einzutragen.

KAPITEL

17 Injektionen (Lernfeld 1.5)

Unter einer **Injektion** versteht man das sterile Einbringen eines gelösten Medikaments mit Hilfe einer Spritze und einer Hohlnadel in den Körper. Injektionen dürfen nur durch Pflegefachkräfte durchgeführt werden, die während ihrer Ausbildung entsprechend geschult wurden oder die materielle Qualifikation dafür besitzen.

Vorteile von Injektionen

- Verabreichung unabhängig von der Bewusstseinslage möglich
- Umgehung des Magen-Darm-Traktes
- schnellerer Wirkungseintritt als bei oraler Gabe
- steuerbare Dosierung des Wirkungseintritts und der Wirkungsdauer
- lokale Anwendung

Eine Injektion ist ein **Eingriff in die körperliche Unversehrtheit** des Pflegebedürftigen. Sie bedarf daher immer seiner Zustimmung, sonst kann sie als Körperverletzung geahndet werden.

Injektionen gehören zum **Verantwortungsbereich des Arztes**. Die Anordnung obliegt ihm. Gleichzeitig ist der Arzt auch verantwortlich für die ordnungsgemäße Injektion durch **fachlich qualifiziertes Pflegepersonal**.

Die Pflegepersonen sind für ihre Handlungen verantwortlich und somit auch strafrechtlich zu belangen.

Eine **mündliche** (telefonische) **Anordnung** ist im **Notfall** möglich. Die Pflegeperson muss dies sofort dokumentieren (evtl. durch zweite Pflegeperson absichern) und den Arzt beim nächsten Besuch gegenzeichnen lassen.

17.1 Das Injektionsmaterial

Das Injektionsmaterial besteht vorwiegend aus **Einmalmaterial**. Glas- und Metallspritzen werden nur noch selten zu diagnostischen und therapeutischen Zwecken verwendet.

Spritzen

- Universalspritzen, 1 bis 50 ml Fassungsvermögen
- einzeln steril verpackt
- zweiteilig, bestehend aus Stempel und Kolben
- Material: Kunststoff

Spezialspritzen

- Pen zur Insulininjektion (➤ Kap. 17.3.1)
- Blasenspritzen, 150 ml Fassungsvermögen
- Blutsenkungsspritzen
- Fertigspritzen, z. B. mit Heparin
- Doppelkammerspritzen aus zwei verschiedenen Kammern mit je einem Wirkstoff. Beide Lösungen vermischen sich bei Druck auf den Kolben (Herstellerhinweis beachten)

Injektionskanülen

- aus Metall, Einmalmaterial
- Spezialkanülen sind sterilisierbar
- in verschiedenen Längen und Stärken
- die Größen sind in unterschiedlichen Farben gekennzeichnet
- innen hohl
- silikonbeschichtet
- mit schrägem Schliff
- Kanülenverschluss

Kein Recapping, die Schutzhülle darf nach dem Entfernen nicht auf die Kanüle zurückgesteckt werden. Die Kanüle ist sofort in einem Kanülenabwurfbehälter zu entsorgen (Verletzungs- und Infektionsgefahr).

17.2 Injektionslösungen

Injektionslösungen werden vom Hersteller steril in Ampullen (➤ Abb. 17.2) gefüllt. Das Injektionsmittel kann aus einer fertigen Lösung oder aus Trockenpulver bestehen. Die Menge beträgt höchstens 20 ml.

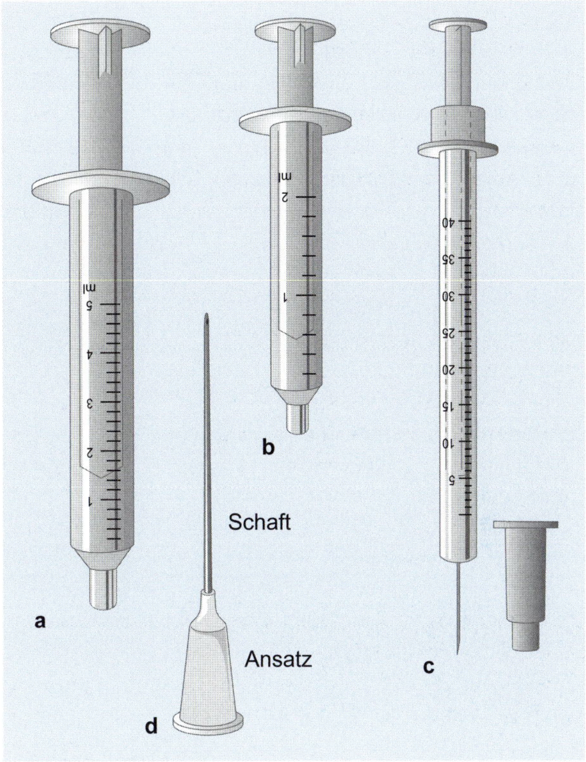

Abb. 17.1 Spritzentypen und Kanülen
a) Standard-5-ml-Spritze, jeder Teilstrich entspricht 0,2 ml
b) Standard-2-ml-Spritze, jeder Teilstrich entspricht 0,2 ml
c) 1-ml-Insulinspritze mit integrierter Kanüle, die Skala ist in Insulineinheiten unterteilt
d) Kanüle

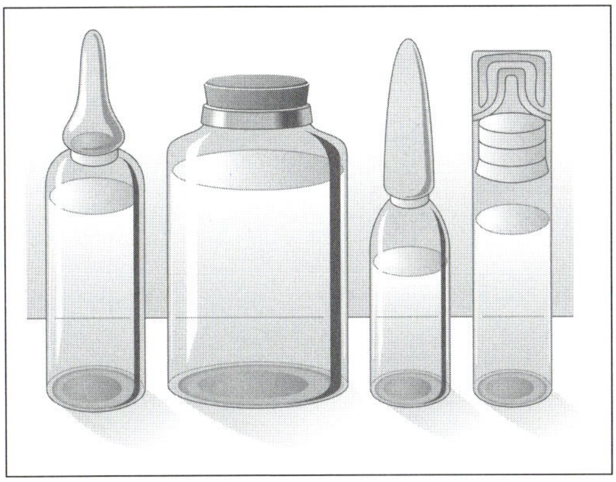

Abb. 17.2 Verschiedene Ampullen

17.2.1 Aufziehen aus der Glasampulle

Die Glasampulle enthält die gewünschte Einzeldosis. Der **Ampullenhals** kann abgebrochen oder mit Hilfe einer Kanülensäge aufgesägt werden.

Vorbereitung der Pflegeperson

- Dokumentation einsehen
- hygienische Händedesinfektion (➤ Kap. 11.4.4)
- Kontrolle des Medikaments nach der 6-R-Regel (➤ Kap. 16.6)

Vorbereiten des Materials

- Tablett
- Ampullensäge
- Aufziehkanüle
- Injektionskanüle
- Spritze
- Ampulle mit dem verordneten Medikament
- Tupfer
- Abwurfschale

Vorbereiten des Raums

- für gute Lichtverhältnisse sorgen
- desinfizierte Arbeitsfläche
- konzentriertes Arbeiten ermöglichen

Vorgehen

- Medikament kontrollieren
- Tupfer hinter Ampullenhals halten (Verletzungsgefahr vermeiden)
- Ampullenhals mit Ampullensäge anfeilen (➤ Abb. 17.3 a)
- mit dem Tupfer Ampullenhals abbrechen (➤ Abb. 17.3 b)
- Spritze mit Aufziehkanüle verbinden
- Schutzhülle von der Aufziehkanüle entfernen
- Medikament mit Spritze und Kanüle vollständig aufziehen (➤ Abb. 17.3 c)
- Aufziehkanüle ohne Kanülenschutz in speziellem Kanülenbehälter entsorgen
- Injektionskanüle aufsetzen (➤ Abb. 17.3 d)
- Spritze luftleer machen, Verspritzen von Medikament vermeiden (➤ Abb. 17.3 e)
- Kanülenschutz bis zum Verabreichen auf der Kanüle lassen
- Etikett mit Medikament und Dosis auf die Spritze kleben
- Ampulle zur Spritze legen
- unmittelbar vor der Verabreichung aufziehen

Eine Spritze, deren Inhalt nicht mehr eindeutig zu identifizieren ist, muss grundsätzlich verworfen werden.

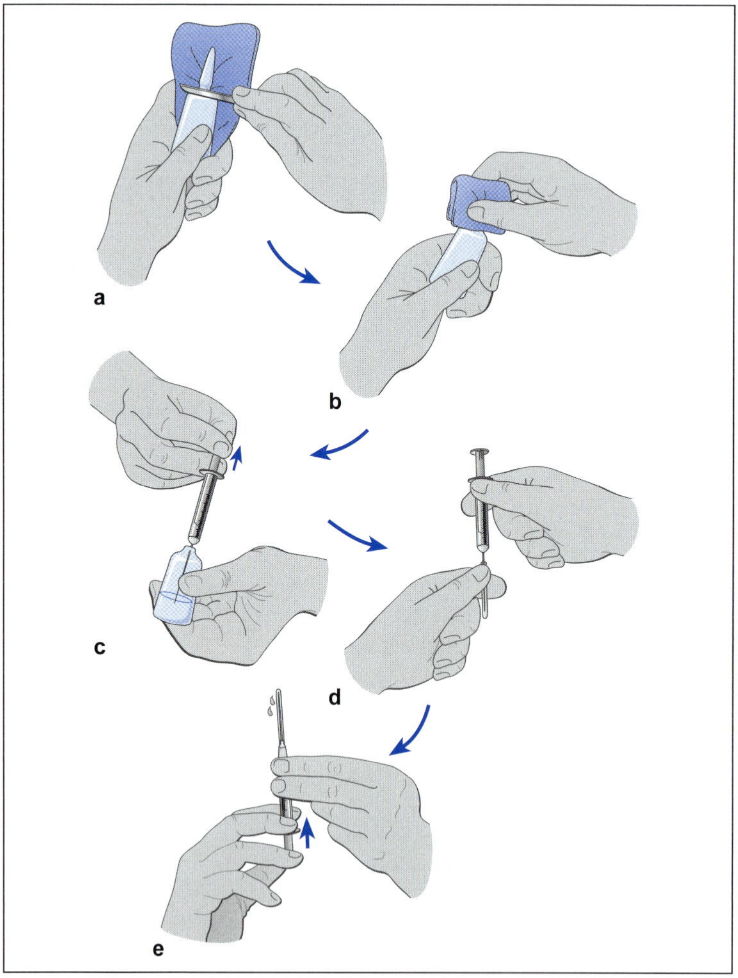

Abb. 17.3 Aufziehen eines Medikaments aus einer Glasampulle
a) Öffnen der Ampulle, b) Abbrechen der Ampullenspitze,
c) Lösung aufziehen
d) Injektionskanüle aufsetzen,
e) Spritze luftleer machen

Abschluss

- Injektion umgehend verabreichen
- Arbeitsplatz aufräumen
- gebrauchtes Material entsorgen
- Dokumentation von Verabreichungsart, Dosierung, ausführende Pflegeperson, Reaktion des Pflegebedürftigen, Wirkung

17.2.2 Aufziehen aus einer Stechampulle

Eine Stechampulle ist eine Glasflasche mit einem Gummistopfen, der durch einen Aluminiumring befestigt ist. Sie ist geeignet zur mehrmaligen Entnahme von Einzeldosen.

Vorbereitung

➤ Kap. 17.2.1, jedoch ohne Ampullensäge

Vorgehen

- Medikament kontrollieren
- Aludeckel entfernen
- Gummikappe desinfizieren (mind. 30 cm Sprühabstand!)
- Spritze mit Aufziehkanüle verbinden (oder Mini-Spike® verwenden)
- Kanülenschutz entfernen und Belüftungskanüle (z. B. Mini-Spike®) durch den Gummistopfen stechen
- somit entfällt das frühere Aufziehen von Luft
- Ampulle schräg halten und vorgesehene Medikamentenmenge entnehmen
- Spritze entlüften, genaue Dosis einstellen
- Spritze mit Kanüle aus der Ampulle entfernen
- Aufziehkanüle entsorgen
- Injektionskanüle aufstecken, Kanülenschutz belassen (➤ Abb. 17.3 d)
- Etikett mit Medikament und Dosis auf Spritze anbringen
- Kunststoffkappe auf Stechampulle setzen, um eine Verunreinigung zu vermeiden
- wenn nur ein Teil der Ampulle entnommen ist, wird Datum und Uhrzeit der ersten Entnahme auf der Ampulle vermerkt
- Ampulle zu der Spritze legen

Abschluss

- Injektion erfolgt umgehend durch Pflegeperson oder Arzt
- anschließend sachgerecht entsorgen
- Arbeitsplatz aufräumen
- gebrauchtes Material entsorgen
- Lagerung und Aufbewahrung des angebrochenen Medikaments nach Angabe des Herstellers (z. B. im Kühlschrank)
- Dokumentation von Verabreichungsart, Dosierung, Uhrzeit, ausführende Pflegeperson, Reaktion des Pflegebedürftigen

17.2.3 Aufziehen aus einer Trockenampulle

Trockenampullen enthalten Medikamente in Pulverform. Dieses darf erst unmittelbar vor dem Injizieren, mit einer vom Hersteller vorgeschriebenen Lösung, aufgelöst werden.

Vorbereitung der Pflegeperson und des Raums

➤ Kap. 17.2.1

Vorbereiten des Materials

- Tablett
- Hautdesinfektionsmittel
- Trockenampulle (Glas- oder Stechampulle) mit Medikament in Pulverform
- Lösungsmittel in Glas- oder Stechampulle
- Aufziehkanüle oder Überleitungskanüle
- Injektionskanüle
- Spritze
- Tupfer
- Abwurf

Vorgehen

- Gummistopfen beider Ampullen desinfizieren, Sprühabstand 30 cm (> Abb. 17.4 a)
- Lösungsmittel aufziehen (> Abb. 17.4 b)
- nach Herstellerangaben in die Trockenampulle spritzen (> Abb. 17.4 c)
- Medikament unter vorsichtigem Kreisen der Ampulle auflösen, nicht schütteln (> Abb. 17.4 d)
- vollständig aufgelöstes Medikament aufziehen (> Abb. 17.4 e)
- Spritze luftleer machen
- Aufziehkanüle gegen Injektionskanüle austauschen (> Abb. 17.4 f)
- Ampulle zur Spritze stellen, bis zur Injektion bei der Spritze belassen, Etikett mit Medikamentennamen und Dosis auf Spritze kleben

!

Befinden sich Lösungsmittel und Medikament in Stechampullen, so kann die Herstellung des fertigen Medikaments mit einer Überleitung geschehen.

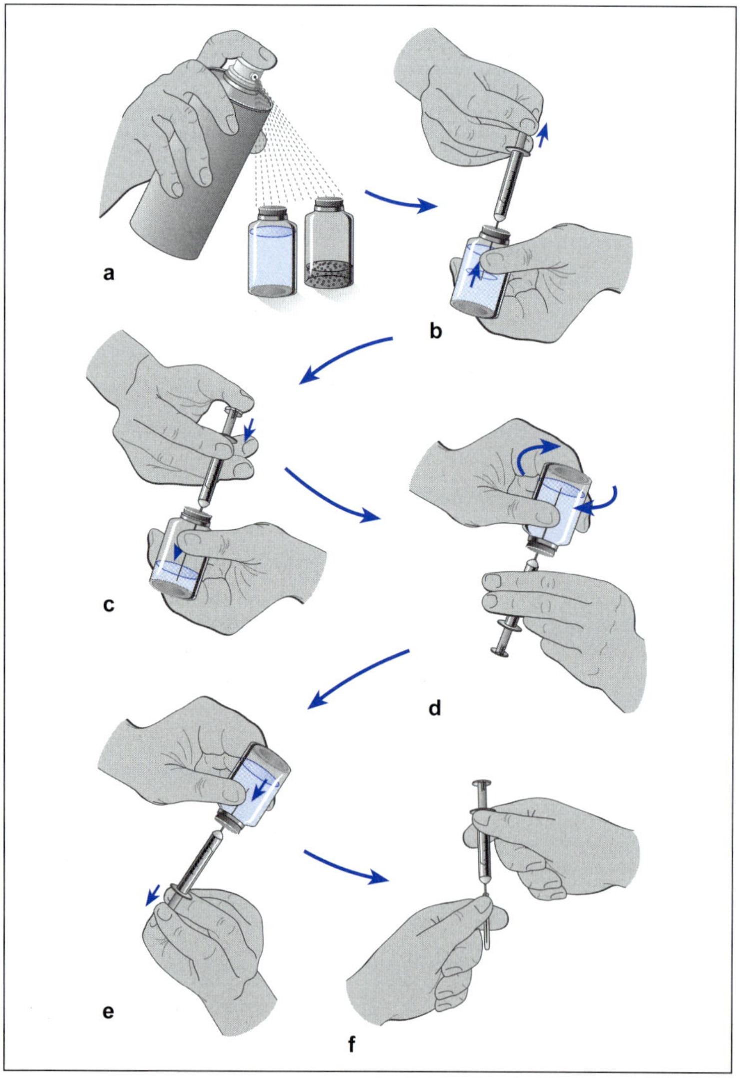

Abb. 17.4 Aufziehen eines Medikaments aus einer Trockenampulle
a) Desinfektion der Gummistopfen beider Ampullen
b) Lösung aufziehen
c) Lösung in die Trockenampulle spritzen
d) Medikament unter vorsichtigem Kreisen auflösen
e) aufgelöstes Medikament aufziehen und Spritze luftleer machen
f) Injektionskanüle aufsetzen

Abschluss

- Injektion verabreichen
- Arbeitsplatz aufräumen
- gebrauchtes Material entsorgen
- Dokumentation von Verabreichungsart, Uhrzeit, Dosierung, ausführender Pflegeperson, Reaktion des Pflegebedürftigen

17.3 Injektionsarten

Die Pflegeperson hat die Durchführungsverantwortung und kann bei Fehlern haftbar gemacht werden. Folgende Injektionsarten dürfen von dafür qualifizierten **Pflegepersonen** ausgeführt werden:
- subkutane Injektion, s. c. (unter die Haut)
- intrakutane Injektion, i. c. bzw. intradermale Injektion, i. d. (in die Haut)
- intramuskuläre Injektion, i. m. (in einen Muskel)

Folgende Injektionen dürfen nur vom **Arzt** ausgeführt werden:
- intravenöse Injektion, i. v. (in eine Vene)
- intraarterielle Injektion, i. a. (in eine Arterie)
- intrakardiale Injektion (ins Herz)
- intrathekale Injektion (in den Liquorraum)

Alles notwendige Material zur Injektion wird auf einem Tablett vorbereitet.

Spritzentablett

- ärztliche Verordnung/Dokumentationsmappe
- Hautdesinfektionsmittel
- Händedesinfektionsmittel
- Tupfer
- Spritze mit aufgezogenen Medikament und evtl. Ampulle des Medikaments
- Abwurfschale
- Wundschnellverband

Hygienische Richtlinien:
- hygienische Händedesinfektion (➤ Kap. 11.4.4)
- Hautdesinfektion der Einstichstelle, Herstellerhinweis beachten
- empfohlene Einwirkzeit einhalten
- das Desinfektionsmittel muss auf der Haut angetrocknet sein, dass es nicht in den Einstichkanal gelangt
- kein Nachwischen des Desinfektionsmittels, warten bis es angetrocknet ist
- sterile Injektionslösung
- steriles Vorgehen während des gesamten Vorgangs
- direkt vor der Injektion ist eine Händedesinfektion erforderlich

> - keine Injektionen in gelähmte Körperteile, da hier keine Schmerzempfindungen geäußert werden können
> - keine Injektionen in Ödeme oder infizierte Körperstellen
> - keine Injektion ohne Einwilligung

17.3.1 Subkutane Injektion

Injektionsstellen für die subkutane Applikation

- Oberarm außen
- ober- und unterhalb der Schulterblätter
- seitlicher Taillenbereich
- Bauchdecke unterhalb des Nabels
- Oberschenkel außen

Es darf nur in das subkutane Fettgewebe injiziert werden.

> **!**
> Nie in den oberen Teil des Oberarmes injizieren, hier besteht die Gefahr einer intramuskulären Injektion (Deltamuskel), besonders bei kachektischen Pflegebedürftigen. Eine 8- bis 16-Millimeter-Kanüle verletzt das Gewebe am wenigsten.

Vorbereitung der Pflegeperson

- lange Haare zusammenbinden
- hygienische Händedesinfektion (➤ Kap. 11.4.4)
- Anordnung aus dem Dokumentationssystem entnehmen
- Wirkungsweise des Medikaments berücksichtigen
- Kenntnis über das Krankheitsbild des Pflegebedürftigen

17

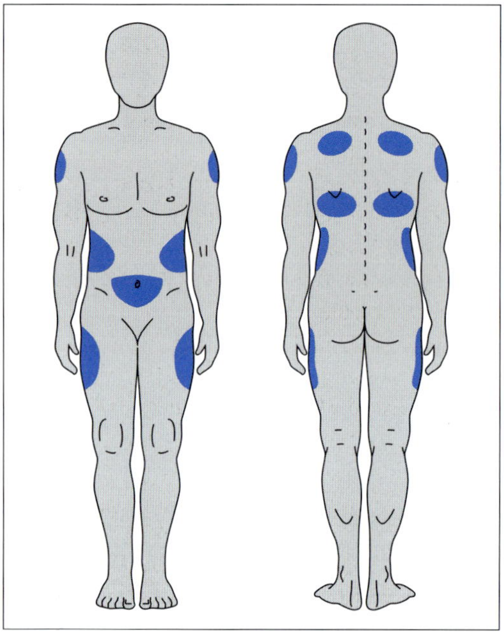

Abb. 17.5 Injektionsstellen für die subkutane Injektion

Vorbereiten des Materials

- Spritzentablett mit aufgezogenem Medikament
- Verfallsdatum, evtl. stoffliche Veränderung des Medikaments beachten

Vorbereiten des Raums

- Anwesenheitstaste einschalten
- gute Lichtverhältnisse
- Ablagefläche z. B. Nachttisch freimachen
- Sichtschutz aufstellen

Vorbereitung des Pflegebedürftigen

- Pflegebedürftigen informieren
- Einverständnis des Pflegebedürftigen einholen
- bequeme Lage einnehmen lassen
- Injektionsstelle freimachen

Vorgehen

- Injektionsstelle desinfizieren, Desinfektionsmittel trocknen lassen (Einwirkzeit beachten)
- Händedesinfektion
- mit einer Hand Hautfalte anheben

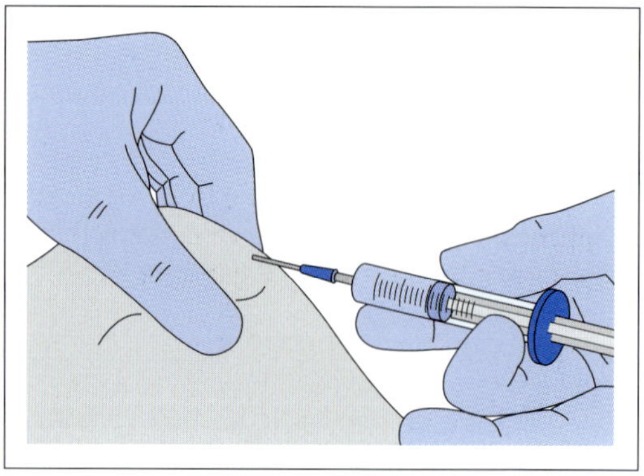

Abb. 17.6 Subkutane Injektion im 45°-Winkel

- Pflegebedürftigen auf Einstich hinweisen, zügig einstechen
- Einstichwinkel 45° (➤ Abb. 17.6) bei Kanülenlänge 15 bis 20 Millimeter
- Einstichwinkel 90° mit kurzer Kanüle (8 bis 16 Millimeter)
- Aspiration; bei Heparin-Spritzen darf nicht aspiriert werden (Hämatombildung), heute vorwiegend Fertigspritzen
- Medikament injizieren
- nach dem Injizieren die Kanüle noch zwei bis drei Sekunden im Gewebe lassen, um sicherzustellen, dass die gesamte Dosis in das Gewebe gelangt ist
- Hautfalte loslassen
- Kanüle im Einstichwinkel entfernen
- Einstichstelle leicht komprimieren

!

Beim Entfernen der Kanüle diese am Konusansatz mit dem Zeigefinger fixieren, um zu verhindern, dass die Kanüle stecken bleibt oder abbricht (gilt für alle Injektionen).

Nachsorge des Pflegebedürftigen

- nach Befinden fragen
- Einstichstelle beobachten
- evtl. Wundverband anlegen
- beim Ankleiden behilflich sein
- Reaktion auf Medikament beobachten, bei Insulin auf Spritz-Ess-Abstand achten
- bettlägerige Pflegebedürftige bequeme Lage einnehmen lassen

- Klingel in Reichweite legen

Entsorgen des Materials

- Kanüle in Kanülenabwurf sachgerecht entsorgen
- Spritze ohne Kanüle in den normalen Abfall
- Spritzentablett desinfizieren und aufräumen

Abschluss

- Anwesenheitslicht ausschalten
- Sichtschutz entfernen
- hygienische Händereinigung
- Dokumentation von Zeit, Medikament, Dosis mit Handzeichen der Pflegeperson, Befinden des Pflegebedürftigen

Subkutane Insulininjektion mit dem Pen

Der **Pen** (➤Abb. 17.7), auch Injektionsstift genannt, ist eine Injektionshilfe, die vorwiegend bei **Insulininjektionen** zum Einsatz kommt. Es gibt unterschiedliche Ausführungen, die nicht alle uneingeschränkt in der Altenpflege zu empfehlen sind. Eine eingehende, individuelle **Pen-Schulung** für den Pflegebedürftigen ist unbedingt notwendig.

Wichtig: Spritzrhythmus beachten und regelmäßig die Einstichstelle wechseln

Vorteile des Pens

- eignet sich auch für Menschen mit schlechtem Sehvermögen, da er beim Einstellen der Einheiten hörbar einrastet

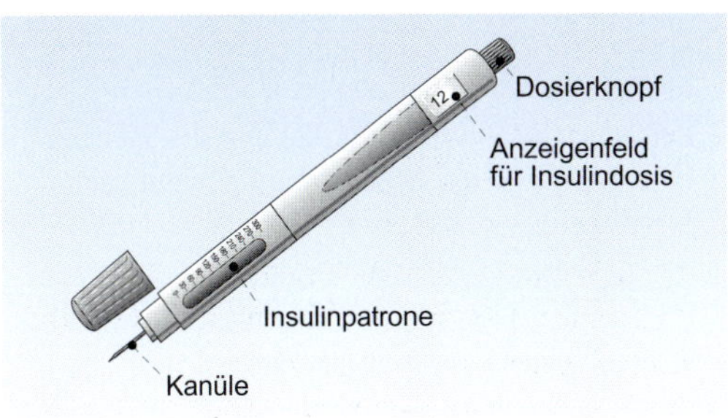

Abb. 17.7 Pen zur Insulininjektion

- die zu verabreichenden Einheiten können je nach Pen z. B. in Schritten von 1, 2 oder 4 I.E. (internationale Einheiten) eingestellt werden
- der Pflegebedürftige ist dadurch unabhängig
- das Selbstwertgefühl wird gestärkt
- der Pflegebedürftige kann auch Freizeitangebote annehmen, ohne fremde Hilfe in Anspruch nehmen zu müssen
- bessere Stoffwechseleinstellung, da weniger Dosierungsfehler
- keine Aufzieh- und Ablesefehler
- laut Herstellerhinweis nur einmaliges Benutzen der Kanüle, die Kanüle wird stumpf und schädigt das Gewebe beim mehrmaligen Gebrauch
- die Kanüle wird dennoch von Pflegebedürftigen selbst oft mehrfach benutzt (eine pflegefachliche Beratung sollte auf den Herstellerhinweis verweisen und darauf achten, dass die Kanüle auf keinen Fall mehr als zwei- bis dreimal gebraucht werden sollte)
- Robert-Koch-Institut (RKI) – Vorgabe zum Einmal-Gebrauch
- durch mehrmaligen Gebrauch Gewebezerstörung durch stumpfe Kanüle

Vorgehen

- Pen etwa zehnmal kippen, um eine gleichmäßige Verteilung der Insulinkristalle zu erreichen
- Startknopf drücken
- der Dosierknopf entriegelt sich
- Dosierknopf langsam drehen, bis die gewünschte Insulindosis (maximal 60 I.E.) auf der Anzeige erscheint
- beide Schutzkappen des Pen abziehen
- Kanüle in die Haut einstechen
- Dosierknopf langsam bis zum Anschlag durchdrücken, er rastet dabei ein
- zehn Sekunden warten und die Kanüle aus der Haut ziehen
- die äußere Schutzkappe auf den Pen aufstecken

Empfohlenes Vorgehen beim Recapping

Nur die äußere Schutzhülle!

- die Schutzhülle zwischen Daumen und Zeigefinger der linken Hand nehmen

- den Pen zwischen Daumen und Zeigefinger der rechten Hand nehmen
- beide Handballen gegeneinander drücken
- den Kanülenschutz ruhig auf den Pen stecken

Recapping ist nur bei Pens erlaubt, bei anderen Kanülen ist es wegen der Verletzungsgefahr strengstens verboten. Um Verletzungen zu vermeiden, ist die kleine Schutzhülle der Kanüle zu entsorgen und nur die große Schutzkappe des Pens vorsichtig über die Kanüle zu stülpen.

Wechsel der Insulinpatrone

- die gebrauchte Kanüle und die obere Hülse von der unteren Hülse abschrauben
- Startknopf drücken, der Dosierknopf entriegelt sich
- Dosierknopf vollständig nach links gegen den Uhrzeigersinn zurückdrehen, bis ein Widerstand zu spüren ist
- beim Zurückdrehen verschwindet die Gewindestange in der oberen Hülse, die Gewindestange muss ganz zurückgedreht werden
- die leere Insulinpatrone aus der unteren Hülse nehmen und eine neue Insulinpatrone in die untere Hülse stecken
- beide Hülsen zusammenschrauben
- eine neue Kanüle auf den Pen schrauben und den Dosierknopf bis zum nächsten Klick drehen
- den Pen langsam zehnmal in der Hand kippen und beide Schutzkappen abziehen
- Pen mit der Nadel nach oben halten und Dosierknopf langsam bis zum Anschlag durchdrücken, dabei rastet er ein und Insulin wird freigegeben
- Insulintropfen abschütteln und die äußere Schutzkappe fest auf den Pen stecken

Pflege und Aufbewahrung des Pens

- bei Verunreinigung mit einem feuchten Tuch reinigen
- bei Raumtemperatur im Etui aufbewahren, niemals im Kühlschrank, dies kann die Funktion des Pens stören
- vorrätige Insulinpatronen bei +2 bis +8 °C im unteren Teil des Kühlschranks lagern

Einmal gefrorenes Insulin darf nicht mehr verwendet werden.

!

Es gibt unterschiedliche Pens auf dem Markt. Vor jedem Gebrauch ist deshalb die Gebrauchsinformation zu lesen und das Funktionsprinzip zu üben.

!

Neben den Insulin-Pens gibt es auch entsprechende Pens zur Schmerztherapie oder zur Thromboseprophylaxe.

17.3.2 Intramuskuläre Injektion

Bei der intramuskulären Injektion wird ein Medikament in das unter der Subkutis liegende Muskelgewebe injiziert. Dies muss an Stellen geschehen, die fern von größeren Blutgefäßen liegen.

Zu beachten

- nie am stehenden Pflegebedürftigen injizieren
- nie in entzündetes, ödematöses Gewebe injizieren
- keine intramuskuläre Injektion bei Pflegebedürftigen mit Blutgerinnungsstörungen oder Antikoagulationstherapie, z. B. Marcumar® nach Herzinfarkt
- keine intramuskuläre Injektion bei Verdacht auf einen Herzinfarkt, die Injektion verändert die Blutwerte der Muskelenzyme
- keine intramuskuläre Injektion während eines Schocks, das Blut ist zentralisiert und das Gewebe in der Peripherie minderdurchblutet
- keine zu kurze Injektionskanüle wählen, da die Gefahr besteht, dass das Medikament subkutan appliziert wird
- bei Schmerzen Injektion sofort abbrechen
- bei Aspiration von Blut unbedingt die Spritze verwerfen und das Medikament neu aufziehen

Komplikationen

- Nervenschädigung (Nervus ischiadicus), z. B. durch falsche Abmesstechnik oder Stichrichtung

- Spritzenabszess, Infektion, z. B. durch zu kurze Einwirkzeit des Desinfektionsmittels (Keimverschleppung) oder durch unsteriles Material
- aseptische Nekrose, z. B. Unverträglichkeit des Medikaments im Gewebe
- Punktion eines Blutgefäßes, z. B. versehentliche intravenöse oder intraarterielle Injektion
- anaphylaktischer Schock durch Unverträglichkeit eines Medikamentes

Methoden für eine intramuskuläre Injektion

- ventrogluteale Injektion nach von Hochstetter
- Crista-Methode nach Sachtleben
- Injektion in die Oberschenkelmuskelmuskulatur

Die Methode nach von Hochstetter und die Crista-Methode sind die Injektionsarten, die im Rechtsfall anerkannt werden.

Ventrogluteale Injektion nach von Hochstetter

Die ventrogluteale Methode bezeichnet eine Injektion in den **bauchwärts (ventral) gelegenen Gesäßmuskel**. Dabei wird in den gefäß- und nervenarmen Bereich zwischen **Darmbeinkamm** (Crista iliaca) und **großem Rollhügel** (Trochanter maior) injiziert.

Vorbereitung

➤ Kap. 17.3.1

- Injektionskanüle je nach Konstitution des Pflegebedürftigen wählen
- bei Übergewichtigen: 60 bis 70 mm
- bei Normal- bis Idealgewichtigen: 50 bis 55 mm
- bei Untergewichtigen: 38 bis 40 mm (Nr. 1 oder 2)

Vorbereitung des Pflegebedürftigen

- Pflegebedürftigen informieren
- Einverständnis des Pflegebedürftigen einholen
- bequeme Lage einnehmen lassen
- Injektionsstelle freimachen
- der Pflegebedürftige liegt mit angewinkelten Beinen in bequemer Seitenlage, ggf. Kissen zur Entspannung unter oberes Bein

Auffinden der Einstichstelle

Bei der ventroglutealen Injektion nach von Hochstetter orientiert man sich an den Knochenvorsprüngen des vorderen Darmbeinstachels, des Darmbeinkamms und des großen Rollhügels.

- Darmbeinkamm (Crista iliaca) ertasten
- mit dem Zeigefinger den vorderen Darmbeinstachel (Spina iliaca anterior) ertasten (➤ Abb. 17.8)
- anschließend den Mittelfinger am Darmbeinkamm (Crista iliaca) entlang führen und maximal abspreizen bis zum obersten Teil des Beckenkamms; der Zeigefinger auf dem Darmbeinstachel bleibt jedoch liegen
- die Hand liegt flach auf dem Gesäßmuskelbereich (Musculus gluteus medius et minimus)
- dann die Hand ca. 2 cm) bauchwärts (ventral) drehen, bis der Handballen auf dem Rollhügel des Oberschenkelknochens (Trochanter maior) zu liegen kommt
- zwischen den beiden gespreizten Finger (Zeige- und Mittelfinger) bildet sich ein Dreieck
- die Einstichstelle befindet sich im unteren Drittel dieses Dreiecks

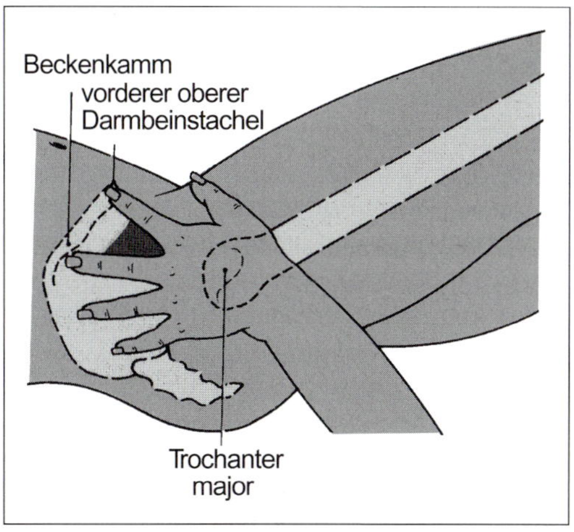

Abb. 17.8 Ventrogluteale Injektion nach von Hochstetter

Injektion

- Hautdesinfektion, Händedesinfektion
- Haut wenig spannen
- Injektion in das ermittelte Dreieck ausführen, senkrecht zur Hautoberfläche ca. im 90°-Winkel, wenig bauchwärts (ventral) und wenig kopfwärts (kranial) ausrichten (> Abb. 17.10)
- die Kanüle tief in den Muskel einführen; wird dabei der Knochen getroffen, Kanüle ca. 1 cm zurückziehen
- aspirieren
- wenn kein Blut aspiriert wurde, Medikament langsam injizieren
- Kanüle zügig in Einstichrichtung herausziehen, dabei den Konus mit dem Zeigefinger fixieren
- Einstichstelle leicht komprimieren
- evtl. Wundschnellverband

Abschluss

- Pflegebedürftigen nach Befinden befragen
- Kontrolle der Einstichstelle
- Hilfe beim Ankleiden
- Pflegebedürftigen bei Bedarf bequem lagern
- Klingel in Reichweite legen
- Sichtschutz entfernen
- Anwesenheitslicht ausschalten
- Kanüle in Kanülenabwurf
- Spritze entsorgen
- gebrauchte Tupfer in den Abwurf
- Spritzentablett desinfizieren und wegräumen
- hygienische Händereinigung (> Kap. 11.4.4)
- Pflegebedürftigen auf Wirkung und Nebenwirkung beobachten
- Dokumentation von Uhrzeit, Medikament, Menge, Injektionsart, Unterschrift der Pflegeperson

Farbkodierung von Einmalkanülen													
Größe (nach Pravaz)	20	–	18	–	17	16	14	12	2	–	1	–	–
Gauge (Spezielles Eichmaß)	27		26		24	23	23	22	21		20		19
Farbe	grau		braun		lila	blau	violett	schwarz	grün		gelb		weiß
Außendurchmesser [mm]	0,40	0,40-0,42	0,45		0,55	0,66	0,60-0,65	0,70	0,80		0,90		1,10
Länge [mm]	20	12-16	25	12	25	25	30-32	30-32	40	50-60	40	70	30
Verwendung	Insulin, s.c.		Insulin, s.c.		s.c.	s.c.	s.c., i.m. 1)	s.c., i.m. 1)	i.v., i.m. 2)	i.m. 3)	i.v., i.m. 4)	tief i.m.	Aufziehkanüle, Blutentn. kanüle

1) Oberschenkel 2) Oberschenkel; Gesäß bei Untergewichtigen und großen Kindern
3) Gesäß bei Normal- bis Übergewichtigen 4) Für dickflüssige Lösungen

Abb. 17.9 Kanülenübersicht

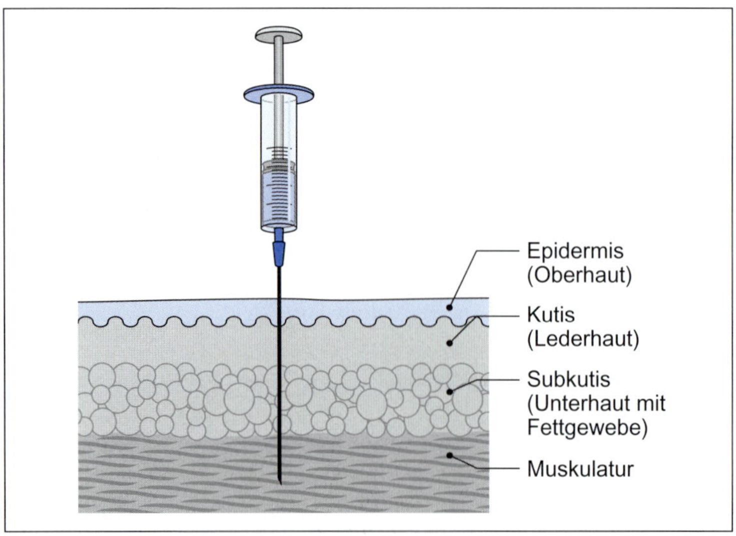

Abb. 17.10 Injektionswinkel für intramuskuläre Injektionen

Intramuskuläre Injektion nach der Crista-Methode nach Sachtleben

Die Injektionsart Crista-Methode nach (dem Pädiater) von Sachtleben ist auch für Kinder geeignet. Diese Methode orientiert sich an der Crista iliaca.

Vorbereitung

➤ Kap. 17.3.1

Vorbereitung des Pflegebedürftigen

- Injektionsstelle von Kleidung befreien
- bequeme Seitenlage

Auffinden der Injektionsstelle

- mit der kopfwärts (kranial) liegenden Hand den Darmbeinkamm (Crista iliaca) tasten, eine Hand wird in den Hüftbereich gelegt, die Fingerkante des Zeigefingers soll am Darmbeinkamm anliegen
- gedanklich eine Linie zum außen liegenden Rollhügel (Trochanter maior) herstellen
- die Injektionsstelle befindet sich beim Erwachsenen auf einer gedachten Linie, drei Querfinger unterhalb des Darmbeinkamms (➤ Abb. 17.11)

Injektion

- Hautdesinfektion
- Händedesinfektion
- Einstichrichtung etwas kopfwärts seitwärts (kranial lateral)
- aspirieren
- Wenn kein Blut aspiriert wird, Medikament langsam injizieren
- Kanüle in Einstichrichtung herausziehen, dabei den Konus fixieren
- Einstichstelle komprimieren
- evtl. Wundschnellverband

Abschluss

➤ Kap. 17.3.1

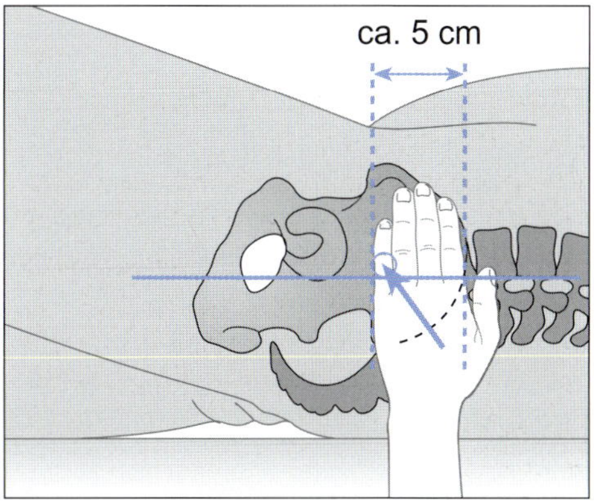

Abb. 17.11 Crista-Methode nach Sachtleben

Intramuskuläre Injektion in den Oberschenkel

Diese Methode wird in der Altenpflege **selten** angewandt, da die Pflegebedürftigen meistens keine ausgeprägte Oberschenkelmuskulatur besitzen.

Vorbereitung

➤ Kap. 17.3.1

Vorbereitung des Pflegebedürftigen

- bequeme Rückenlage mit ausgestreckten Beinen, evtl. ein kleines Kissen unter die Knie legen
- Einstichstelle von Kleidung befreien

Auffinden der Einstichstelle

- eine Hand unterhalb des großen Rollhügels legen
- die zweite Hand oberhalb des Knies, sodass der kleine Finger die Kniescheibe (Patella) berührt
- sich dazwischen eine Hosennaht vorstellen
- die Injektionsstelle befindet sich seitlich oberhalb der „Hosennaht" in der Mitte der abgemessenen Stelle (➤ Abb. 17.12)

Injektion

- Hautdesinfektion
- Händedesinfektion
- der Einstich erfolgt senkrecht in Richtung Oberschenkelknochen

- Wenn beim Aspirieren kein Blut kommt, Medikament langsam injizieren
- Kanüle in Einstichrichtung herausziehen
- Einstichstelle komprimieren
- evtl. Wundschnellverband

Abschluss

➤ Kap. 17.3.1

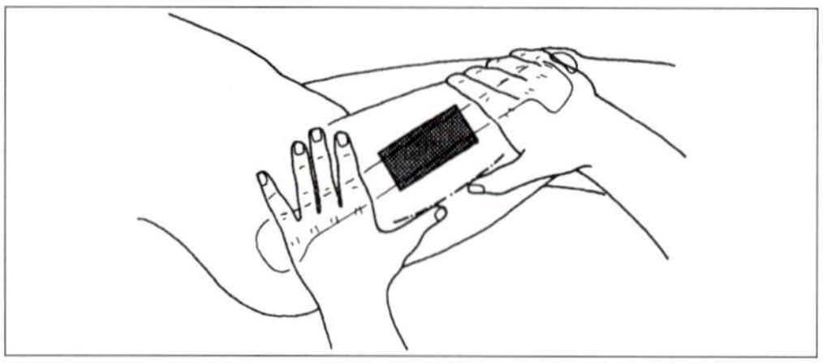

Abb. 17.12 Injektion in den Oberschenkel

KAPITEL

18 Infusionen (Lernfeld 1.5)

Als Infusion bezeichnet man jede tropfenweise Verabreichung von Flüssigkeit durch einen Zugang (Kanüle, Katheter) in eine Vene, Arterie oder unter die Haut (subkutan). Man spricht hier auch von einer **parenteralen Applikation** (➤ Kap. 16.3), da die Infusion unter Umgehung des Magen-Darm-Traktes in den Körper gelangt. Infusionen gehören in den **ärztlichen Tätigkeitsbereich**.

Der Arzt ordnet an und dokumentiert:
- Beginn und Dauer der Infusion
- Infusionsmenge in 24 Stunden
- Durchlaufgeschwindigkeit

Routinemäßige Aufgaben **delegiert** der Arzt an das **Pflegepersonal**. Dazu gehören:
- Richten der Infusion
- Zugabe von Medikamenten (nach Anordnung)
- Wechseln der Infusion und Erneuern der Systeme
- Überwachung der Infusion

Jede Pflegeperson ist für ihr Tun alleine verantwortlich. Sie kann die Tätigkeit ablehnen, wenn sie sich fachlich oder persönlich überfordert fühlt. Das Anlegen einer i. v.-Infusion ist ausschließlich ärztliche Aufgabe.

Applikationsarten

- intravenöse Infusion
- intraarterielle Infusion
- subkutane Infusion (meist in der ambulanten Pflege und Geriatrie)

Indikationen

- Schonung des Magen-Darm-Traktes, z. B. nach Operationen im Bauchbereich
- Ruhigstellen des Magen-Darm-Bereiches bei Entzündungen, z. B. bei Pankreatitis
- Regulieren des Elektrolyt- und Wasserhaushaltes, z. B. nach starkem Erbrechen
- Volumenersatz, z. B. bei starker Austrocknung
- Gabe von intravenösen Medikamenten, z. B. bei Pflegebedürftigen mit Morbus Parkinson
- parenterale Ernährung, z. B. bei bewusstlosen Pflegebedürftigen
- Osmotherapie, z. B. bei Pflegebedürftigen mit Schlaganfall

18.1 Infusionszubehör

Material

- Infusionsbehälter (➤ Abb. 18.1) aus Kunststoff oder Glas
- Infusionskanülen
- Flügelkanülen (Butterfly-Kanülen, ➤ Abb. 18.2)
- Venenverweilkanülen (zentral oder peripher, ➤ Abb. 18.3)

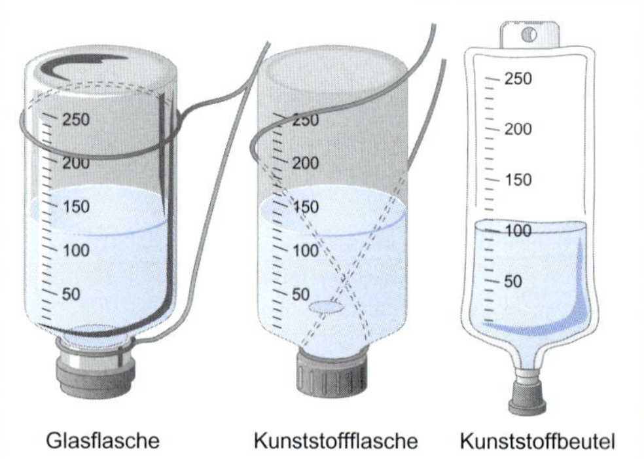

Abb. 18.1 Verschiedene Infusionsbehälter

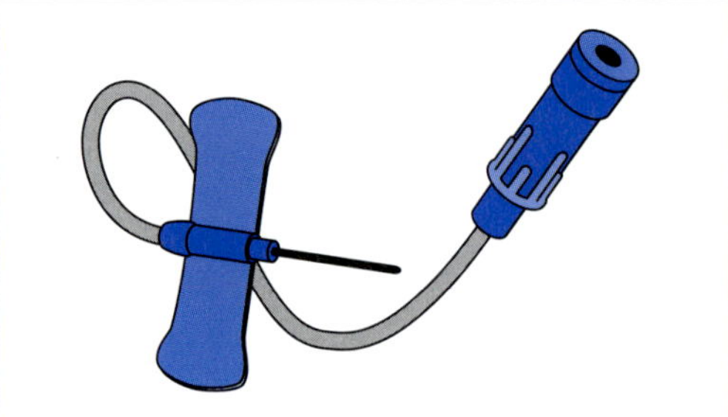

Abb. 18.2 Butterfly-Kanüle

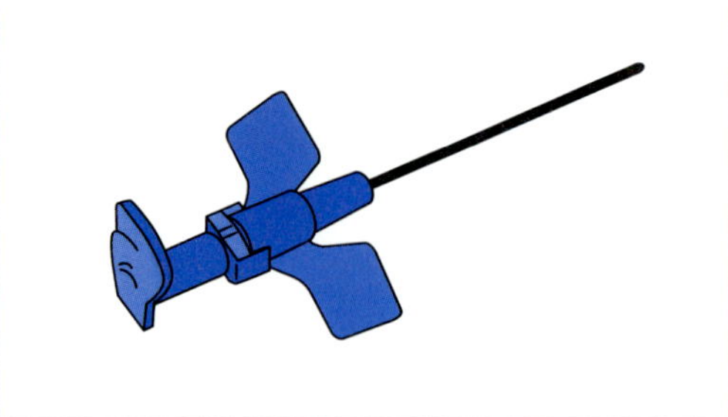

Abb. 18.3 Venenverweilkanüle

- Venenkatheter (zentral oder peripher)
- Infusionsständer
- Infusionsbesteck (➤ Abb. 18.4)

Infusionspumpen

Zur kontrollierten Verabreichung von Infusionslösungen und Medikamenten ist es notwendig, eine Infusionspumpe (➤ Abb. 18.5) oder einen Tropfenzähler zu benützen.

- Arztanordnung einholen
- kleinste Luftbläschen im System stören die Funktion der Pumpe
- vor Inbetriebnahme Bedienungsanleitung beachten
- der Arzt muss den Venenzugang mit der Infusion verbinden

18.2 Berechnung der Infusionsmenge, Infusionsdauer

Bei der Berechnung der Tropfenzahl pro Minute bildet folgende Formel die Grundlage:

1 ml Infusionsflüssigkeit entspricht 20 Tropfen

Die Infusionsgeschwindigkeit richtet sich nach der ärztlichen Verordnung und kann wie folgt errechnet werden:

$$\frac{\textit{Infusionsmenge (ml)} \times 20\ \textit{Tropfen}}{\textit{Infusionsdauer (Minuten)}} = \textit{Tropfen/Minute}$$

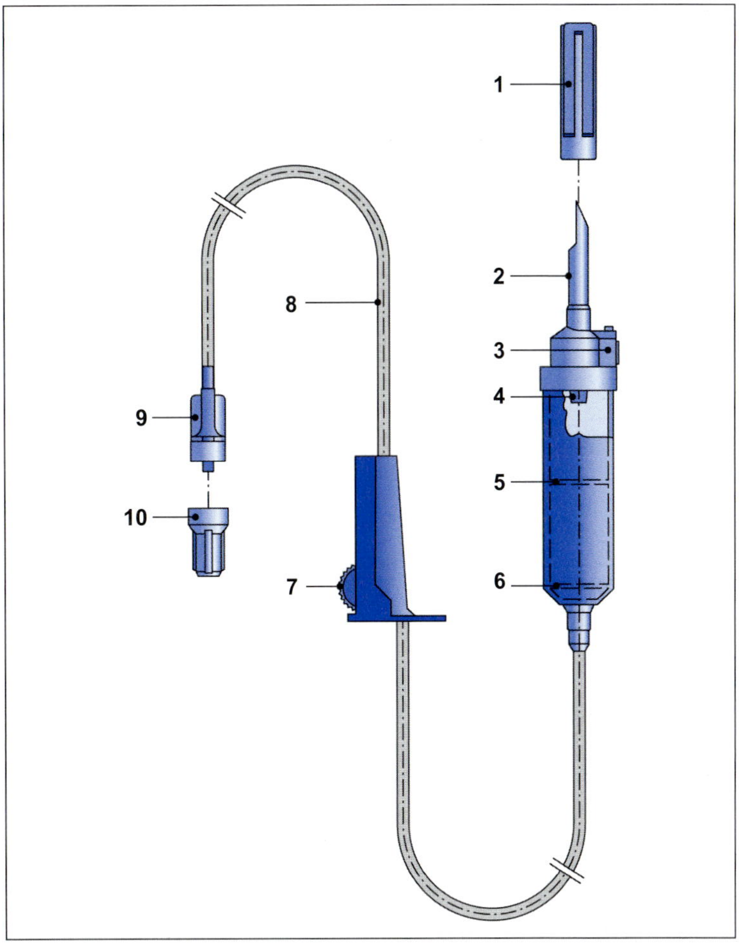

Abb. 18.4 Infusionsbesteck
(1) Schutzkappe, (2) Einstichdorn, (3) Belüftung mit Filter, (4) Tropfkammer, (5) Flüssigkeitsspiegel, (6) 15-mm-Filter, (7) Rollklemme, (8) Überleitungsschlauch, (9) Anschlussstück (Kanüle), (10) Schutzkappe

oder

$$\frac{\textit{Infusionsmenge (ml)}}{\textit{Infusionsdauer (Stunden)} \times 3} = \textit{Tropfen/Menge}$$

18.3 Richten einer Infusion

- hygienische Händedesinfektion vor jeder Manipulation (➤ Kap. 11.4.4)
- Arbeitsfläche desinfizieren
- Durchstechgummi an Infusionsflasche desinfizieren (z. B. Alkohol 70%), dabei die Einwirkzeit beachten
- Infusionsverbindungen wegen der Kontaminationsgefahr so wenig wie möglich lösen
- Infusionsbesteck alle 24 Stunden unter sterilen Bedingungen wechseln
- die Verabreichung muss unmittelbar nach dem Herrichten erfolgen
- angebrochene und veränderte Infusionslösungen (z. B., wenn eine Infusion eintrübt oder ausflockt) sofort verwerfen

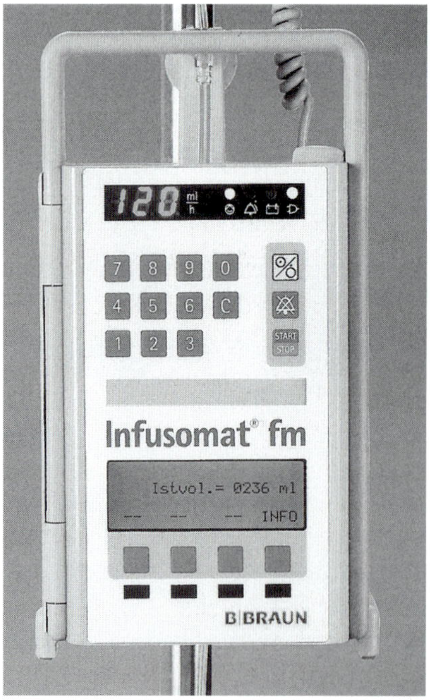

Abb. 18.5 Infusionspumpe

- beschädigte Infusionsflaschen entsorgen
- Herstellerangaben über Lagerung, Anwendung, Verfallsdatum, Dosierung, Beschaffenheit des Inhalts genau beachten

Vorbereitung

- Anordnung aus dem Dokumentationssystem entnehmen
- Infusionslösung nach Anordnung
- Infusionsbesteck
- Infusionsständer
- Desinfektionsmittel
- Abwurf

Vorgehen

- hygienische Händedesinfektion (➤ Kap. 11.4.4)
- Rollklemme am Infusionsbesteck schließen
- Schutzkappe der Infusion entfernen, Gummistopfen desinfizieren
- Schutzhülle am Dorn des Infusionsbesteckes entfernen
- Einstichdorn des Infusionsbesteckes durch den desinfizierten Gummistopfen mit der Infusion verbinden
- Infusionsflasche an Infusionsständer hängen
- Flüssigkeitsspiegel in der Tropfenkammer durch leichtes Zusammendrücken bis zur Markierung einstellen
- Rollklemme lösen
- das System mit Infusionslösung luftleer füllen
- Rollklemme schließen

18.4 Subkutane Infusion

- Flüssigkeitszufuhr durch das subkutane Gewebe
- geeignet für **0,9%-iges NaCl** oder **5%-ige Traubenzuckerlösung** oder **isotone Traubenzucker-Kochsalz-Lösung**

> An einer Einstichstelle höchstens 1000 ml pro Tag infundieren! Es dürfen keine Medikamente mit infundiert werden!

Empfohlene Körperstellen

- Außenseiten der Oberschenkel (wie bei der s.c.-Injektion)
- Bauchregion (nur als Ausnahme)

Kontraindikationen

- Stoffwechselentgleisungen
- Wasser- und Elektrolythaushaltsstörungen
- Hämatome im Bereich der Einstichstelle
- Notfälle, wie z. B. Schock

Durchführungsverantwortung der Pflegeperson!

- strenge Asepsis
- Fachkompetenz
- Weigerungsrecht bei Unsicherheit
- ärztlich delegierbare Tätigkeit
- für das gesamte Vorgehen ist die Pflegeperson ganz verantwortlich

18.5 Assistenz beim Anlegen einer Infusion

Vorbereiten der Pflegeperson

- hygienische Händedesinfektion (➤ Kap. 11.4.4)
- Dokumentation einsehen
- Schutzkleidung

Vorbereiten des Materials

- Tablett
- Stauschlauch, Blutdruckmessgerät (➤ Kap. 10.4.2)
- Infusionslösung, -besteck
- Hautdesinfektionsmittel
- Handschuhe (für den Arzt)
- steriles, transparentes Verbandmaterial
- sterile Tupfer
- hautschonendes Pflaster
- Verbandschere
- verschiedene Venenpunktionskanülen
- evtl. beschriftete Laborröhrchen für Untersuchungszwecke
- Bettschutz
- Armkissen, Schiene
- Abwurf

Vorbereiten des Raums

- Anwesenheitstaste einschalten
- Fenster schließen
- für gute Lichtverhältnisse sorgen
- Stuhl zum Sitzen
- Arbeitsfläche herrichten
- Sichtschutz aufstellen

Vorbereitung des Pflegebedürftigen

- Befinden einschätzen
- Information und Einverständnis (Arzt)
- Toilettengang erfragen
- bequeme Rückenlagerung, Oberkörper leicht erhöht

Vorgehen

- Kommunikation und Beobachtung des Pflegebedürftigen
- Anreichen der vorbereiteten Gegenstände
- Desinfektion der Einstichstelle
- Venenpunktion durch den Arzt
- Anreichen der Infusion
- Arzt verbindet Infusionssystem mit der Venenkanüle
- Rollklemme auf Anordnung öffnen
- Fixieren der Kanüle, Wundschnellverband
- Tropfgeschwindigkeit einstellen

Abschluss

- Pflegebedürftigen bequem lagern
- Material entsorgen
- Klingel in Reichweite
- Anwesenheitslicht ausschalten
- Dokumentation durch den Arzt

Überwachen der Infusion

- auf Infusionsverträglichkeit achten
- Hauttonus beobachten
- Punktionsstelle regelmäßig kontrollieren

- Einlaufgeschwindigkeit überwachen
- exakt bilanzieren
- Schmerzäußerung ernst nehmen
- Vitalzeichen kontrollieren
- Befinden des Pflegebedürftigen und den Zeitpunkt dokumentieren

Wenn der Pflegebedürftige auf die begonnene Infusion Reaktionen zeigt, muss sie sofort abgebrochen und der Arzt benachrichtigt werden.

Komplikationen

- Perforation der Vene (Infusion läuft ins Gewebe)
- Embolie (durch Luft oder Koagula)
- Schock durch Unverträglichkeit der Infusion oder des Zusatzes
- Abbrechen des Venenkatheters
- zu rasches Einfließen belastet Herz und Kreislaufsystem sehr stark, Wirkstoffe können Nieren und Leber schädigen
- zu langsames Einfließen der Infusion führt zu verzögerter Wirkung
- Blutung durch Manipulationen am Venenzugang (auf exakte Verbindung achten)

18.6 Entfernen einer Infusion

Eine Infusion wird nach ärztlicher Anordnung entfernt oder wenn die Infusionslösung bei perforierter Vene ins Gewebe („para“) läuft.

Vorgehen

- dem Pflegebedürftigen den Arbeitsablauf erklären
- Handschuhe anziehen
- Rollklemme schließen
- Verband lösen und im Abwurf entsorgen
- Einstichstelle desinfizieren
- sterilen Tupfer auf die Punktionsstelle legen
- Kanüle entfernen
- Punktionsstelle etwa zwei bis drei Minuten komprimieren
- Schnellverband anlegen
- auf Blutung kontrollieren
- Pflegebedürftigen bequem lagern
- Klingel in Reichweite
- Dokumentation

18.7 Portsysteme

Ein **Portsystem** ist ein implantiertes Kathetersystem (lat: porta = Pforte). Dabei wird unter örtlicher Betäubung (Lokalanästhesie) ein Katheter in den arteriellen, venösen oder spinalen Bereich oder ins Bauchfell gelegt. Portsysteme liegen fast unsichtbar direkt unter der Haut.

Besonders für Pflegebedürftige mit chronischen Erkrankungen, die eine Dauerinfusionstherapie erhalten, ist das vollständig implantierte System von großem Vorteil. Der Pflegebedürftige bleibt mobil und besonders die Infektionsgefahr ist reduziert. Die Punktion ist wenig schmerzhaft.

Das Portsystem hat den Vorteil, dass konzentrierte Lösungen wie Ernährungslösungen, Antibiotika, Virustatika, Transfusionen u. a. Lösungen infundiert werden können. Portsysteme haben eine Liegedauer von bis zu acht Tagen.

Indikationen

- chronische Erkrankungen
- Tumorerkrankungen (Chemotherapie)
- schlechte Venenverhältnisse
- gezielte Schmerztherapie

Die Punktion darf nur unter strenger Asepsis von geschultem Pflegepersonal bzw. Ärzten ausgeführt werden. Die Systeme dürfen nur mit speziellen Kanülen, z. B. „Huber-Kanüle", punktiert werden (➤ Abb. 18.6)

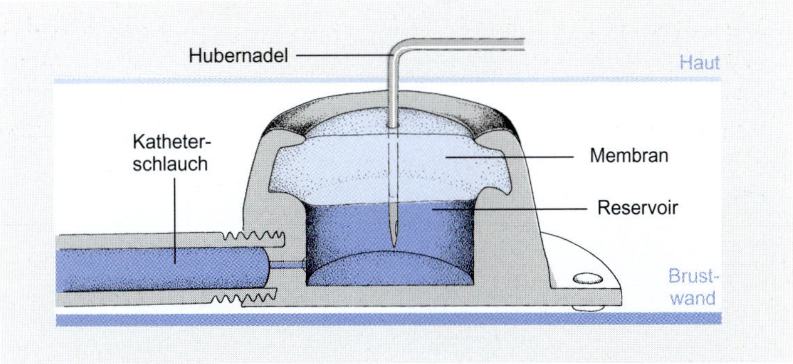

Abb. 18.6 Schnitt durch ein schematisch dargestelltes Portsystem. Die Huber-Kanüle verhindert ein zu tiefes Einstechen

Tab. 18.1 Beispiel für eine Flüssigkeitsbilanzierung

Zeit	Einfuhr	Art/Flüssigkeit	Ausfuhr
6.00	50 ml	Tee	400 ml Urin
7.30	500 ml	Infusionslösung	
9.00			300 ml Urin
12.00	100 ml	Suppe	
14.00			200 ml Urin
16.00	500 ml	Infusionslösung	
18.00	50 ml	Tee	200 ml Urin
22.00			100 ml Urin
02.00	500 ml	Infusionslösung	
05.00	100 ml	Wasser	300 ml Urin
	Einfuhr: 1800 ml		**Ausfuhr:** 1500 ml
			Bilanz = + 300 ml

Der Pflegebedürftige erhält 300 ml mehr Flüssigkeit, als er ausscheidet. Die Bilanz ist also **positiv**. Es muss jedoch berücksichtigt werden, dass der Pflegebedürftige über die Atmung und die Haut ebenfalls Flüssigkeit (800 bis 1000 ml) verliert.

18.8 Bilanzierung des Wasserhaushaltes

Durch eine exakte Bilanzierung werden die Wiederherstellung und Erhaltung eines ausgeglichenen Wasser- und Elektrolythaushaltes überwacht.

Der Arzt stellt einen individuellen **Infusionsplan** über 24 Stunden auf, in dem die **Einfuhr** geregelt ist. Zusätzliche **Flüssigkeitszufuhr** per os (➤ Kap. 16.3) wird ebenfalls dokumentiert.

Die Pflegeperson ermittelt die **Ausfuhr** des Pflegebedürftigen und errechnet die genaue **Bilanz zwischen Ein- und Ausfuhr**.

Eine **exakte Bilanz** ist notwendig, um:

- ein übermäßiges Einlagern von Flüssigkeit im Gewebe (Ödeme) ausgleichen zu können
- eine Dehydration, also ein Austrocknen des Pflegebedürftigen, zu verhindern

Indikationen

- schwere Herzerkrankungen
- schwere Nierenerkrankungen
- hohes Fieber
- Schockzustände und Bewusstlosigkeit
- starkes Erbrechen
- starker Durchfall
- schwere Diabetes mellitus

Ein **Beispiel** für eine Bilanzierung über 24 Stunden ist ➤ Tabelle 18.1 zu entnehmen.

KAPITEL

19 Wundbehandlung und Verbände (Lernfeld 1.5)

In Deutschland leiden rund 1,2 Millionen Menschen an Ulcus cruris venosum, dem „offenen Bein". Die moderne Wundversorgung mit für jede Wundphase passender Wundauflage führt zu einer meist schmerzfreien und effektiven Therapie.

Bei Unklarheiten zur richtigen Wundbehandlung ist anzuraten, eine Wundfachkraft mit hinzuzuziehen (Sanitätsfachhandel oder Firmen, die Wundauflagen vertreiben).

Sinnvoll ist es, langfristig für jede Einrichtung einen Wundexperten zu haben.

Ein Expertenstandard zur Versorgung von „chronischen Wunden" wurde vom DNQP (Deutsches Netzwerk für Qualität in der Pflege) veröffentlicht und ist seit 01.07.08 rechtlich verbindlich.

Neue Erkenntnisse zur Wundbehandlung

- feuchtwarme Okklusion (nicht bei infizierten Wunden)
- keine Lokaltherapeutika
- Desinfektion nur bei Infektionszeichen
- schmerzfreier Verbandwechsel
- seltenere Verbandwechsel

Verschiedene Wundarten

- traumatisch
- mechanisch
- thermisch
- chemisch
- Strom
- Strahlen
- iatrogen
- Inzision
- Punktion
- Laser
- Verätzung
- Spalthautentnahme
- chronisch
- Dekubitus
- Gangrän
- Ulcus Cruris
- ulzerierte Tumoren
- postoperativ
- Wundheilungsstörung

Phasen der Wundheilung

Eine einheitliche Fachsprache bei der Wundbeschreibung ist unabdingbar und mit ein Qualitätsmerkmal der Versorgung, z. B. gilt die auf dem Wunddokumentationsblatt vorgegebene Diktion für alle Einträge im Pflegebericht oder des Wunddokumentationsblattes.

Exsudative-inflammatorische Reinigungsphase

Kennzeichen: Nekrosen, trocken oder feucht
Beläge: schmierig (gelblich, grün) oder fest, Fibrinbeläge
Exsudation: mäßig bis stark

Proliferations-Granulationsphase

Kennzeichen: tiefrot, gut durchblutet, körnig, feucht glänzend

Ziel der Wundbehandlung: Granulation fördern, Schutz des Gewebes vor Druck, Keimen, Austrocknung

Reparative Epithelisierungsphase

Wunde schließt sich vom Wundrand zur Mitte, von feiner Hautschicht überzogen

Ziel der Wundbehandlung: Schutz der neuen Hautschicht gegen äußere Einflüsse

- Die Wundauflagen sollten den jeweiligen Wundheilungsphasen entsprechend ausgewählt werden = phasengerecht
- Die phasengerechte Wundversorgung kann anhand der Mustervorgaben der einzelnen Firmen sehr gut abgelesen werden
- Die jeweilige Wundauflage ist mit dem Arzt zusammen zu besprechen, da dieser entscheidet und verordnet

Indikationen

- Vermeiden von Infektionen der Wunde (Schutz vor Keimen)
- Ruhigstellen des Wundgebiets
- Fördern der Wundheilung
- Fixierung der Wundauflage

Die Pflegekraft bespricht mit dem Arzt

- Art des Verbands
- Häufigkeit des Verbandwechsels

- Wundauflagen (trocken oder feucht)
- Wundrandbehandlung

Notwendigkeit einer Erneuerung des Wundverbands bei
- durchnässtem Verband
- sich ablösendem Verband
- starken Schmerzen
- Geruch
- Fieber
- Ödeme

> Diese Vorkommnisse müssen umgehend dem Arzt mitgeteilt werden.

19.1 Verbandmaterial

Für einen Verband stehen verschiedene Materialien zur Verfügung.

Wundauflagen

- Hydrogele
- Silber-Aktivkohle
- Schaumstoffe
- Alginate
- hydroaktiver Wundverband
- Saugkompressen
- Salbenkompressen (antihaft)

> Vorsicht: Keine Hydrokolloid- und Okklusiv-Verbände bei infizierten Wunden!

Wundpolsterung

- Schaumstoff
- Kompressen
- Polsterwatte

Fixierung

- Fixomull®
- hautfreundliche Pflaster
- Binden
- Sprühkleber
- Netz- und Schlauchverbände (elastisch)
- elastische Klebeverbände (Tape-Verbände)
- transparentes Kanülenpflaster
- elastische Binden (Kompressionsverbände)
- dauerelastische Haftbinden (Fixier- und Stützverband)
- Wundnahtstreifen (Leucostrip®)
- transparenter Wundverband

Instrumente zur Wundbehandlung

- Verbandschere
- Skalpell
- Pinzetten (anatomisch, chirurgisch)

Aufbau eines Wundverbands

- Wundauflage
- Wundpolsterung/Saugschicht
- Fixierung

19.2 Verbandtechniken

Grundsätzlich müssen folgende **hygienische Richtlinien** eingehalten werden:
- hygienische Händedesinfektion vor jedem Verbandwechsel (> Kap. 11.4.4)
- der Verbandwagen darf nicht in das Zimmer des Pflegebedürftigen
- um sterile und unsterile Aufgaben zu trennen, soll ein Verband von zwei Personen angelegt werden
- das Wundgebiet nie ohne sterilen Handschuh anfassen
- durchnässte Verbände sofort wechseln
- beim Verbandwechsel möglichst Mundschutz tragen, nie über der Wunde sprechen
- im Zimmer von Pflegebedürftigen mit Wunden sollten keine Topfpflanzen sein, da Blumenerde Nährboden für Keime ist

Sind mehrere Verbände zu wechseln geschieht dies in der Reihenfolge:
- aseptisch: Keimfrei, ohne Erregerbeteiligung, meist frische Operationswunde
- kontaminiert: Erreger sind vorhanden, noch keine Entzündungszeichen
- infiziert: Übertragbare Krankheitserreger sind vorhanden, Entzündungszeichen sind vorhanden, meist eitrige Wunden.

!

Die Beschaffenheit der Wunde ist bei jedem Verbandswechsel zu beschreiben und zu dokumentieren.

19.2.1 Handverband

Indikation

- Fixieren einer Wundauflage
- Stabilisierung bei einer Verstauchung des Handgelenks

Vorbereitung des Materials

- elastische Binden (etwa vier Zentimeter Breite)
- Pflaster
- Schere

Vorgehen

- Binde in der Hand mit dem Bindenkopf nach oben halten
- der aufsteigende Handverband beginnt an den Fingergrundgelenken (➤ Abb. 19.1 a)
- der absteigende Handverband beginnt am Handgelenk (➤ Abb. 19.1 b)
- Bindenende mit Pflaster fixieren

19.2.2 Ellenbogenverband

Indikation

- Fixieren einer Wundauflage

Vorbereitung des Materials

- elastische Binde, etwa sechs Zentimeter breit
- Pflaster
- Schere

Vorgehen

- entweder am Ellenbogengelenk (➤ Abb. 19.2 a) oder am Unterarm beginnen (➤ Abb. 19.2 b)
- Bindenende mit Pflaster fixieren

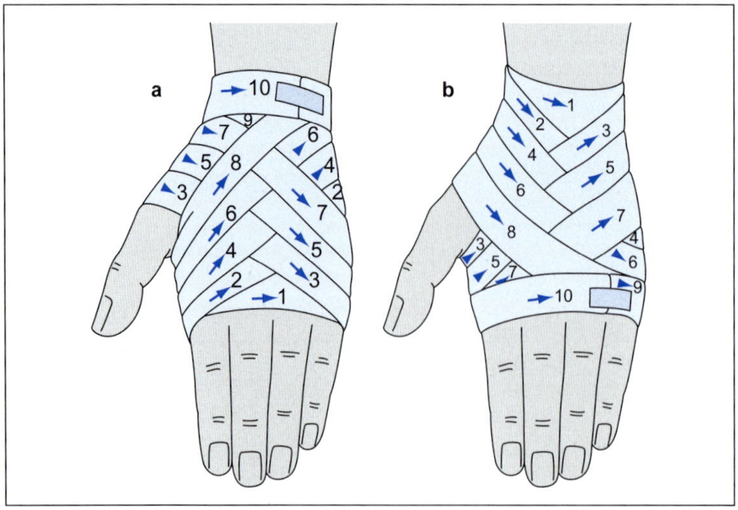

Abb. 19.1 Handverband
a) aufsteigender Handverband
b) absteigender Handverband

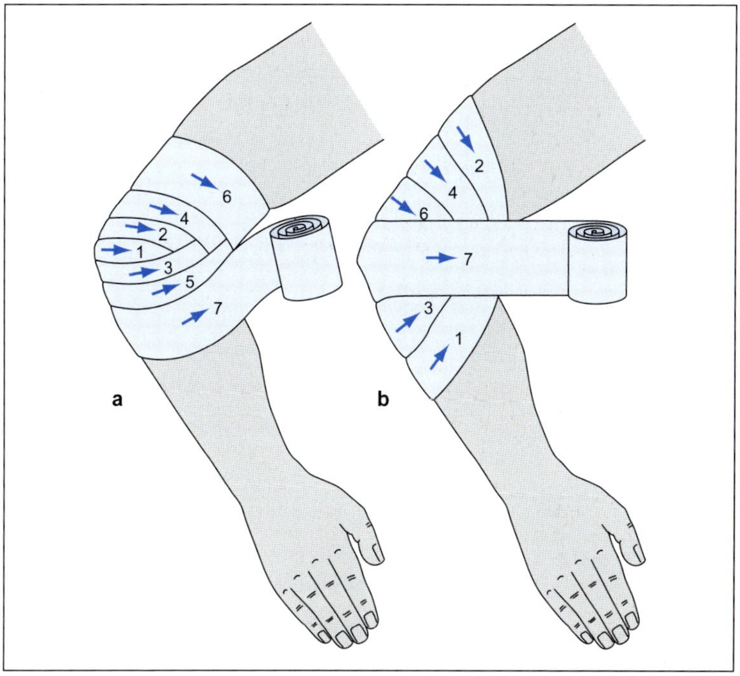

Abb. 19.2 Ellbogenverband
a) Beginn am Ellenbogen
b) Beginn am Unterarm

19.2.3 Fußverband

Indikation

- Kompressionsverband bei Verstauchungen

Vorbereiten des Materials

- elastische Binde, etwa vier bis sechs Zentimeter breit
- Pflaster
- Schere

Vorgehen

- der Verband beginnt an den Zehengrundgliedern
- die Bindentouren gehen von innen nach außen um das Fußgewölbe (➤ Abb. 19.3)
- die Ferse wird mit eingewickelt
- Bindenende am Fußknöchel mit Pflaster fixieren

19.2.4 Kopfhaubenverband

Indikation

- Fixieren einer Wundauflage

Vorbereitung des Materials

- Schlauchmull in dreifacher Kopflänge oder Fertigverband
- Schere
- Schmuck (Ohrringe), Hörgeräte, Brillen entfernen

Vorgehen

- erstes Verbanddrittel über den Kopf ziehen
- über dem Scheitel drehen (➤ Abb. 19.4 a)
- Schlauchmull umschlagen und über die erste Schicht stülpen
- obere Lage an der Stirn einschneiden, die untere Lage an den Ohren (➤ Abb. 19.4 b)
- Zipfel der oberen Lage durch die entstandene Ohrschlinge ziehen (➤ Abb. 19.4 c)
- beide Zipfel unter dem Kinn verknoten (➤ Abb. 19.4 d)

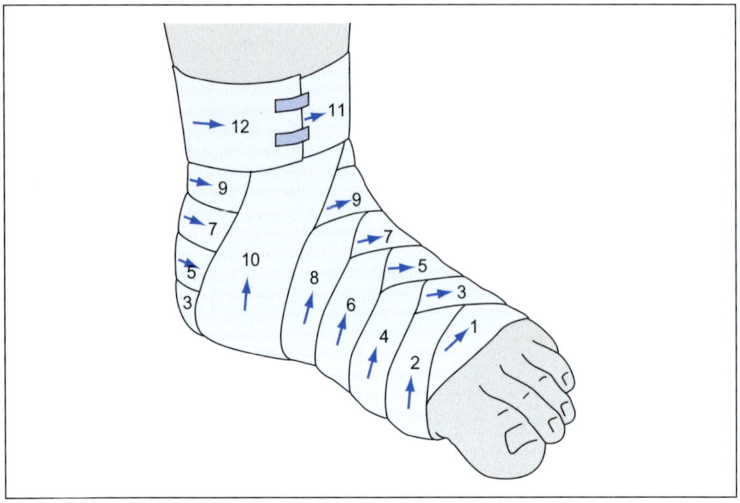

Abb. 19.3 Fußverband

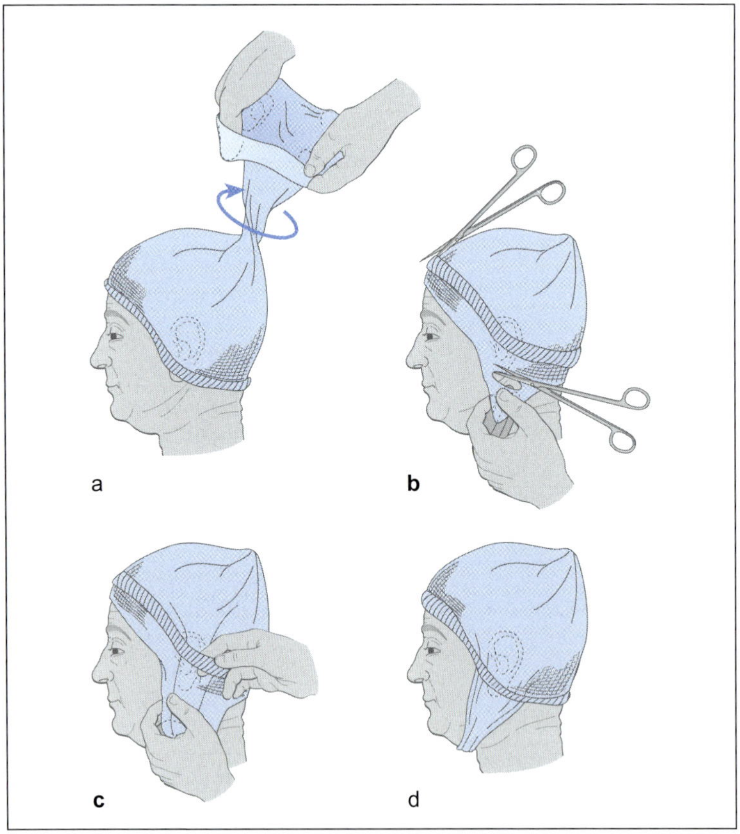

Abb. 19.4 Kopfhaubenverband mit Schlauchmull
a) Schlauchmull über dem Scheitel drehen und über die erste Schicht stülpen
b) obere Lage an der Stirn, untere Lage an den Ohren einschneiden
c) Zipfel der oberen Lage durch die entstandene Ohrschlinge ziehen
d) beide Zipfel unter dem Kinn verknoten

19.2.5 Fingerverband mit Schlauchmull und Applikator

Indikation

- Fixieren einer Wundauflage

Vorbereitung

- passenden Schlauchmull oder Fertigverband
- Schere
- Applikator
- Ringe und Uhr entfernen

Vorgehen

- Schlauchverband auf Applikator ziehen
- offenes Schlauchstück über Finger ziehen
- um 180° drehen, Schlauchstück verschließt sich an der Fingerspitze (➤ Abb. 19.5 a)
- Verband durch beliebig viele Schlauchmull-Lagen vervollständigen (➤ Abb. 19.5 b)
- Schlauchmull über dem Applikator in Längsrichtung an der Beugeseite des Fingers einschneiden
- Einschnittspitze am Fingergrundgelenk (➤ Abb. 19.5 c)
- Spitze des Einschnitts festhalten, Applikator zurückziehen (➤ Abb. 19.5 d)
- Finger durch den entstandenen Schlitz stecken und Applikator zum Handrücken zurückführen
- den Schlauch in Höhe des Handgelenks längs einschneiden (➤ Abb. 19.5 e)
- entstandene Bänder um das Handgelenk schlingen und miteinander verknoten (➤ Abb. 19.5 f)

19.2.6 Brustverband

Indikation

- Fixieren einer Wundauflage

Vorbereitung des Materials

- Schlauchmullgröße abhängig vom Brustumfang
- Länge zweimal Brustumfang
- Pflaster
- Schere

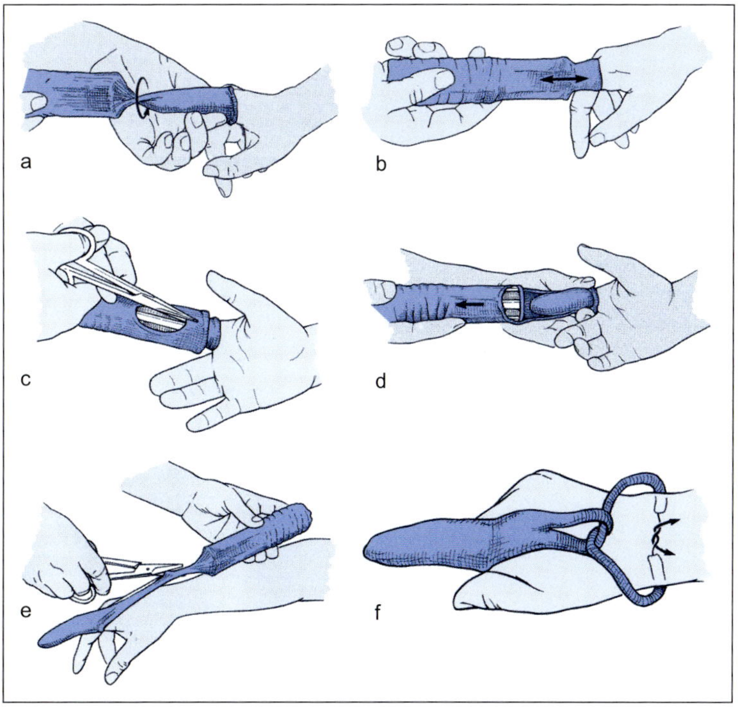

Abb. 19.5 Fingerverband mit Schlauchmull und Applikator
a) offenes Schlauchstück über den Finger ziehen, um 180° drehen
b) beliebig viele Schlauchmull-Lagen darüber ziehen
c) Schlauchmull in Längsrichtung einschneiden
d) Applikator zurückziehen
e) in Höhe des Handgelenks Schlauchmull einschneiden
f) die Bänder um das Handgelenk schlingen und verknoten

Vorgehen

- Schlauchmull so umschlagen, dass er doppelt liegt
- Verband über den Arm ziehen
- umgeschlagener Teil befindet sich unterhalb des Ellenbogens
- an der Schulter Schlauchmull raffen und durchschneiden (➤ Abb. 19.6 a)
- beide Zipfel schräg nach unten über die Brust ziehen und verknoten (➤ Abb. 19.6 b)
- einen Zipfel am Oberarm herausziehen (➤ Abb. 19.6 c)
- Zipfel nach vorne um den Oberarm ziehen und fixieren (➤ Abb. 19.6 d)

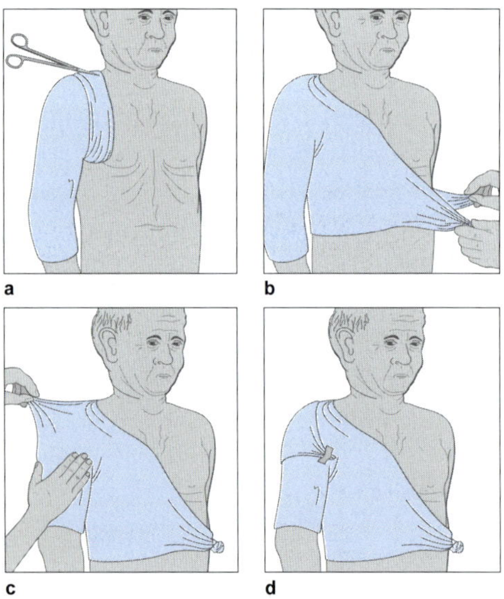

Abb. 19.6 Brustverband
a) Verband über den Arm ziehen, an der Schulter raffen und durchschneiden
b) beide Zipfel schräg nach unten über die Brust ziehen und verknoten
c) Zipfel am Oberarm heraus ziehen
d) Zipfel vorne am Oberarm fixieren

19.3 Verbandwechsel

Der Verbandwechsel muss stets exakt geplant, vorbereitet und in Ruhe ausgeführt werden, damit es zu keiner Infektion der Wunde kommen kann.

Vorbereitung der Pflegeperson

- hygienische Händedesinfektion (➤ Kap. 11.4.4)
- Information, ärztliche Anordnung zum Verbandwechsel aus Dokumentationssystem entnehmen
- Schutzkleidung
- Mundschutz

Vorbereiten des Materials

- Tablett oder Verbandwagen
- Fixiermaterial
- Verbandschere
- Verbandmaterial
- Händedesinfektionsmittel
- Hautdesinfektionsmittel
- sterile Pinzette
- sterile Handschuhe
- Einmalhandschuhe
- Abwurf

Vorbereiten des Raums

- Anwesenheitslicht einschalten
- Fenster schließen
- für ausreichend Licht sorgen
- Schutz der Intimsphäre, evtl. Sichtschutz aufstellen
- Arbeitsfläche fern vom Pflegebedürftigen herrichten

Vorbereitung des Pflegebedürftigen

- Information über Ablauf des Verbandwechsels
- evtl. ein Schmerzmittel verabreichen (Arzt)
- Pflegebedürftigen (evtl.) beim Auskleiden helfen
- Pflegebedürftigen bequem lagern

Vorgehen

- hygienische Händedesinfektion (➤ Kap. 11.4.4)
- alle benötigten sterilen Materialien auf einer sterilen Fläche vorbereiten, eine zweite Person zum Anreichen hinzuziehen
- Einmalhandschuhe anziehen
- Verband entfernen, den Handschuh darüber stülpen, in den Abwurf werfen
- Klebereste vom Verband mit mildem Pflasterentferner abtupfen
- Wunde beurteilen nach Größe, Aussehen der Wunde und Wundränder, Farbe der Wundumgebung
- sterile Handschuhe anziehen oder Pinzette nehmen
- Wunde desinfizieren
- sterilen Tupfer mit Hautdesinfektionsmittel benetzen
- Wundrand mit dem sterilen, benetzten Tupfer mit einer sterilen Pinzette desinfizieren
- Tupfer abwerfen
- bei Bedarf mit neuem Tupfer wiederholen
- Wundbehandlung nach Anordnung durchführen
- Wundauflage, z. B. Antihaftkompresse anbringen
- Wundpolsterung
- Handschuhe abwerfen
- Fixiermaterial (z. B. Fixomull®) an einer Ecke leicht umkleben, es ist dadurch leichter zu entfernen
- Bewegungsfreiheit berücksichtigen

Desinfizieren einer aseptischen Wunde

- von innen nach außen desinfizieren, um keine Keime von der umgebenden Haut in die Wunde zu bringen (➤ Abb. 19.7 a)
- mit jedem Tupfer nur einmal über die gleiche Stelle tupfen

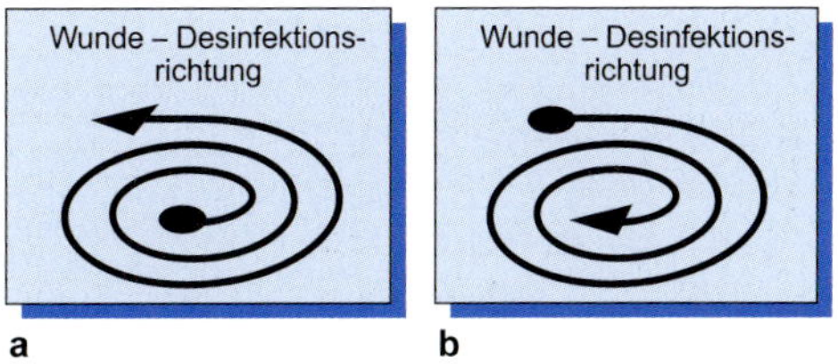

Abb. 19.7 Desinfektion einer Wunde
a) Desinfektion einer aseptischen Wunde von innen nach außen
b) Desinfektion einer septischen Wunde von außen nach innen

Desinfizieren einer septischen Wunde

- von außen nach innen desinfizieren, um keine Keime von der infizierten Wunde auf die gesunde Haut zu übertragen (➤ Abb. 19.7 b)
- mit jedem Tupfer nur einmal über die gleiche Stelle tupfen

Abschluss

- Pflegebedürftigen bequem lagern
- nach Schmerzen fragen
- evtl. beim Ankleiden behilflich sein
- nach Befinden fragen
- Klingel in Reichweite legen
- Sichtschutz entfernen
- Anwesenheitslicht ausschalten
- Abfall entsorgen
- alle gebrauchten Instrumente reinigen und desinfizieren
- Tablett desinfizieren
- Schutzkleidung ausziehen
- hygienische Händedesinfektion
- Dokumentation von Zeit, Aussehen der Wunde
- Verbandmaterial nachfüllen

KAPITEL

20 Sonden (Lernfeld 1.5)

Pflegebedürftige, die aufgrund ihrer Erkrankung nicht essen dürfen, können oder wollen erhalten meist eine enterale Ernährung über eine Sonde (sog. Sondenkost). Der Arzt entscheidet über die Art, Menge und Verabreichungsform der Ernährung.

Beim Vorliegen einer Patientenverfügung ist diese für alle verbindlich.

Indikation aus therapeutischen Gründen

- Kau- und Schluckstörungen, z. B. Zustand nach einem Apoplex
- Kachexie und Anorexie
- neurologische Störungen, z. B. Alzheimer-Krankheit
- Störungen des oberen Verdauungstraktes, z. B. Stenosen der Speiseröhre, Tumoren
- Chemo- oder Strahlentherapie
- bei chronischen Krankheiten, z. B. Krebs, Tbc, Aids
- Bewusstlosigkeit
- Schädel-Hirn-Trauma

Das Legen einer Magensonde ist eine ärztliche Tätigkeit. Der Arzt kann diese Aufgabe aber an dafür qualifizierte Pflegepersonen delegieren. Er haftet für die Anordnung und die Pflegeperson für die Umsetzung.

Nur eine Pflegekraft, die gut ausgebildet ist und die Lage abschätzen kann, darf eine Sondierung vornehmen. Die Pflegeperson trägt die **Verantwortung**.

> Strafrechtlich bleibt die Pflegeperson für ihr Tun grundsätzlich voll verantwortlich. Durchführungsverantwortung!

Der Arzt **ordnet schriftlich an:**

- Art der Sonde
- Positionierung
- Kostform
- Kostzusammenstellung
- Menge
- Frequenz der Applikationen

Hygienische Aspekte

- hygienische Händedesinfektion vor jedem Kontakt mit der Sonde und Nahrung (➤ Kap. 11.4.4)
- Nahrung nach Herstellerhinweisen lagern
- angebrochene Flaschen maximal 24 Stunden im Kühlschrank aufbewahren
- Verabreichung nur bei Raumtemperatur
- aus frischen Lebensmitteln selbst hergestellte Nahrung sofort nach der Zubereitung verabreichen

20.1 Sondenmaterial

Polyurethan (PUR)

- enthalten keine Weichmacher
- Liegedauer, je nach Hersteller, zwischen einer Woche und vier bis fünf Monaten

Silikonkautschuk

- enthalten keine Weichmacher
- Röntgenkontraststreifen
- kleinlumig
- Liegedauer bis zu einem Jahr

Polyvenylchlorid (PVC)

- enthalten Weichmacher
- diese werden schon nach kurzer Zeit durch Verdauungssäfte und Nahrung angegriffen und machen die Sonde hart und starr
- Liegezeit nur wenige Tage
- Gefahr von Druckstellen

Sondenstärke

Die Sondenstärke wird in Charrière (Ch) oder in Millimetern angegeben

1 Charrière = 0,33 mm

- je nach Hersteller werden Außen- oder Innenlumen angegeben
- je kleinlumiger die Sonde, desto angenehmer für den Pflegebedürftigen
- je dickflüssiger die Nahrung, um so größer die Ch/mm-Zahl

- bei Ernährung durch Pumpenapplikation genügt eine kleinere Sonde, etwa 8 Ch
- bei Ernährungsverabreichung ohne Pumpensystem muss das Lumen etwas größer sein, etwa 12 Ch

Sondenlängen

Die meisten Sonden haben eine Längenmarkierung.
- Magensonden sind zwischen 0,5 und 1,00 Meter lang
- Dünndarmsonden sind zwischen 1,5 und 2,5 Meter lang

20.2 Nasogastrale Sonde

Für kurzzeitige enterale Ernährung, Aspirationsgefahr!

Vorbereitung der Pflegeperson

- hygienische Händedesinfektion (➤ Kap. 11.4.4)
- Schutzkleidung anziehen
- Dokumentation einsehen, ärztliche Anordnung muss vorliegen

Vorbereiten des Materials

- Tablett
- kalte Nährsonde mit Graduierung und Verschlussmechanismus
- Gleitmittel
- Lokalanästhetikum
- Klemme
- 50-ml-Spritze
- Stethoskop
- evtl. Glas mit Wasser
- Nierenschale
- Zellstoff, Einmaltaschentücher
- Pflegebedürftigen- und Bettschutz
- Prothesenschale
- Material zur Nasenpflege (➤ Kap. 6.3.8)
- Holzspatel
- Taschenlampe
- Pflaster und Schere
- Einmalhandschuhe
- Indikatorpapier
- Material zum Fixieren der Sonde

Vorbereiten des Raums

- Anwesenheitslicht einschalten
- Sichtschutz aufstellen
- Arbeitsfläche vorbereiten

Vorbereitung des Pflegebedürftigen

- Pflegebedürftigen informieren und über den Ablauf aufklären
- Pflegebedürftigen aufsetzen (lassen)
- Bett- und Kleidungsschutz anbringen

Vorgehen

- hygienische Händedesinfektion (➤ Kap. 11.4.4)
- Nase reinigen (lassen)
- Kleidungs- und Bettschutz anbringen
- evtl. Zahnprothese herausnehmen
- zum Ablenken Pflegebedürftigen ein Taschentuch und/oder eine Nierenschale in die Hand geben
- Handschuhe anziehen
- Sprühanästhesie für die Nasenschleimhaut
- Magensonde von Nasenspitze zum Ohrläppchen, dann bis zur Magengrube des Pflegebedürftigen abmessen
- Magensonde mit Gleitmittel einsprühen
- Magensonde vorsichtig einführen (➤ Abb. 20.1)
- nach 15 bis 20 Zentimeter erste Kontrolle, ob sich die Sonde im Mund aufrollt
- Kopf nach vorne beugen lassen
- Pflegebedürftigen zum ruhigen Atmen anhalten und zum Schlucken auffordern
- evtl. ein Getränk anbieten
- Magensonde bis zur abgemessenen Stelle einführen
- in einer Spritze Luft aufziehen
- Luft in der Spritze in die Magensonde geben, dabei gleichzeitig das Stethoskop auf die Magengegend setzen und hören, ob die Sonde im Magen liegt (Magengeräusche)
- Sonde mit hautfreundlichem Pflaster an einem Nasenflügel fixieren (➤ Abb. 20.2)
- evtl. Röntgenkontrolle

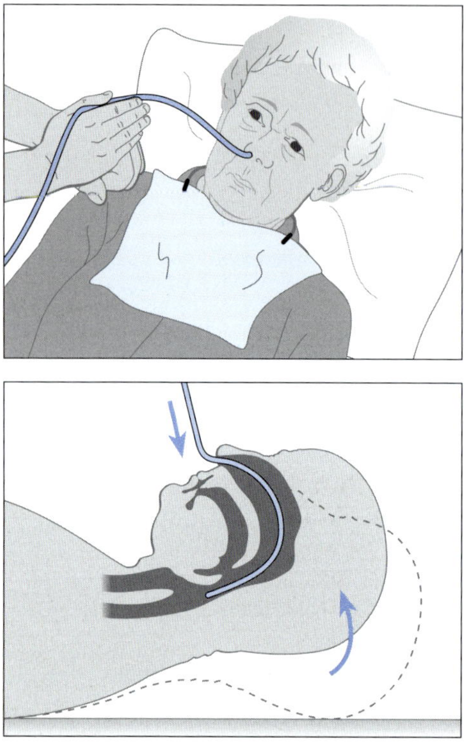

Abb. 20.1 Das Legen einer nasogastralen Sonde

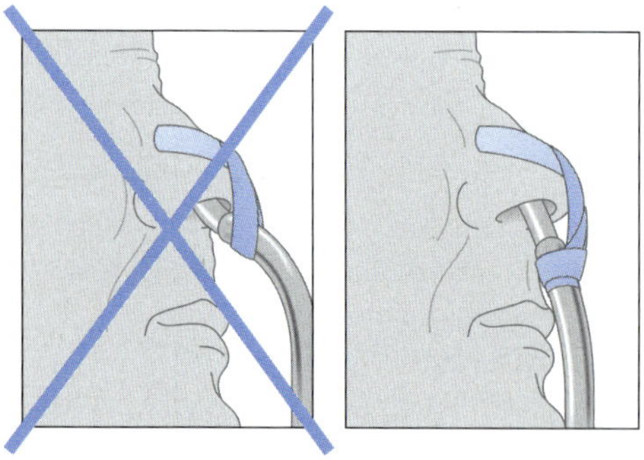

Abb. 20.2 Fixieren der Magensonde

!

Auch mit Indikatorpapier lässt sich der richtige Sitz der Magensonde kontrollieren. Magensaft mit Spritze aspirieren, auf das Indikatorpapier geben und den pH-Wert prüfen. Magensaft hat einen pH-Wert von 2, Duodenalsekret einen pH-Wert von 7.

Bei starkem Husten und/oder Zyanose Magensonde sofort entfernen, da sie höchstwahrscheinlich in der Luftröhre liegt.

Abschluss

- Pflegebedürftigen nach Befinden fragen und bequem lagern
- Klingel in Reichweite legen
- Material entsorgen
- Händedesinfektion
- Anwesenheitslicht ausschalten
- Dokumentation von Zeit, Datum, Sondenlänge, Fabrikat, Verweildauer, Handzeichen

Pflege bei liegender Magensonde

- Lagekontrolle vor jeder Nahrungsgabe durch Längenkontrolle der Magensonde, Stethoskop oder Indikatorpapier
- vor oder nach jeder Gabe von Nahrung oder Medikamenten die Magensonde mit stillem Mineralwasser spülen
- Pflegebedürftigen zum Verabreichen der Nahrung mit erhöhtem Oberkörper lagern (Reflux vorbeugen)
- regelmäßige Mund- und Nasenpflege, Dekubitusgefahr
- Anregung der Speichelproduktion zur Parotitis- und Soorprophylaxe (➤ Kap. 5.7.5)
- auf Allgemeinbefinden achten
- tägliche Reinigung der Magensondenansatzstücke (Konnektorstelle)
- alle 24 Stunden Überleitungssystem und Adapter wechseln
- Fixierung regelmäßig erneuern und verändern

Entfernen der Sonde

- Pflegebedürftigen informieren
- Handschuhe anziehen
- Magensonde abklemmen
- Pflegebedürftigen tief atmen lassen, dabei die Sonde vorsichtig unter leichter Drehbewegung gleichmäßig herausziehen
- Magensonde um die Hand wickeln und Handschuhe überstülpen

- Mund- und Nasenpflege
- bei Sondenwechsel andere Nasenöffnung wählen

20.3 Perkutane endoskopische Gastrostomie

Bei Pflegebedürftigen, die über einen längeren Zeitraum enteral ernährt werden müssen, legt der Arzt eine **perkutane endoskopische Gastrostomie (PEG)** an.

Dabei wird während einer Magenspiegelung ein Katheter durch die Bauchdecke in den Magen gelegt (➤ Abb. 20.3).

Vorteile für den Pflegebedürftigen

- keine Gefahr von Druckgeschwüren an Nase, Rachen und Speiseröhre
- weniger Probleme in der Gesellschaft durch Tragen der Sonde unter der Kleidung
- ausreichende Ernährung

20.3.1 Verbandwechsel bei einer PEG-Sonde

- bei einer neu angelegten PEG ist der Verband täglich zu erneuern
- ab etwa der zweiten Woche nur ein- bis zweimal wöchentlich Verbandwechsel
- sobald die Eintrittsstelle reizlos ist, kann auf den Verband verzichtet werden
- soll das Stoma trotzdem einen Verband erhalten, genügt eine trockene Schlitzkompresse mit Fixierung

Vorbereitung der Pflegeperson

- Dokumentation einsehen
- hygienische Händedesinfektion (➤ Kap. 11.4.4)
- Schutzkleidung

Vorbereiten des Materials

- Tablett
- Hautdesinfektionsmittel
- Einmalhandschuhe
- Verbandschere
- sterile Kompressen
- Klebeverband auf Größe zugeschnitten (z. B. Fixomull®)
- sterile Pinzette oder Handschuhe
- Abwurf in die Nähe stellen
- Für den Verbandwechsel gibt es von verschiedenen Firmen vorbereitete und sterile Verbandsets. Erspart Zeit für das zurechtschneiden des Materials und gewährleistet hygienisches Arbeiten.

Vorbereiten des Raums

- Anwesenheitslicht einschalten
- Fenster schließen
- für gute Lichtverhältnisse sorgen

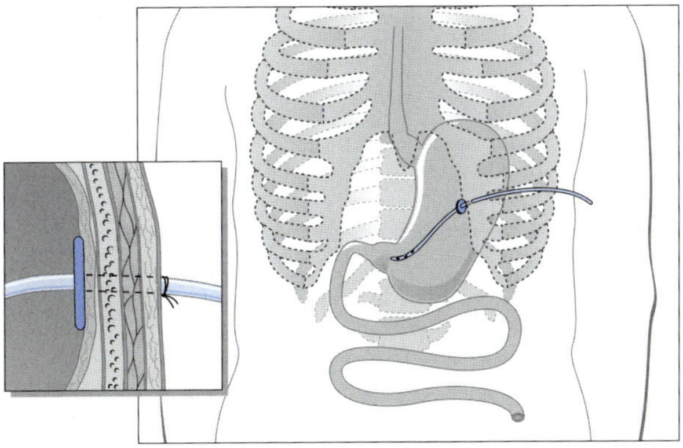

Abb. 20.3 Perkutane endoskopische Magensonde

20

- angenehme Zimmertemperatur auf Wunsch des Pflegebedürftigen rechtzeitig einstellen
- Sichtschutz anbringen
- Bett auf Arbeitshöhe einstellen

Vorbereitung des Pflegebedürftigen

- über den Ablauf des Verbandwechsels informieren und zur Mithilfe anregen
- Oberkörper hochlagern
- Oberkörper entkleiden lassen

Vorgehen

- Händedesinfektion (➤ Kap. 11.4.4)
- unsterile Handschuhe anziehen
- Verband entfernen und mit den Handschuhen in den Abwurf geben
- Fixierplatte (soweit möglich) gleich mit lösen und von der Punktionsstelle wegschieben (Herstellerinformation beachten)
- Sonde leicht drehen, um ein Verwachsen der Platte mit dem Gewebe zu vermeiden
- erneute Händedesinfektion
- Hautzustand und Einstichstelle beurteilen
- Einstichstelle desinfizieren
- Fixierriegel oder -platte und Anschlussstück mit warmen Wasser reinigen und trocknen
- sterile Schlitzkompressen um Sonde legen
- Fixierriegel oder -platte ohne Druck auflegen (je nach Sondenhersteller)
- Abdeckkompresse auflegen
- Klebeverband anbringen

Abschluss

- Pflegebedürftigen anziehen lassen und bequem lagern
- Material entsorgen
- hygienische Händedesinfektion (➤ Kap. 11.4.4)
- Dokumentation von Datum, Zeit, Verbandwechsel, Beschaffenheit des Stomas

> Die Schlitzkompresse an der offenen Seite aufnehmen, sie lässt sich so leichter um die Sonde oder den Katheter legen.

20.4 Sondenkost

Die Sondennahrung wird genau auf die Bedürfnisse des Pflegebedürftigen abgestimmt.

Folgende Aspekte sind zu beachten:

- bei ballaststoffreicher Kost ausreichend Flüssigkeit zuführen, um eine Obstipation zu vermeiden
- genaue Bilanz der Ein- und Ausfuhr
- BMI bestimmen (➤ Kap. 7.2)
- Gewichtskontrollen (➤ Kap. 7.2)

> Eine falsch angewendete Kost führt häufig zu starken Durchfällen, deshalb sind die Herstellerhinweise genau zu beachten.

Bakterielle Kontaminationen vermeiden:

- das Sondenbesteck täglich wechseln
- die Nahrung vorschriftsmäßig lagern
- Mundpflege vor jeder Nahrungsverabreichung (verdauungsanregend)

Der **Ernährungsbedarf** des Pflegebedürftigen ist abhängig von:

- Grunderkrankung
- Ernährungsgewohnheiten
- Aktivität
- Alter
- Gewicht, BMI
- Größe

Zusammenstellung der Ernährung

Bei einer Sondenernährung muss die Differenz zwischen Flüssignahrung und tatsächlichem Flüssigkeitsbedarf zusätzlich verabreicht werden.

Die Hersteller von Sondennahrung bieten zu unterschiedlichen Krankheitsbildern entsprechende Formeldiäten an.

In einer **Formeldiät** sind

- alle Nährstoffe enthalten, die für eine gesunde und bedarfsdeckende Ernährung erforderlich sind
- ausreichend Eiweiß, Kohlenhydrate, Fett, Vitamine, Mineralstoffe und Spurenelemente vorhanden
- **hochmolekulare** oder **niedermolekulare** Nahrungsbestandteile, wobei hochmolekulare Nahrung noch im Magen verdaut werden muss

Verabreichen von Sondenkost

- Verabreichung der Kost nach Herstellerangaben
- Oberkörper hochlagern
- Kontrolle der Sondenlage (➤ Kap. 20.2)
- Absaugen von Nahrungsresten
- Mundpflege
- Überleitungssystem luftleer machen (wie bei Infusionen, ➤ Kap. 18.3)
- Applikationsgerät mit der Magensonde verbinden
- Einlaufgeschwindigkeit einstellen und wiederholt kontrollieren
- Pflegebedürftigen beobachten
- Magensonde nach der Nahrungsverabreichung mit Wasser spülen
- Sonde abklemmen

Applikationsformen

Schwerkraft

- Einlaufgeschwindigkeit bei der Schwerkraftapplikation mit Beutel oder Flasche 100 Milliliter in 10 bis 15 Minuten
- ein großer Spritzenkörper kann auch als Trichter aufgesetzt werden und die Nahrung über Schwerkraft zugeführt werden. Dabei ist darauf zu achten, dass möglichst wenig Luft in den Magen gelangt.

Ernährungspumpe

- Einlaufgeschwindigkeit bei kontinuierlicher Gabe mit Ernährungspumpe (➤ Abb. 20.4) 100 Milliliter und mehr in der Stunde

!

Mit einer Ernährungspumpe kann die Sondennahrung langsam und in kleinen Portionen verabreicht werden. Dies ist für den Pflegebedürftigen schonender als die Zufuhr durch Schwerkraft.

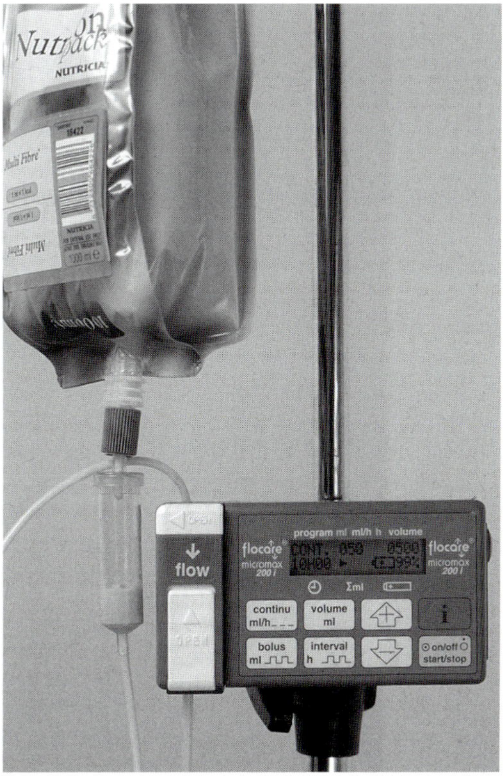

Abb. 20.4 Ernährungspumpe

- die Klingel wird in Reichweite des Bewohners abgelegt
- Überwachung insbesondere hinsichtlich möglicher Unverträglichkeitsreaktionen
- Flüssigkeitsbilanz
- Gewichtskontrolle
- BZ-Tagesprofile

Beobachtung auf

- Dehydratation
- Ödembildung

Nach Ablauf der 30 Minuten wird der Pflegebedürftige bequem gelagert. Bei relevanten Symptomen oder einem Verrutschen der Sonde wird der Arzt benachrichtigt.

Nachsorge

Im Rahmen der Aspirationsprophylaxe wird der Oberkörper für mindestens 30 Minuten weiterhin hoch gelagert. Der Pflegebedürftige wird auf diese Notwendigkeit hingewiesen.

KAPITEL

21 Darmregulation (Lernfeld 1.5)

Ziele einer Darmregulation

- Anregung der Darmtätigkeit
- Reinigung des Darms
- Therapie einer Erkrankung

Methoden der rektalen Darmregulation

- Einläufe
- Klistiere
- Suppositorien
- digitale Ausräumung

Jede Darmregulation und die verwendeten Zusätze müssen ärztlich verordnet werden.

21.1 Der Darmeinlauf

Beim Darmeinlauf wird Flüssigkeit durch ein Darmrohr in den Dickdarm (Kolon) eingebracht.

Arten des Darmeinlaufs

Reinigungseinlauf
Zur Entleerung des Dickdarms bei Obstipation

Heb- und Senkeinlauf
Zur Anregung der Darmperistaltik und zum Spülen des Dickdarms

Wirkung des Darmeinlaufs

- **Thermische Wirkung**: Anregung des Darms durch die Temperatur der Flüssigkeit.
- **Chemische Wirkung**: Anregung des Darms durch einen medikamentösen Zusatz.
- **Mechanische Wirkung**: Anregung des Darms durch das Einführen des Darmrohrs und die einlaufende Flüssigkeit.

Kontraindikation

- akute Erkrankungen im Bauchraum (akutes Abdomen)
- Verdacht auf Darmverschluss (Ileus)

Bei diesen Erkrankungen besteht die akute Gefahr der Darmperforation durch den Einlauf.

Vorbereitung der Pflegeperson

- Hände waschen
- Schutzkleidung anziehen

Vorbereiten des Materials

Alle Gegenstände auf einem Tablett oder einem Therapietisch herrichten (➤ Abb. 21.1)

- Darmrohr
- Irrigator oder Einmalbeutel mit Verbindungssystem und Verschluss
- Art und Zusätze sowie Menge der Einlaufflüssigkeit laut ärztlicher Anordnung
- angewärmte Einlaufflüssigkeit (36 °C)
- Gleitmittel
- Bettschutz
- Einmalhandschuhe
- Zellstoff
- Abwurf
- Händedesinfektionsmittel
- Aufhängemöglichkeit, z. B. Infusionsständer oder Kleiderständer

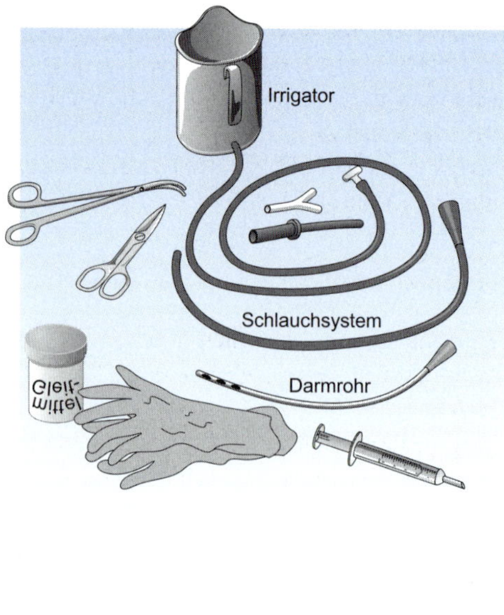

Abb. 21.1 Vorbereitung des Materials zum Darmeinlauf

- mit Einlaufflüssigkeit gefüllten Irrigator 40 bis 60 Zentimeter über Pflegebedürftigen anhängen
- Schlauchsystem luftleer machen, abklemmen
- Toilettenstuhl oder Steckbecken in Reichweite vorbereiten oder Toilette freihalten
- Nierenschale
- Schlauchklemme

Zu kalte Einlaufflüssigkeit verursacht Krämpfe, zu warme kann zu Darmirritation führen.

Vorbereiten des Raums

- Anwesenheitslicht einschalten
- Fenster schließen, evtl. Heizung anmachen
- Mitbewohner nach Möglichkeit aus dem Zimmer schicken oder für Sichtschutz sorgen
- für gutes Licht sorgen
- Arbeitsfläche vorbereiten

Vorbereitung des Pflegebedürftigen

- genaue Information über Ablauf der Pflegehandlung
- Unterkörper auskleiden lassen, bei Bedarf behilflich sein
- Bettschutz unterlegen
- bequeme Seitenlage einnehmen lassen, nach Möglichkeit auf die linke Körperseite (Darmverlauf, absteigendes Kolon)
- Beine anwinkeln lassen (wirkt auf die Bauchdecke entspannend)
- bei Unwohlsein und Schwindelgefühl Puls- und Blutdruckkontrolle

Vorgehen

- Einmalhandschuhe anziehen
- Darmrohr mit Gleitmittel einfetten (Öffnung aussparen)
- Pflegebedürftigen über das Einführen des Darmrohres informieren, zum tiefen Ein- und Ausatmen auffordern
- Darmrohr vorsichtig bis 15 Zentimeter tief mit einer leichten Drehbewegung in den Darm einführen
- beim Einführen den Pflegebedürftigen leicht pressen lassen, um die Schließmuskulatur zu entspannen
- bei einem spürbaren Widerstand das Darmrohr vorsichtig drehen (evtl. Schleimhautfalte)
- über einer Nierenschale Darmrohr mit luftleerem Schlauchsystem verbinden
- Schlauchklemme öffnen
- warme Flüssigkeit aus dem Irrigator oder Einmalbeutel (➤ Abb. 21.2) einlaufen lassen
- Toilettenstuhl oder Bettschüssel bereithalten
- Pflegebedürftigen beobachten und nach Befinden fragen, bei zu starkem Druckgefühl Irrigator oder Beutel senken
- ist die Flüssigkeit eingelaufen, Verbindungsschlauch abklemmen
- Pflegebedürftigen bitten, die Darmentleerung so lange wie möglich hinauszögern
- Darmrohr langsam unter leichter Drehung entfernen
- Einmalhandschuh über das Darmrohr stülpen und in den Abwurf geben
- Pflegebedürftigen zudecken
- während der Darmentleerung in der Nähe des Pflegebedürftigen bleiben
- Rufanlage bereitlegen

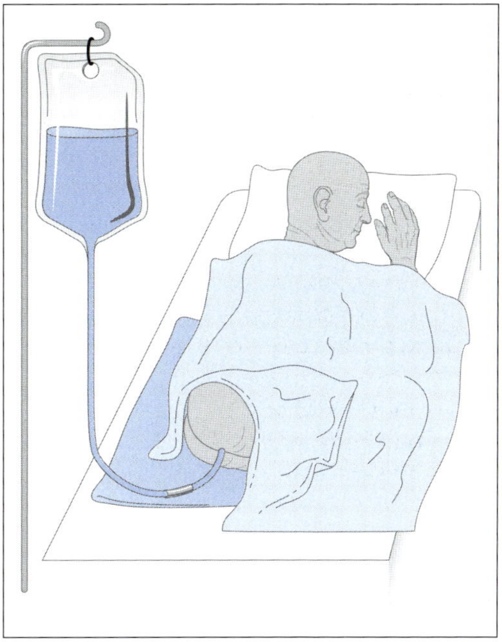

Abb. 21.2 Darmeinlauf

Bei Übelkeit, Tachykardie oder Schmerzen den Vorgang sofort abbrechen und die Vitalzeichen überprüfen. Arzt informieren!

Vorgehen beim Heb- und Senkeinlauf

- Vorgehen wie oben beschrieben
- Irrigator mehrmals etwa 30 bis 50 Zentimeter über Bettniveau heben und senken
- Spülflüssigkeit öfter erneuern
- Einlauf beenden, wenn ausreichend Darmgase abgegangen sind und die Spülflüssigkeit klar ist

Abschluss

- Pflegebedürftigen nach Befinden fragen
- Intimtoilette
- Wäscheschutz einlegen
- Erfolg kontrollieren
- bei Bedarf beim Ankleiden helfen
- Pflegebedürftigen bequem und warm lagern
- Klingel in Reichweite geben
- Abfall entsorgen
- Sichtschutz entfernen
- Zimmer lüften
- Anwesenheitslicht ausschalten
- alle benötigten Gegenstände entsorgen
- Materialien reinigen, desinfizieren
- Ausscheidung kontrollieren und entsorgen
- Schutzkleidung ausziehen
- hygienische Händedesinfektion (➤ Kap. 11.4.4)
- Dokumentation von Einlauf, Erfolg und evtl. Zwischenfällen

21

21.2 Klistiere

Mit einem Klistier wird eine kleine Menge Flüssigkeit (50 bis 150 ml) in den Enddarm instilliert. Wirkstoffe (z. B. Natriumdihydrogenphosphat, Hydroxybenzoesäuremethylester) regen den Mastdarm zur Tätigkeit an und reinigen ihn.

Vorbereitung der Pflegeperson

- aus dem Dokumentationssystem ärztliche Anordnung entnehmen
- Schutzkleidung anziehen
- Hände waschen

Vorbereiten des Materials

Alle Gegenstände auf einem Tablett oder einem Therapietisch vorbereiten:
- Klistier in Wasserbad auf Körpertemperatur vorwärmen
- Gleitmittel
- Bettschutz
- Einmalhandschuhe
- Zellstoff
- Abwurf
- Händedesinfektionsmittel
- Toilettenstuhl oder Steckbecken in Reichweite vorbereiten oder Toilette freihalten
- Nierenschale

Vorbereiten des Raums

- Anwesenheitstaste einschalten
- Fenster schließen, evtl. Heizung anmachen
- für gutes Licht sorgen
- Mitbewohner nach Möglichkeit aus dem Zimmer schicken oder für Sichtschutz sorgen
- Arbeitsfläche vorbereiten

Vorbereitung des Pflegebedürftigen

- genaue Information über Ablauf der Pflegehandlung
- Unterkörper auskleiden lassen, bei Bedarf behilflich sein
- Bettschutz unterlegen
- bequeme Seitenlage einnehmen lassen, nach Möglichkeit auf die linke Körperseite
- Beine anwinkeln lassen
- bei Unwohlsein und Schwindelgefühl Puls- und Blutdruckkontrolle

Vorgehen

- Einmalhandschuhe anziehen
- Klistier mit Gleitmittel einfetten
- Verschluss am Klistier entfernen
- Klistier vorsichtig mit einer leichten Drehbewegung in den Darm einführen
- beim Einführen Pflegebedürftigen leicht pressen lassen, um die Schließmuskulatur zu entspannen
- bei einem spürbaren Widerstand den Klistierschlauch vorsichtig drehen
- Klistier aufrollen und vollständig auspressen
- Pflegebedürftigen beobachten und bitten, die Darmentleerung so lange wie möglich hinauszögern
- Klistier zusammengepresst unter leichter Drehung entfernen
- Einmalhandschuh über das Klistier stülpen und in den Abwurf geben
- Toilettenstuhl oder Bettschüssel bereithalten
- Pflegebedürftigen warm zudecken
- während der Darmentleerung in der Nähe des Pflegebedürftigen bleiben
- Rufanlage bereitlegen

> Bei Blutungen oder Schmerzen den Vorgang sofort abbrechen. Arzt informieren!

Abschluss

- Pflegebedürftigen nach Befinden fragen
- Intimtoilette
- Wäscheschutz einlegen
- Erfolg kontrollieren
- bei Bedarf beim Ankleiden helfen
- Pflegebedürftigen bequem und warm lagern
- Klingel in Reichweite geben
- Abfall entsorgen
- Sichtschutz entfernen
- Zimmer lüften
- Anwesenheitslicht ausschalten
- alle gebrauchten Gegenstände entsorgen
- Materialien reinigen, desinfizieren
- Ausscheidung kontrollieren und entsorgen
- Schutzkleidung ausziehen
- hygienische Händedesinfektion
- Erfolg dokumentieren

21.3 Suppositorien

Ein Suppositorium (Zäpfchen) ist eine Medikamentenform zur rektalen Applikation (➤ Kap. 16.2). Es enthält einen Wirkstoff zur Darmregulation, der die Peristaltik des Darms anregt. Bei einer länger andauernden Obstipation erzielt ein Suppositorium kaum eine Wirkung. In diesem Fall ist ein Klistier oder ein Einlauf sinnvoller. Soweit es möglich ist, sollte sich der Pflegebedürftige das Suppositorium selbst verabreichen.

Die Anwendung unterscheidet sich nicht von der Gabe anderer Suppositorien (➤ Kap. 16.6).

21.4 Digitale Ausräumung

Bei der digitalen Ausräumung wird der Enddarm des Pflegebedürftigen mittels Zeigefinger oder Mittelfinger ausgeräumt. Sie sollte als letzte Methode der Abführmethoden zur Anwendung kommen. Dieser Vorgang ist für beide Beteiligten sehr unangenehm und sollte nur bei äußerster Obstipation eingesetzt werden, falls alle anderen verdauungsfördernden Maßnahmen nicht wirken. Die Vorbereitungen sind ähnlich wie unter ➤ Kapitel 21.2 beschrieben.

Vorgehen

- unsterile Handschuhe anziehen
- zusätzlich einen Fingerling über den Finger ziehen (Schutz vor dem Fingernagel)
- Fingerling mit Vaseline einfetten
- Finger unter leichter Drehung in den After einführen

21

- harten Stuhl oder Kotsteine ertasten
- Schritt für Schritt den Kot herausholen
- Kot in bereitgelegten Abwurfbeutel entsorgen

Häufig wird durch die Dehnung des Afterschließmuskels und die mechanische Reizung Stuhlgang ausgelöst.

!

Bei Hämorrhoiden kann es zu Blutungen kommen. Kontraindikationen sind Enddarmtumoren, Darmblutungen und unklares Abdomen.

KAPITEL

22 Blasenkatheter (Lernfeld 1.5)

Das Legen eines Blasenkatheters zählt zu den kompliziertesten pflegerischen Eingriffen, denn diese Maßnahme birgt zahlreiche Risiken. Viele Krankheiten der Nieren und der ableitenden Organe erfordern eine zeitweilige oder dauerhafte künstliche Ableitung des Harns nach außen. Die transurethrale Harnableitung mittels Katheter zählt zu den ärztlichen Tätigkeiten, die nur unter fest definierten Voraussetzungen an das Pflegepersonal delegiert werden dürfen. Für die transurethrale Harnableitung wird zwischen der Einmalkatheterisierung und der Blasenverweilkatheterisierung unterschieden.

Das Legen eines Blasenkatheters kann aus **diagnostischen** oder **therapeutischen** Gründen erforderlich werden.

Indikationen zur Diagnostik

- sterile Uringewinnung
- bakteriologische Untersuchungen
- Restharnbestimmung
- Röntgenkontrastaufnahme (Urethrografie)
- Ultraschall

Indikationen zur Therapie

- Entleerung der Blase bei Harnverhalten
- Bilanzierung der Ein- und Ausfuhr
- Kontrolle der Nierenfunktion
- Spülungen der Blase
- Entlastung der Blase nach Operationen im Bauchraum
- Einbringen von Medikamenten in die Harnblase (Blaseninstillation), z. B. Antibiotika

Die Ableitung des Urins kann **transurethral** (durch die Harnröhre) oder **suprapubisch** (durch die Bauchdecke) erfolgen.

!

> Die Indikation für einen Blasenkatheter muss immer durch den Arzt gestellt werden. Soll ein Blasenkatheter über einen längeren Zeitraum (mehr als 6 Monate) gelegt werden, ist aus hygienischen Gründen eine suprapubische Blasenfistel zu legen. Inkontinenz ist keine Indikation für einen Blasenkatheter.

22

Kontraindikationen für einen transurethralen Blasenkatheter

- Harnröhrenentzündung (Urethritis)
- Entzündung der Prostata (Prostatitis)
- Verengung der Harnröhre (z. B. durch Tumoren, Entzündung, Verletzung)
- Nekrose des Penis (Penisgangrän)

Hygiene

- immer unter **sterilen** Bedingungen arbeiten
- fertige sterile Kathetersets benutzen (verschiedene Fabrikate im Handel)
- hygienische Händedesinfektion vor und nach jeder Manipulation am Katheter- oder Drainagesystem (➤ Kap. 11.4.4)
- nur geschlossene Urindrainagesysteme verwenden
- Ablaufsystem darf nicht abgeknickt sein (verursacht Rückstau in der Harnblase und in den Nieren, so dass diese dauerhaft geschädigt werden können)
- zweimal täglich, morgens und abends, Intimpflege (➤ Kap. 6.3.1)
- die Verweildauer des Katheters sollte so kurz wie möglich sein

Kontaminationsgefahren

Die **Kontaminationsgefahr** bei Blasenverweilkathetern ist abhängig von der:
- korrekten und hygienischen Technik der Katheterisierung
- Liegedauer des Blasenverweilkatheters
- Ableitungsart

Die häufigsten **Eintrittspforten für Bakterien** sind in der ➤ Abbildung 22.1 dargestellt.

22.1 Kathetermaterial

Blasenkatheter unterscheiden sich im Material, der Form der Katheterspitze, der Anwendung, der Länge und der Größe (Lumen).

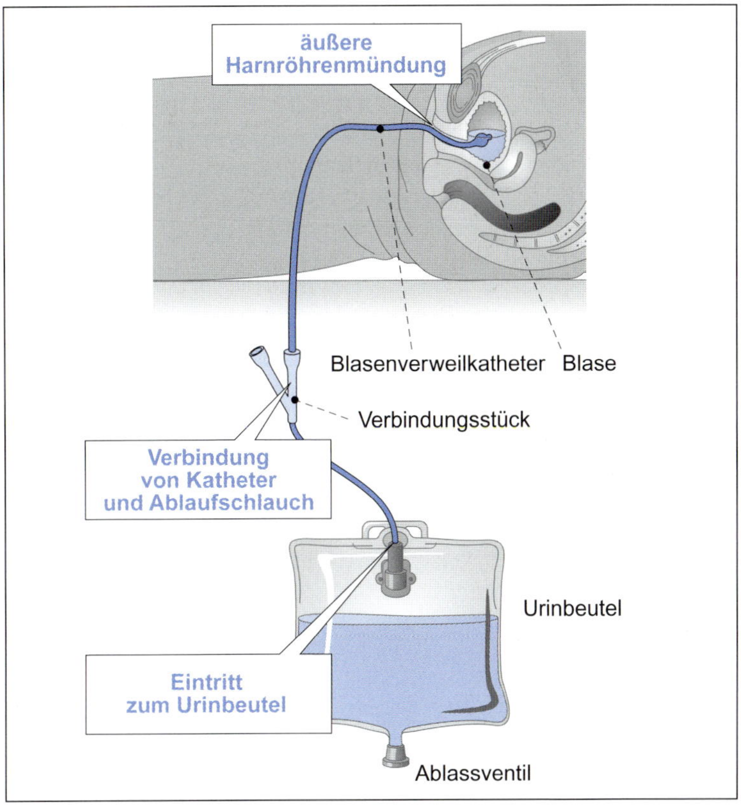

Abb. 22.1 Eintrittspforten für Bakterien

Materialien

- Silikon: Verweildauer 3 bis 4 Wochen
- PVC-Kunststoff: Einmalkatheterismus
- Latex: Verweildauer 3 bis 4 Tage
- Polyurethan (PU): Einmalkatheterismus
- Gummi oder (bzw. Natur- oder Synthetikkautschuk): Einmalkatheterismus
- Materialkombinationen, z. B. Silikon-Latex, Silikon-Teflon: Verweildauer 3 bis 4 Wochen

Form der Katheterspitze

- **Nelaton-Katheter** mit gerader Spitze (vorwiegend für Frauen, ➤ Abb. 22.2).
- **Tiemann-Katheter** mit Biegung an der Spitze (vorwiegend für Männer, ➤ Abb. 22.3).
- **Verweilkatheter** sind zweiläufig, mit einem aufblasbaren Ballon (➤ Abb. 22.4).
- **Spülkatheter** sind dreiläufig, sie enthalten einen zusätzlichen Spülkanal.

Alle Ausführungen gibt es als **Einmal- und Verweilkatheter**.

Katheteranwendung

- Einmalkatheter
- Blasenverweilkatheter (Dauerkatheter, DK)
- Blasenspülkatheter

Katheterlänge

Die Länge des Katheters unterscheidet sich je nach Anwendung:

- kurze Katheter für Kinder und Frauen
- lange Katheter für Männer

Kathetergrößen

Die Kathetergröße wird durch den Außendurchmesser in Charrière (Ch) bestimmt.
1 Charriere = 0,3 mm.

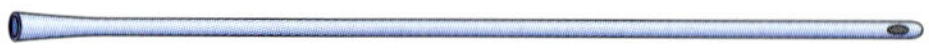

Abb. 22.2 Nelaton-Katheter

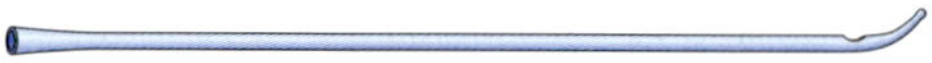

Abb. 22.3 Tiemann-Katheter

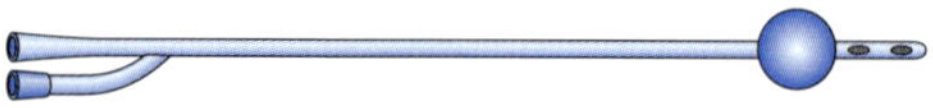

Abb. 22.4 Verweilkatheter

- Größe 16 bis 18 Charrière für den Mann
- Größe 12 bis 14 Charrière für die Frau

Die Größen sind Richtgrößen. Bei anatomischen Abweichungen oder konstitutionellen oder pathologischen Besonderheiten sind evtl. andere Kathetergrößen erforderlich.

Urinablaufsysteme

- sterile Einzelverpackung
- geschlossenes Drainagesystem
- Luft- und Bakterienfilter
- Rückflussventil
- nur alle 10 bis 14 Tage zu wechseln

22.1.1 Umgang mit dem Urindrainagesystem

Entleeren eines Urindrainagebeutels

- Handschuhe anziehen
- Ablassventil öffnen und Urin bis zur fast vollständigen Entleerung in ein Gefäß (z. B. Urinflasche) ablaufen lassen, Verspritzen des Urins vermeiden
- Auslaufstelle mit Zellstoff abtupfen
- Auslaufstelle desinfizieren
- Dokumentation der Menge und Besonderheiten

Wechsel des Urindrainagebeutels

Sollte ein Wechsel des Urindrainagebeutels notwendig sein, kann dies nur unter streng aseptischen Bedingungen geschehen.

- Pflegebedürftigen informieren
- Verbindungsstelle (Konnektionsstelle) zwischen Katheter und Urinablaufsystem freilegen
- Bettschutz unterlegen
- Handschuhe anziehen
- Katheter abklemmen
- neuen Urindrainagebeutel aus der Verpackung entnehmen und am Bett befestigen
- hygienische Händedesinfektion (➤ Kap. 11.4.4)
- Konnektionsstelle anheben und rundum mit Desinfektionsmittel benetzen, nicht mehr ablegen, Einwirkzeit einhalten
- gebrauchten Urindrainagebeutel vom Katheter trennen
- Schutzkappe vom Urinablaufschlauch entfernen und diesen gleich mit dem Katheter verbinden
- Katheterklemme entfernen
- gebrauchten Urindrainagebeutel und Handschuhe entsorgen
- Bettschutz entfernen
- Kontrolle, ob der Urin läuft
- Urinablaufschlauch am Betttuch fixieren
- Dokumentation des Beutelwechsels

22.2 Transurethrale Urinableitung

22.2.1 Anziehen von sterilen Handschuhen

Beim Legen eines Blasenkatheters ist es notwendig, **sterile Handschuhe** zu tragen.

Vorgehen

- hygienische Händedesinfektion
- sterile Handschuhverpackung öffnen (➤ Abb. 22.5 a)
- linken Handschuh mit der desinfizierten rechten Hand anziehen, **nicht** die **sterile Außenseite berühren** (➤ Abb. 22.5 b)
- in die eingeschlagene Stulpe am Handgelenk fassen (➤ Abb. 22.5 c)
- Handschuh vollständig überziehen (➤ Abb. 22.5 d)

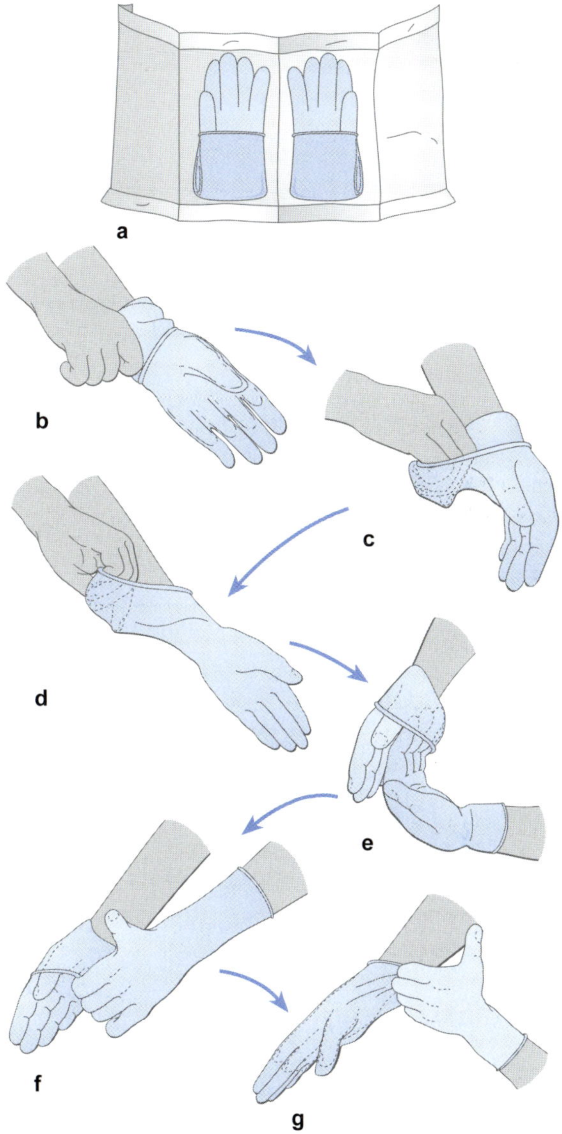

Abb. 22.5 Anziehen von sterilen Handschuhen sterile Handschuhe in der Verpackung
b) bis d) Anziehen des linken Handschuhs
e) Griff unter die umgeschlagene Handschuhmanschette
f) und g) Überziehen des zweiten Handschuhs

- rechten sterilen Handschuh anziehen, dabei mit der bereits behandschuhten Hand in die umgeschlagene Stulpe greifen (➤ Abb. 22.5 e)
- Handschuh über das Handgelenk ziehen, dabei darauf achten, dass die **Haut nicht berührt** wird (➤ Abb. 22.5 f)
- Handschuh vollständig überziehen (➤ Abb. 22.5 g)

Jeder noch so kleine Kontakt mit der Außenseite des sterilen Handschuhs mit unsteriler Haut oder unsterilen Gegenständen führt zur Kontamination. Deshalb unbedingt bei versehentlicher Kontamination (oder „falschem" Anfassen) die Handschuhe verwerfen.

22.2.2 Legen eines Blasenkatheters bei einer Frau

Vorbereitung der (beiden) Pflegepersonen

- aus dem Dokumentationssystem ärztliche Anordnung entnehmen
- Schutzkleidung anziehen
- hygienische Händedesinfektion (➤ Kap. 11.4.4)

Vorbereiten des Materials

Katheterset
- steriles Tuch als Arbeitsunterlage
- sechs sterile Tupfer
- Schälchen für Desinfektionsmittel
- Urinauffangschale
- Abwurfschale
- Schleimhautdesinfektionsmittel ca. 30 ml, z. B. Octenisept®
- zwei Paar sterile Handschuhe
- Instillagel®

Kathetersets können auch selbst zusammengestellt, sachgerecht verpackt und vorschriftsmäßig sterilisiert und gelagert werden. Es müssen die Vorgaben des Medizinproduktegesetzes sowie der Hygienerichtlinien berücksichtigt werden.

Zusätzlich
- sterile Pinzette
- Schleimhautdesinfektionsmittel
- zwei Blasenkatheter, Größe 12 bis 14 Ch
- Händedesinfektionsmittel
- Abwurf
- evtl. steriles Uringefäß für Laboruntersuchungen
- Steh- oder Taschenlampe

Zusätzlich beim Legen eines Blasenverweilkatheters
- zwei Blasenverweilkatheter, Größe 12 bis 14 Ch
- Spritze mit 10 ml Aqua dest. zum Blocken des Ballons
- geschlossenes Urindrainageset

Vorbereiten des Raums

- Anwesenheitslicht einschalten
- Fenster schließen, evtl. Heizung anmachen
- für gutes Licht sorgen
- Mitbewohnerin nach Möglichkeit aus dem Zimmer schicken oder für Sichtschutz sorgen
- Arbeitsfläche vorbereiten

Vorbereitung der Pflegebedürftigen

- über den Ablauf der Pflegehandlung informieren
- Unterkörper auskleiden lassen, bei Bedarf behilflich sein
- Becken mit kleinem Lagerungskissen erhöhen
- Bettschutz unterlegen
- Intimpflege

Vorgehen

- Pflegebedürftige stellt ihre Beine auf und spreizt sie etwa 50 Zentimeter (➤ Abb. 22.6)
- Katheterset zwischen den gespreizten Beinen öffnen
- sterile Arbeitsfläche vorbereiten, dazu Innenseite des eingeschlagenen Kathetersets benutzen

Nicht mit den Händen die Innenseite des Kathetersets berühren, sonst ist sie unsteril.

Desinfizieren
- sterile Tupfer mit Schleimhautdesinfektionsmittel tränken
- sterile Handschuhe anziehen (➤ Kap. 22.2.1), an der rechten Hand zwei Handschuhe übereinander
- mit einer Hand Schamlippen spreizen (➤ Abb. 22.7 a und b)
- mit den beiden ersten Tupfern je eine der äußeren Schamlippen von der Symphyse zum Anus desinfizieren
- danach die inneren Schamlippen mit zwei neuen Tupfern von der Symphyse in Richtung Anus desinfizieren
- Einwirkzeit beachten
- benutzte Tupfer in die Verpackungs- oder Nierenschale abwerfen

22

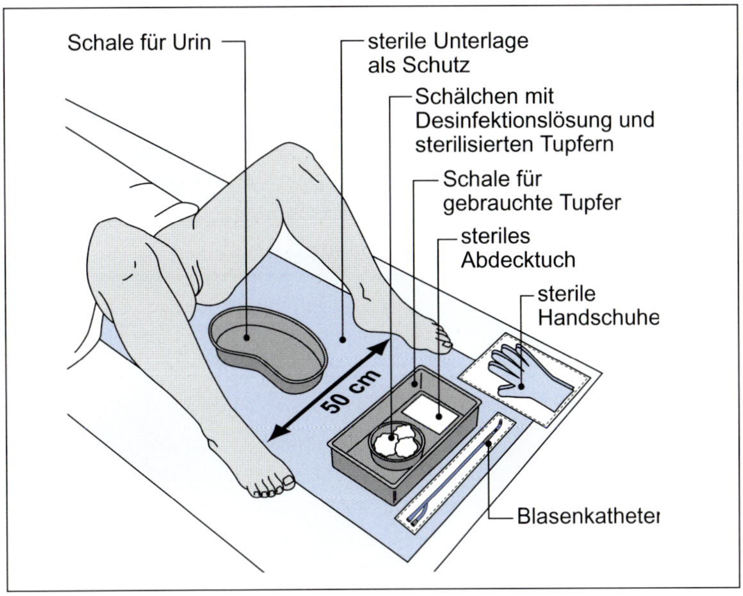

Abb. 22.6 Lagerung zum Katheterisieren

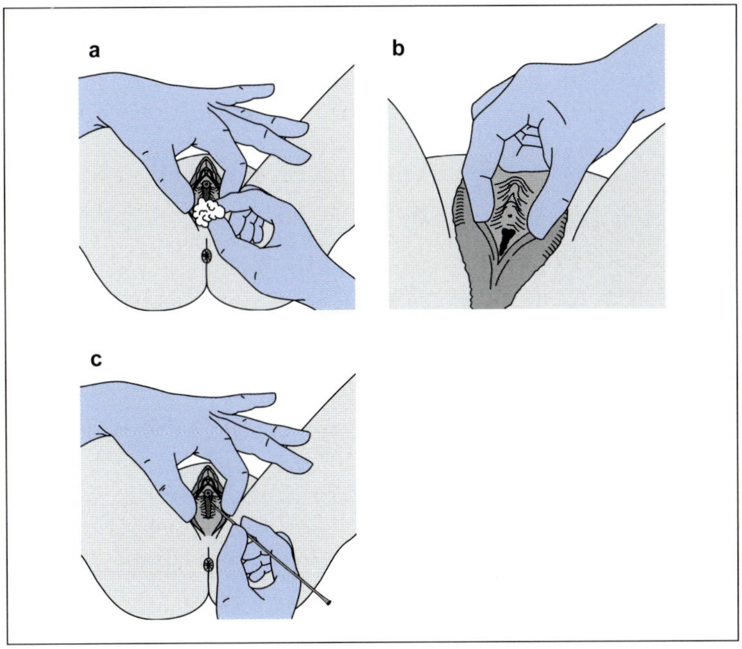

Abb. 22.7 Katheterisieren bei der Frau
a) Desinfektion des äußeren Genitales
b) Spreizen der Schamlippen
c) Einführen des Katheters

- mit dem fünften Tupfer die Urethraöffnung desinizieren
- mit dem sechsten Tupfer die Urethraöffnung wiederholt desinfizieren und anschließend vor die Öffnung der Vagina legen

Katheterisieren

- assistierende Pflegeperson zieht den oberen Handschuh der rechten Hand aus
- eine andere Möglichkeit ist es, mit einer sterilen Pinzette den Katheter einzuführen
- ist der Urethraeingang schlecht sichtbar, leuchtet die zweite Pflegeperson mit der Taschenlampe

- evtl. Instillagel® in die Harnröhrenöffnung spritzen (lassen)
- zweite Pflegeperson reicht den Blasenkatheter zum sterilen Entnehmen an
- mit der rechten Hand oder der sterilen Pinzette den Katheter aufnehmen und vorsichtig in die Urethra einführen
- Urin in Auffangschale laufen lassen
- ggf. Laborprobe direkt aus dem Katheter entnehmen
- bei Einmalkatheterismus den Katheter gleich wieder entfernen und abwerfen

Bei Blasenverweilkatheter

- sobald Urin fließt, Katheter noch ca. 1 bis 2 cm weiter schieben, damit das anschließende Blocken des Katheters nicht in der Harnröhre geschieht

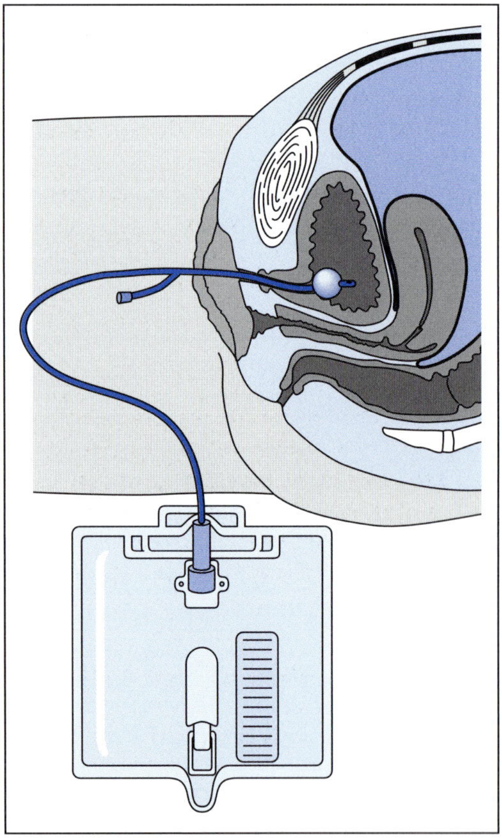

Abb. 22.8 Blasenverweilkatheter mit Ableitungssystem bei der Frau

- den Ballon mit 10 ml Aqua dest. füllen, um den Katheter in der Harnblase zu blockieren
- Blasenkatheter mit Auffangbeutel verbinden (➤ Abb. 22.8)
- Urinablaufsystem an Aufhängesystem befestigen
- Urinablaufsystem nie über Blasenniveau halten

Bei Schmerzen oder bei einer Blutung den Vorgang sofort abbrechen und den Arzt benachrichtigen.

!

Nur destilliertes Wasser (Aqua destillata) zum Blocken verwenden. Kochsalzlösung kann im Ballon kristallisieren und den Kanal verstopfen. Leitungswasser kann bei Schäden am Ballon zur Urosepsis führen.

Abschluss

- nach Befinden fragen
- bei Bedarf beim Ankleiden helfen und bequem lagern
- Handhabung des Katheters erklären
- Klingel in Reichweite geben
- Abfall entsorgen
- Sichtschutz entfernen
- Anwesenheitslicht ausschalten
- alle gebrauchten Gegenstände entsorgen
- Urinprobe evtl. mit Begleitschreiben zur Untersuchung weiterleiten
- Schutzkleidung ausziehen
- Händedesinfektion
- Dokumentation von Datum, Kathetergröße und Blockvolumen

22.2.3 Legen eines Blasenkatheters beim Mann

Vorbereitung der (beiden) Pflegepersonen

- aus dem Dokumentationssystem ärztliche Anordnung entnehmen
- Schutzkleidung anziehen
- hygienische Händedesinfektion (➤ Kap. 11.4.4)

Vorbereiten des Materials

- Händedesinfektionsmittel
- Katheterset (➤ Kap. 22.2.2)
- zwei Paar sterile Handschuhe
- Schleimhautdesinfektionsmittel
- evtl. Gleitmittel (Instillagel®)
- zwei Blasenverweilkatheter, Größe 16 bis 18 Ch
- geschlossenes Urindrainageset
- Abwurf
- evtl. steriles Uringefäß für Laboruntersuchungen
- steriles Lochtuch

Vorbereiten des Raums

- Anwesenheitslicht einschalten
- Fenster schließen, evtl. Heizung anmachen
- für gutes Licht sorgen
- Mitbewohner nach Möglichkeit aus dem Zimmer schicken oder für Sichtschutz sorgen
- Arbeitsfläche vorbereiten

Vorbereitung des Pflegebedürftigen

- über den Ablauf der Pflegehandlung vor und während des Vorgehens informieren
- Unterkörper flach lagern
- Unterkörper auskleiden lassen, bei Bedarf behilflich sein
- Bettschutz unterlegen
- Intimpflege durchführen (lassen)

Vorgehen

- vorbereitetes Katheterset auf Arbeitsfläche öffnen und Papierinnenseite als sterile Arbeitsfläche nutzen
- sterile Handschuhe anziehen, an der rechten Hand zwei Handschuhe übereinander (➤ Kap. 22.2.1)
- sterile Tupfer mit Schleimhautdesinfektionsmittel tränken
- Lochtuch anlegen

Desinfizieren

- Vorhaut zurückschieben
- Penisschaft halten, durch leichten Druck mit Daumen und Zeigefinger den Harnröhreneingang spreizen
- Desinfektion des äußeren Genitales mit drei Tupfern (➤ Abb. 22.9 a)
- mit je einem Tupfer rechts und links vom Harnröhreneingang, mit dem dritten Tupfer über die Harnröhrenöffnung wischen
- anästhesierendes Gleitmittel zuerst auf die Öffnung der Harnröhre, dann in die Harnröhre instillieren (➤ Abb. 22.9 b)

Katheterisieren

- oberen Handschuh der rechten Hand ausziehen (Assistenz der zweiten Pflegeperson) oder mit der rechten Hand eine sterile Pinzette greifen
- Katheter etwa 5 bis 6 cm von der Spitze entfernt steril aufnehmen (➤ Abb. 22.9 c), das **Ende** des Katheters wird von der anderen Hand zwischen kleinem Finger und Ringfinger gehalten
- den Penis deckenwärts strecken und den Katheter vorsichtig ca. 10 cm in die Harnröhre einführen
- Penis Richtung Füße (kaudal) strecken und Blasenkatheter weiter schieben, bis Urin fließt
- Urin in Auffangschale laufen lassen
- ggf. Laborprobe direkt aus dem Katheter entnehmen
- bei Einmalkatheterismus den Katheter gleich wieder entfernen und abwerfen
- die Vorhaut nach vorne schieben (Gefahr der Paraphimose = Einschnürung der Glans penis durch die Vorhaut)

Bei Blasenverweilkatheter

- sobald Urin fließt, noch ca. 1 bis 2 cm weiter schieben, damit das anschließende Blocken des Katheters nicht in der Harnröhre geschieht
- Ballon mit 10 ml Aqua dest. füllen, um den Katheter in der Harnblase zu blockieren
- Blasenkatheter an ein geschlossenes Urinableitungssystem anschließen (➤ Abb. 22.10)
- Urinableitungssystem unter Blasenniveau befestigen (➤ Abb. 22.10)
- Urinablaufsystem nie über Blasenniveau halten

Bei Schmerzen sofort abbrechen und den Arzt benachrichtigen.

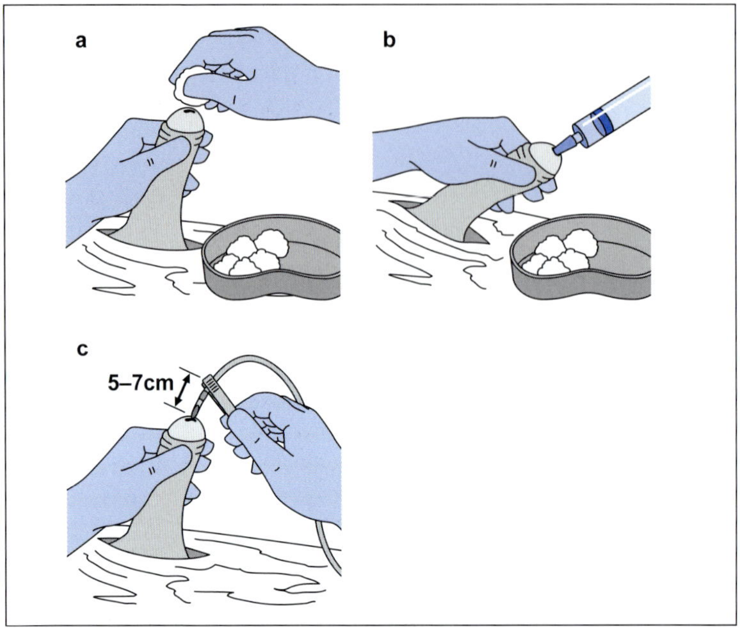

Abb. 22.9 Katheterisieren beim Mann
a) Desinfektion des Genitales
b) Harnröhrenanästhesie
c) Einführen des Katheters

> !
> Nur destilliertes Wasser (Aqua destillata) zum Blocken verwenden. Kochsalzlösung kann im Ballon kristallisieren und den Kanal verstopfen. Niemals Leitungswasser verwenden, es kann bei Schäden am Ballon zur Urosepsis führen.

Abschluss

- Pflegebedürftigen nach Befinden fragen
- bei Bedarf beim Ankleiden helfen und ihn bequem lagern
- Handhabung des Katheters erklären
- Klingel in Reichweite geben
- Abfall entsorgen
- Sichtschutz entfernen
- Anwesenheitslicht ausschalten
- alle gebrauchten Gegenstände entsorgen
- Urinprobe evtl. mit Begleitschreiben zur Untersuchung weiterleiten
- Schutzkleidung ausziehen
- Händedesinfektion
- Dokumentation von Datum, Vorgehen, Kathetergröße und Blockvolumen

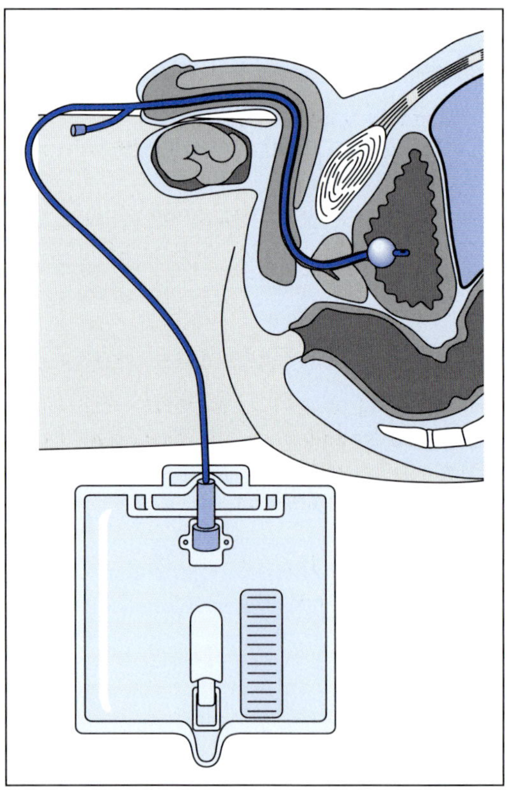

Abb. 22.10 Blasenverweilkatheter mit Ableitungssystem beim Mann

22.2.4 Entfernen eines Blasenverweilkatheters

Vorbereitung der Pflegeperson

- Schutzkleidung anziehen
- lange Haare zusammenbinden
- hygienische Händedesinfektion (➤ Kap. 11.4.4)

Vorbereiten des Materials

- Händedesinfektionsmittel
- sterile Einmalhandschuhe
- Abwurf
- sterile Schere und steriles Gefäß, wenn die Katheterspitze zur bakteriologischen Untersuchung versandt werden muss
- evtl. steriles Uringefäß für Laboruntersuchungen
- Nierenschale
- 10-ml-Spritze

Vorbereiten des Raums

- Anwesenheitstaste einschalten
- Fenster schließen, evtl. Heizung anmachen
- für gutes Licht sorgen
- Mitbewohner/in nach Möglichkeit aus dem Zimmer schicken oder für Sichtschutz sorgen
- Arbeitsfläche vorbereiten

Vorbereitung des Pflegebedürftigen

- über den Ablauf der Pflegehandlung vor und während des Entfernens des Katheters informieren
- Unterkörper auskleiden lassen, bei Bedarf behilflich sein
- Unterkörper flach lagern
- Bettschutz anbringen

Vorgehen

- Handschuhe anziehen
- Dauerkatheter mit der 10-ml-Spritze entblocken, dazu das Aqua dest. aus dem Ballon in der Harnblase restlos abziehen
- tief einatmen lassen, Blasenkatheter zügig entfernen
- Material in den Abwurf entsorgen
- Intimtoilette durchführen (lassen)

Abschluss

- Pflegebedürftigen nach Befinden fragen
- bei Bedarf beim Ankleiden helfen
- Pflegebedürftigen bequem lagern
- Klingel in Reichweite geben
- Sichtschutz entfernen
- Anwesenheitslicht ausschalten
- alle gebrauchten Gegenstände entsorgen
- evtl. Urin mit Begleitschreiben zur Untersuchung geben
- Schutzkleidung ausziehen
- Händedesinfektion
- Tätigkeiten dokumentieren
- wenn der Katheter sich nicht leicht herausziehen lässt, wird die Maßnahme abgebrochen und der Hausarzt informiert, keine weitere Manipulationen vornehmen
- Intimhygiene und Materialentsorgung
- wenn der Pflegebedürftige nicht innerhalb von 6 bis 8 Stunden nach Entfernung des Katheters eigenständig Wasser lässt, Hausarzt informieren

22.3 Suprapubische Urinableitung

Die suprapubische Blasenfistel wird vom Arzt unter sterilen Bedingungen gelegt. Dabei wird die Haut oberhalb des Schambeins punktiert und durch die Bauchdecke ein Katheter in die Blase eingeführt. Der Urin wird durch ein Urinablaufsystem abgeleitet. Die Verweildauer des Katheters beträgt bei Silikonmaterial bis zu vier Wochen Bei längerer Verweildauer besteht die Gefahr der Verkrustung des Katheters.

Vorteile

- Verletzungs- und Infektionsgefahr ist geringer als beim transurethralen Katheter

- keine Manipulation im Intimbereich
- Blasentraining kann fortgeführt werden

Vorbereitung der Pflegeperson

- hygienische Händedesinfektion (➤ Kap. 11.4.4)

Vorbereiten des Materials

- Rasierutensilien
- Desinfektionsmittel
- Lokalanästhetikum
- sterile Handschuhe
- evtl. Laborröhrchen
- Urinableitungssystem
- Abwurfschale
- Verbandmaterial

Steriles Punktionsset
- Punktionstrokar
- Katheter
- Nahtmaterial
- Fixierplatte
- Abdecktücher

Vorbereiten des Raums

- Anwesenheitslicht einschalten
- für gute Lichtquelle sorgen
- Mitbewohner/in unbedingt aus dem Zimmer bringen

Vorbereitung des Pflegebedürftigen

- über Vorgehen informieren
- evtl. Flüssigkeitszufuhr bei gering gefüllter Blase
- bequeme Rückenlagerung
- Oberkörper leicht erhöht lagern
- Becken mit kleinem Kissen unterstützen
- Rasur der Punktionsstelle am Unterbauch

Vorgehen

Die Pflegeperson **assistiert** und reicht das Material an, der Arzt ist verantwortlich für das Vorgehen.
- Hautdesinfektion durchführen
- Blasenfüllung feststellen
- Punktionsstelle ertasten

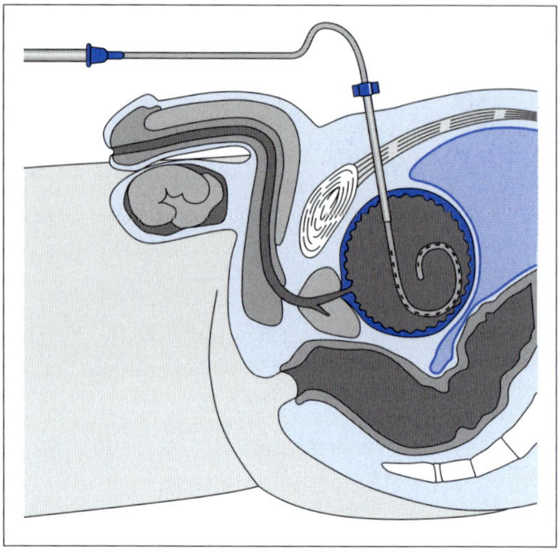

Abb. 22.11 Suprapubische Blasendrainage

- erneute Händedesinfektion
- Lokalanästhesie an der Punktionsstelle
- steriles Schlitztuch anlegen
- Punktion und Fixierung (➤ Abb. 22.11) des Katheters
- evtl. Urin für Laboruntersuchungen
- Urinablaufsystem mit Katheter verbinden

Abschluss

- sterilen Verband auf die Punktionsstelle, mit Datum versehen
- Pflegebedürftigen nach Befinden fragen
- Handhabung erklären
- Klingel in Reichweite geben
- verwendetes Material entsorgen
- Dokumentation des Legens, Katheterart, Datum des nächsten Wechsels
- einmal täglich Kontrolle der Punktionsstelle (Nachblutung, Schmerzen, Infektionszeichen)
- einmal täglich Verbandwechsel (➤ Kap. 19.3)
- einmal täglich Fixierung prüfen

22

KAPITEL

23 Absaugen von Sekret im Mund-, Nasen- und Rachenraum (Lernfeld 1.5)

23

Das Absaugen soll dem Betroffenen die Atmung erleichtern, wenn er selbst zum Abhusten nicht mehr fähig ist. Das Sekret im Mund-, Nasen- und Rachenraum muss abgesaugt werden bei

- starker Sekretansammlung, z. B. bei Pneumonie, Bronchitis
- fehlender Kraft des Pflegebedürftigen, das Sekret abzuhusten, z. B. bei Bewusstlosigkeit
- aspirierten Gegenständen oder Nahrungsmitteln

Absaugmethoden

- **oral**, durch den Mund
- **nasal**, durch die Nase
- **endotracheal**, über einen Tubus oder eine Trachealkanüle

Jede qualifizierte Pflegeperson darf im Nasen-Rachen-Raum absaugen, die Verantwortung hierfür liegt bei ihr. Das endotracheale Absaugen über einen Tubus gehört zu den Aufgaben des Arztes oder Intensivpflegepersonals.

Mögliche Komplikationen

- Atemnot und Sauerstoffmangel (Hypoxie) durch zu langes Absaugen
- Verletzung der Schleimhaut
- Vagusreiz bei zu tiefem Absaugen, verursacht Bradykardie
- Infektion durch unsteriles Arbeiten

Hygiene

- vor jedem Absaugen hygienische Händedesinfektion (➤ Kap. 11.4.4)
- immer mit zwei Pflegekräften arbeiten
- sterilen Absaugkatheter nur mit einem sterilen Handschuh anfassen
- sterilen **Absaugkatheter** nur einmal benutzen
- Spülflüssigkeit und Schlauchsystem des Absauggerätes sind täglich zu erneuern

Da das Absaugsekret eine Körperflüssigkeit ist, kann bei Kontakt HIV übertragen werden.

Vorbereitung der (beiden) Pflegepersonen

- Dokumentation einsehen
- Händedesinfektion
- Schutzkleidung anziehen
- Mundschutz (zum Schutz vor Ansteckung)

Vorbereiten des Materials

Alle benötigten Gegenstände auf einem Tablett oder Therapietisch vorbereiten.

- Absauggerät an Versorgungsschiene (➤ Abb. 23.1) oder fahrbar
- sterile Absaugkatheter (Öffnung am Konus)
- Sondenstärke abhängig vom Ort des Absaugens: im Mund 14 bis 20 Ch, in der Nase 12 bis 14 Ch, in der Luftröhre 12 bis 16 Ch
- sterile und unsterile Handschuhe
- steriles Aqua dest. zum Durchspülen und Anfeuchten des Absaugkatheters
- Desinfektionslösung für die Sekretflasche
- Abwurf
- Mund- und Nasenpflegemittel

Vorbereiten des Raums

- Anwesenheitstaste einschalten
- helles Licht
- Sichtschutz anbringen

Vorbereitung des Pflegebedürftigen

- über das Absaugen informieren, auch Bewusstlose
- das Absaugen kann mit physikalischen Maßnahmen zur Sekretlösung (abklopfen, inhalieren) unterstützt werden

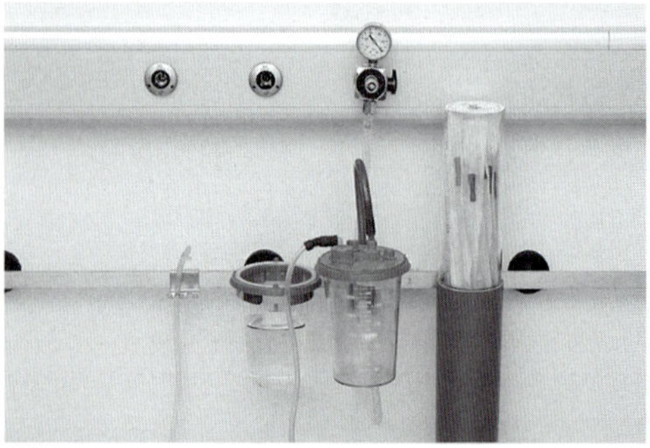

Abb. 23.1 Absauggerät an Versorgungsschiene

- Pflegebedürftigen bei Bedarf beruhigen
- bequeme Lagerung
- Kleiderschutz anbringen

Vorgehen

Das Absaugen ist sehr unangenehm, weshalb die Pflegekräfte zügig, sorgfältig und ruhig arbeiten müssen.

- Absauggerät mit dem Stromnetz verbinden
- sterilen Handschuh an der Hand, die den Absaugkatheter hält
- assistierende Pflegeperson öffnet Verpackung des Absaugkatheters und reicht ihn an
- Absaugkatheter mit Absaugschlauch verbinden
- Absauggerät einschalten
- Absaugkatheter **ohne Sog** (Fingertip offenhalten oder Katheter abknicken) in den Mund oder ein Nasenloch einführen und in den Rachenraum vorschieben (➤ Abb. 23.2)
- Sog herstellen (Fingertip schließen oder beim Katheter Knick lösen)
- Sekret absaugen
- Absaugkatheter leicht drehend aus dem Mund oder der Nase entfernen
- ein Absaugvorgang soll **nicht länger als 15 Sekunden** dauern
- Absaugkatheter und Absaugschlauch mit Aqua dest. durchspülen
- bei Bedarf den Absaugvorgang wiederholen, bis die Atemwege frei sind

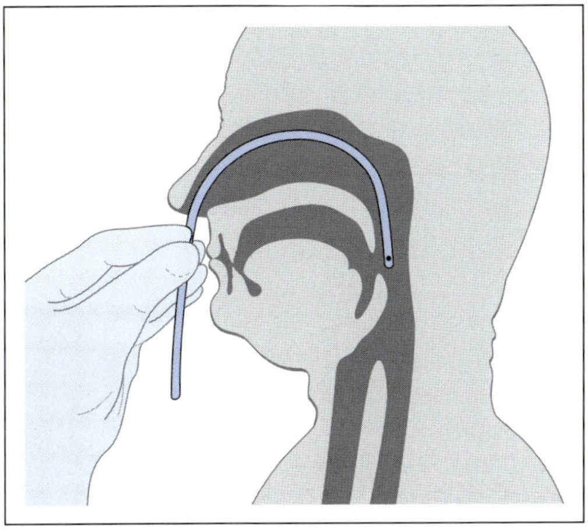

Abb. 23.2 Absaugen im Nasen-Rachen-Raum

- je nach Befinden des Pflegebedürftigen zwischendurch eine kleine Pause einlegen

Abschluss

- nach dem Absaugen die Handschuhe über den Absaugkatheter stülpen und entsorgen
- Pflegebedürftigen nach Befinden fragen
- evtl. Blutdruck- und Pulskontrolle
- Hautfarbe beobachten (evtl. Sauerstoffgabe auf Anordnung)
- Nasen- , Mund- und Lippenpflege
- Pflegebedürftigen nach gewünschter Lage fragen
- Rufanlage in Reichweite
- den Schlauch am Absauggerät durchspülen
- Gerät abschalten und zur Seite stellen
- Abfall entsorgen
- Absauggerät funktionsbereit herrichten
- Sichtschutz entfernen
- bei Bedarf Fenster öffnen
- Schutzkleidung ausziehen
- Händereinigung
- Dokumentation von Befinden des Pflegebedürftigen, Aussehen des abgesaugten Sekrets, Datum und Uhrzeit

KAPITEL

24 Sauerstoff verabreichen (Lernfeld 1.5)

24

Sauerstoff ist ein trockenes, geruch- und farbloses Gas. Normale Atemluft enthält rund 21% Sauerstoff.

Durch zusätzliche Sauerstoffgabe soll das Sauerstoffdefizit im arteriellen Blut ausgeglichen und somit die Atemnot des Pflegebedürftigen gelindert werden.

> Sauerstoff ist ein Medikament. Die Dosis (Liter pro Minute oder Prozentangaben) sowie die Art und Dauer der Applikation müssen deshalb ärztlich angeordnet werden.

Symptome eines Sauerstoffmangels

- Dyspnoe
- Zyanose
- Angst
- Tachykardie
- Blutdruckanstieg
- Unruhe
- Verwirrtheit

Das Pflegepersonal darf in Notfällen einem Pflegebedürftigen 1 bis 2 Liter Sauerstoff pro Minute verabreichen, bis der Arzt eintrifft. Zu den Notfällen gehören:

- Schock bei Herzerkrankungen
- Zyanose
- Bewusstlosigkeit

Indikationen für eine Sauerstoffapplikation

- Herzinsuffizienz (z. B. bei Herzinfarkt)
- Blutgefäßverschluss (z. B. arterieller Verschluss)
- Anämien (z. B. durch Blutverlust)
- Schock (z. B. bei großen Blutungen)
- Vergiftungen
- pathologische Blutgaswerte

Komplikationen während der Sauerstoffgabe

Bei **obstruktiven Lungenerkrankungen**, z. B. Lungenemphysem, ist Vorsicht geboten. Der Atemantrieb der Betroffenen funktioniert nur noch über den chronischen Sauerstoffmangel und die erhöhten CO_2-Werte im Blut. Die Zufuhr von Sauerstoff kann zu einer Atemlähmung führen. Deshalb ist Sauerstoffverabreichung nur unter **Kontrolle der Blutgaswerte** zu empfehlen.

> Pflegebedürftigen gut beobachten. Zunehmende Schläfrigkeit während der Sauerstoffzufuhr deutet auf eine Atemlähmung hin. Sauerstoffzufuhr sofort stoppen und den Arzt benachrichtigen.

24.1 Umgang mit Sauerstoff

Sauerstoff wird komprimiert in blau lackierten Stahlflaschen mit einem Volumen von 1, 10, 25 und 50 Litern bereitgestellt (➤ Abb. 24.1). In manchen Institutionen gibt es auch Zentralanlagen. Der Sauerstoff kann dann einem Wandanschluss entnommen werden. Seit 2006 schreibt eine EU-Richtlinie eine weiße Lackierung mit einem schwarzen „N" vor.

Umgang mit Sauerstoffflaschen

- leere und gefüllte Sauerstoffflaschen trennen und kennzeichnen
- Sauerstoffflasche immer betriebsbereit halten, vor Gebrauch kontrollieren
- Flaschen liegend aufbewahren

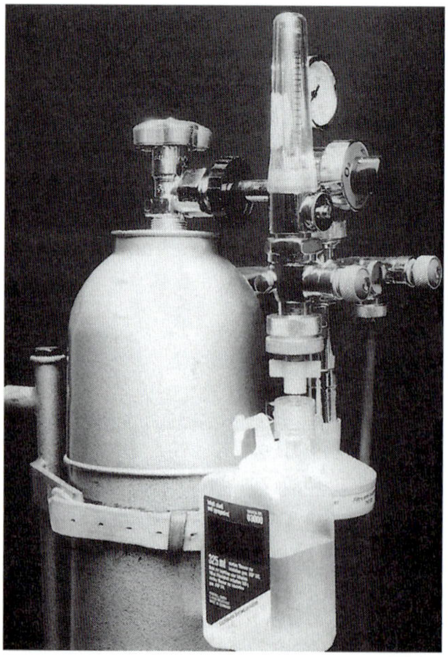

Abb. 24.1 Sauerstoffflasche mit Sauerstoffregler und Aqua dest.

- Flaschen gegen Umfallen sichern (stehen unter Druck)
- Transportschutz beachten
- Flaschen vor Hitzeeinwirkung schützen
- es darf kein Fett an die Armaturen gelangen, **Explosionsgefahr**
- Flaschen immer außerhalb des Zimmers wechseln
- vor dem Flaschenwechsel Hände waschen
- Flaschenventile langsam öffnen, nach Gebrauch immer verschließen
- nicht mit Gewalt manipulieren (bei Problemen Fachmann beauftragen)
- Druckminderer (Flowmeter) stets wieder schließen
- offenes Feuer (Rauchen) ist strengstens verboten
- immer einen Restdruck in der Flasche belassen
- TÜV-Fristen und Verfalldatum beachten

Explosionsgefahr: Es darf kein Fett an die Armaturen gelangen. Deshalb vor dem Umgang mit Sauerstoffflaschen Hände waschen und nicht eincremen.

Entfernen der leeren Sauerstoffflasche

- Hände waschen
- Feinregulierventil schließen
- Hauptventil abstellen
- Druckminderer und Anfeuchtungsbehälter abschrauben
- Druckmanometer mit Zubehör von der leeren Flasche entfernen
- Schutzkappe über das Hauptventil schrauben
- leere Flasche beschriften

Anschließen der vollen Flasche

- Achtung: Linksgewinde
- Kontrolle von Farbe und Bezeichnung der Flasche
- Schutzkappe entfernen
- Aufsatz (Manometer, Druckminderer) auf das dafür vorgesehene Gewinde schrauben
- Anfeuchtungsbehälter bis zur Markierung mit Aqua dest. füllen und ebenfalls anschrauben
- Hauptventil öffnen
- Sauerstoffvorrat anhand des Manometerstands prüfen
- Feinregulierventil auf verordnete Literzahl einstellen

Errechnen des Sauerstoffvorrats

Die Formel zur Berechnung des Sauerstoffvorrats lautet:

Rauminhalt der Sauerstoffflasche (Liter) multipliziert mit dem Druck (Manometerstand) ergibt den Sauerstoffvorrat in Litern, also **Inhalt × Druck = Vorrat**

Um auszurechnen, wie lange der Sauerstoffvorrat ausreicht, muss der Literverbrauch in der Minute bekannt sein.

$$\frac{Inhalt \times Druck}{Liter/Minute} = Vorrat\ in\ Minuten$$

Beispiel bei einer Verordnung von 2 Litern pro Minute:

$$\frac{10\ Liter \times 120\ bar}{2\ Liter/Minute} = \frac{1200}{2} = 600\ Minuten$$

Der Sauerstoffvorrat reicht dann 600 Minuten, also zehn Stunden.

24.2 Verabreichen von Sauerstoff

Sauerstoff kann über unterschiedliche Systeme verabreicht werden:

- Sauerstofftrichter
- Sauerstoffmaske (zur Kurzzeitbeatmung im Notfall, z. B. bei Atemstillstand)
- Sauerstoffsonde
- Sauerstoffbrille
- Sauerstoffzelt (z. B. bei Asthma bronchiale)

24.2.1 Sauerstoffgabe über eine Sauerstoffsonde mit Schaumstoffpolster

Dieses System ist für eine geringe Sauerstoffzufuhr geeignet. Bis zu 5 Liter pro Minute können so verabreicht werden. Die Sauerstoffkonzentration der Einatmungsluft kann auf 30 bis 40% gesteigert werden. Das System wird i. d. R. gut angenommen, da es den Pflegebedürftigen weder beim Essen noch beim Sprechen behindert.

Vorbereitung der Pflegeperson

- Dokumentation einsehen (Anordnung/Information aus ärztlicher Verordnung entnehmen)
- hygienische Händedesinfektion (➤ Kap. 11.4.4)

Vorbereiten des Materials

- Sauerstoffflasche überprüfen
- Sauerstoffbefeuchter mit Aqua dest. bis zur Markierung füllen
- Sauerstoffsonde
- Einmalhandschuhe
- Wattestäbchen
- Nasensalbe
- hautfreundliches Pflaster
- Taschenlampe
- Holzspatel
- Taschentuch
- Abwurf

Vorbereiten des Raums

- Anwesenheitslicht einschalten
- Fenster schließen
- für ausreichend helles Licht sorgen

Vorbereitung des Pflegebedürftigen

- Einverständnis des Pflegebedürftigen einholen
- Pflegebedürftigen über Ablauf, Dauer und Notwendigkeit informieren
- atemerleichternde Lagerung (➤ Kap. 5.6.3)
- vor dem Anbringen und nach dem Entfernen der Sauerstoffsonde Vitalwerte ermitteln
- Pflegebedürftigen die Nase reinigen lassen
- Nasen- und Mundpflege (laut Standard), Verkrustungen vorsichtig mit Wattestäbchen lösen
- täglich einmal mit Taschenlampe Nasenschleimhaut inspizieren, nach Druckstellen fragen (Dekubitusgefahr)
- Pflegebedürftigen auffordern, durch die Nase zu atmen
- Pflegebedürftige mit akuter Atemnot niemals allein lassen
- Klingel in Reichweite legen
- während der Sauerstoffverabreichung wird der Zustand des Pflegebedürftigen engmaschig überprüft
- nach der Sauerstoffverabreichung Kontrolle von
  - Atmung
  - Puls und Blutdruck
  - Bewusstseinslage
  - Hautfarbe und -feuchtigkeit
  - Zustand von Nasen- und Mundschleimhaut

Vorgehen

- Sonde mit Schaumstoffpolsterung vorbereiten
- Sauerstoffsonde durch die Nase ca. 1 cm vorsichtig einführen (➤ Abb. 24.2)
- Lage der Sonde durch den Mund mit Hilfe von Holzspatel und Taschenlampe prüfen
- Polsterung sorgt für einen festen Halt und eine gute Druckverteilung
- bei unruhigen Pflegebedürftigen Sonde zusätzlich an der Wange mit einem hautfreundlichen Pflaster fixieren
- Sauerstoffsonde mit der Sauerstoffflasche oder dem Wandanschluss der zentralen Sauerstoffanlage verbinden
- angeordnete Literzahl pro Minute am Feinregulierventil des Sauerstoffspenders einstellen
- Pflegebedürftigen darauf aufmerksam machen, dass der Sauerstoff jetzt durch die Nase fließt
- Pflegebedürftigen nach Befinden fragen
- die eingestellte Dosis und den Druck in der Flasche regelmäßig kontrollieren
- bei intermittierender Sauerstoffverabreichung, z. B. Kurzzeitwecker einstellen
- Schlauch vor Abknicken schützen

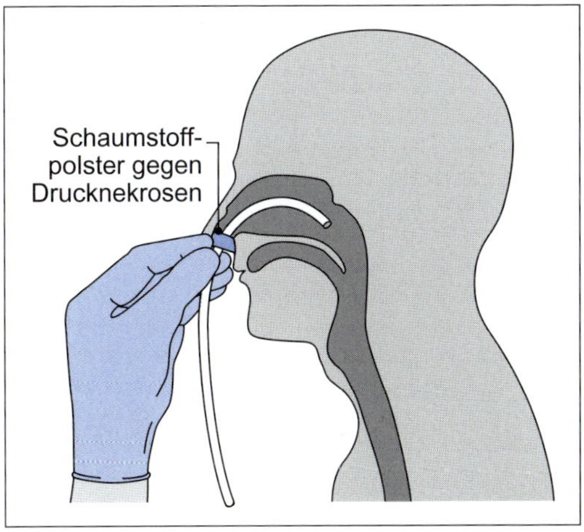

Abb. 24.2 Lage der Sauerstoffsonde mit Schaumstoffpolster

Sauerstoffsonde alle 12 Stunden in die andere Nasenöffnung legen, um Druckstellen zu verhindern – ggf. kürzere Intervalle!

Abschluss

- Nasenpflege (➤ Kap. 6.3.7) nach Pflegestandard
- Wirkung der Sauerstoffzufuhr und das Befinden des Pflegebedürftigen überwachen
- Material entsorgen
- Anwesenheitslicht ausschalten
- Fenster nach Wunsch öffnen
- Dokumentation von Dauer, Literanzahl, Art der Applikation, Uhrzeit

24.2.2 Sauerstoffgabe über eine Sauerstoffbrille

Die Vorbereitung entspricht jener beim Anlegen einer Nasensonde (➤ Kap. 24.2.1)

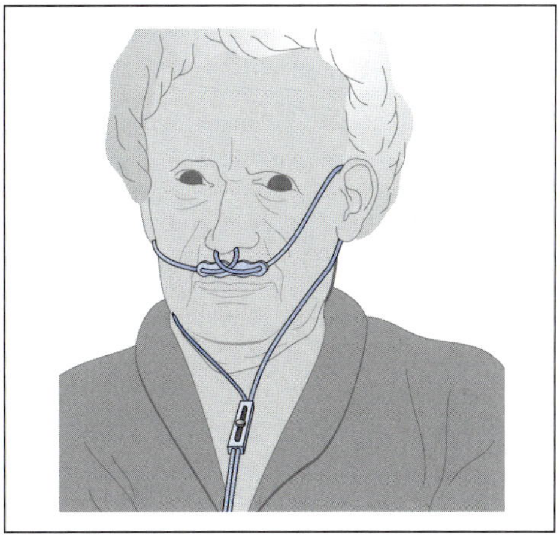

Abb. 24.3 Sauerstoffbrille

Vorgehen

- Pflegebedürftigen Nase reinigen lassen
- mit Taschenlampe Nasenschleimhaut inspizieren
- beide Nasenfühler in die Nase einführen
- Sauerstoffbrille beidseits hinter die Ohren führen
- mit verschiebbarem Kunststoffriegel befestigen (➤ Abb. 24.3)
- Hautbeobachtung auf Druckstellen

Abschluss

➤ Kap. 24.2.1

KAPITEL

25 Inhalationen (Lernfeld 1.5)

25

Inhalation: Einatmen von feinsten, in Luft gelösten Teilchen (Aerosolen), Dämpfen oder Gasen mit oder ohne gelöste Wirkstoffe.

Eine Inhalation dient

- der Anfeuchtung der Atemluft
- der Anfeuchtung und besseren Lösung des Bronchialsekretes
- zum Einbringen von Arzneimitteln

Indikation

- Bronchitis
- Asthma bronchiale
- Emphysem
- zystische Fibrose
- Bronchiektasen
- Pneumonieprophylaxe (➤ Kap. 5.7.4)

Eine Inhalation muss vom **Arzt** verordnet werden. Dieser gibt an, wie häufig inhaliert werden soll, mit welcher Inhalationsflüssigkeit, mit welchem Medikament oder welchem Gerät (Tröpfchengröße).

> Die Pflegekraft muss das Inhalationsgerät genau kennen und bedienen können, um Gefahren für den Pflegebedürftigen zu vermeiden.

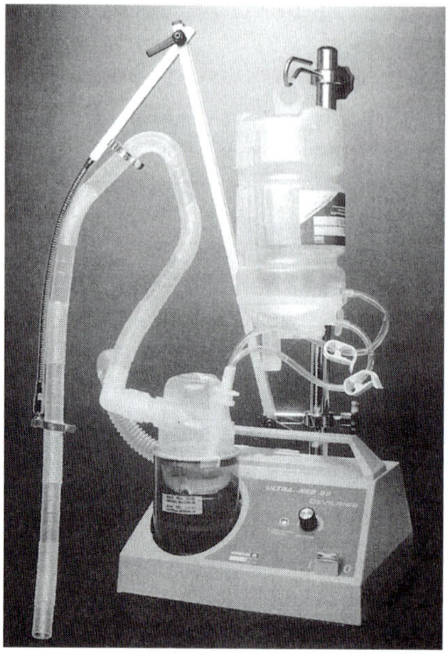

Abb. 25.1 Ultraschallvernebler

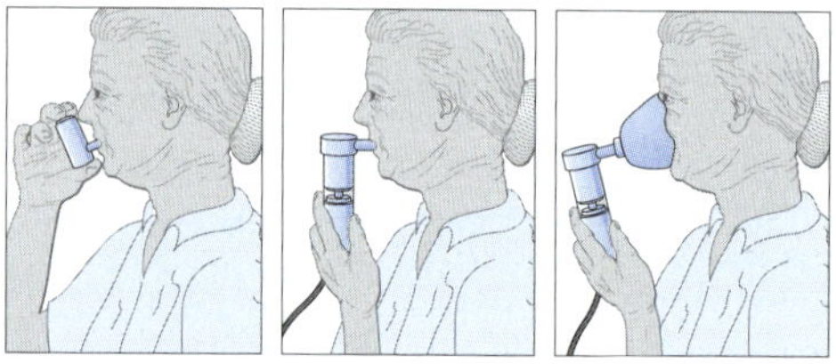

a b c

Abb. 25.2 Inhalationsarten
a) Dosieraerosol
b) Membrankompressor mit Mundstück
c) Membrankompressor mit Maske

Inhalationsgeräte

Wasserdampfgeräte

- Kunststoffbehältnis mit Inhalierhilfen für Mund und Nase
- zum Aufgießen mit kochendem Wasser und Zusätzen

Aerosolapparate

- Ultraschallvernebler (➤ Abb. 25.1), strombetrieben
- fein zerstäubte Flüssigkeit (Aqua dest.) erreicht tiefere Lungenabschnitte
- Inhalationsdauer nach Anordnung

Dosieraerosol

- Behältnis (Pumpenzerstäuber), mit einem Medikament und mit Treibgas versetzt, funktioniert durch Pumpen (➤ Abb. 25.2 a)
- Inhalationsdauer: 1 bis 2 Hübe, je nach Anordnung des Arztes

Inhalationskompressor

- Gerät erzeugt durch Strom Inhalationsgase
- Zusätze werden in ein Ansatzstück gefüllt
- Membrankompressor mit Mundstück (➤ Abb. 25.2 b)
- Membrankompressor mit Maske (➤ Abb. 25.2 c)

Zusätze

Zusätzlich zur Inhalationsflüssigkeit:

- schleimlösende Medikamente (z. B. bei Pneumonien und Erkältungen)
- bronchienerweiternde Medikamente (Asthma bronchiale)

- entzündungshemmende Medikamente (Pneumonie und andere Infektionen der Lunge)

25.1 Inhalieren mit einem Inhalationsgerät

Vorbereitung der Pflegeperson

- Dokumentation einsehen (Dauer, Art der Inhalation und Zusätze aus ärztlicher Verordnung entnehmen)
- hygienische Händedesinfektion (> Kap. 11.4.4)

Vorbereiten des Materials

- Inhaliergerät mit sterilem Schlauchsystem versehen
- sterilen Befeuchtungsbehälter mit sterilem Aqua dest. füllen
- evtl. Zusätze
- Inhaliergerät mit Stromkreis verbinden
- Einmaltaschentücher oder Zellstoff bereitlegen
- Abwurf für die Taschentücher
- Sputumbecher
- Bett- oder Kleidungsschutz
- Handtuch
- evtl. frische Wäsche und Kleidung bereitlegen

Vorbereiten des Raums

- Anwesenheitslicht einschalten
- Fenster schließen
- für angenehme Zimmertemperatur sorgen

Vorbereitung des Pflegebedürftigen

- Information über Dauer, Zweck und Vorgehensweise der Inhalation
- bequeme Oberkörperhochlagerung (> Kap. 5.6.3)
- Klingel in Reichweite geben
- Nase reinigen lassen

Vorgehen

- Inhalationsgerät in **sicherem** Abstand zum Pflegebedürftigen aufstellen
- bei unruhigen Pflegebedürftigen anwesend bleiben
- Pflegebedürftiger soll ruhig, tief und gleichmäßig atmen
- während der Inhalationszeit soll er sich zwischendurch auch entspannen
- beim Abhusten unterstützen
- je nach Befinden soll er durch die Nase und durch den Mund ausatmen

Abschluss

- Gerät ausschalten, desinfizieren
- Pflegebedürftigen bequem lagern, bei Bedarf Haare frottieren oder trocken fönen
- Gesicht abtrocknen
- Vitalzeichenkontrolle durchführen
- zum weiteren tiefen Durchatmen und zum Abhusten anhalten
- Mund- und Nasenpflege, Hautpflege
- evtl. im Anschluss Atemgymnastik
- Sputumbecher entsorgen und neuen bereitstellen (Handschuhe!)
- Klingel in Reichweite lassen
- Vorsicht vor Zugluft
- Anwesenheitslicht ausschalten
- Schlauchsystem mit Handschuhen wechseln (sterilisieren)
- Material wegräumen
- Abfall entsorgen, diesen immer als infektiös betrachten, hygienische Grundsätze beachten
- hygienische Händedesinfektion
- Dokumentation über Dauer, Uhrzeit, Inhalationszusätze, Befinden des Pflegebedürftigen

III Spezielle Pflegesituationen

KAPITEL

26 Atemwegs- und Lungenerkrankungen (Lernfeld 1.3)

Ohne Atmung ist menschliches Leben nicht möglich. Neben der Funktion des **Gasaustausches** und des **Stoffwechsels** ist die Atmung zur **Stimm-** und **Sprachbildung** wichtig. Zusätzlich werden die Magen- und Darmfunktion durch das Heben und Senken des Zwerchfells unterstützt. So findet in Zusammenhang mit der Atmung eine intensive Bewegung aller Organsysteme untereinander statt.

Alle körperlichen Abläufe wie Bewegung, Verdauung, Denken benötigen Energie. Diese Energie bezieht der Körper aus der Nahrung. Um die Nährstoffe zu verstoffwechseln, benötigt der Körper Sauerstoff.

Als Endprodukt dieses Stoffwechsels entsteht **Kohlendioxid**, das bei der Ausatmung wieder in die Raumluft gelangt.

Der Körper nutzt in Ruhe nur etwa ein Sechstel der vorhandenen **Lungenkapazität**. Diese Atemluft reicht normalerweise aus, den Körper ausreichend zu versorgen. Bei nachlassender Leistungsfähigkeit und/oder einer Erkrankung der Atmungsorgane entsteht jedoch sehr schnell eine lebensbedrohliche Situation.

Zu den **Atemwegsorganen** (➤ Abb. 26.1) zählen Nase, Mundhöhle, Rachen, Kehlkopf, Luftröhre und beide Lungenflügel. Diese Organe dienen der Zuleitung der Luft in die Lunge. In der Nase wird die Luft **erwärmt**, **gefiltert** und **gereinigt** (➤ Kap. 10.1).

26.1 Veränderungen der Atemfunktionen im Alter (Lernfeld 1.3)

Ursachen

Veränderungen der Zellen und des Gewebes

- Erweiterung der Lungenbläschen (Alveolen)
- durch das Nachlassen der Zellelastizität sind die Lungenbläschen nicht mehr in der Lage, sich vollständig in den Ausgangszustand zurückzubilden, sie bleiben erweitert
- die Lungenbläschen werden überdehnt, die Zwischenwände reißen
- bei der Erweiterung der Lungenbläschen werden andere Alveolen in der Ausbreitung behindert und bilden sich zurück
- die Zahl der Alveolen nimmt ab, die Lunge kann weniger Luft aufnehmen

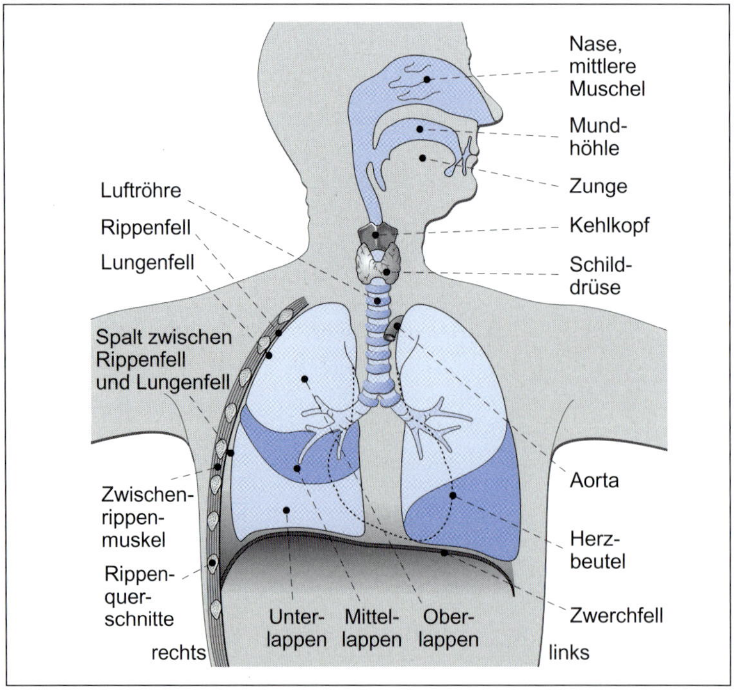

Abb. 26.1 Anatomie der Atemwege

- dieses bedingt eine Verkleinerung der Fläche, die am Gasaustausch beteiligt ist
- alters- und krankheitsbedingt kommt es häufig zu einer Minderdurchblutung des Lungengewebes
- die Nährstoffversorgung des Gewebes nimmt ab, und es kommt zur Rückbildung des elastischen Lungengewebes
- damit verbunden ist eine Abnahme der Lungenkapillaren

Elastizitätsminderung des Brustkorbes

- nachlassende Beweglichkeit der Rippenknorpel
- zunehmende Inaktivität und oberflächliche Atmung durch die Rückbildung des Lungengewebes vermindern die Elastizität der Knorpelverbindungen an den Rippenenden
- degenerative Veränderungen an den Gelenken der Brustwirbelsäule durch Altersabbau und lebenslange Belastung vermindern die Beweglichkeit der Gelenke
- häufig mit Schmerzen verbunden, was wiederum zu einer Schonatmung führt

Verformungen der Brustwirbelsäule

- alters- und krankheitsbedingte Verformungen der Wirbelsäule behindern die Ausdehnung des Brustkorbs und schränken somit die Atmung ein

Zusätzliche Einschränkungen

- verminderte Infektabwehr durch Schwäche des Immunsystems
- der Körper reagiert langsamer und später auf eindringende Krankheitserreger und ist nicht mehr in der Lage, rechtzeitig genügend Abwehrkräfte zu mobilisieren
- verminderte Fähigkeit des Abhustens, durch fehlende Kraft, den Brustkorb entsprechend zu dehnen, um mit der stoßartigen Ausatmung Ansammlungen von Sekret in den Atmungsorganen zu entfernen
- Immobilität
- weniger Bewegung führt durch die dabei abnehmende Kreislaufbelastung zu vermindertem Gasaustausch
- die Kraft der gesamten Körpermuskulatur, und somit auch der Zwischenrippenmuskulatur, lässt nach
- die Kapillardurchblutung verringert sich
- besonders bei Bettlägerigkeit fehlt der Anreiz zur tiefen Ein- und Ausatmung
- durch falsche Lagerung oder das Einengen des Brustkorbs mit Lagerungshilfsmitteln schränkt sich die Atmung zusätzlich ein

Luftverschmutzung

- eingeatmete Staubpartikel der Atemluft, besonders bei der Mundatmung, lagern sich in den Alveolen ab und vermindern dadurch den Gasaustausch
- die Atmungsorgane von alten Menschen sind durch Umweltgifte oftmals vorgeschädigt und werden weiter belastet
- besonders Rollstuhlfahrer sind im Straßenverkehr durch ihre sitzende Position in besonderem Maße den Umwelt- und Atemgiften ausgesetzt, da sich bei ihnen Nase und Mund näher in Höhe von Autoabgasen befinden
- Staubpartikel durch Arbeitsprozesse, z. B. Lacke, Gips und Zement, Asbest

Rauchen

- bei Zigaretten führt der Wirkstoff Nikotin zur Abhängigkeit
- der eingeatmete Teer zerstört das Flimmerepithel und verursacht Entzündungen und Verschleimung in den Bronchien
- mit dem Rauchen von Zigaretten, Zigarren oder Pfeifen wird der Körper durch zusätzliche Giftstoffe belastet, die sich teilweise in den Alveolen ablagern oder über den Blutkreislauf in den Körper gelangen
- dies führt zu Schädigungen der Atemwege und -organe
- das eingeatmete Kohlenmonoxid führt zu Sauerstoffmangel und damit verbundenem Leistungsabfall
- zusätzlich können durch die Inhalation der karzinogenen Stoffe Lungenkrebs und Kehlkopfkrebs entstehen

Symptome

Leistungsminderung

- durch die verminderte Funktion der Atemwege und die evtl. auftretende Atemnot sind Atemwegserkrankte geringer leistungsfähig
- bei ausdauernden Belastungen wie dem Tragen von Lasten oder beim Treppensteigen ist die Leistungsfähigkeit besonders eingeschränkt
- Betroffene müssen die getragene Last immer wieder abstellen oder anhalten, um „Luft zu holen“

Husten

- **trockener Husten** durch Erregung und Reizung der Flimmerhärchen in den Bronchien
- **produktiver Husten** durch starke Schleimansammlungen und Umweltstäube
- andauernder Hustenreiz kann Erstickungsangst auslösen

Auswurf/Sputum

- bei Entzündungen der Schleimhäute wird vermehrt Sputum (➤ Kap. 8.6) gebildet
- Menge und Beschaffenheit sind je nach Krankheit unterschiedlich
- besonders starke Raucher leiden unter einer vermehrten nächtlichen Produktion von Sputum, das sich bei morgendlichen Hustenattacken entleert

Atemnot

- je nach Belastung und Tätigkeit nimmt die Atemnot zu
- Auslöser der Atemnot sind: verminderte Lungenkapazität (bei Emphysem), verminderte Einatemleistung, Spastik der Luftwege (z. B. Bronchitis), Anschwellen und Verlegung der Atemwege bei chronischen Erkrankungen wie z. B. Asthma bronchiale

Angst

- starke Atemnot löst Angst aus
- Betroffene atmen flacher, was die Atemnot verstärkt
- die dabei evtl. ausgelöste **Hyperventilation** führt dazu, dass der Kohlendioxidgehalt des Blutes sinkt, was zur Bewusstlosigkeit führen kann

Pflege bei Atemwegserkrankungen

Unterstützung der Atmung

- Prophylaxen (➤ Kap. 5.7)
- tägliche Atemübungen, möglichst von einem Physiotherapeuten angeleitet
- zur besseren Lungenbelüftung und zur Stärkung der Atemmuskulatur ist der Pflegebedürftige zu wiederholten Übungen mit verstärkter Ein- und Ausatmung anzuhalten
- Einreibungen mit verordneten, atmungsanregenden Salben, z. B. Transpulmin®, Bronchoforton®
- Abreibungen mit kaltem Wasser
- Pflegebedürftigen aufsetzen lassen oder mit erhöhtem Oberkörper in einen bequemen Stuhl setzen
- Gehübungen
- Bewegung und Spaziergang oder Spazierfahrt an der frischen Luft
- Anfeuchten der Raumluft mit einem Luftbefeuchter oder -verdampfer mit Zusatz von ätherischen Ölen
- gute Mund- und Nasenpflege (➤ Kap. 6.3.10 und ➤ Kap. 6.3.8) vor dem Schlafen vermeidet nächtliche Störungen und Atemnot
- Mundspülungen oder kühle Getränke reinigen und erfrischen den Mund

Ätherische Öle sind mit der gleichen Sorgfalt anzuwenden, wie Medikamente. Sie haben eine therapeutische Wirkung, und als natürliche Stoffe können sie Allergien auslösen, zu Überempfindlichkeitsreaktionen führen und bei längerer Anwendungen Unwohlsein verursachen. Der Einsatz dieser Stoffe darf nur kurzzeitig und gezielt erfolgen.

Hilfe beim Sekretabhusten

- zum Sekretabhusten im Bett den Pflegebedürftigen aufsitzen lassen
- das Sekretabhusten auf dem Stuhl geht leichter, da der Oberkörper besser nach vorne geneigt und die Atemhilfs- und die Bauchmuskulatur beim Abhusten besser eingesetzt werden kann
- Einreibungen des Brustkorbes mit sekretlösenden Salben fördern die Durchblutung und erleichtern das Abhusten

- leichte Thoraxkompression an den Flanken unterstützt das Abhusten
- abgehustetes Sekret in Sputumbecher, Nierenschale oder Einmaltüchern entfernen (➤ Kap. 8.6)

Absaugen durch Mund und Nase

- steriles Arbeiten beim Absaugen des Mund- und Rachenraumes (➤ Kap. 23)
- hohe Verletzungsgefahr der Mund- und Nasenschleimhaut beim Absaugen
- geringste Verletzungen im Mund- und Nasenraum können schwere Infektionen hervorrufen

Verabreichen von Sauerstoff

- grundsätzlich nur nach ärztlicher Verordnung von Dosierung, Dauer und Art des Verabreichungssystems (Brille, Sonde, Maske)
- bis zur Benachrichtigung und zum Eintreffen des Arztes dürfen maximal zwei Liter Sauerstoff pro Minute verabreicht werden (➤ Kap. 24.2)
- schon die Anwesenheit und die beruhigende Zusprache können bei akuter Atemnot die Erstickungsangst mildern
- Pflegebedürftige mit Atemnot dürfen niemals alleine gelassen werden

Therapie

Medikamente

Prophylaxe und Behandlung von Atemwegserkrankungen:

- Einnahme oder Injektionen von Medikamenten (Wirkungen ➤ Tab. 26.1)
- Einreibungen
- Inhalationen

Tab. 26.1 Medikamente bei Atemwegserkrankungen und ihre Wirkungen

Medikamente	Wirkung
Antibiotika	entzündungshemmend, bakterizid
Antitussiva	hustendämpfend
Bronchospasmolytika	in den Bronchien krampflösend
Expektoranzien	auswurffördernd
Mukolytika	schleimlösend
Sedativa	beruhigend
Sekretolytika	sekretfördernd

- Luftbefeuchtung
- medizinische Bäder

Sauerstoff

- Sauerstoff ist ein Medikament und muss ärztlich verordnet werden
- Regeln für den sicheren Umgang mit Sauerstoff (➤ Kap. 24.1)

!

Bei chronischen Lungenerkrankungen, z. B. Asthma (➤ Kap. 26.2.4) oder Lungenemphysem (➤ Kap. 26.2.5), besteht während der Sauerstoffverabreichung die Gefahr der Atemlähmung. Betroffene müssen daher gut beobachtet werden.

Inhalationen

Bei Aerosolgeräten werden Medikamente oder natürliche Heilmittel wie Kamille, Pfefferminze, Eukalyptus als kleinste Teilchen gelöst bis in die Alveolen eingeatmet (➤ Kap. 25).

26.2 Spezielle Erkrankungen der Atemwege (Lernfeld 1.3)

26.2.1 Infektionen der oberen Atemwege (Lernfeld 1.3)

Verursacher von Erkältungskrankheiten der oberen Luftwege sind fast immer **Viren**. Diese akuten viralen Infekte bereiten beim gesunden Menschen keine besonderen Probleme. Anders ist es bei alten und bei **abwehrgeschwächten, kranken Menschen**. Hier kann ein einfacher Infekt von der Bronchitis bis zur Pneumonie führen.

Durch das Zusammenleben auf engem Raum in den Einrichtungen der Altenhilfe besteht ein verstärktes Infektionsrisiko für die Pflegebedürftigen.

Symptome

- Husten
- Schnupfen
- Schluckbeschwerden
- Kratzen im Hals, Halsschmerzen
- Heiserkeit
- körperliche Erschöpfung
- evtl. Fieber

Pflege bei Infektionen der Atemwege

- alle pflegerischen Maßnahmen, die in ➤ Kapitel 26.1 beschrieben sind
- (Bett-)Ruhe ermöglichen
- alle notwendigen Prophylaxen ausführen (➤ Kap. 5.7)

Therapie

- antivirale Medikamente
- fiebersenkende Medikamente

Komplikationen

- weiteres Fortschreiten der Infektion
- Sekundärerkrankungen durch Bettruhe (Immobilität), z. B. Pneumonie, Thrombose

26.2.2 Bronchitis (Lernfeld 1.3)

Ursachen

- häufig auf Grundlage eines viralen (mit aufgepfropftem bakteriellen) Infekts
- exogene Noxen wie Nikotin oder Umweltgifte
- allergische Reaktion

Symptome

- Fieber
- Husten, erst trocken, dann produktiv
- rasselnde Atemgeräusche
- Kurzatmigkeit
- Atemnot

Pflege bei Bronchitis

- alle pflegerischen Maßnahmen, die in ➤ Kapitel 26.1 beschrieben sind
- bei Bedarf Bettruhe
- Abhusten fördern
- Atemgymnastik (➤ Kap. 10.2.4)
- atemstimulierende Einreibungen (➤ Kap. 10.2.5)
- Wadenwickel bei Fieber (➤ Kap. 9.2.3 und ➤ 9.4.11)
- fiebersenkende Ganzkörperwaschung (➤ Kap. 6.3.2.5)
- Rauchverbot
- viel Flüssigkeit, um das Sekret zu verflüssigen

Therapie

- sekretlösende Medikamente
- Medikamente zur Inhalation
- fiebersenkende Medikamente
- Antibiotika bei bakteriellen Infekten
- Krampflösende Medikamente

26.2.3 Chronisch-obstruktive Bronchitis (Lernfeld 1.3)

Eine chronische Bronchitis liegt vor, wenn der Pflegebedürftige an den meisten Tagen in einem Zeitraum von mindestens drei Monaten in zwei aufeinanderfolgenden Jahren unter Husten und Auswurf leidet.

Ursachen

- wiederkehrende bakterielle Infekte
- Abwehrschwäche
- exogene Noxen wie Nikotin oder Staub
- endogene Faktoren wie eine allergische Disposition

Symptome

- Husten
- schleimiger und blutiger Auswurf
- ziehende oder giemende Atemgeräusche
- Atemnot anfangs bei Belastung, später auch in Ruhe

- Lippenzyanose
- Beinödeme durch Rechtsherzinsuffizienz (➤ Kap. 27.2)

Pflege bei chronischer Bronchitis

- alle pflegerischen Maßnahmen, die in ➤ Kapitel 26.1 beschrieben sind
- sekretlösende Maßnahmen wie Massagen und Einreibungen
- viel zu trinken anbieten, fördert die Sekretlösung
- Nikotinentwöhnung

Therapie

- Antibiotikagabe
- Inhalation
- sekretlösende Mittel
- Desensibilisierung bei allergischer Ursache

26.2.4 Asthma bronchiale (Lernfeld 1.3)

Asthma bronchiale: Anfallsartige Verengung der Atemwege durch Kontraktion der Bronchien, Schwellung der Schleimhäute und übermäßiger Produktion von zähem Schleim.

Hierbei kommt es zu Atemnot, besonders zu einer **erschwerten Ausatmung**. Hält diese Atemnot länger als zwölf Stunden an, so spricht man von einem **Status asthmaticus**, einem lebensbedrohlichen Zustand.

Ursachen

Allergisch

- allergische Reaktionen auf eingeatmete Stäube und Allergene, z. B. auf Hausstäube, Pollen, Tierhaare, Federn
- Antigen-Antikörper-Reaktion

Nicht allergisch

- als Folge einer chronisch-obstruktiven Bronchitis
- häufige Virusinfekte
- Reaktion auf Klimawechsel
- seelische Faktoren
- körperliche Belastungen

Symptome

- anfallsweise Atemnot
- pfeifende oder ziehende Atemgeräusche
- verlängerte und erschwerte Ausatmung
- Erstickungs- und Todesangst
- evtl. Husten mit zähem, glasigem Sputum
- sehr hohe Pulsfrequenz (Tachykardie)
- kalter, klebriger Schweiß
- evtl. zyanotische Lippen

Pflege bei Asthma bronchiale

- beruhigend auf den Pflegebedürftigen einwirken
- Zeit für Gespräche haben
- Angst abbauen durch autogenes Training
- Kutschersitz zur Erleichterung der Atmung (➤ Abb. 26.2)
- Einüben bestimmter Atemtechniken beim Asthmaanfall wie z. B. Lippenbremse zur besseren Ausatmung: Einatmung durch die Nase, gebremste Ausatmung durch die geschlossenen Lippen
- Erleichterung durch individuelle Lagerung, z. B. mit erhöhtem Oberkörper (➤ Kap. 5.6.3)

Therapie

- bei allergischem Asthma die „Auslöser" beseitigen oder vermeiden helfen, ggf. Haustiere abschaffen

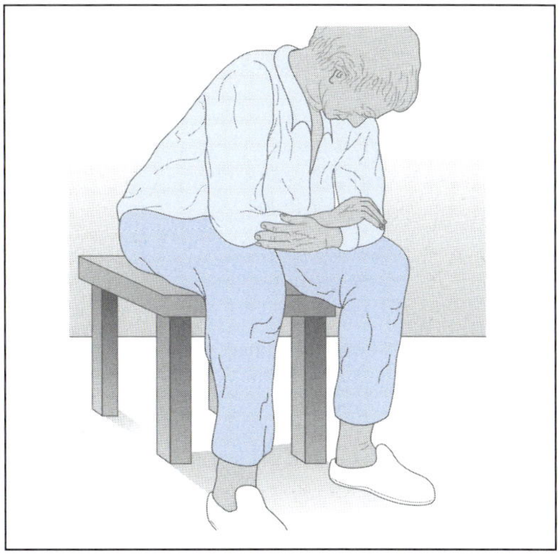

Abb. 26.2 Kutschersitz

- sekretlösende Medikamente
- Medikamente, die allergische Reaktionen unterdrücken
- im Anfall Kortison, Bronchospasmolytika
- evtl. Sedativa bei starker Angst
- im anfallsfreien Intervall Dosieraerosole mit Kortison, bronchialerweiternde Medikamente
- regelmäßige Inhalation
- autogenes Training aufzeigen
- evtl. Hypo- oder Desensibilisierung nach Allergietest

26.2.5 Lungenemphysem (Lernfeld 1.3)

Lungenemphysem: Überdehnung des Lungengewebes mit Schädigung der Alveolarwände. Dies führt zu einer Verringerung des Gasaustausches.

Ursachen

- Alterungsprozesse (Altersemphysem)
- Asthma bronchiale
- chronisch-obstruktive Bronchitis

Symptome

- Auswurf
- Husten
- Kurzatmigkeit
- geblähter Brustkorb (Fassthorax)
- Rechtsherzinsuffizienz (Cor pulmonale) bei fortschreitendem Krankheitsverlauf

Pflege bei Lungenemphysem

- alle pflegerischen Maßnahmen, die in ➤ Kapitel 26.1 beschrieben sind
- Vermeidung weiterer Atemwegsinfekte durch Pneumonieprophylaxe (➤ Kap. 5.7.4)
- Lippenbremse einüben zur besseren Ausatmung: Einatmung durch die Nase, gebremste Ausatmung durch die geschlossenen Lippen
- atemerleichternde Maßnahmen, z. B. Kutschersitz (➤ Abb. 26.2)
- Inhalationen (➤ Kap. 25.1)
- Atemübungen mit dem Physiotherapeuten

Therapie

- Behandlung der Grunderkrankung
- Nikotinentwöhnung
- Antibiotikagabe bei akuten Infekten
- evtl. Sauerstoffgabe (➤ Kap. 24)
- sekretlösende Medikamente
- evtl. Kortison

!

Wegen der Gefahr der Atemlähmung darf Sauerstoff beim Lungenemphysem nur unter enger Überwachung des Pflegebedürftigen verabreicht werden.

26.2.6 Pneumonie (Lernfeld 1.3)

Pneumonie: Entzündungen des Lungengewebes (Lungenentzündung). Eine Form ist die **Bronchopneumonie**, bei der die Entzündung von den Bronchien auf das umliegende Lungengewebe übergreift. Bei der **Lobärpneumonie** sind ein ganzer Lungenlappen oder scharf abgegrenzte Lappenteile entzündet.

Ursachen

Primäre Pneumonie

- ausgelöst durch Giftstoffe und Allergien
- Aspiration von z. B. Nahrungsmitteln, Fremdkörpern, Flüssigkeiten
- Infektionen mit Mikroorganismen in der bislang intakten und gesunden Lunge
- Erreger können **Bakterien** sein wie z. B. Streptokokken, Staphylokokken, Pneumokokken, Enterokokken, aber auch **Viren** und **Pilze**

Sekundäre Pneumonie

Infektion bei einer bestehenden Vorerkrankung.

- Schwächung des Immunsystems bei Gebrechlichkeit und Mehrfacherkrankungen
- Sekretstau und mangelndes Abhusten von Bronchialsekret
- allgemeine Schwäche mit mangelhaftem Hustenreflex nach Operationen, Bewusstlosigkeit, schweren Allgemeinerkrankungen, AIDS, Krebserkrankung
- Herzerkrankungen

- Zirkulationsstörungen in der Lunge, z. B. bei Linksherzinsuffizienz
- Verengungen in den Bronchien oder oberen Luftwegen

Symptome

Bei der Bronchopneumonie
- Verschlechterung des Allgemeinbefindens
- leichte Temperaturerhöhung
- mäßig starker Husten
- eitriger, schleimiger Auswurf
- kaum Schmerzen
- zunehmende Atemnot

Bei der lobären Pneumonie
- schweres Krankheitsbild mit sehr schlechtem Allgemeinbefinden
- hohes Fieber mit Schüttelfrost
- sehr starker Husten
- eitriger, später auch blutiger bis rostbrauner Auswurf
- schneller Puls bei niedrigem Blutdruck
- meist starker, stechender Ein- und Ausatemschmerz
- flache, beschleunigte Atmung
- Lippenzyanose

Pflege bei Pneumonie

- alle pflegerischen Maßnahmen, die in ➤ Kapitel 26.1 beschrieben sind
- mehrmals täglich Mundpflege
- Befeuchten der Raumluft
- ausreichende Flüssigkeitszufuhr zum Verflüssigen des Schleims
- sämtliche Prophylaxen (➤ Kap. 5.7)
- Einreibungen mit schleimlösenden Mitteln
- gut abhusten lassen, Sputum soll nicht geschluckt werden, damit keine Bakterien in den Magen-Darm-Trakt gelangen
- bei Bedarf Sekret absaugen (➤ Kap. 23)
- intensive Betreuung während des Akutstadiums
- leichte Mobilisation, mehrmals täglich kurz aufsetzen lassen
- vorsichtige Mobilisation nach der Genesung
- Pflege bei Fieber (➤ Kap. 9.2.3)
- dreistündliche Vitalzeichenkontrolle und bei Bedarf
- Dokumentation auf Beobachtungsbogen führen

Therapie

- Breitbandspektrumantibiotika bei bakteriell bedingter Pneumonie
- Untersuchungen des Sputums mit anschließender Gabe von spezifisch auf den Erreger wirkenden Medikamenten, z. B. Antimykolytika bei pilzbedingter Pneumonie
- evtl. fiebersenkende Medikamente
- Inhalationen mit sekretlösenden Medikamenten
- physikalische Therapien wie Brust-, Senfwickel

26.2.7 Bronchialkarzinom (Lernfeld 1.3)

Der Bronchialkrebs ist die Hauptursache der Krebstodesfälle bei Männern. Von

100 000 Menschen erkranken in der Bundesrepublik Deutschland jährlich etwa 90 Männer und 20 Frauen.

Ursachen

Als Hauptursache gilt das Inhalationsrauchen (80 bis 90%).
- jahrelange Inhalation von Asbeststäuben
- Industrie- und Verkehrsgase
- Arsen, Nickel, Chrom
- Teer
- Ruß und Mineralöle

> Je mehr Ursachen zusammentreffen, desto größer ist die Gefahr, an einem Bronchialkarzinom zu erkranken!

Symptome

Das Bronchialkarzinom löst keine krankheitsspezifischen Frühsymptome aus. Zu beobachten sind
- chronischer Husten, besonders am Morgen
- Kurzatmigkeit bei Anstrengung
- Brustschmerz

Im Spätstadium
- blutiges Sputum mit rotem, frischem Blut
- Appetitlosigkeit
- Gewichtsverlust

Pflege bei Bronchialkarzinom

- alle pflegerischen Maßnahmen, die in ➤ Kapitel 26.1 beschrieben sind
- Pneumonieprophylaxe zum Verhindern von Sekundärinfektionen wie Bronchitis oder Pneumonie (➤ Kap. 5.7.4)
- Soor- und Parotitisprophylaxe (➤ Kap. 5.7.5)
- Dekubitusprophylaxe (➤ Kap. 5.7.1)
- Thromboseprophylaxe (➤ Kap. 5.7.2)
- Mobilisation
- möglichst Teilnahme an den Tagesaktivitäten
- Schmerzfreiheit durch die rechtzeitige Gabe der verordneten Medikamente gewährleisten
- Begleitung in der Auseinandersetzung mit der Krankheit

Therapie

- Chemotherapie
- lokale Bestrahlung
- Entfernung einzelner Lungenlappen
- Schmerzbehandlung
- Sauerstoffgabe bei Bedarf

26.2.8 Kehlkopfkarzinom (Lernfeld 1.3)

Ursachen

- Rauchen
- übermäßiger Alkoholkonsum

Symptome

- anhaltende Heiserkeit
- Schluckbeschwerden
- Hustenreiz
- Atemnot

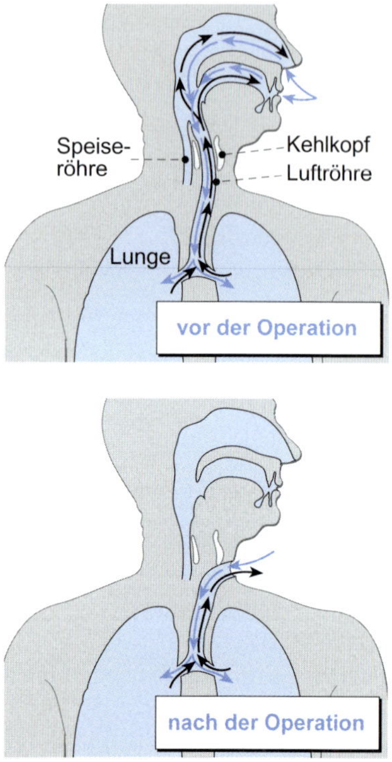

Abb. 26.3 Totale Laryngektomie vor und nach der Operation

Trachealkanülen (Lernfeld 1.5)

Zum Offenhalten der Trachea und Erleichtern der Atmung stehen Trachealkanülen (➤ Abb. 26.4) in unterschiedlichen Ausführungen zur Verfügung.

Metallkanülen
- sind silber- oder neusilberbeschichtet
- starke Festigkeit
- problemlos desinfizier- und sterilisierbar

Kunststoffkanülen
- schmiegen sich dem Luftröhrenverlauf an
- nach der Benutzung zu desinfizieren

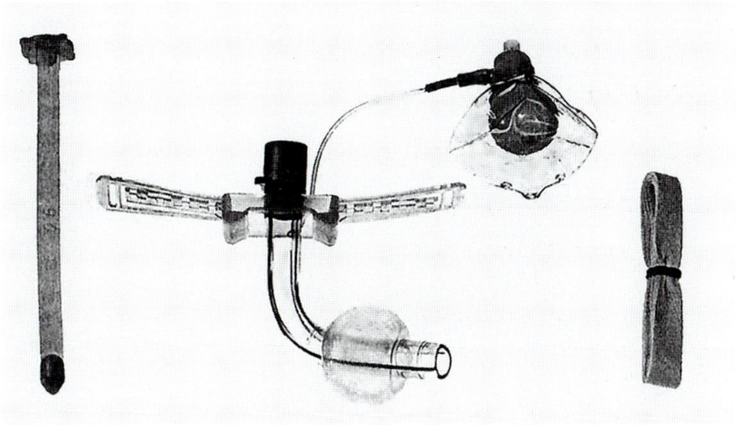

Abb. 26.4 Blockbare Trachealkanüle mit Einführungshilfe und Befestigungsbändchen

Pflege bei Tracheostoma (Lernfeld 1.3)

Ernährung

- postoperative Ernährung über eine Magensonde (➤ Kap. 20)
- später darf der Pflegebedürftige nur kleine Portionen schlucken
- die Nahrung gut kauen lassen

Körperpflege

- beim Duschen und Baden darauf achten, dass kein Wasser in das Stoma gelangt
- Badewanne nur zu einem Drittel füllen
- Pflegebedürftigen nie alleine in der Badewanne lassen
- Nassrasur ist der Trockenrasur vorzuziehen, damit keine abgeschnittenen Bartstoppeln in das Stoma gelangen

Das Tracheostoma beim Rasieren mit einem Mulltuch abdecken, damit keine Bartrückstände eingeatmet werden.

Falls beim Baden Wasser oder Schaum in die Luftröhre gelangt:
- Wasser ablassen
- mit dem Oberkörper über den Badewannenrand gelehnt abhusten lassen
- sofort Hilfe herbeiholen (Rufanlage)
- bei Bedarf absaugen

Der Pflegebedürftige benötigt viel Zuspruch, da sich das Aussehen verändert hat.

Gute psychische Betreuung ist wegen des Verlusts der Sprechfähigkeit und anhaltender Erstickungsangst notwendig.

Kanülenpflege

- Reinigung des Stomas mit feuchtem Waschlappen **ohne** Seife
- mehrmals täglich neuer steriler Verband mit Schlitzkompresse (Tracheokompresse, ➤ Abb. 26.5)
- **nie** Watte in die Nähe des Stomas bringen (Aspirationsgefahr)

Bronchialtoilette (Lernfeld 1.5)

Nach der Operation muss das Tracheostoma häufig abgesaugt werden. Das gleiche gilt, wenn der Pflegebedürftige aspiriert hat oder nicht in der Lage ist, sein Bronchialsekret abzuhusten.

Vorbereitung der (beiden) Pflegepersonen

- hygienische Händedesinfektion
- Schutzkleidung anziehen
- Mundschutz zum eigenen Schutz anlegen (Abhusten des Pflegebedürftigen)

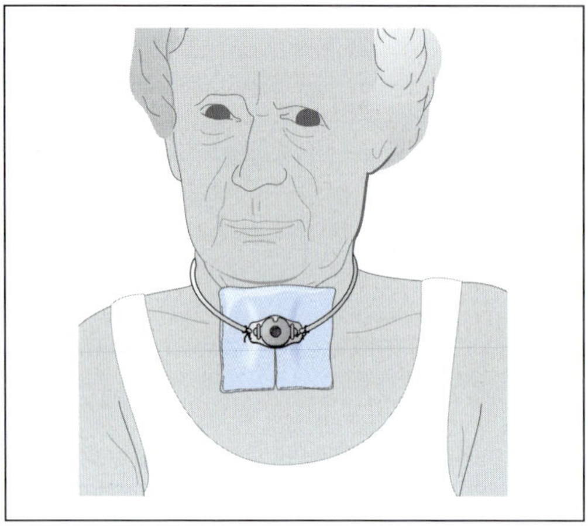

Abb. 26.5 Befestigung der Trachealkanüle mit Bändchen und Schlitzkompresse

Vorbereiten des Materials

- Absauggerät
- sterile Absaugkatheter
- sterile Handschuhe
- steriles Aqua dest. zum Durchspülen des Katheters
- ggf. steriles NaCl 0,9% zum Verflüssigen des Bronchialsekrets
- Desinfektionslösung in der Sekretflasche
- Abwurf

Vorbereitung des Pflegebedürftigen

- informieren
- beruhigen

Vorgehen

- Absaugvorrichtung einstellen (Sog etwa 100 cm/H_2O)
- Verpackung des Absaugkatheters öffnen
- Absaugkatheter und Zwischenstück verbinden
- sterile Handschuhe anziehen
- wenn erforderlich, zwei Milliliter steriles NaCl 0,9% in die Trachealkanüle applizieren (Verflüssigung des Sekrets, ärztliche Tätigkeit bzw. Delegation)
- Flüssigkeit über drei bis vier Atemzüge verteilen lassen
- Absaugkatheter **ohne Sog** vorsichtig bis zur Gabelung der Luftröhre (Widerstand) einführen, dann einen Zentimeter zurückziehen
- Sog herstellen
- unter leichten Drehbewegungen Absaugkatheter langsam zurückziehen
- Pflegebedürftigen zum Husten auffordern
- **Dauer** des Absaugens **nicht länger als 10 bis 15 Sekunden**
- bei Bedarf mit **neuem** Katheter wiederholen

Abschluss

- Rufanlage griffbereit legen
- Pflegebedürftigen beruhigen
- Material entsorgen
- Dokumentation

Wechseln der Kanülen (Lernfeld 1.5)

Eine Trachealkanüle aus Latex oder Plastik sollte alle 48 bis 72 Stunden, eine Silberkanüle nur nach Bedarf gewechselt werden.

Den **ersten Kanülenwechsel** nach der Operation übernimmt der Arzt. Der Wechsel der Kanülen sollte **nicht** unmittelbar **nach** der **Nahrungsaufnahme** erfolgen, da sonst die Gefahr des **Erbrechens** und anschließender **Aspiration** besteht.

Vorbereitung

- hygienische Händedesinfektion
- Pflegebedürftigen informieren
- Pflegebedürftigen in halbsitzende Position bringen, wobei der Kopf leicht nach hinten geneigt ist

Vorbereiten des Materials

- Händedesinfektionsmittel
- Absaugmaterialien (siehe unter „Bronchialtoilette“)
- unsterile und sterile Handschuhe
- Kompressen zum Reinigen
- pflegendes Hautöl für die Wundränder
- neue Trachealkanüle
- Tracheal-, Schlitzkompresse
- Haltebändchen
- Schale mit Desinfektionslösung
- Sauerstoffbehandlungsgerät

Vorgehen

- hygienische Händedesinfektion
- Bronchialtoilette (siehe oben)
- Mundpflege
- bei Bedarf vor oder während des Kanülenwechsels Sauerstoffgabe
- Haltebändchen lösen
- unsterile Handschuhe anziehen
- Trachealkanüle entfernen und in Desinfektionslösung legen
- Verband entfernen
- Wundränder reinigen
- sterile Handschuhe anziehen
- neue Trachealkanüle vorsichtig einführen
- Verband anlegen
- Handschuhe entfernen
- Haltebändchen fixieren

> Das Kanülenband darf nicht zu eng sitzen. Zwischen Hals und Band sollte ein fingerbreiter Raum sein.

Abschluss

- Rufanlage in Griffnähe
- Pflegebedürftigen nach Befinden fragen
- Material entsorgen
- Dokumentation der Tätigkeit und Wundbeschaffenheit

> !
> Wichtig ist es, den Pflegebedürftigen schon sehr früh beim Wechseln der Kanüle anzuleiten, damit er seine Unabhängigkeit bald wiedererlangt.

Kommunikation (Lernfeld 1.4)

Da die tonbildenden Organe entfernt wurden, geht das normale Sprechen verloren. Der Pflegebedürftige muss eine für ihn mögliche **Ersatzsprache** erlernen. Kurz nach der Operation kann er sich mit **Flüstern** verständigen, was aber schwer zu verstehen ist. Daneben hilft die schriftliche Kommunikation.

Im Laufe der Zeit kann der Pflegebedürftige, je nach Befinden, zwischen zwei möglichen Ersatzsprachen wählen.

Körpereigene Ersatzstimme

- „Rülpsstimme"
- der Pflegebedürftige lernt unter Anleitung eines Sprachtherapeuten, die Luft aus dem Magen über die Speiseröhre kontrolliert herauszulassen, ähnlich einem Bauchredner
- die Sprachbehandlung beginnt möglichst bald nach der Operation
- die „Rülpsstimme" erfordert viel Motivation, Willensstärke und Übungsbereitschaft

Elektronische Sprechhilfe

- mit einem Sprachverstärker wird die Flüstersprache elektronisch verstärkt
- das Wirkungsprinzip ähnelt einem Mikrofon

Die Aufgabe des Pflegepersonals ist die enge Zusammenarbeit und Vermittlung zwischen behandelndem Arzt, Logopäden, Angehörigen und Pflegebedürftigen. Dem Pflegebedürftigen und den Angehörigen sind die vielseitigen Möglichkeiten der Kommunikation mit Sprechgestörten (➤ Kap. 13.2) aufzuzeigen und auszuprobieren.

> Der Spracherwerb ist für das seelische Wohlbefinden von großer Bedeutung.

Rehabilitation (Lernfeld 2.1)

In der Regel sind die Pflegebedürftigen nach der notwendigen Operation sehr geschwächt. Daher ist es wichtig, sehr früh mit der Rehabilitation zu beginnen.

- Pflegebedürftigen so viel und so oft wie möglich zum Aufstehen und zu Bewegungsübungen aufzufordern
- Gehübungen stärken die geschwächte Muskulatur
- zu Eigenaktivitäten ermuntern
- tägliches Sprechtraining
- gymnastische Übungen
- physiotherapeutische Maßnahmen nach Anordnung
- Atemgymnastik
- Inhalationen nach Anordnung
- Pflegebedürftigen bereits vor der Operation auf den Sprachverlust vorbereiten

- zuhören
- von den Lippen ablesen
- auf nonverbale Signale reagieren
- viel Zuwendung geben
- erste Erfolge aufzeigen
- Adressen von Selbsthilfegruppen anbieten

Über- oder Unterforderung führen schnell zu Ungeduld und Versagensängsten und sind deshalb zu vermeiden.

Familiäre Wiedereingliederung

- den Angehörigen Offenheit, Ehrlichkeit und Verständnis für ihre Situation signalisieren
- Vertrauensbasis schaffen
- je besser das Sprechvermögen des Pflegebedürftigen wird, desto besser ist auch seine familiäre Integration

Angehörige müssen lernen, dass nicht Mitleid, sondern Mitgefühl und Mithilfe bei der Krankheitsbewältigung helfen.

Soziale Wiedereingliederung

- Kommunikationshilfen aufzeigen
- das soziale Umfeld unterstützen bei der Einstellung auf die neue Situation
- Mitmenschen ausführlich aufklären
- zeitige Konfrontation mit dem Alltag

Der Pflegebedürftige muss lernen, sich im sozialen Leben neu zu integrieren.

Therapie

- Chemotherapie
- Kehlkopfentfernung (Laryngektomie, ➤ Abb. 26.3)
- Tracheotomie mit Anlegen eines Tracheostomas (Luftröhrenöffnung nach außen)

Bei der Laryngektomie werden auch die Stimmbänder entfernt. Das Sprechen ist nicht mehr möglich. Dies stellt eine große psychische Belastung für die Betroffenen dar. Besonders ältere Patienten haben große Probleme, eine künstliche oder eine Ersatzsprache zu lernen.

KAPITEL

27 Herz-, Kreislauf- und Gefäßerkrankungen (Lernfeld 1.3)

27

Das Herz gilt als **Symbol des Lebens.** Hierauf beruht auch die existentielle Angst bei geringsten Anzeichen einer koronaren Erkrankung.

Das Herz ist ein etwa **faustgroßes Muskelgebilde**, das sich ungefähr in der Mitte des Brustkorbes befindet. Es ist von versorgenden Gefäßen (**Herzkranzgefäßen**) umgeben und in den Herzbeutel eingebettet (➤ Abb. 27.1).

Mit jedem **Herzschlag** werden etwa 70 ml Blut in die Gefäße gepumpt. So gelangen bei durchschnittlich 70 Schlägen in der Minute etwa fünf Liter Blut aus dem Herz in den Blutkreislauf. Bei **erhöhtem Blutbedarf** im Körper schlägt das Herz **schneller** und das Sechs- bis Zehnfache an Blut wird durch den Körper gepumpt. Im Ruhezustand ist das Herz in der Lage, das **Schlagkraftvolumen** automatisch zu verlangsamen und den Körper trotzdem mit den lebensnotwendigen Stoffen zu versorgen.

Das menschliche Kreislaufsystem besteht aus dem **großen Körperkreislauf** und dem **kleinen Lungenkreislauf**. Über die Aorta und ihre Verzweigungen wird das Blut von der linken Herzkammer durch das **arterielle** System bis zu den kleinen **Arteriolen** geleitet. Im Kapillarnetz von Muskeln und Haut findet der Austausch von Gasen, Flüssigkeiten und Stoffwechselprodukten statt. Über die **Venolen** wird das Blut dann im **venösen** System durch die Hohlvenen zurück zum rechten Herzvorhof transportiert. Die Venolen dienen gleichzeitig als Speicherorgan und wirken bei der Regulierung der Körpertemperatur entscheidend mit (➤ Kap. 9). Ein Zurückfließen des Blutes in den Venen wird durch Venenklappen und die Muskelvenenpumpe (➤ Kap. 5.7.2) verhindert. Von der rechten Herzkammer wird das Blut in den Lungenkreislauf gepumpt. In der Lunge findet der Sauerstoffaustausch statt und sauerstoffreiches Blut gelangt in den linken Herzvorhof.

Während die linke Herzkammer arterielles und sauerstoffreiches Blut in den Körperkreislauf pumpt, befördert gleichzeitig die rechte Herzkammer das zurückströmende venöse und sauerstoffarme Blut zur Lunge.

Herz-, Kreislauf- und Atmungssystem bilden im menschlichen Körper eine Einheit und beeinflussen einander gegenseitig.

Die Gefäßkrankheiten in diesem Kapitel beziehen sich ausschließlich auf die Extremitäten im großen Körperkreislauf.

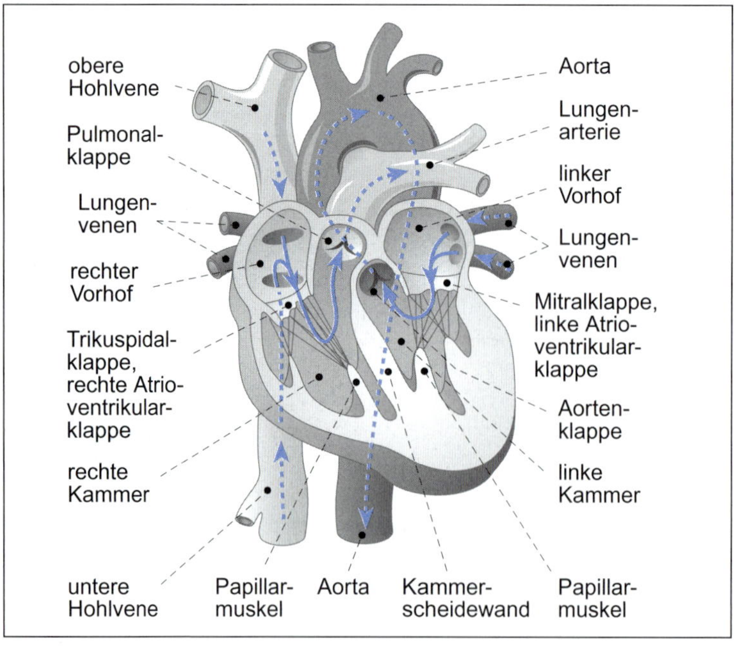

Abb. 27.1 Anatomie des Herzens

27.1 Arterielle und venöse Insuffizienz (Lernfeld 1.3)

Durchblutungsstörungen des arteriellen und venösen Systems unterscheiden sich, wie in ➤ Tabelle 27.1 dargestellt.

27.1.1 Arteriosklerose (Lernfeld 1.3)

Unter einer **Arteriosklerose** versteht man eine **Arterienverkalkung**. Es kommt zu krankhaften Veränderungen der Arterienwände durch **Verhärtungen**, **Verdickungen**, **Verminderung** der **Gefäßelastizität** (➤ Kap. 5.7.2). Die Arteriosklerose entwickelt sich im Laufe des Lebens, oft schon ab dem 20. Lebensjahr.

Die sklerotischen Veränderungen finden sich im ganzen Gefäßsystem **(arterielle Verschlusskrankheit, AVK)**, einschließlich Herzkranzgefäßen **(koronare Herzkrankheit, KHK)** und Gehirngefäßen **(Zerebralsklerose)**.

Typische Erkrankungen einer arteriellen Durchblutungsstörung sind Angina pectoris, Herzinfarkt, Apoplexie, „Schaufensterkrankheit".

Ursachen

- Hypertonie
- Hyperlipidämie
- kalorien- und fettreiche Ernährung
- Diabetes mellitus
- Toxine
- Nikotin
- Dauerstress
- Vererbung
- Bewegungsmangel, Übergewicht
- zu wenig trinken

In der Regel bewegen sich alte Menschen weniger als in jungen Jahren. Knochen- und Gelenkerkrankungen können die Bewegung reduzieren. **Untätigkeit** und **zu viel Ruhe**, besonders bei plötzlicher Bettlägerigkeit oder auch nach dem Ausscheiden aus dem Arbeitsleben, bewirken eine geringere Belastung von Herz und Kreislauf. Besonders jahrelanger Genuss von Nikotin oder falsche bzw. einseitige Ernährung sind Hauptursachen für Veränderungen und Ablagerungen an den Gefäßwänden.

Die meisten alten Menschen trinken zu wenig. Diese **Flüssigkeit fehlt** dem **Kreislaufsystem**. Das Blut wird dickflüssig und fließt langsamer. Herz und Kreislauf benötigen mehr Kraft, um den Transport der Nährstoffe sicherzustellen. Dadurch ermüdet die Gefäßmuskulatur schneller und die Herzmuskulatur wird stark beansprucht. In den Kapillargefäßen führt dies zu einem Blutrückstau und zu einer Ausdehnung der Gefäße. Blutbestandteile lagern sich dann leichter an den Gefäßwänden oder an den Gefäßabzweigungen ab.

Tab. 27.1 Vergleich zwischen arteriellen und venösen Durchblutungsstörungen

Kennzeichen	Arterielle Durchblutungsstörungen	Venöse Durchblutungsstörungen
Schmerzen	Akut, verstärkt bei Beinhochlagerung, nachlassend bei Beintieflagerung (bei chronischen Durchblutungsstörungen langsam zunehmende Schmerzen)	Langsam zunehmender Spannungsschmerz, nachlassend bei Beinhochlagerung
Hauttemperatur	Sinkt im betroffenen Bein stark ab	Normal oder leichte Erwärmung des betroffenen Beins
Hautfarbe	Blässe	Zyanose
Ödeme	Keine	Zunehmend, je nach Ausdehnung des Verschlusses
Arterien	Puls unterhalb der Verschlussstelle nicht tastbar, oberhalb harter Puls	Keine Veränderung
Venen	Fast blutleer	Sichtbare Venenstauung

Symptome

Bei Sklerose in den Gehirnarterien
- Kopfschmerzen oder einseitiges Druckgefühl
- Schwindelgefühl
- klopfende Arterien im Kopf und am Hals
- kräftiges Ohrensausen
- schnelle Ermüdung und Flimmern der Augen
- Apoplexie

Bei Sklerose in den Arterien der Extremitäten
- starke Schmerzen im Bereich der betroffenen Arterie
- kühle Extremität und Bewegungseinschränkung
- schnellere Ermüdung des betroffenen Gebietes mit Schmerzen
- Marmorierung und Zyanose des Hautabschnittes
- verzögerte Wundheilung

Durch **akuten Verschluss** der sklerotischen arteriellen Gefäße kommt es zum Absterben des Gewebes. Dies kann bei Erkrankung der Beinarterien die Amputation eines oder beider Beine(s) zur Folge haben. Bei Erkrankung der Halsschlagader oder der Hirngefäße führt es zum Schlaganfall (➤ Kap. 32.2), bei Erkrankung der Herzkranzgefäße zum Herzinfarkt (➤ Kap. 27.3).

Pflege bei Arteriosklerose

- auf fettarme und ballaststoffreiche Ernährung achten
- für ausreichende Flüssigkeitsaufnahme sorgen
- über Risikofaktoren aufklären
- auf gleichmäßigen Blutzuckerspiegel durch Diabeteskost und Zwischenmahlzeiten achten (➤ Kap. 29.4)
- Verletzungen an den Extremitäten vermeiden helfen
- Zehennägel möglichst feilen und nicht schneiden
- Hitze und Kälte an den Füßen vermeiden
- beengende Schuhe, Socken, Strumpfbänder vermeiden
- bei Bedarf Extremitäten mit Bettschuhen oder Wattepackungen warmhalten

Bei Sklerose der Gehirngefäße und damit einhergehender Verwirrtheit
- Training der Gedächtnisleistung
- Training der Orientierung
- Training der Merkfähigkeit
- Übungen zur Sinneswahrnehmung, z. B. Basale Stimulation® (➤ Kap. 6.1.2)

Aktivierungsmaßnahmen bei Pflegebedürftigen mit arteriellen Durchblutungsstörungen konzentrieren sich auf **Bewegungsübungen und Ausdauerbelastung** zum Anregen der Blutzirkulation.
- Blutzirkulation in den Arterien durch Bewegung anregen
- Anreiz für Bewegung schaffen
- bei Bedarf passive Bewegungsübungen
- Aufklärung über Risikofaktoren und deren Folgen

Es ist eine schwierige Aufgabe, den Erkrankten die Gefährlichkeit ihrer Erkrankung verständlich nahezubringen.

Pflegebedürftige mit amputierten Gliedmaßen benötigen besonders viel **Zuwendung und Unterstützung** bei den Lebensaktivitäten. Sie gewöhnen sich sehr selten an den Umgang mit Beinprothesen und sind häufig auf den Rollstuhl angewiesen.

Therapie

- Umstellung der Ernährungs- und Lebensgewohnheiten
- Medikamente zur Verbesserung der Durchblutung
- Einstellung des Blutzuckerspiegels im Normbereich
- krankengymnastische Übungen
- Gewichtsreduzierung
- Flüssigkeitsausgleich

Prävention

- Vermeiden von Gefäßgiften wie Alkohol und Nikotin
- Ernährungsberatung
- Stress abbauen helfen
- täglich mindestens zwei Liter Flüssigkeit trinken
- für Ausgleichsbelastung und ausreichend Bewegung sorgen
- tägliches Gehirnjogging
- blutdruckregulierende Medikamente
- Blutzucker auf Normwerte einstellen

27.1.2 Insuffizienz des venösen Systems (Lernfeld 1.3)

Im Alter kommt es häufig zu Funktionseinbußen des Venensystems mit venösen Abflussstörungen. Durch diese venöse Stauung gelangt vermehrt Flüssigkeit ins Gewebe (Ödeme, ➤ Kap. 6.1.1)

Typische Erkrankungen des venösen Systems sind Krampfadern (**Varizen**), Entzündungen der Venenwände (**Thrombophlebitis**), Verschluss der Gefäße durch Blutgerinnsel (**Thrombose**).

Ursachen

Varizen
- Venenwandschwäche, häufig erblich bedingt
- Insuffizienz der Venenklappen
- Folge einer tiefen Beinvenenthrombose (Phlebothrombose)
- starke Belastung der Beinvenen durch langes Stehen und Sitzen und zu wenig Bewegung
- Schwangerschaft
- Rauchen, Hormonpräparate

Thrombophlebitis
- Infektionen
- mechanische Reizung der Venenwand, z. B. durch Venenverweilkatheter
- chemische Reizung, z. B. durch Medikamente

Phlebothrombose (Thrombose einer tiefen Vene, meist Beinvene)
Virchow-Trias (➤ Kap. 5.7.2):
- Schäden an der Gefäßwand, z. B. durch Verletzungen oder Operationen
- erhöhte Blutgerinnung, z. B. durch Medikamente
- verlangsamte Fließgeschwindigkeit des Blutes, z. B. bei Immobilität, durch Flüssigkeitsmangel

Symptome

Varizen
- sichtbare kleine Venen (Besenreiser)
- große, dicke, sichtbare Ausstülpungen der Venen
- „Müdigkeit" in den Beinen, dadurch Bewegungsreduzierung

Thrombophlebitis
- Schmerzen entlang der betroffenen Vene
- Hautrötung im betroffenen Gebiet
- tastbarer, harter Venenstrang

Phlebothrombose
- Schwere, Spannungsgefühl und Schwellung des betroffenen Beines
- Wadenschmerzen
- bläulich-rote, warme Haut
- subfebrile Temperaturen (➤ Kap. 9.2)
- als Spätfolge: Ulcus cruris (Unterschenkelgeschwür, offenes Bein)

> Bei der Phlebothrombose besteht die Gefahr der Lungenembolie (➤ Kap. 5.7.2). Symptome sind plötzliche Atemnot, stechender Schmerz im Brustbereich, Kreislaufschwäche, Tachykardie, Hustenanfälle und Todesangst.

Pflege bei Insuffizienz des venösen Systems

- Pflegebedürftiger soll seine Beine hoch lagern, sobald er sitzt
- Kompression der Beinvenen, (Kompressionsstrümpfe, ➤ Kap. 5.7.2)
- Wunden steril verbinden, Infektionen vermeiden
- Obstipation und Pressen beim Stuhlgang vermeiden
- Fußgüsse nach Kneipp
- venösen Rückfluss durch Bewegung der Beine fördern
- Thromboseprophylaxe (➤ Kap. 5.7.2)
- langes Sitzen und Stehen vermeiden
- Bewegung (Spaziergänge) fördern

Pflege bei Phlebothrombose

- auf Symptome der Lungenembolie achten (siehe oben)
- bei Verdacht auf Lungenembolie sofort den Arzt bzw. Notarzt benachrichtigen
- Übergabe ans Krankenhaus vorbereiten
- absolute Bettruhe
- keine Creme einmassieren
- kein Abklopfen des Thorax

27

- Erschütterungen beim Lagern und Betten vermeiden
- Puls, Temperatur und Blutdruck überwachen und dokumentieren

Therapie

Varizen

- Verödung von Besenreisern und kleineren Venen
- operative Entfernung von großen und tiefliegenden Venen
- Kompression der Beinvenen mit Kompressionsstrümpfen
- Gewichtsreduktion
- krankengymnastische Übungen zur Unterstützung der Muskelpumpe für einen besseren Blutstrom

Thrombophlebitis

- Alkoholumschläge
- heparinhaltige Salben
- entzündungshemmende Medikamente
- viel Bewegung
- bei Fieber: Antibiotika
- Kompressionsverband (➤ Kap. 5.7.2)

Phlebothrombose

- medikamentöse Auflösung des Thrombus (Thrombolyse)
- operative Thrombusentfernung
- wenn beides nicht möglich ist: medikamentöse Antikoagulation (Heparin, Cumarine)
- Bettruhe zur Vermeidung einer Lungenembolie
- Hochlagern der betroffenen Extremität, z. B. auf der Kramerschiene
- Kompressionsverband

27.2 Herzinsuffizienz (Lernfeld 1.3)

Bei der Herzinsuffizienz handelt es sich um eine **Schwäche der Herzmuskulatur**. Die Förderleistung lässt nach. Die notwendige Blutmenge wird nicht mehr ausreichend in den Kreislauf gebracht. Daraus ergeben sich Stauungserscheinungen im großen und/oder im kleinen Kreislauf. Die Herzinsuffizienz entwickelt sich meist schleichend als Folge anderer Erkrankungen.

Linksherzinsuffizienz

Bei der **Linksherzinsuffizienz** lässt das Leistungsvermögen des **linken Herzmuskels** nach:

- die linke Herzkammer stößt nicht mehr genügend Blut aus
- Rückstau des Blutes in die Lungengefäße
- Anstieg des venösen Drucks im kleinen Kreislauf
- Flüssigkeitsaustritt ins Lungengewebe (**Lungenödem**)

Rechtsherzinsuffizienz

- Leistungsminderung der rechten Herzseite
- Rückstau des Blutes im großen Kreislauf
- Anstieg des Venendrucks
- die Folge sind Ödeme in den Beinen, Vergrößerung der Leber mit Aszites (➤ Kap. 6.1.1), allgemeine Leistungsschwäche

Die Rechtsherzinsuffizienz wird häufig durch **chronische Lungenerkrankungen** ausgelöst.

Globalinsuffizienz

- das Herz kann keine ausreichende Leistung bringen, beide Herzseiten sind geschwächt
- durch das längere Verbleiben des Blutes im Kreislaufsystem nimmt der Körper zu wenig Sauerstoff auf
- die Folgen sind schwere Atemstörungen
- der Kohlendioxidgehalt im Blut steigt, der Sauerstoffgehalt sinkt
- gestörter Gasaustausch

Ruhe- und Belastungsinsuffizienz

Je nach Schwere der Herzinsuffizienz treten die Beschwerden bei Belastung oder sogar bereits bei körperlicher Ruhe auf (➤ Tab. 27.2).

Ursachen

Schädigung des Herzmuskels durch

- Sauerstoffmangel der Herzmuskulatur bei koronarer Herzkrankheit
- Narben im Herzmuskel, z. B. nach Herzinfarkt
- Entzündungen (Myocarditis), z. B. bei rheumatischen Erkrankungen

- Stoffwechselstörungen
- chronische Drucküberlastung bei Hypertonie
- Überdosierung von bestimmten Arzneimitteln
- chronische Lungenerkrankungen

Herzklappenfehler

- **Stenose**, die Herzklappe ist verengt
- **Insuffizienz**, die Herzklappe schließt nicht ganz

Herzrhythmusstörungen

- Tachykardie
- ausgeprägte Bradykardie
- Kammerflimmern

Mechanische Beeinträchtigung der Bewegungsfreiheit des Herzens

- Erguss im Herzbeutel
- Wucherungen oder Verwachsungen am Herzbeutel
- Erguss in der Lunge

Tab. 27.2 Stadieneinteilung nach der New York Heart Association (NYHA)

Stadium	Kennzeichen
Stadium I	Keine Beschwerden bei normaler Belastung, EKG-Veränderungen sind erkennbar
Stadium II	Leichte Beschwerden bei normaler Belastung
Stadium III	Erhebliche Beschwerden bei normaler Belastung
Stadium IV	Atemnot bereits in Ruhe (Ruhedyspnoe)

Symptome

In ➤Tabelle 27.3 sind Symptome der Links- und Rechtsherzinsuffizienz aufgelistet.

Pflege bei Herzinsuffizienz

Während der Akutphase

- Arzt rufen
- beim Pflegebedürftigen bleiben und ihn beruhigen
- Bettruhe, Anstrengungen vermeiden
- sitzend im Bett lagern, Oberkörper hoch und Beine tief lagern („Siesta-Lagerung“)
- für frische Luft sorgen
- Zimmer leicht abdunkeln, wirkt beruhigend
- Sauerstoffverabreichung nach ärztlicher Anordnung
- gute Krankenbeobachtung
- engmaschige Vitalzeichenkontrolle
- Flüssigkeitszufuhr reduzieren
- Körperpflege auf das Notwendigste reduzieren
- Dokumentation der Beobachtungen und Vitalzeichen

Nach der Akutphase

- Medikamentenwirkung beobachten
- Kontrolle der regelmäßigen Medikamenteneinnahme
- der Arzt muss dem Pflegebedürftigen Medikamentenwirkungen, Nebenwirkungen, Kennzeichen der Über- oder Unterdosierung erklären

27

Tab. 27.3 Unterschiede der Links- und Rechtsherzinsuffizienz

Symptome	Linksherzinsuffizienz bei Herzklappenfehler, Herzinfarkt, Hypertonie	Rechtsinsuffizienz bei chronischer Bronchitis, Lungenerkrankungen, Lungenembolie
Zyanose	ausgeprägt	gering
Orthopnoe	häufig	selten
Stauungen	Lunge, Lungenödem	Körperstamm, Extremitäten, am Hals, Leber, Magen, Aszites
Atemnot	Hustenreiz mit rostbraunem Sputum und Atemnot bei Belastung und im Liegen	selten
Wirkung von Sauerstoff	günstig	ungünstig
Wirkung von Beruhigungsmitteln	günstig	ungünstig
Belastung	verminderte Leistungsfähigkeit	verminderte Leistungsfähigkeit
Ausscheidung	Nykturie	Nykturie

- zweimal täglich Pulskontrolle (➤ Kap. 10.3.2)
- Kontrolle der Vitalzeichen
- regelmäßige Kontrolle des Körpergewichtes (bei Einlagerung von Flüssigkeit steigt das Körpergewicht)
- erhöhte Oberkörperlagerung
- Beine tief lagern
- alle erforderlichen Prophylaxen
- geeignete Kost in kleinen Portionen mit wenig Flüssigkeit anbieten
- Flüssigkeitsbilanz
- auf regelmäßigen, leicht absetzbaren Stuhlgang achten, da durch das Pressen eine erneute Akutsituation entstehen kann
- am Pflegebedürftigen orientierte Unterstützung bei allen Aktivitäten
- zunehmende Steigerung der Eigenaktivitäten
- vor dem Aufstehen Beine wickeln wegen Ödemstauung und Thrombosegefahr (➤ Kap. 5.7.2)
- Angehörige in die Pflege einbeziehen
- beruhigend auf Betroffenen einwirken

Therapie

Beheben der Grundursachen

- Senkung des Bluthochdrucks
- Herzrhythmusstörungen beseitigen
- Senkung des Gefäßwiderstands mit ACE-Hemmern oder Nitropräparaten
- Operation der Herzklappen bei Herzklappenfehler

Verbesserung der Herzleistung und Entlastung des Herzens

- Gabe von Herzglykokordikoiden (Digitalispräparate)
- Medikamente, welche die Herzarbeit erleichtern, z. B. ACE-Hemmer, β-Blocker
- Ödeme ausschwemmen, z. B. mit Diuretika
- Gabe von Kaliumpräparaten
- Entlastungslagerung mit erhöhtem Oberkörper
- bedingte Bettruhe mit leichter Mobilisation im Lehnstuhl

Angepasste Ernährung

- eiweißreiche und fettarme Kost
- wenig Flüssigkeit (höchstens ein Liter in 24 Stunden zur Reduzierung des Kreislaufvolumens)
- kochsalzarme Kost, da Salz die Flüssigkeit im Kreislauf bindet

27.3 Herzinfarkt (Lernfeld 1.3)

Bei der **koronaren Herzerkrankung (KHK)** handelt es sich um eine **arterielle Verkalkung der Herzkranzgefäße**. Durch diese Verkalkung kann es zu einer Stenose (Verengung) der Gefäße kommen und damit zu einer zeitweiligen Unterversorgung der Herzmuskulatur mit Sauerstoff (z. B. nach körperlicher Belastung). Dann spricht man von einem **Angina-pectoris-Anfall**. Der Pflegebedürftige verspürt ein Engegefühl um die Brust, Beklemmungen und Schmerzen. Im Ruhezustand oder durch die Zufuhr von Nitroglyzerinpräparaten kommt es dann zu einer schnellen Besserung und zum Abklingen der Symptome.

Bei einem **Herzinfarkt (Myokardinfarkt)** handelt es sich um einen **akuten Verschluss einer Herzkranzarterie** oder eines **Herzkranzarterienastes** mit Absterben von Herzmuskelgewebe durch den Sauerstoffmangel.

Ursachen

Die Hauptursache des Herzinfarktes ist der plötzliche Verschluss einer meist sklerotisch veränderten Herzkranzarterie. Mehre **Risikofaktoren** erhöhen die Infarktgefahr:

- Übergewicht
- erhöhte Blutfettwerte
- zu wenig Bewegung
- unzureichende körperliche Belastung
- Bluthochdruck
- Rauchen
- Diabetes mellitus
- erbliche Veranlagung zur Sklerose
- Dauerstress

Symptome

Bei etwa 50% der Erkrankten geht dem Infarkt eine unterschiedlich lange Phase mit Angina-pectoris-Beschwerden während einer körperlichen Belastung voraus. Teilweise hat der Pflegebedürftige aber nur sehr kurz vor dem Infarkt Warnsymptome:

- starkes Engegefühl in der Herzgegend
- Druckgefühl hinter dem Brustbein mit ausstrahlenden Schmerzen in den linken Arm, das linke Schulterblatt und den Unterkiefer
- Todesangst
- blasse, fahlgraue Gesichtsfarbe
- evtl. schmerzverzerrtes Gesicht
- kalter, klebriger Schweiß auf der Stirn, Nasenrücken und Oberlippe (Schockkennzeichen)
- Atemnot, die zum plötzlichen Hinsetzen zwingt
- kaum tastbarer Puls
- Blutdruckabfall
- Schock, evtl. mit Bewusstlosigkeit
- evtl. Übelkeit und Erbrechen

!

Insbesondere alte Menschen erleiden häufig einen „stummen Infarkt", bei dem nur geringe Schmerzen auftreten und die typischen Ausstrahlungssymptome fehlen.

Pflegerische Erstmaßnahmen bei Herzinfarkt

- Haus- und Notarzt rufen, Krankenwagen anfordern
- beengende Kleidung öffnen
- für frische Luft sorgen, Zugluft vermeiden, Sauerstoffgabe 2 Liter pro Minute
- Beckentieflage oder Oberkörperhochlagerung
- Pflegebedürftigen beruhigen und nicht mehr alleine lassen
- häufige Vitalzeichenkontrolle, wirkt meist beruhigend
- zweite Pflegeperson bereitet die Checkliste und Übergabe des Kranken an das Pflegepersonal im Krankenhaus vor
- ausführliche Übergabe an den Notarzt
- Pflegebedürftigen möglichst auf dem Transport begleiten
- Angehörige informieren und beruhigend auf sie einwirken
- ausführliche Übergabe an die aufnehmende Station

Für die Verlegung eines Pflegebedürftigen ins Krankenhaus oder in die ambulante Pflege muss immer ein Verlegungs-/Überleitungsstandard bestehen, an dem sich das Pflegepersonal orientieren kann (siehe Expertenstandard Entlassungsmanagement, www.dnqp.de).

Pflege bei Herzinfarkt nach der Rückkehr aus dem Krankenhaus

- Verletzungen wegen der verzögerten Blutgerinnung infolge der Antikoagulationstherapie vermeiden
- alle notwendigen Prophylaxen durchführen
- Vermeiden von Risikofaktoren
- Beratung über Risikofaktoren
- Gesundheitsberatung über Essen, Trinken, Rauchen und Aktivitäten
- zweimal täglich Kontrolle der Vitalzeichen

!

Bei der Pneumonieprophylaxe muss das Abklatschen des Thorax unterbleiben, da die Erschütterung eine neue Infarktgefahr birgt.

- Reinfarkt durch Verhinderung von Anstrengung vermeiden
- langsames Belastungstraining nach Rücksprache mit dem Krankenhauspersonal und dem behandelnden Arzt
- individuelles Gleichgewicht zwischen Be- und Entlastung

!

Die Darmentleerung, Gymnastik und Mobilisation sollten möglichst ohne Bauchpresse erfolgen, da ein Druckanstieg in den Gefäßen erneut zu einem Herzinfarkt führen kann.

Psychische Belastungen vermeiden oder fernhalten.

Therapie

Bei Verdacht auf Herzinfarkt ist **schnellstens notärztliche Hilfe** anzufordern. Bei Kreislaufstillstand ist eine sofortige Reanimation erforderlich.

- Intensivüberwachung mit absoluter Bettruhe
- Gabe von Nitroglyzerinpräparaten
- Verabreichung von Heparin oder Cumarin
- Sauerstoffgabe
- Schmerzbekämpfung (Opiate)
- Sedierung (z. B. Valium®, Barbiturate)
- Infusionen
- Schockbehandlung
- evtl. Lysetherapie zur Auflösung des gefäßverschließenden Thrombus

KAPITEL

28 Erkrankungen des Verdauungstrakts (Lernfeld 1.3)

Viele ältere Menschen messen ihre Gesundheit und Vitalität an dem guten Funktionieren von Magen und Darm. Das Einhalten der Essens- und Ausscheidungszeiten sind für manche Menschen sehr wichtig, andere finden sie als Last. In der häuslichen Pflege ist der alte Mensch häufig noch in der Lage, die Essenszeiten selbst zu bestimmen und je nach Bedürfnis zu gestalten. In der stationären Altenhilfe gibt es häufig starre Essenszeiten, nach denen sich die Pflegebedürftigen richten sollen. Auch die Tagesaktivitäten in den Einrichtungen der Altenhilfe orientieren sich überwiegend an den Essenszeiten.

Altersbedingte Veränderungen der Verdauungsorgane, Mangel- oder Fehlernährung und die Einnahme von Medikamenten erhöhen die Gefahr von Erkrankungen der Verdauungsorgane.

Zu den **Verdauungsorganen** (> Abb. 28.1) gehören:

- Speiseröhre
- Magen
- Zwölffingerdarm
- Dünndarm
- Dickdarm
- Leber, Gallenwege und Bauchspeicheldrüse (> Kap. 29)

28.1 Magenschleimhautentzündungen (Lernfeld 1.3)

Mit zunehmendem Alter treten vermehrt Entzündungen der Magenschleimhaut (**Gastritis**) auf. Durch Schleimabsonderungen schützt sich der Magen vor Selbstverdauung. Unterschiedliche Ursachen (z. B. einseitige Ernährung, übermäßiger Alkoholgenuss) führen zu einem Zusammenbruch der **Schleimhautschutzbarriere**, und die Schleimhaut wird für die Salzsäure der Magendrüsen durchlässig – die aggressive Magensäure zersetzt die Magenschleimhaut. Eine Gastritis kann akut oder chronisch auftreten und auf den Dünndarm übertragen werden (**Gastroenteritis**).

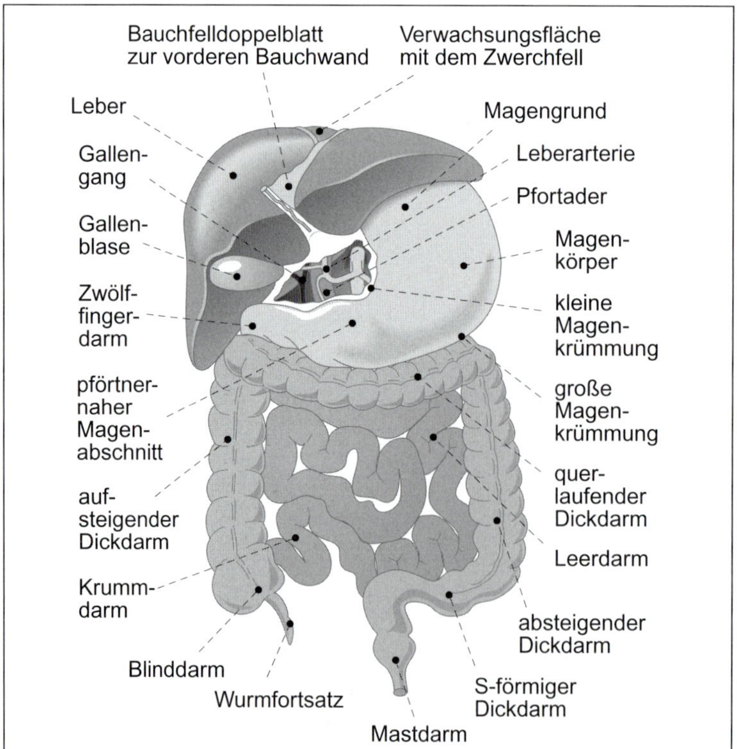

Abb. 28.1 Anatomie des Verdauungstrakts

Ursachen

Grundsätzlich werden drei Formen der Gastritis unterschieden:
- **A-Gastritis:** Autoimmun-Gastritis (Salzsäuremangel)
- **B-Gastritis**: Durch Bakterien ausgelöste Gastritis (Helicobacter-pylori-Bakterien)
- **C-Gastritis**: Chemisch-toxische (reaktive) Gastritis (durch Medikamente, Genussgifte)

Akute Entzündungen
- falsche oder einseitige Ernährung
- starkes Würzen mit Pfeffer und Salz
- übermäßiger Speisen-, Nikotin- oder Alkoholgenuss
- versehentlich oder in suizidaler Absicht getrunkene Säuren oder Laugen
- bakterielle Infektionen, virale Infektionen (Nahrungsmittelvergiftung)
- körperlicher Stress nach Operationen

Chronische Entzündungen
- anhaltende Ernährungsfehler
- über- und regelmäßiger Alkohol- und Nikotingenuss
- Infektionskrankheiten des Magen-Darm-Trakts
- Stauungsgastritis bei Herzinsuffizienz
- anhaltende psychische Belastungen
- Stress, verbunden mit Fehlernährung
- Einwirkung von Medikamenten auf die Magenschleimhaut
- Autoimmunerkrankung

Symptome

Akute Gastritis
- Magenschmerzen
- Völlegefühl und Oberbauchdruck
- Übelkeit, Brechreiz und Erbrechen
- Appetitlosigkeit
- weißlicher Zungenbelag
- evtl. Bluterbrechen oder Teerstuhl
- evtl. Durchfall

Chronische Gastritis
Oft fehlen die typischen Zeichen einer Magenerkrankung bzw. sie werden vom Betroffenen zwar wahrgenommen, aber nicht als solche erkannt.
- fauliger Mundgeruch
- Schwächegefühl
- Unverträglichkeit von Speisen, besonders von fetthaltigen Nahrungsmitteln
- evtl. Oberbauchschmerzen und Übelkeit

Pflege bei Gastritis

Im Akutstadium
- Schonung des Magens
- Nahrungskarenz von 24 bis 36 Stunden bei gleichzeitiger parenteraler Ernährung (über die Vene mit Hilfe von kalorischen Infusionen)
- Flüssigkeitszufuhr von zwei bis drei Litern Tee in 24 Stunden
- anschließend fünf bis sechs kleine, leichte Mahlzeiten über den Tag verteilt
- Pflegebedürftiger muss langsam essen und gut kauen
- Beobachten von Schmerzsymptomen
- Kontrolle der Stuhl- und Urinausscheidungen, Erbrechen
- regelmäßige Vitalzeichenkontrolle
- Bettruhe
- Verabreichen der angeordneten Medikamente wie Spasmolytika, Analgetika
- Flüssigkeit, Mineralien und Elektrolyte bei starkem Erbrechen oder bei Durchfall mit Infusionen ersetzen
- Pflege bei liegendem Venenverweilkatheter (➤ Kap. 18.4)
- gute Mundpflege in der Zeit der Nahrungskarenz und nach Erbrechen
- Dokumentation der Beobachtungen
- bei Erbrechen Handschuhe und Schutzkleidung anlegen, da zusätzlich die Gefahr der fäkal-oralen Übertragung von Salmonellen besteht (➤ Kap. 8.4)
- gute persönliche Hygiene als Selbstschutz
- Vermeiden von Kontaktinfektionen

Da eine Gastritis sehr häufig durch Stress oder psychische Belastungen verursacht wird, ist es notwendig, die Ursache positiv zu beeinflussen.

- Gespräche führen
- Entspannungsübungen anbieten
- offensichtliche Probleme ansprechen
- Betreuung bei Durchfall (➤ Kap. 8.2.5) und Erbrechen (➤ Kap. 8.4)

Therapie

- Nahrungskarenz von 24 bis 36 Stunden bei gleichzeitiger parenteraler Ernährung (über die Vene mithilfe von kalorischen Infusionen)
- Verbot von Kaffee, Alkohol und Nikotin
- Gastroskopie (Magenspiegelung)
- säurehemmende Medikamente., z. B. Maaloxan®, Gelusil®
- motilitätssteigernde Medikamente, z. B. Paspertin®, MCP®

28.2 Ulcus ventriculi, Ulcus duodeni, Ulcus pepticum (Lernfeld 1.3)

Definitionen

Ulcus: Geschwür – Defekt, der die Schleimhaut durchbricht und in die darunter liegenden Gewebeschichten reicht.
Ulcus ventriculi: Geschwür in der Magenwand (Ventriculus: kleiner Magen)
Ulcus duodeni: Zwölffingerdarmgeschwür (Duodenum: Zwölffingerdarm)

Geschwüre der Magenschleimhaut und des Zwölffingerdarms entstehen häufig als **Folge einer Entzündung**. Mit zunehmendem Alter wächst durch verminderte Abwehrkraft, reduzierten Widerstand der Magenschleimhaut oder geringere Schleimproduktion die Gefahr, einen Ulcus zu entwickeln.

Ursachen

- Missverhältnis zwischen aggressiven Faktoren (Pepsin, Säure, Helicobacter pylori, Gallensäuren) und schützenden Faktoren (Durchblutung, Schleimmenge, Schleimqualität)
- Verzögerung der Magenentleerung am Magenausgang (Pylorus)
- anhaltende Produktion von Magensäure
- Schleimhautschädigungen
- Schleimhautverletzungen durch Fremdkörper

Ohne Helicobacter pylori oder Säure kein Ulcus!

Ulcusfördernde Faktoren

- Alkohol- und Nikotinmissbrauch
- unregelmäßige und einseitige Ernährung
- körperliche Stresssituationen, z. B. bei schweren Erkrankungen, großflächigen Verbrennungen, nach schweren Operationen
- psychische Stresssituationen wie Trauer, Konfliktsituationen über eine längere Zeit
- Einnahme von schleimhautschädigenden Medikamenten, z. B. nicht-steroidale Antirheumatika (NSAR)

Symptome

Die Schmerzarten und die entsprechende Symptomatik sind in ➤ Tabelle 28.1 aufgeführt.

- Oberbauchschmerzen
- anhaltender Druck und Völlegefühl im Oberbauch nach gewohnter Nahrungsmenge
- saures Aufstoßen

Tab. 28.1 Schmerzarten und ihre Symptome

Schmerzart	Symptomatik
Frühschmerz	Oberbauchschmerzen, brennend oder krampfartig kurz nach der Nahrungsaufnahme, typisch für Magengeschwür
Spätschmerz	Der Schmerz tritt zwei bis drei Stunden nach der Nahrungsaufnahme krampfartig auf, typisch für Zwölffingerdarmgeschwür.
Nüchternschmerz	Besonders nachts und bei Nahrungskarenz auftretende brennende Schmerzen durch Überproduktion von Magensäften. Der Schmerz verschwindet bei Neutralisation, z. B. mit Milch.

- Sodbrennen
- saures Erbrechen, teilweise mit Gallensäure, auf leeren Magen
- Gewichtsabnahme
- Appetitlosigkeit
- Teerstuhl bei Blutungen

Pflege bei Geschwüren im Verdauungstrakt

- gesunde Lebensweise
- Aufklärung über krankmachende Faktoren
- angepasste Ernährung
- fünf bis sechs kleinere Mahlzeiten über den Tag verteilen
- Pflegebedürftiger muss die Nahrung gut kauen und langsam essen
- belastende Faktoren fernhalten oder ausschalten
- Entspannungsübungen anbieten (z. B. Autogenes Training, Yoga)
- Stärkung der physischen und psychischen Kräfte
- viele Gespräche führen
- Probleme ansprechen
- Selbstheilungskräfte aktivieren (z. B. Sport treiben, Gesangverein, Kulturkreise)
- Selbstwertgefühl stärken
- soziales Umfeld in die Therapie einbeziehen

Therapie

- Gabe von Antibiotika
- schleimhautschützende Medikamente
- magensaftblockierende Medikamente
- operative Entfernung des Geschwürs
- Schmerzmedikation

Komplikationen

- Blutung mit kaffeesatzartigem Erbrechen und/oder Teerstuhl
- Durchbruch des Geschwürs in die Bauchhöhle (Perforation)
- Verengung des Magenausgangs (Pylorusstenose)
- bösartige Entartung (Magenkarzinom)

28.3 Magenkarzinom (Lernfeld 1.3)

Das Magenkarzinom (Magenkrebs) ist eine verbreitete Karzinomart. Es entwickelt sich überwiegend bei Männern ab 40 Jahren. Von 100 000 Einwohnern in der Bundesrepublik Deutschland erkranken jährlich etwa 30 Menschen an Magenkrebs.

Ursachen

Die Ursachen der Magenkarzinome sind weitgehend unbekannt. Vermutet werden die gleichen Ursachen wie beim Ulcus ventriculi.

Risikofaktoren

- chronische Magenerkrankungen
- Genussmittelmissbrauch über viele Jahre (Alkohol, Nikotin)
- nitrosaminreiche Ernährung, z. B. Geräuchertes, Gegrilltes
- Helicobacter-pylori-Infektion
- Hepatitis B und C
- Kombinationen von Medikamentenwirkstoffen

Symptome

Die Symptome sind sehr **uncharakteristisch** und erst im fortgeschrittenen Stadium schmerzhaft:

- unspezifische Leibschmerzen (etwa 70%)
- andauernde Magenverstimmung
- Völlegefühl, Aufstoßen, Magendrücken
- Appetitlosigkeit
- Abneigung gegen bestimmte Speisen, besonders gegen Fleisch
- kaffeesatzartiges Erbrechen (etwa 40%)
- Gewichtsabnahme (85%)
- Eisenmangelanämie
- Änderung der Verdauung und somit der Stuhlausscheidung, evtl. Teerstuhl

Pflege bei Magenkarzinom

- Betreuung und Begleitung bei den Untersuchungen
- Krankenbeobachtung bei der Schmerzbehandlung und Meldung an den behandelnden Arzt

- auf Nebenwirkungen der Schmerzmittel achten
- Prophylaxen zum Vermeiden von Sekundärerkrankungen
- Gespräche über das Sterben anbieten
- bei Bedarf Sterbebegleitung
- Angehörige in die Pflege und Betreuung einbeziehen

Pflege nach einer Magenresektion

- ausreichende Ernährung, auf mehrere kleinere Portionen verteilt
- Ergänzung von Eiweiß, Mineralien, Vitamine durch entsprechendes Nahrungsangebot
- Ernährungswünsche beachten und berücksichtigen
- bei Bedarf Ernährung über eine Duodenal- oder eine Magensonde (➤ Kap. 20)
- aufbauende Mobilisation
- Stärkung der Vitalkräfte durch viel Bewegung
- Spaziergänge in Begleitung
- gewünschte und notwendige Unterstützung bei den Aktivitäten
- psychische Betreuung und Hilfe beim Abbau von existentieller Angst
- einfühlsame Gespräche
- Perspektiven aufzeigen

Therapie

- operative Entfernung von Magenteilen oder des Magens (Magenresektion)
- Chemotherapie
- Schmerzmedikation

28.4 Darmkarzinom (Lernfeld 1.3)

Im Gegensatz zum Magenkrebs steigt beim Darmkrebs die Erkrankungsrate in den westlichen Ländern. Darmkarzinome befallen überwiegend den Dickdarm (**Kolonkarzinom**) und davon besonders den Enddarm (**Rektumkarzinom**). **Metastasen** (Tochtergeschwülste) entstehen meistens an den lokalen Lymphknoten, später auch in Leber, Lunge und an den Knochen.

Ursachen

- falsche Ernährung
- zu wenig Ballaststoffe
- chronische Darmentzündungen wie Colitis ulcerosa, Morbus Crohn
- Darmpolypen
- eine genetische Veranlagung wird zur Zeit diskutiert

Symptome

Alle Symptome sind meistens Spätsymptome:

- unspezifische Bauchschmerzen
- Völlegefühl mit Appetitlosigkeit
- kolikartige Bauch- und Darmkrämpfe
- starke Blähungen
- veränderte Stuhlbeschaffenheit
- Wechsel zwischen Durchfall und Obstipation
- Blutbeimengungen im Stuhl, Teerstühle, dadurch Anämie (Blutarmut)
- nach faulen Eiern riechende Stühle (durch die Eiweißzersetzung)
- Gewichtsabnahme

> Darmkrebs wird mitunter erst erkannt, wenn die Geschwulst zu einem Darmverschluss (Ileus) führt.

Pflege bei Darmkarzinomen

- bei Bedarf Versorgung des Enterostomas
- alle notwendigen Prophylaxen (➤ Kap. 5.7)
- Pflegebedürftigen bei der Krankheitsbewältigung betreuen und unterstützen
- Pflegebedürftigen in das soziale Leben der Einrichtung integrieren
- Gespräche über das Sterben anbieten
- bei Bedarf Sterbebegleitung
- Angehörige in die Pflege und Betreuung einbeziehen

Therapie

- operative Entfernung der Geschwulst und der dazugehörigen Lymphknoten
- evtl. Anlage eines künstlichen Darmausgangs (Enterostoma, veraltet: Anus praeternaturalis, ➤ Kap. 28.4.1)
- Schmerzmedikation

28.4.1 Enterostoma (Lernfeld 1.3)

Die Lage des Enterostomas richtet sich nach der Erkrankung und dem entsprechend befallenen Darmteil.

Kolostoma

Das Kolostoma (➤ Abb. 28.2) ist die häufigste Form des künstlichen Darmausganges. Hierbei wird der Dickdarminhalt nach Entfernung des Afters und der Schließmuskulatur über eine Öffnung (Stoma) im linken Unterbauch abgeleitet. Der Darminhalt ist normal geformt.

Ursachen für das Anlegen eines Kolostomas

- Dickdarmkrebs, Tumoren
- entzündliche Divertikel
- Darmverschluss (Ileus), Darmperforation
- unzureichende Schließfunktion und fehlende Kontrolle der Stuhlentleerung
- Rektumkarzinom
- Bestrahlungsschäden der benachbarten Organe im kleinen Becken

Doppelläufiges Kolostoma

Bei der doppelläufigen Kolostomie (➤ Abb. 28.3) wird eine Dickdarmschlinge (meist die querverlaufende) durch die Bauchdecke gezogen und geöffnet. So entstehen ein **zuführender** und ein **wegführender Darmteil**. Der wegführende Darmteil wird entlastet. Nach dessen Gesundung kann der Darm wieder zusammengeführt und das Stoma entfernt werden.

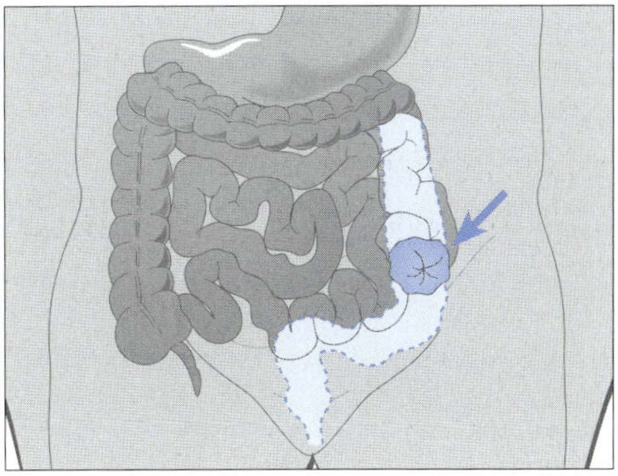

Abb. 28.2 Kolostoma

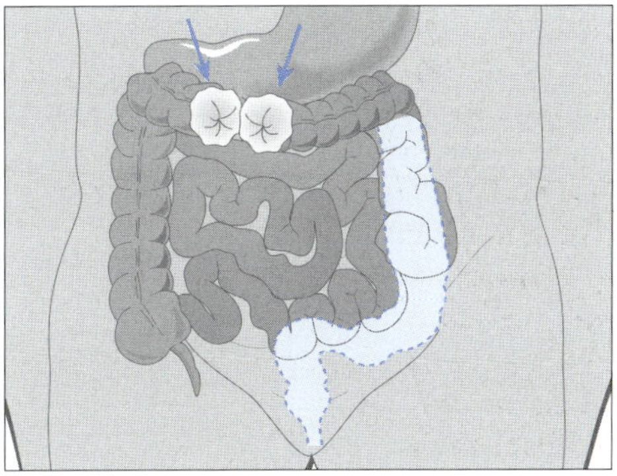

Abb. 28.3 Doppelläufiges Kolostoma

Das Stoma befindet sich meistens **oberhalb des Nabels** am Oberbauch, seltener im linken Unterbauch. Da dem Speisebrei weniger Wasser entzogen wird, ist die **Ausscheidung** über das Stoma eher **breiig**.

Der Pflegebedürftige hat noch ein Druckgefühl am After, wenn der Darm ausreichend gefüllt ist. Er setzt immer wieder kleinere Stuhlmengen ab. Dieser **Stuhl** besteht aus Darmepithelien und Schleim und ist meist **dünnflüssig**. Die **Ursachen** zum Anlegen des Stomas sind die gleichen wie bei der **Kolostomie**.

Ileostoma

Das Ileostoma (➤ Abb. 28.4) ist ein künstlich angelegter **Dünndarmausgang**. Der Dickdarm wird meist ganz entfernt oder ausgeschaltet. Dieses Endostoma ist häufig eine **endgültige** Lösung und liegt im rechten Unterbauch.

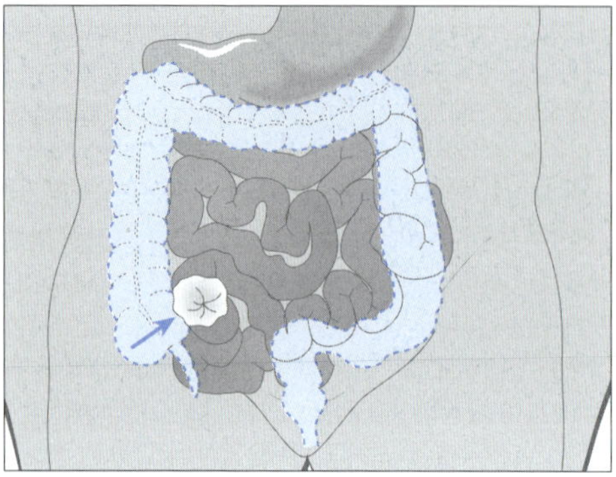

Abb. 28.4 Ileostoma

Die Ausscheidungen des Dünndarms enthalten noch **hautreizende Salze** und **unverdaute Gallensäure**. Aus diesem Grund wird der Darm etwas höher als das Bauchniveau angelegt, um die Ausscheidungen besser auffangen zu können und die Stomaumgebung vor Hautreizungen zu schützen. Der Stuhl ist **dünnflüssig bis breiig**.

Ursachen für das Anlegen eines Ileostomas

- Morbus Crohn
- Colitis ulcerosa
- Dickdarmkarzinome
- Darmpolypen, Adenome

28.4.2 Stomaversorgung (Lernfeld 1.5)

Zur Stomaversorgung benötigt man in der Regel Basisplatten, die auf der Haut befestigt werden, und entsprechende Stuhlbeutel.

Anforderungen an die Stomaversorgung

- hautfreundliche Klebeplatten
- absolute Abdichtung rund um das Stoma und auf der Haut
- geruchsneutrales Material
- geruchssicher gegen Ausdünstungen
- möglichst knisterfrei und nicht auftragend
- sichere und leichte Handhabung
- einfache Beschaffung über die Apotheke oder den Sanitätsfachhandel

> Die Palette der Stomaversorgungen ist sehr vielseitig. Besonders ausgebildete Stomaberater und -therapeuten helfen bei der Beratung. Sie sind bei Sanitätsfachgeschäften, Herstellern von Stomazubehör oder Kliniken angestellt. Sie leiten Stomaträger, Angehörige und Pflegende umfassend an und informieren über die individuellen Möglichkeiten.

Die meisten Stomabeutel (➤ Tab. 28.2, ➤ Abb. 28.5) sind mit einem **Aktivkohlefilter** versehen, der entweichende Darmgase neutralisiert.

Bei einem Kolostoma mit normal geformter Ausscheidung kann das Stoma zeitweise mit einem ein- oder zweiteiligen **Stomaverschlussknopf** abgedichtet werden.

Auf einer **hautfarbigen Platte** ist ein Stift aus **Quellschaumstoff** angebracht, der sofort nach dem Einbringen (➤ Abb. 28.6 a) in das Stoma aufquillt und dieses verschließt (➤ Abb. 28.6 b). Der Schaumstoff passt sich der Darmform an. Über einen **Filter** entweichen geräusch- und geruchlos Darmgase. Bei einem leichten Druckgefühl im Bauch muss der Verschluss entfernt werden, damit die Ausscheidung funktionieren kann.

28.4.3 Pflege bei Enterostoma (Lernfeld 1.5)

Bei Pflegebedürftigen mit Enterostoma ist es sehr wichtig, die **Angehörigen** über das Stoma aufzuklären und sie in die Pflege einzubeziehen. Da viele Menschen beim Wechsel des Stuhlbeutels ein **Ekelgefühl** entwickeln, ist es notwendig, sie sachlich und einfühlsam über den Umgang zu unterrichten.

Außerdem empfiehlt es sich, falls es nicht schon in der Klinik geschah, Kontakt mit einem Stomatherapeuten herzustellen.

Vorbereitung des Pflegepersonals

- Informationen über Beutelart, bisherige Versorgung, Stomagröße
- hygienische Händedesinfektion

Tab. 28.2 Arten von Stomabeuteln

Beutelart	Eigenschaften
Einteiliges System	Basisplatte mit angeschweißtem Beutel. Bei jedem Beutelwechsel ist die Befestigungsplatte mit zu entfernen (➤ Abb. 28.5 a).
Zweiteiliges System	Basisplatte mit Befestigungsring, Beutel mit Konterring (➤ Abb. 28.5 b), über den der Beutel ohne Druck auf dem Bauch befestigt wird (Druckknopfsystem). Die Platte bleibt durchschnittlich drei Tage auf der Haut.
Geschlossener Stomabeutel	Eignet sich für festen Stuhl.
Offener Stomabeutel	Eignet sich bei dünnflüssigem Stuhl. Der Beutel wird über der Toilette ausgestreift und wieder verschlossen.

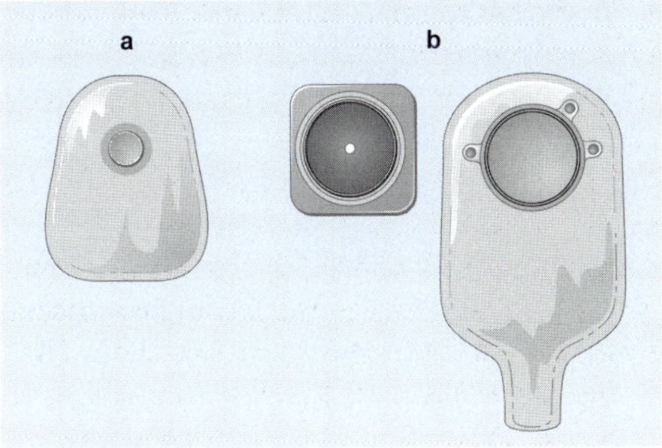

Abb. 28.5 Stomabeutel
a) geschlossener Beutel, einteiliges System
b) offener Beutel, zweiteiliges System

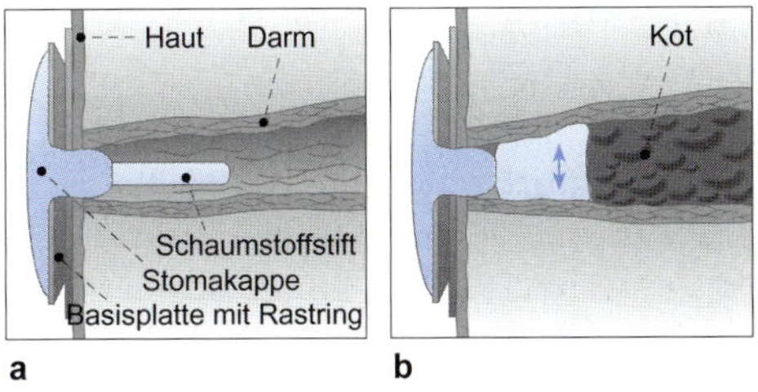

Abb. 28.6 Stomakappe
a) Einbringen der Stomakappe
b) Stomakappenstift quillt im Darm auf

Vorbereiten des Materials

- Stomabeutel mit Klebefläche, Druckknopfsystem
- handwarmes Wasser
- Bettschutz
- unsterile Mullkompressen oder Einmalwaschlappen
- Zellstofftücher
- Wattestäbchen
- Einmalhandschuhe
- Abdeckpaste, Abdeckplatten, Pflasterentferner
- Schere
- Abwurfbehälter mit Klappdeckel, Fußbedienung
- Hautschutzmittel

Vorbereiten des Raums

- Mitbewohner möglichst aus dem Zimmer schicken oder Sichtschutz anbringen
- helles Licht einschalten
- Fenster schließen
- Arbeitsfläche vorbereiten
- Anwesenheitslicht einschalten
- Schild an die Türe mit „Bitte nicht stören"

Vorbereitung des Pflegebedürftigen

- Pflegebedürftigen informieren
- Aufklärung des Pflegebedürftigen über das Stoma und den Umgang damit
- Bett auf richtige Arbeitshöhe bringen
- Lagerungshilfsmittel entfernen
- leicht erhöhter Oberkörper
- Bauch frei machen (lassen)
- Pflegebedürftigen auffordern, so viel wie möglich selbst zu tun

> Die Stomaversorgung ist bei sitzenden Pflegebedürftigen schwierig, da durch die Bauchfalten eine Reinigung der Stomaumgebung erschwert ist und die Fixierplatte meist nicht dicht aufliegt.

Vorgehen

- Bettschutz einlegen
- bei Bedarf neue Hautschutzplatte auf die exakte Stomagröße (➤ Abb. 28.7 a) ausschneiden, bei

ovalem Stoma mit Messschablone die Fixierplatte genau anpassen
- unsterile Handschuhe anziehen
- alten Beutel entfernen
- Stuhlreste mit Zellstofftüchern abtupfen
- bei Bedarf alte Fixierplatte lösen und Klebereste entfernen
- Haut **zum Stoma hin** mit Kompressen reinigen
- mit weiteren Kompressen und klarem Wasser abwaschen
- mit trockenen Kompressen die Stomaumgebung abtrocknen
- auch über die rosafarbene Schleimhaut des Stomas wischen (geringe Schmerzempfindung)
- bei leichter Stomablutung mit feuchtkalter Kompresse Blutung stillen
- wenn die Fixierplatte verbleibt, mit Wattestäbchen die Rille der Fixierplatte reinigen
- Haare an der Stomaumgebung mit der Schere entfernen
- Hautpflegemittel auftragen und gut trocknen lassen
- Handschuhe ausziehen
- Schutzfolie von der Hautschutzplatte abziehen (➤ Abb. 28.7 b)
- neue Fixierplatte auf der Haut anbringen
- neuen Beutel von unten nach oben auf der Hautschutzplatte befestigen (➤ Abb. 28.7 c)
- zwischen Stoma und Beutel oder Platte darf keine Haut sichtbar sein (➤ Abb. 28.7 d)

!

Stoma immer von außen nach innen reinigen, damit keine Bakterien aus den Ausscheidungen auf die umgebende Haut gelangen.

!

Bei bettlägerigen Pflegebedürftigen ist es sinnvoll, den Beutel quer auf dem Bauch anzubringen, damit der Stuhl gut abfließen kann. Bei gehfähigen Pflegebedürftigen bringt man den Beutel so an, dass der Stuhl im Stehen gut abgeleitet wird.

- Stoma und Umgebung grundsätzlich nur mit Wasser reinigen
- nur fusselfreie Einmaltücher oder Kompressen benutzen
- keine scharfen Substanzen wie Äther, Benzin oder Alkohol verwenden
- keine Hautdesinfektion
- keine Nassrasierer verwenden, da Verletzungs- und Infektionsgefahr besteht
- keine Enthaarungscremes, da allergische Reaktionen möglich sind
- keinen Fön zum Hauttrocknen verwenden (Keimvermehrung)

Nachsorge des Pflegebedürftigen

- Dichtigkeit der Stomaplatte kontrollieren
- Pflegebedürftigen ankleiden lassen
- bei Bedarf lagern
- Befinden und Wünsche erfragen

Entsorgen des Materials

- gebrauchtes Einmalmaterial in einem verschlossenen Müllbeutel in der Mülltonne entsorgen
- Waschschüsseln reinigen und desinfizieren
- nicht benötigtes Material an den Platz zurückstellen
- Schere reinigen und desinfizieren

Abschluss

- hygienische Händereinigung
- Zimmer gut lüften
- Fenster und Licht nach Wunsch einstellen
- Bett auf Aussteighöhe herunterlassen
- Arbeitsfläche reinigen und desinfizieren
- Mitbewohner über Arbeitsende informieren
- Anwesenheitslicht ausschalten
- Dokumentation von Besonderheiten, Veränderungen und Beobachtungen
- Kontrolle der Lagerhaltung

Stomairrigation

Spülung des Dickdarms durch das Stoma:
- 1 bis 1 1/2 Liter lauwarmes Wasser mit Hilfe eines Trichters und eines Überleitungssystems in den Darm einbringen
- durch die natürliche Reizung der Darmwand werden die Peristaltik angeregt und der Darminhalt aufgeweicht
- Darmentleerung

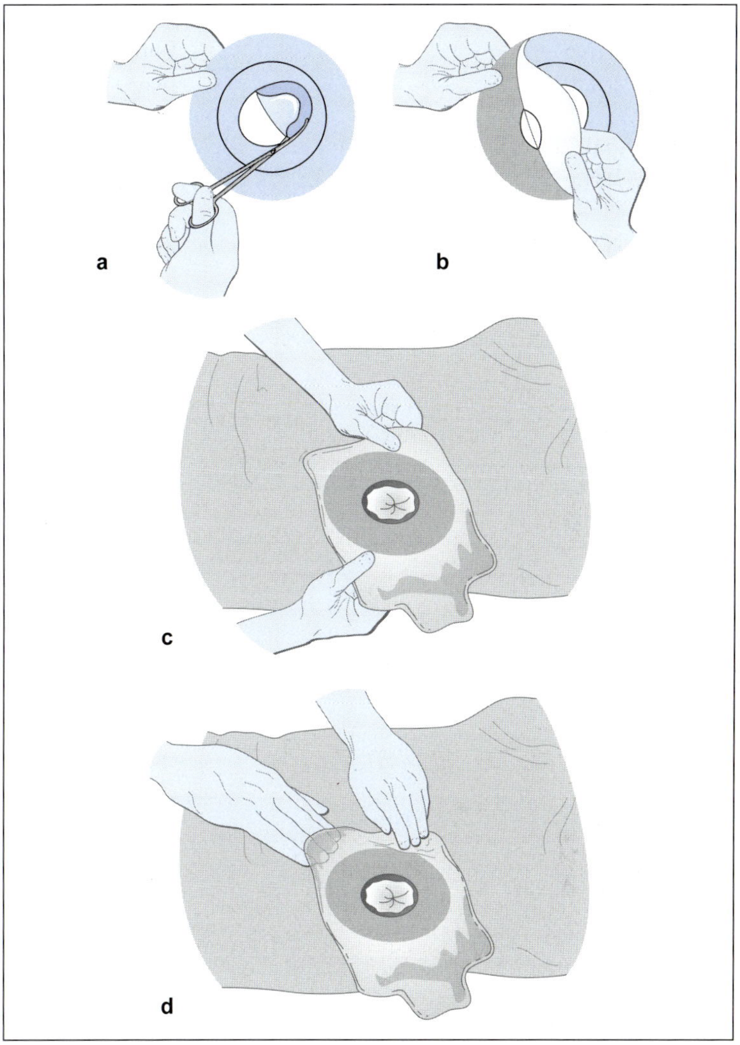

Abb. 28.7 Anbringen des Stomabeutels
a) Ausschneiden der Hautschutzplatte auf exakte Stomagröße
b) Schutzfolie der Hautschutzplatte abziehen
c) Beutel über dem Stoma zentrieren
d) Hautschutzplatte festdrücken

- die nächsten 24 bis 48 Stunden bleibt der Pflegebedürftige stuhlgangfrei
- das Stoma kann mit einem Stomaverschlussknopf verschlossen bleiben

Zur Anregung der Peristaltik werden nach ärztlicher Verordnung Medikamente zugesetzt wie bei einem normalen Einlauf oder Klistier (➤Kap. 21.1 und ➤21.2).

Oberstes Ziel des **Aktivierungstrainings** ist, dass ein Pflegebedürftiger mit Enterostoma dieses selbstständig versorgt. Dies geschieht durch eine gute Zusammenarbeit zwischen Stomatherapeuten und Pflegepersonal. Sehr viele Probleme, ob körperlich, physisch oder psychisch, können somit gelöst werden.

- leichtes Aufbautraining oder Gymnastik stärkt die Muskulatur
- Angehörige in das Aufbautraining miteinbeziehen.
- viele Stomaträger haben Angst, dass die Mitmenschen den Stomabeutel sehen, riechen und auch hören können
- tägliche Konfrontation mit den Ausscheidungen und Übungen zum selbstständigen Umgang mit dem Stoma helfen, diese Ängste zu beseitigen
- Ablenkung von der Krankheit
- Hobbys wiederentdecken und aktivieren

- Stärkung des Selbstwertgefühls
- intensive Betreuung, gute Aufnahme und Integration in den Alltag

Ernährung

- Ernährungsberatung und Aufklärung über die richtige Nahrungszubereitung
- Stomaträger benötigen keine besondere Diät
- jeder Körper reagiert unterschiedlich auf das Nahrungsangebot
- Zeit zum Essen lassen, gut kauen
- Speisen in Ruhe und mit Genuss einnehmen
- Essenszeiten gleichmäßig über den Tag verteilen
- ausgewogene, vielseitige und vollwertige Ernährung
- individuelle Nahrungsverträglichkeit beachten und dokumentieren
- mindestens 1 ½ Liter Flüssigkeit pro Tag trinken
- Nahrungsmittel, die Beschwerden machen, vermeiden
- blähende Nahrung je nach Verträglichkeit
- keine scharfen Gewürze verwenden, mit Kräutern kochen

KAPITEL

29 Erkrankungen von Leber, Galle, Bauchspeicheldrüse (Lernfeld 1.3)

29

Leber, Galle und Bauchspeicheldrüse stehen in enger Verbindung zum Magen-Darm-Trakt. Durch die Bildung von **Verdauungsenzymen** sind sie direkt an der Verdauung beteiligt. Der **Pfortaderkreislauf** verbindet alle unpaarigen Bauchorgane direkt miteinander.

Besonders bei älteren Menschen kommt es infolge des natürlichen Zellabbaus, langjähriger Fehlernährung und Aufnahme von Körpergiften häufig zu Veränderungen und Erkrankungen dieser Organe.

29.1 Lebererkrankungen (Lernfeld 1.3)

Lebererkrankungen wie **Hepatitis** (Virusinfektion), **Fettleber** oder **Leberzirrhose** (Schrumpfleber) führen zu schweren Störungen im Körpergleichgewicht, weil die kranke Leber ihre vielfältigen Aufgaben nicht mehr erfüllen kann.

Aufgaben der Leber

- Speicherung und Verarbeiten von Nährstoffen, Vitaminen, Spurenelementen, Eiweiß, Glykogen und Hormonen
- Umwandlung von Zucker in Stärke
- Bildung von Gallensäure zur Fettverdauung
- Entgiftung des Körpers
- Bildung von Gerinnungsfaktoren

Ursachen für Lebererkrankungen

Leberinfektionen

- durch Hepatitisviren, das Epstein-Barr-Virus und das Herpes-simplex-Virus
- Hepatitis A: Übertragung durch fäkal-orale Schmierinfektion, kontaminierte Lebensmittel (z. B. Muscheln, Trinkwasser) und Gegenstände
- Hepatitis B: Übertragung durch Blut, kontaminierte Injektionskanülen und Organtransplantate, sexuellen Kontakt
- Hepatitis C: Parenterale Übertragung wie bei Hepatitis B
- Hepatitis D: Übertragung durch verseuchtes Wasser und verunreinigte Speisen, heilt in der Regel folgenlos aus
- Hepatitis E: Schwere Form der Hepatitis B („Superhepatitis")

Chronische Erkrankungen durch Noxen (Schadstoffe)

- Alkoholmissbrauch
- Medikamenteneinnahme über längere Zeit
- Medikamenteneinwirkung von Hypnotika, Narkotika, Schmerzmitteln, Rheumamitteln
- über die Nahrungskette aufgenommene Chemikalien, z. B. Pestizide
- längere und überhöhte Einnahme von Stickstoff-Nitroso-Verbindungen aus geräucherten und gepökelten Nahrungsmitteln, Rauchbier

Akute Vergiftungen

- Pilzvergiftungen, z. B. Knollenblätterpilz
- Überdosierung von Medikamenten
- Lösungsmittelgifte bei versehentlicher Einnahme
- Gifte aus verdorbenen Nahrungsmitteln, Alkohole, Asbeststaub

Parasiten

- Fuchsbandwurm
- Hundebandwurm

Ursachen der Fettleber

Wenn mehr als 50% der Leberzellen Fetteinlagerungen aufweisen, spricht man von einer Fettleber.

- Alkoholmissbrauch über einen längeren Zeitraum
- Nebenwirkungen von Medikamenten
- Industriegifte, z. B. bei Chemiearbeitern
- schlecht eingestellter Diabetes mellitus
- Überernährung (Adipositas)
- Fettstoffwechselstörung

Ursachen der Leberzirrhose

Alle oben genannten Ursachen können zur Leberzirrhose führen, besonders aber

- Virushepatitis
- chronischer Alkoholkonsum
- chronisch-entzündliche Prozesse der Gallenwege

Symptome

Anfänglich machen Lebererkrankungen keine Symptome. Spätsymptome sind:

- Müdigkeit, Abgeschlagenheit, Lustlosigkeit, Unwohlsein
- Gewichtsverlust, vermehrtes Schwitzen
- trockene und spröde Haut
- Gelbfärbung der Haut (Ikterus)
- zunehmender Juckreiz
- Hautflecken an den Unterarmen, Ellbogen und Gesäß
- Hervortreten der Gesichtsäderchen („Schnapsnase")
- Gelbfärbung der Skleren (Sklerenikterus)
- bierbrauner Urin
- Schaumbildung des Urins beim Harnlassen
- Blähungen, Brechreiz
- Druckschmerz im rechten Oberbauch
- Verlust von Achsel- und Schambehaarung
- gesteigerte Blutungsneigung, besonders häufig treten Nasenblutungen, Hämorrhoiden und Darmblutungen auf
- psychische Labilität

Die größte Gefahr bei fortschreitender Leberzerstörung mit Pfortaderstauung ist die Bildung von **Ösophagusvarizen**. Eine Blutung der Speiseröhrenkrampfadern ist bei 50% der Menschen mit Leberzirrhose die Todesursache.

Fortschreitende Leberzirrhose führt zur **Wasseransammlung** im freien **Bauchraum (Aszites).** Es können sich dabei zehn und mehr Liter Flüssigkeit im Bauchraum ansammeln.

Als Folge von **Pfortaderstauungen** oder **Durchblutungsstörungen** im Bauchraum entwickeln sich **venöse Umgehungen**, die sich an der Bauchhaut abzeichnen können.

Pflege bei Lebererkrankungen

- gezielte und regelmäßige Kontrolle der Vitalzeichen und des Bewusstseins
- laufende Beobachtungs-, Kontroll- und Pflegedokumentation
- auf fett-, natrium- und eiweißarme Kost, auf mehrere kleine Portionen verteilt, achten
- für regelmäßige, leichte Darmentleerung sorgen
- Dekubitus- und Thromboseprophylaxe bei Bettlägerigkeit und Bewegungsarmut
- passive Bewegungsübungen, wenn der Pflegebedürftige nicht zu aktiven Bewegungen fähig ist
- Hilfe bei der Schmerzbekämpfung
- Pflegebedürftige in alle Pflegehandlungen einbeziehen
- Selbstwertgefühl und Antrieb steigern
- einfühlsame Gespräche führen
- stressmachende Ursachen weitestgehend fernhalten
- ggf. Sterbebegleitung (➤ Kap. 14.5)

Therapie

- Vermeiden leberschädigender Stoffe wie Alkohol, Medikamente
- kochsalzarme, eiweiß- und kalorienreduzierte Ernährung
- Ausschwemmen von Ödemen mit Diuretika
- Verödung von Ösophagusvarizen
- Gabe von Laktulose
- Intensivbehandlung bei Leberkoma
- bei fortschreitendem Verlauf evtl. Lebertransplantation

Ösophagusvarizenblutungen bedeuten akute Lebensgefahr und erfordern sofortige notärztliche Behandlung.

29.2 Erkrankungen von Gallenblase und Gallenwegen (Lernfeld 1.3)

Gallenflüssigkeit wird in der Leber gebildet und in der Gallenblase gesammelt und eingedickt (0,5 bis 1 Liter pro Tag).

Die wichtigsten Bestandteile des Gallensekrets

- Gallensäuren
- Gallenfarbstoffe wie Bilirubin
- Hormone
- Cholesterin

Die Gallenblase hat eine reine **Speicherfunktion**. Auf Anregung von Verdauungsenzymen schüttet die Gallenblase die benötigte Menge Gallenflüssigkeit aus.

Entstehung von Gallenblasenerkrankungen

Durch eine Störung im Gleichgewicht von Cholesterin, Gallensäure und Lecithin in der Gallenflüssigkeit und/oder Entzündungsvorgänge kann es zur Bildung von Cholesterin-, Pigment- und Kalziumbilirubinat-**Gallensteinen** kommen. Bei Bilirubinsteinen ist vermutlich ein Überschuss von Bilirubin vorhanden.

Gallensteinbeschwerden werden häufig durch fettes Essen ausgelöst. Dabei kommt es zur vermehrten Produktion und Ausscheidung von Gallenflüssigkeit. Vorhandene Steine lösen sich evtl. durch das vermehrte Flüssigkeitsangebot und wandern in den Gallengängen in Richtung Duodenum (Zwölffingerdarm). Bei einem Verschluss der Gänge durch die Gallensteine versucht die Gallenblase mit heftigen Kontraktionen, das Hindernis zu überwinden. Die Kontraktionen verursachen wellenförmige, heftige Schmerzen – die **Gallenkolik**.

Akute oder chronische Entzündungen der Gallenblase (**Cholezystitis**) oder der Gallengänge (**Cholangiolitis**) sind häufig Folgen von Gallensteinen. Durch die Steine kommt es zu einer Überdehnung der Wand in den galleführenden Gängen, zu Durchblutungsstörungen, Entzündungen bis zur Nekrose (lokaler Gewebetod).

Ursachen

Gallensteine

- Verengungen und Stauung der Gallenwege, z. B. durch Entzündungen, Tumoren, Dünndarmerkrankungen
- hämolytische Anämie (Freisetzung von Bilirubin durch eine Zerstörung der roten Blutkörperchen)
- Diabetes mellitus
- Adipositas
- fettreiche Ernährung

Gallengangsteine gehen manchmal spontan ab, die Beschwerden verschwinden. Sie können aber auch den gesamten Ausführungsgang der Gallenwege und der Bauchspeicheldrüse (Pankreas) in den Zwölffingerdarm (Papilla duodeni major) verlegen und eine Pankreatitis verursachen (➤ Kap. 29.3)

Gallenblasen- und Gallenwegsentzündungen

- Abflussbehinderung der Gallenflüssigkeit, z. B. bei Gallensteinleiden
- Pankreaserkrankungen
- Salmonellen-Infektion
- Parasitenbefall der Leber wie Fuchsbandwurm, Spulwurm (➤ Kap. 8.2.4)

Symptome

Gallensteinleiden

Oft keine Beschwerden. Bei Gallenkolik:

- heftige, krampfartige Schmerzen im rechten Oberbauch
- Schmerzen strahlen in die rechte Schulter aus
- Übelkeit, Erbrechen
- saures Aufstoßen
- Fettunverträglichkeit
- starke Blähungen
- heller Stuhl ohne Farbstoffe

Gallenblasen- und Gallenwegsentzündungen

- rechtsseitige Oberbauchschmerzen
- Müdigkeit, Abgeschlagenheit, Lustlosigkeit, Unwohlsein
- Übelkeit bereits beim Riechen von Fett
- Brechreiz und Erbrechen
- Fieber, Schüttelfrost

Pflege bei Gallensteinen

- Lagerung mit entspannter Bauchdecke (Knierolle)
- warme Bauchwickel mit Melisse, Heublume oder Kamille zur Bauchdeckenentspannung
- Vermeiden von Fettgebackenem, Gebratenem und eiskalten Speisen
- häufige kleine Mahlzeiten

Während der Kolik

- Hausarzt benachrichtigen
- Bettruhe auf Wunsch
- bequeme, wunschgerechte Lagerung, meist mit Knierolle, um die Bauchdecke zu entspannen
- beengende Kleidung, z. B. Gürtel, öffnen
- warme Bauchwickel
- viel Zuspruch, da die Schmerzen sehr stark sind
- schmerzlösende Mittel auf Anordnung

Pflege bei Gallenblasen- und Gallengangsentzündungen

- Bettruhe im Akutstadium
- Eisblase
- Nahrungskarenz und parenterale Flüssigkeitszufuhr
- Vitalzeichenkontrolle
- Wadenwickel bei Schüttelfrost
- Anregen der Stuhlausscheidung mit salinischen (salzhaltigen) Getränken wie Mineralwasser mit Glauber- oder Bittersalz

Therapie

Gallensteinleiden

- Injektion von krampflösenden und schmerzstillenden Medikamenten bei Kolik
- Gabe von galletreibenden Mitteln (Cholagoga)
- Gabe von gallensekretionanregenden Medikamenten (Choleretika)
- bestimmte Gallensteine können mit dem **Lithotripter** zertrümmert werden
- endoskopische oder chirurgische **Steinentfernung**

Gallenblasen- und Gallenwegsentzündungen

- bei akuter Cholezystitis sofortige endoskopische oder chirurgische **Steinentfernung**
- Gabe von Antibiotika und Schmerzmitteln
- Gabe von krampflösenden Medikamenten (Spasmolytika)
- Nahrungsreduktion (Tee mit Zwieback)

29.3 Erkrankungen der Bauchspeicheldrüse (Lernfeld 1.3)

Aufgaben der Bauchspeicheldrüse (Pankreas)

Exokrine Funktion (nach außen ausscheidend)

- Abgabe von Verdauungssäften in den Zwölffingerdarm
  - z. B. **Trypsin, Chymotrypsin** zur Eiweißspaltung
  - z. B. **Pankreaslipase** zur Fettspaltung
  - z. B. **Amylase** zur Kohlenhydratspaltung

Endokrine Funktion (nach innen ausscheidend)

- **Glukagon der A-Zellen** zur Blutzuckererhöhung
- **Insulin der B-Zellen** zur Blutzuckersenkung

Erkrankungen der Bauchspeicheldrüse sind meist schwerwiegend und **lebensbedrohlich**.

Ursachen

Akute Pankreatitis

Bei der akuten Pankreatitis kommt es zu einer plötzlichen **Entzündung der Bauchspeicheldrüse** durch die eigenen Verdauungsfermente **Lipase** und **Trypsin**.

- gelöste Gallensteine, die beim Passieren der Papilla duodeni maior zu einem Stau von Pankreassekret im Pankreasgang führen (➤ Kap. 29.2)
- Abflusshindernis durch Verengung der Pankreasgänge oder Pankreassteine
- überreiche Mahlzeit bei gleichzeitigem Alkoholgenuss
- Medikamente, z. B. Tetrazykline
- Gallenwegserkrankungen
- Papillenverengung
- Alkoholismus

Chronische Pankreatitis

- regelmäßiger und übermäßiger Alkoholkonsum (betroffen sind überwiegend Männer, 70 bis 80% davon sind Alkoholiker)
- unbehandelte Gallenwegserkrankungen
- Eiweißmangel
- Abflussbehinderungen im Papillenbereich
- genetische Faktoren

Pankreaskarzinom

- weitgehend unbekannt
- evtl. krebserregende Substanzen in der Nahrung
- evtl. übermäßiger Kaffee- und Tabakgenuss

Meist handelt es sich um ein Adenokarzinom. Oft ist der Pankreaskopf betroffen. Männer sind häufiger betroffen als Frauen. Die Krankheit wird meist erst im Spätstadium diagnostiziert. Eine operative Behandlung ist in den meisten Fällen nicht möglich.

Symptome

Durch die Nähe zu den anderen Oberbauchorganen sind die Zeichen einer Pankreaserkrankung nicht leicht zuzuordnen.

Akute Pankreatitis

- oft unspezifische Bauchschmerzen
- sehr starke, stechende, kolikartige Oberbauchschmerzen nach dem Essen
- zusammengekrümmte Haltung während der Schmerzattacken
- bandartiger Strahlungsschmerz, oft bis zum Rücken
- Übelkeit, Unwohlsein
- Erbrechen
- elastische Bauchdeckenspannung (Gummibauch)
- Fieber
- teilweise Darmlähmungen (Subileus)
- Ikterus (Gelbsucht)
- Kreislaufschock
- Abmagerung bis Kachexie
- Ausfall der Insulinproduktion
- Nierenversagen

Chronische Pankreatitis

- fortschreitender Gewichtsverlust, Abmagerung bis Kachexie
- Oberbauchschmerzen im Abstand von Tagen oder Monaten
- bandartiger Strahlungsschmerz, oft bis zum Rücken
- lehmfarbiger, breiiger und stinkender Stuhlgang

Pankreaskarzinom

- Gewichtsabnahme
- dumpfe Oberbauchschmerzen
- allgemeine Leistungsminderung, Müdigkeit
- bandartig ausstrahlender Rückenschmerz
- Ikterus (Gelbsucht)
- Appetitlosigkeit und Völlegefühl
- Übelkeit und Erbrechen
- Fieber

Pflege bei Erkrankungen der Bauchspeicheldrüse

Die pflegerischen Aufgaben sind abhängig von den ärztlichen Anordnungen. Meist erfolgt die Behandlung und Pflege auf internistischen Stationen.

- Vitalzeichenkontrolle je nach Gesundheitszustand
- Flüssigkeitsbilanz täglich erstellen
- Bewusstseinskontrolle entsprechend dem Gesundheitszustand
- Überwachung der Infusionszufuhr
- Überwachung während der Transfusionstherapie
- Infusionswechsel (➤ Kap. 18)
- absolute Nahrungs- und Flüssigkeitskarenz
- Pflege bei liegender Magensonde (➤ Kap. 20.2)
- Absaugen des Magensaftes durch die Magensonde
- Verabreichen von Medikamenten zur Magensaftneutralisation (Antazida), zur Sekretionshemmung (Kalzitonin, Glykagon, Parasympathikushemmer) und zur Infektbekämpfung (Antibiotika)
- Lagerung zur Entlastung der Bauchdecke (Knierolle)
- bei akuten Schmerzen Eisblase auf die Pankreasregion legen
- Gabe von Schmerzmitteln
- Gespräche mit Pflegebedürftigen und Angehörigen
- Hilfe bei der Lebensumstellung anbieten
- motivieren, anleiten, Stärkung des Selbstwertgefühls
- gezielte Anleitung bei allen Aktivitäten
- Hilfe so weit wie nötig anbieten
- Selbstständigkeit erhalten und fördern
- soziale Wiedereingliederung
- bei Pankreaskarzinom: ggf. Sterbebegleitung (➤ Kap. 14.5)

Therapie

Akute Pankreatitis

- strenge Bettruhe
- Bekämpfung des Kreislaufschocks und Schockprophylaxe
- Infusionstherapie
- Antibiotika
- Schmerzbekämpfung
- absolute Nahrungs- und Flüssigkeitskarenz

- Gabe von Medikamenten zur Hemmung der Enzymaktivität
- chirurgische Pankreasteil- und Duodenumentfernung

Chronische Pankreatitis
- Alkoholkarenz
- fettreduzierte Ernährung
- Gabe von Medikamenten zur Hemmung der Enzymaktivität
- Schmerzbekämpfung
- Vitaminbehandlung
- Psychotherapie bei Alkoholikern

Pankreaskarzinom
Hier gibt es keine Möglichkeit der internistischen Therapie. Zytostatika sind ohne Wirkung, nur die Symptome können gemildert werden.
- parenterale Ernährung und Flüssigkeit (➤ Kap. 18)
- Gabe von Schmerzmitteln
- leicht verdauliche, vitaminreiche, nicht blähende Ernährung
- Insulineinstellung bei Diabetes mellitus
- Verabreichung von Pankreasenzymen
- radikale Operation mit Entfernung des Pankreaskopfes oder der gesamten Bauchspeicheldrüse

Prävention der chronischen Pankreatitis

- Vermeiden von fetten Speisen
- keine üppigen Mahlzeiten, mindestens fünf kleinere Mahlzeiten über den Tag verteilen
- Alkohol meiden
- geregelter Tagesablauf
- Stress vermeiden und/oder Entspannungstechniken erlernen (Autogenes Training)
- ausreichend trinken, mindestens zwei Liter am Tag
- ausgeglichenes Verhältnis von Bewegung und Ruhe
- genügend Erholung und Entspannung

29.4 Diabetes mellitus (Lernfeld 1.3)

Unter Diabetes mellitus (Zuckerkrankheit) versteht man eine Störung des **Kohlenhydratstoffwechsels**, bei der das Hormon **Insulin** nicht im erforderlichen Maße in der Bauchspeicheldrüse gebildet wird oder nicht entsprechend zur Wirkung kommt. Insulin (Bildung in den B-Zellen der Bauchspeicheldrüse) fördert den Transport der aus der Verdauung ins Blut gelangten Glukose in das Zellinnere und senkt dabei den Blutzuckerspiegel. Glukose kann in der Regel nur die Zellmembranen von Muskel- und Fettzellen passieren, wenn Insulin vorhanden ist (Schlüssel-Schloss-Prinzip). Insulin ist zusätzlich für den Aufbau von **Glykogen** in der Leber zuständig. Dieses Glykogen ist ein Traubenzuckerspeicher, der mit Hilfe von **Glukagon** aus der Bauchspeicheldrüse bei Blutzuckerabfall schnell in Glukose umwandelt und bereitstellt wird.

Diabetes-mellitus-Klassifizierung

Typ I – absoluter Insulinmangel
- etwa 10% der Diabetiker leiden unter einem absolutem Insulinmangel, Insulin wird unzureichend produziert
- besonders häufig sind Kinder und Jugendlichen betroffen
- insulinabhängig

Typ II – relativer Insulinmangel
- bei Normalgewicht: **Typ II a**
- bei Übergewicht: **Typ II b**
- meist erst nach dem 40. Lebensjahr („Altersdiabetes")
- anfänglich normale bis erhöhte Insulinausschüttung, aber verminderte Insulinempfindlichkeit der Zellen (Insulinresistenz)
- nach jahrelanger Überproduktion erschöpft sich die Ausschüttung von Insulin
- sekundär insulinpflichtig (mit zunehmender Erkrankung)

Ursachen

Typ I

- unklar
- evtl. Autoimmunerkrankung, bei der die insulinproduzierenden Zellen des Pankreas zerstört werden, vermutlich als Folge einer Viruserkrankung
- in geringerem Maße werden auch erbliche Komponenten vermutet

Typ II

- Übergewicht und gleichzeitiger Bewegungsmangel
- erhöhte Blutfettwerte
- Stoffwechselstörungen
- Pankreaserkrankungen (➤ Kap. 29.3)

29

Symptome

- erhöhter Blutzuckerspiegel
- starkes Durstgefühl (**Polydipsie**)
- Heißhunger
- Gewichtsabnahme trotz gesteigertem Appetit
- Leistungsschwäche, Arbeitsunlust, erhöhte Müdigkeit
- große Urinmengen (**Polyurie**, ➤ Kap. 8.1)
- Zucker im Urin, Urin ist hell, mit hohem spez. Gewicht (➤ Kap. 8.1)
- Azetonausscheidung im Urin (**Azetonurie**, ➤ Kap. 8.1)
- Juckreiz, besonders in der Genital- und Analregion
- vermehrt Furunkel- und Ekzembildung
- schlecht heilende Wunden
- Neigung zu Hypertonie und Gesichtsrötung
- verminderte Infektionsabwehr
- Sensibilitätsstörungen, Taubheitsgefühl, Missempfindungen, Nervenschmerzen
- Übersäuerung des Blutes (**Ketoazidose**)
- Wundheilungsstörungen
- tägliche Fußinspektion

Pflege bei Diabetes mellitus

Besonders ältere Diabetiker sind häufig auf pflegerische Hilfe angewiesen:

- auf regelmäßige Mahlzeiten achten
- orale Antidiabetika 30 Minuten vor der Mahlzeit einnehmen lassen
- Insulin, je nach Applikationsart, rechtzeitig vor dem Essen spritzen
- Zwischenmahlzeiten verabreichen
- Vitalzeichen beobachten, auf Veränderungen schnell reagieren
- regelmäßige Bewusstseinskontrolle, besonders nach den Mahlzeiten
- auch bei der Verabreichung von Sondenkost auf zeitlich festgelegte Ernährung und Insulininjektionen achten

Diätberatung

In enger Zusammenarbeit zwischen Pflegepersonal, Diätberater, Diabetiker und seinen Angehörigen werden individuelle **Diätpläne** erstellt.

- ausgiebige Aufklärung über die Folgen der Nichteinhaltung
- Bereitschaft wecken zur Zusammenarbeit und für die Einhaltung der Diät
- Reduktionskost für Übergewichtige wirkt nur bei Einsicht des Betroffenen
- leicht resorbierbare Kohlenhydrate (Glukose, Fruchtzucker) vermeiden (rascher Blutzuckeranstieg)
- Vollkornbrot ist sehr empfehlenswert, genauso wie Kartoffeln, Obst und Gemüse
- zum Süßen eignen sich Zuckerersatzstoffe (Zyklamat, Saccharin)
- Zuckeraustauschstoffe (Fruktose, Sorbit) immer auf die Kohlenhydratmenge anrechnen
- gesättigte tierische Fettsäuren sollten durch ungesättigte pflanzliche, z. B. Olivenöl, ersetzt werden

!
Zu den Fetten zählt auch das sogenannte versteckte Fett in Wurst, Käse und Fleischwaren.

Insulininjektionen

- Anleiten zur Selbstinjektion
- Umgang mit Insulin und Spritzen erlernen lassen
- korrekte Injektionszeit beachten
- Insulindosierung erklären
- Injektionsstellen laufend wechseln (nach Injektionsplan)
- Umgang mit dem Pen vermitteln (➤ Kap. 17.3.1), erklären und üben lassen

Hautbeobachtung

- Verletzungen dokumentieren
- Kratzwunden behandeln lassen
- gute Hautpflege und Hautrückfettung
- Beinwunden sofort behandeln lassen
- Hautausschläge beachten
- regelmäßige Haarpflege

Beobachten von Gefäßveränderungen

- auf Sehstörungen achten, regelmäßige Kontrolle durch den Augenarzt
- auf Zeichen einer Zerebralsklerose, wie Verwirrtheit, achten
- auf Zeichen einer Koronarsklerose achten (➤ Kap. 27.1.1)
- auf Zeichen einer Sklerose der Beinarterien wie Durchblutungsstörungen, Nekrosen, Ulcus, Gangrän achten

Verletzungen vermeiden

Durch den Diabetes mellitus kommt es zu Neuropathie mit Sensibilitätsverlust. Besonders die Berührungs-, Schmerz- und Temperaturempfindungen sind herabgesetzt.

- bei Bedarf Dekubitusprophylaxe (➤ Kap. 5.7.1)
- keine einengenden Schuhe
- Wärmflaschen nie direkt auf die Haut bringen, Verbrennungsgefahr
- Eisbeutel nur mit Schutzhülle verwenden
- möglichst keine Heizdecken verwenden
- Bettsocken anziehen lassen
- keine heißen Getränke und heiße Nahrung, Verbrennungsgefahr
- auf richtige Bade- und Duschwassertemperatur (37 bis 38° C) achten

Fußpflege

Im Laufe der Erkrankung sind meist die Gefäßdurchblutung und die Leitfähigkeit der Nervenbahnen, besonders in den unteren Extremitäten, gestört. Selbst kleinste Verletzungen können sich infizieren. Es kann zu Verzögerungen in der Wundheilung mit der Ausbildung von schweren Geschwüren bis hin zu Amputationen kommen. Aus diesen Gründen sollte auf die Pflege der Füße von Diabetikern besondere Aufmerksamkeit gelegt werden.

- Fußpflege von speziell ausgebildeten Fußpflegern (Podologen)
- Füße einmal täglich mit lauwarmen Wasser und neutraler Seife waschen
- gut abtupfen, besonders in den Zehenzwischenräumen
- Zehennägel gerade schneiden
- Nagelfalz nicht einschneiden
- keine scharfen Gegenstände für die Reinigung der Zehen benutzen
- Zehenzwischenräume und Füße (auch Fußsohlen) täglich kontrollieren
- Hühneraugen nur von Spezialisten abtragen lassen
- Bürsten und Massagehandschuhe meiden
- Fußbad nicht länger als fünf Minuten
- wegen der Gefahr der Hautaustrocknung kein Puder und Fußspray benutzen
- Schuhkauf nur nachmittags, da dann die Füße am dicksten sind
- keine hohen Absätze
- Schuhe vor jedem Wechsel auf Steine, durchstechende Nägel, Unebenheiten des Leders kontrollieren

Infektionen vermeiden

- der Witterung oder Tätigkeit angepasste Bekleidung
- bei Bedarf Hilfe und Anleitung bei Inkontinenz
- gute Hautpflege im Haut-auf-Haut-Bereich, Intertrigioprophylaxe (➤ Kap. 5.7.8)
- Verletzungen vermeiden

Gesundheitsvorsorge

Regelmäßige Vorsorgen helfen Gefäßkomplikationen rechtzeitig zu erkennen. In Zusammenarbeit mit dem Hausarzt und dem Pflegepersonal kann der Diabetiker die Kontrollmaßnahmen erlernen und selbstständig vornehmen. Die Dokumentation ist für eine richtige Blutzuckereinstellung unerlässlich.

- regelmäßige Blutzuckerüberwachung
- Urinzuckerkontrolle einmal monatlich
- Ein - und Ausfuhrkontrolle
- Gewichtskontrolle einmal wöchentlich
- regelmäßige Hausarztbesuche und Kontrollen der Blutfettwerte, Harnstoffe, Kreatinin
- regelmäßige Blutdruck- und Pulskontrolle mit Bewertung
- Netzhautkontrolle durch den Augenarzt
- viel Bewegung im Freien

- genügend Ruhe
- regelmäßige körperliche Belastung (Tanzen, Spazierengehen)
- geregelter Tagesablauf
- konsequente Lebensführung
- Hobbys aktivieren

Die Stoffwechselerkrankung hängt sehr eng mit der seelischen und geistigen Stimmungslage zusammen. Auch äußere Einflüsse wie Witterung, Stand des Mondes, soziales Umfeld wirken stimulierend auf den Stoffwechsel. Das Wissen um diese Einflüsse lässt die Krankheit leichter verstehen und wirkt so bei der Einstellung zur Erkrankung und zum Befinden mit. So soll der Diabetiker

- Stress vermeiden oder gezielt damit umgehen
- Einflüsse der Umwelt erkennen und bewerten
- seine Selbstheilungskräfte aktivieren
- eine persönliche Einstellung zur Erkrankung finden
- die Krankheit als Teil seines Lebens akzeptieren
- sein Selbstwertgefühl stärken
- eine positive Lebenseinstellung finden

Diabetiker müssen ein anderes Leben führen als andere alte Menschen. Sie erhalten spätestens eine halbe Stunde vor dem Essen bereits Tabletten oder eine Spritze, sie bekommen ein anderes Essen, sie sind nicht so belastbar.

Alle diese Gründe lassen den Diabetiker in den Augen der Mitmenschen als „etwas Besonderes" erscheinen. Die Eingliederung in die Gemeinschaft ist deshalb ein großes Ziel der aktivierenden Pflege. Durch Gespräche und Aufklärung wird Verständnis für die Besonderheiten geweckt. Der Diabetiker erfährt in der **Selbsthilfegruppe**, dass andere Erkrankte oder auch Angehörige mit den gleichen Problemen zu kämpfen haben.

Therapie

Die Behandlung des Diabetes mellitus Typ II ist auf **drei Pfeilern** aufgebaut **(Diabetestrilogie)**:

Diät (Lernfeld 2.2)

- zuerst beginnt man mit einer individuell abgestimmten Diabetikerkost, um den Blutzuckerspiegel und das Körpergewicht zu senken
- kalorien- und fettarme Kost
- Gewichtsreduktion ist wichtig für den Fettstoffwechsel, senkt den Blutdruck und hilft, Gefäßkomplikationen zu verhindern
- je nach Kalorienbedarf erhält der Pflegebedürftige individuell berechnete **Broteinheiten (BE)**
- BE werden auf fünf bis sechs kleinere Mahlzeiten über den ganzen Tag verteilt
- optimale Nährstoffverteilung: 40% Kohlenhydrate (entspricht etwa 180 Gramm pro Tag), 30% Fett (nicht mehr als 70 Gramm pro Tag), 30% Eiweiß (täglich 50 bis 80 Gramm)

Eine Broteinheit entspricht 12 Gramm Kohlenhydraten.

!

Zur Gewichtsreduktion ist sehr viel Bewegung zu veranlassen, so weit dies im Alter noch möglich ist.

Orale medikamentöse Therapie (Lernfeld 1.5)

- sinkt trotz Einhaltens der Diät der Blutzuckerspiegel nicht mehr auf seine Normwerte von 60 bis 120 mg/dl ab, so verordnet der Arzt in der Regel **Antidiabetika**
- Antidiabetika (z. B. Euglucon®) stimulieren die Insulinproduktion
- Gefahr der Appetitsteigerung und der damit verbundenen Gewichtszunahme
- Biguanid (z. B. Metformin Basics®) dient als „Türöffner" besonders der Muskelzellen und hemmt nebenbei den Appetit
- Acarbose (z. B. Glucobay®) verzögert den Abbau von Einfachzucker aus der Nahrung, der Blutzuckerspiegel steigt nicht so schnell an

Insulintherapie (Lernfeld 1.5)

Wenn Diät und orale Antidiabetika nicht ausreichen, ein diabetisches Koma vorliegt oder bei Diabetes Typ I, muss Insulin (➤ Tab. 29.1) verabreicht werden.

- Insulin ist ein Eiweißprodukt und wird von der Magensäure zerstört
- deshalb ist in der Regel eine **subkutane Injektion** notwendig
- der Injektionsort (vorwiegend Oberschenkel und Bauch) ist nach einem festen Plan ständig zu wechseln (➤ Kap. 17.3.1)

Tab. 29.1 Insulinarten und ihre Wirkung

Insulinart	Zeitpunkt der Gabe	Wirkungs-eintritt	Wirkungs-höhepunkt	Wirkungs-dauer	Maximal-dosierung
Altinsulin	20 bis 30 Minuten vor der Mahlzeit	nach 30 Minuten	nach ein bis zwei Stunden	sechs bis acht Stunden	28 I.E.
Depotinsulin	30 bis 45 Minuten vor der Mahlzeit	nach 60 Minuten	nach zwei bis sechs Stunden	10 bis 15 Stunden	40 I.E.
Long-Insulin	20 bis 30 Minuten vor der Mahlzeit	nach 60 Minuten	nach drei bis acht Stunden	bis 24 Stunden	60 I.E.
Misch-Insulin	20 bis 30 Minuten vor der Mahlzeit	nach 30 Minuten	je nach Mischung	je nach Mischung	40 I.E.

Tab. 29.2 Komplikationen bei Diabetikern

Komplikation	Symptome	Maßnahmen
Diabetisches Koma	Blutzuckerkonzentration über 300 mg/dl, massiver Wasser- und Elektrolytverlust, Übelkeit, Erbrechen, Appetitlosigkeit, Schwäche, gesteigerter Durst, trockene Schleimhäute, Bewusstseinstrübung, tiefe Bewusstlosigkeit mit Kussmaul-Atmung, Azetongeruch der Ausatemluft	Blutzuckerkontrolle, Arzt benachrichtigen (Lebensgefahr), Flüssigkeitsbilanz, Vitalzeichenkontrolle, Aspirationsprophylaxe, Insulingabe i. v.
Hypoglykämischer Schock	Blutzucker unter 50 mg/dl, Heißhunger, Schweißausbruch (besonders am Kopf), Schwäche, Müdigkeit, Gähnen, Kopfschmerzen, Bewusstseinsstörungen, Bewusstlosigkeit, Zittern, starkes Herzklopfen	Blutzuckerkontrolle, Arzt benachrichtigen, ansprechbarem Pflegebedürftigen traubenzuckerhaltige Getränke anbieten, Würfelzucker oder Brot, Vitalzeichenkontrolle

!

Jeder insulinpflichtige Diabetiker ist zusätzlich durch ein zu schnelles Absinken des Blutzuckerspiegels (Hypoglykämie) gefährdet. Aus diesem Grunde sollte er stets einen Diabetikernachweis mit sich führen und für den Notfall immer Traubenzucker bereithalten.

Komplikationen

Bei Überbelastungen, schweren Infekten, Diätfehlern oder nicht verabreichten Insulininjektionen kann es zur **Entgleisung des Blutzuckerspiegels** kommen. Dabei sind zwei Formen zu unterscheiden, der **hypoglykämische Schock** und das **diabetische Koma (Hyperglykämie)**.

Ursachen

Hypoglykämischer Schock

- Auslassen der Mahlzeit nach einer Insulininjektion
- Insulinüberdosierung
- ungewöhnliche körperliche Anstrengung
- Aufregung und starke psychische Belastungen
- Erbrechen

Diabetisches Koma

- nicht erkannte Diabeteserkrankung
- Diätfehler
- falsche oder fehlende orale Antidiabetika
- falsche oder zu niedrige Insulindosierung
- psychischer Stress
- Erbrechen oder Durchfall (Medikamente werden zu schnell ausgeschieden)

Die Zeichen der Komplikation und die einzelnen Maßnahmen sind in ➤ Tabelle 29.2 aufgeführt.

!
Das diabetische Koma und der hypoglykämische Schock führen unbehandelt schnell zum Tod. Eine rasche Krankenhausbehandlung und eine gute Einstellung des Blutzuckerspiegels sind dringend erforderlich.

Spätfolgen

Spätschäden an allen Organen entstehen vor allem durch zuckerbedingte Schädigung der großen Blutgefäße (Makroangiopathie) und der kleinen Blutgefäße (Mikroangiopathie):

- arteriosklerotische Gefäßschäden mit der Gefahr von Herzinfarkt, arterielle Durchblutungsstörungen der Beine (evtl. notwendige Amputationen), Apoplexie, Niereninsuffizienz
- Netzhautveränderungen (regelmäßige Augenarztkontrolle)
- Nervenschädigungen
- bakteriell bedingte Hautkrankheiten wie Furunkel, Karbunkel, Fußpilz
- erhöhte Infektanfälligkeit
- kleine Verletzungen an den Füßen können zu Geschwüren und Entzündungen führen

KAPITEL

30 Erkrankungen des Urogenitaltraktes (Lernfeld 1.3)

Die Nieren und die ableitenden Harnwege (➤ Abb. 30.1) bilden ein zusammengehöriges Organsystem. In den Nieren wird der Urin bebildet und gelangt über die Nierenbecken und durch die beiden Harnleiter (Uretren) in die Harnblase. In der Harnblase wird der Urin gesammelt und bei ausreichender Füllung durch die Harnröhre (Urethra) nach außen entleert.

Die Nieren filtern alle unbrauchbaren und giftigen Stoffe aus dem Blut, dazu gehört das Endprodukt des Eiweißstoffwechsels, der **Harnstoff**. Weiterhin sorgen die Nieren für die Kontrolle der Salz- und Wasserausscheidung und regulieren so den Wasserhaushalt.

In 24 Stunden fließen etwa 1500 Liter Blut durch die Nieren. Durch die Kraft des Blutdrucks ist der Körper in der Lage, 150 Liter Flüssigkeit durch die Gefäßknäuelchen in die Nierenkörperchen der Nierenrinde (**Bowman-Kapsel**) zu drücken. Dabei wird der **Primärharn** gebildet.

Der Primärharn besteht aus filtrierter Blutflüssigkeit ohne Eiweiß und enthält **Wasser, Harnstoff, Glukose, Salze, Aminosäuren und Gallenfarbstoff**. Er wird in den Nierenkanälchen (**Henle-Schleife**) durch Rückresorption von Wasser, Zucker und Mineralien zum konzentrierten **Sekundärharn**.

30

Die tägliche Harnmenge beträgt im Durchschnitt 1,5 Liter.

Mit dem Hormon **Renin** können die Nieren in die Regulierung des Blutkreislaufes und des Blutdrucks eingreifen. Bei einer Minderdurchblutung der Nieren, z. B. durch akute Abnahme des Blutdrucks oder des Plasmavolumens, wird Renin ausgeschüttet. Es verursacht eine **Drosselung der Nierendurchblutung** und damit eine Verminderung der Primärharnmenge. Somit kommt es zu einem Anstieg des Blutdrucks und einer Zunahme des Plasmavolumens.

Hauptaufgaben der Nieren

- Ausscheidung von Stoffwechselprodukten und Körpergiften
- Regulierung des Wasser- und damit verbundenen Elektrolythaushalts
- Regulierung des Säure-Basen-Haushalts
- Mitregulieren des Blutdrucks

Altersveränderungen

- das Flüssigkeitsangebot lässt nach, die Nieren werden nicht mehr ausreichend durchspült
- Funktionseinschränkungen der Nieren, die Nierenleistung sinkt
- die Anzahl der funktionsfähigen Nierenkörperchen nimmt ab
- die Nierendurchblutung sinkt
- das Fassungsvermögen der Harnblase wird geringer

Die Nierenfunktion hängt sehr eng mit dem **Blutdruck** zusammen. Insbesondere Bluthochdruck (**Hypertonie**) ist schädlich für die Nierenfunktion.

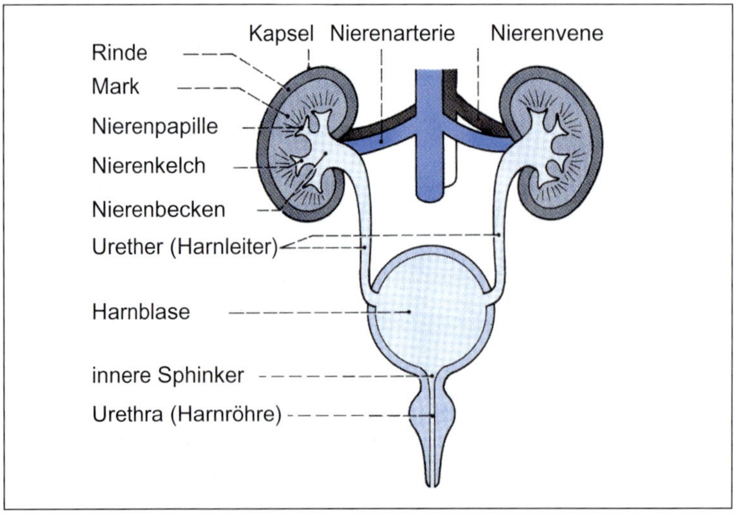

Abb. 30.1 Anatomie der Nieren und ableitenden Harnwege

30.1 Nierenentzündungen (Lernfeld 1.3)

Zu den häufigsten Erkrankungen der Nieren gehören die **Glomerulonephritis** (Entzündung der Kapillarknäuel) und die **Pyelonephritis** (Entzündung des Nierenbeckens).

Ursachen der Glomerulonephritis

Eine akute Glomerulonephritis entsteht im Anschluss an eine Infektion des Körpers (postinfektiös), meistens mit Streptokokken. Antikörper, die sich gegen die Erreger bilden, verbinden sich mit diesen, gelangen über das Blut in die Nieren und führen dort zu Entzündungen. Bei anderen Formen der Erkrankung zerstören **Autoimmunprozesse** die Glomeruli.

Die Ursachen einer chronischen Glomerulinephritis sind unklar.

Auch der chronische Missbrauch von phenacetinhaltigen Medikamenten (bei Gelenk- und Muskelbeschwerden) kann die Nieren dauerhaft schädigen.

Ursachen der Pyelonephritis

Über die Harnwege aufsteigende bakterielle Infekte durch Kolibakterien, Enterokokken oder Staphylokokken. Ursachen der **akuten Pyelonephritis** sind:

- häufiges Katheterisieren der Harnblase
- unzureichende Intimpflege bei Blasenverweilkatheterträgern
- unsteriles Arbeiten bei Blasenspülungen
- lokale Resistenzschwäche durch Unterkühlung
- Behinderung des Urinabflusses durch Nieren- und Blasensteine, Tumoren, Prostatahypertrophie, Blasendivertikel
- Blasenentleerungsstörungen bei Nervenlähmung, Apoplexie, Hemiplegie, Tetraplegie

Weitere mögliche Ursachen sind:

- Infektionen auf dem Blut- oder Lymphweg
- Infekte durch benachbarte Organe wie Gebärmutter, Blinddarm
- Nieren- und Blasentuberkulose
- Stoffwechselstörung wie Diabetes mellitus oder Gicht
- Immunschwäche wie Aids
- Östrogenmangel

Bei der akuten abakteriellen Nephritis kommen auch Medikamente als Ursache in Frage wie z. B.:

- Antibiotika, z. B. Ampicillin®, Aminoglykoside und Sulfonamide
- Diuretika, z. B. Furosemid®
- nichtsteroidale Antirheumatika, z. B. Ibuprofen®, Diclofenac®
- Allopurinol®, Antikoagulantien

Die **chronische Glomerulonephritis** entsteht fast immer auf dem Boden nicht ausgeheilter Harnwegsinfekte, besonders bei Diabetikern.

Symptome der Glomerulonephritis

Bei der **akuten Glomerulonephritis** etwa eine bis vier Wochen nach einem Infekt, z. B. einer harmlosen „Mandelentzündung“:

- Leistungsabfall, Müdigkeit, Kopfschmerzen, Übelkeit, Erbrechen
- evtl. Fieber
- Rückenschmerzen
- Augenlidödeme, besonders am Morgen
- Hämaturie (Blut im Urin)
- Oligurie (➤ Kap. 8.1.3)
- Ödeme des Gesichtes, der Hände und Beine (➤ Kap. 6.1.1)
- hoher Blutdruck infolge der Nierenschädigung

Die chronische Glomerulonephritis verläuft meist symptomlos und schleichend, die Diagnose wird häufig erst bei einem Nierenversagen gestellt.

Symptome der Pyelonephritis

Die Infektion kann eine oder auch beide Nieren betreffen.

- Fieber, Schüttelfrost, Übelkeit, Erbrechen
- Schmerzen in der Nierenregion
- allgemeine Entzündungskennzeichen wie Schmerzen beim Wasserlassen, Unterbauchschmerzen
- reduzierter Allgemeinzustand
- rostbrauner Urin durch Blutbeimengungen (➤ Kap. 8.1.3)
- erschwerter oder schmerzhafter Harndrang (**Dysurie**) mit kleinen Urinmengen (➤ Kap. 8.1.1)

- Hypertonie
- erhöhte Blutkörperchensenkungsgeschwindigkeit (BSG)

Pflege bei Nierenentzündungen

- Ausführung der ärztlichen Anordnungen
- Vitalzeichenkontrolle
- Kontrolle der Urinausscheidung auf Menge, spezifisches Gewicht, Uricult (➤ Kap. 8.1)
- weitgehend Bettruhe
- lokale Wärmezufuhr
- Infrarotbehandlung
- entsprechende Pflege bei Fieber und Schüttelfrost (➤ Kap. 9.2.3 und ➤ 9.2.4)
- Prophylaxen nach Bedarf (➤ Kap. 5.7)

Diagnostik und Therapie bei Glomerolunephritis

Urinuntersuchung zur Erregerbestimmung (Uricult), zum Nachweis von Hämaturie und Eiweißausscheidung. Serologischer Erregernachweis, Blutbilduntersuchungen und immunologische Untersuchungen zum Nachweis von Antikörpern.

Therapie

- absolute Bettruhe im Akutfall für drei bis vier Wochen
- Penicillinbehandlung bei Streptokokkeninfekt
- reduzierte Flüssigkeitszufuhr (Ein- und Ausfuhrbilanz)
- Gabe von Kortikoiden und Diuretika
- eiweiß- und natriumarme Kost
- Medikamente zur Blutdrucksenkung

Diagnostik und Therapie bei Pyelonephritis

Differenzierte Urinuntersuchung zum Nachweis von Bakterien, Blut, Eiweiß, Leukozyten im Urin. Außerdem Blutbild, Blutsenkungsgeschwindigkeit, Kreatininwertbestimmung. Ultraschall- und Röntgenuntersuchungen.

Therapie

- Antibiotika- und Sulfonamidtherapie
- Spasmolytika bei krampfartigen Schmerzen
- Beseitigung der auslösenden Ursachen, z. B. operative Entfernung von Steinen, Verengungen
- ggf. die verursachenden Medikamente absetzen
- grundsätzlich ist Bettruhe zu empfehlen
- Unterstützung von Herz- und Kreislauf
- bei guter Nierenfunktion ist reichliche Flüssigkeitszufuhr wichtig
- Hämodialyse bei Nierenversagen

30.2 Niereninsuffizienz (Lernfeld 1.3)

Als Niereninsuffizienz bezeichnet man ein **Versagen der Nierenfunktion**, meistens innerhalb weniger Stunden (akutes Nierenversagen), oder eine starke Reduzierung der Urinproduktion.

Ein **akutes Nierenversagen** liegt vor, wenn die Nierenfunktion über einen längeren Zeitraum so stark beeinträchtigt ist, dass die Ausscheidung am Tag unter 400 Milliliter (**Oligurie**) sinkt (➤ Kap. 8.1.2).

Häufige oder anhaltende Nierenentzündungen mit Vernarbungen des Gewebes und sklerotische Veränderungen der Nierenarterien und des Nierengewebes führen meist zur **chronischen Niereninsuffizienz**.

Ursachen der akuten Niereninsuffizienz

Verminderte Nierendurchblutung

- bei allen Schockformen werden die Nieren nicht ausreichend durchblutet („Schockniere"), z. B.
  - hypovolämischer Schock (bei hohem Blut- oder Flüssigkeitsverlust, z. B. bei starken Blutungen, oder Flüssigkeitsverlust, z. B. bei Verbrennungen, anhaltendem Erbrechen oder Durchfall)
  - septischer Schock (durch Erreger- oder Toxinüberschwemmung)
  - anaphylaktischer Schock (akute allergische Reaktion, z. B. nach Insektenstich)
  - kardiogener Schock (bei Herzinfarkt oder akuter Herzinsuffizienz)
- Nierengefäßverschluss

Akute Tubulusschädigung

- Vergiftungen
- Überdosierung von Schlafmitteln

- Nebenwirkungen von Medikamenten, z. B. Antibiotika, Zytostatika
- Glomerulonephritis

Harnabflussstörungen
Harnleiterverschluss, z. B. durch
- Nierensteine
- Prostatahypertrophie
- Verengungen (Stenosen) der Harnröhre

Ursachen der chronischen Niereninsuffizienz

- chronische Glomerulonephritis
- chronische Pyelonephritis
- Nierenschädigung (diabetische Nephropathie) als Langzeitkomplikation bei Diabetes mellitus
- Arteriosklerose
- Herzinsuffizienz
- als Folge von Analgetika-Missbrauch über mehrere Jahre

Symptome der akuten Niereninsuffizienz

Die akute Niereninsuffizienz verläuft in drei Phasen:

Erste Phase: Oligo-/anurische Phase
- Dauer etwa 10 bis 14 Tage
- zunehmende Abnahme der Ausscheidungsmenge während der ersten Tage
- Zurückhaltung der harnpflichtigen Substanzen im Blut bis hin zur Urämie
- Zurückhaltung von Wasser im Körper
- Ödeme im Gesicht, Rücken
- periphere Ödeme an Händen und Füßen, Unterarme, Waden
- Lungenödem
- Hyperkaliämie mit Herzrhythmusbeschwerden
- Bluthochdruck

Zweite Phase: Polyurische Phase
- nach 5 bis 30 Tagen bei Wiederaufnahme der Nierenfunktion
- die Urinmenge steigt kurzzeitig auf bis zu zehn Liter in 24 Stunden
- Gefahr der Austrocknung (**Exsikkose**)
- Risiko des Kreislaufversagens, Volumenmangelschock
- Gefahr der Hypokaliämie durch das Ausschwemmen von Mineralien

Dritte Phase: Regenerationsphase
- Erholung des Körpers
- Normalisierung der Nierenfunktion

Symptome der chronischen Niereninsuffizienz

Die chronische Niereninsuffizienz ist meist über einen längeren Zeitraum völlig beschwerdefrei.
- Rückgang der Tagesurinmenge (**Oligurie, Anurie**)
- Anstieg von Harnstoff, Kreatinin und Kalium im Blut
- Hypertonie
- Herzrhythmusstörungen
- Abnahme von Natrium im Blut
- Störung im Säure-Basen-Gleichgewicht (pH-Wert sinkt)
- braun-gelbe Hautfarbe durch Pigmentveränderungen, Harnstoffablagerungen
- Hautjucken
- Muskelzuckungen, Krampfanfälle, vermehrte Wadenkrämpfe
- Bewusstseinsstörungen, Hirnödeme, zerebrale Krampfanfälle
- harnähnlicher Mund- und Hautgeruch
- Appetitlosigkeit, Übelkeit, Obstipation
- Erbrechen, Gastroenteritis, Durchfall
- Kachexie
- Knochenschmerzen durch Kalziumentgleisung
- Anämie durch Knochenmarkschädigung
- starke Kopfschmerzen
- Schlafstörungen

Pflege bei Niereninsuffizienz

- ärztliche Anordnungen umsetzen
- laufende Kontrollen der Vitalzeichen
- Bewusstseinskontrollen
- einmal täglich Gewichtskontrolle
- Flüssigkeitsbilanz der Ein- und Ausfuhr
- auf ausreichend Flüssigkeitszufuhr achten
- alle notwendigen Prophylaxen (➤ Kap. 5.7)
- Pflege dem körperlichen Zustand anpassen

- regelmäßige und richtige Ernährung, Ernährungsberatung, eiweiß-, kalium- und salzarme Kost
- bei Venenverweilkathetern und Infusionen die entsprechende Pflege (➤ Kap. 18.4 und 18.5)

Bei älteren Menschen kommt bei der weiteren Einnahme von Digitalisglykosiden schnell zu einer **Hyperdigitalisierung** mit den möglichen Folgen von:

- Herzrhythmusstörungen
- Übelkeit
- Erbrechen
- Kopfschmerzen
- Verwirrtheit

Die Dosierung muss daher immer wieder individuell mit dem Arzt abgeklärt werden. Auf Veränderungen ist schnell zu reagieren. Eine engmaschige **Herz- und Kreislaufüberwachung** mit fortlaufender Dokumentation ist unumgänglich.

- bei Bedarf Vorbereitung auf die Hämodialyse
- Hilfe und Betreuung während der Dialyse
- Zeit für Zuwendung und Gespräche
- Ängste abbauen helfen
- Lebensumstellung durch Dialyse besprechen
- evtl. Vorbereitung auf das Sterben (➤ Kap. 14.5.3)

Therapie der akuten Niereninsuffizienz

Bei der akuten Niereninsuffizienz ist Intensivpflege und -behandlung im Krankenhaus erforderlich.

- exakte Flüssigkeitsbilanzierung
- Flüssigkeitszufuhr: 500 ml und Ausgleich des Flüssigkeitsverlusts durch Ausscheidungen
- Diuretikabehandlung
- tägliche Kontrolle des Körpergewichts
- laufende Blutwertkontrolle
- medikamentöser Ersatz von wichtigen Blutbestandteilen und Mineralien
- eiweiß-, kalzium- und kaliumarme Kost
- Infusionen mit Natriumbikarbonat zur Blutsäureneutralisation
- bei Bedarf Bluttransfusionen
- evtl. Hämodialyse ein- bis dreimal pro Woche, entsprechend den harnpflichtigen Substanzen im Blut
- evtl. Nierentransplantation

> Bei der Niereninsuffizienz werden auch Medikamente verzögert ausgeschieden. Durch das längere Verbleiben im Körper kann es zu Medikamentenahäufung (Kumulation) im Blut mit toxischen Wirkungen kommen.

30.3 Nierensteine (Lernfeld 1.3)

Nierensteine (➤ Abb. 30.2) und Steine in den ableitenden Harnwegen kommen relativ häufig vor.

Ursachen

- Harnwegsinfekte
- Harnstauungen
- Stoffwechselerkrankungen
- verminderte Ausscheidungsmenge infolge fehlender Flüssigkeit
- Gicht
- Leukämie
- Kalzium in den Nieren bei verstärktem Knochenabbau (Osteoporose)
- eiweißreiche Kost

Besonders in Gegenden mit heißer und trockener Luft besteht gehäuft die Gefahr, an Nierensteinen zu erkranken, wenn dem Körper unzureichend Flüssigkeit zugeführt wird. Aber auch heiße Sommer, welche zu vermehrter Schweißabsonderung bei verminderter Flüssigkeitszufuhr führen, erhöhen das Risiko für Steinbildung.

Besonders gefährdet sind Pflegebedürftige mit

- familiärer Belastung
- Bewegungsmangel und Immobilität
- erhöhtem Konsum von kalziumhaltigen Nahrungsmitteln wie Milch, Milchprodukten und Fleisch
- erhöhtem Konsum von Alkohol, Kaffee, schwarzem Tee
- hoher Schweißabsonderung

Nierensteinarten

- Kalziumoxalatsteine
- Harnsäuresteine
- Kalziumammoniumphosphatsteine
- Zystinsteine
- Mischsteine

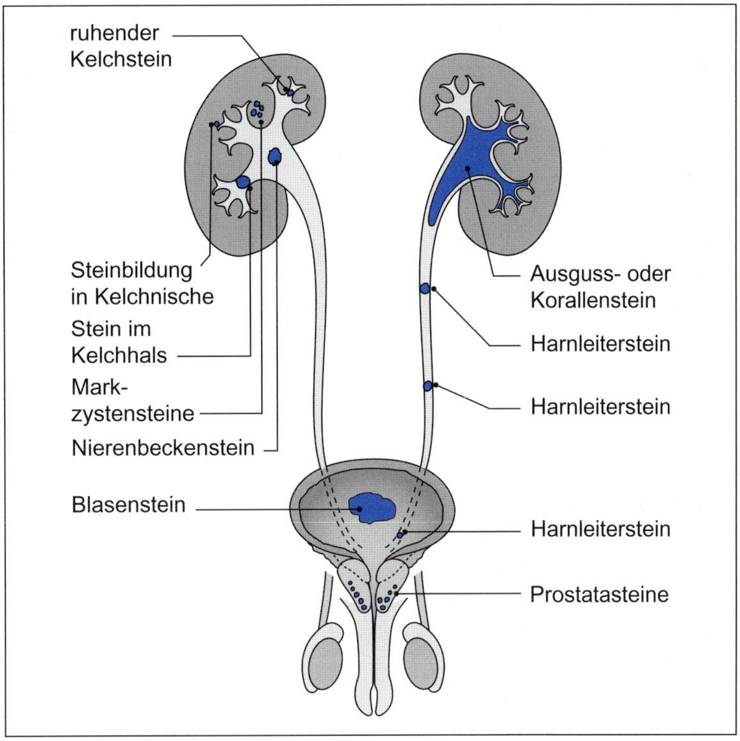

Abb. 30.2 Lokalisation von Nierensteinen

Symptome

Allgemeine Symptome

- evtl. Blut im Urin nachweisbar
- mögliche kurzzeitige Anurie, wenn Steine den Abfluss verhindern

Nierenkolik

- plötzliche, heftigste, wellenförmige bzw. krampfartige Schmerzen im Nierenlager
- Schmerzausstrahlung in den Bereich der Genitalien, zur Harnblase, in den Rücken
- starke Schmerzen bei Beklopfen der zwölften Rippe
- Übelkeit, Erbrechen, Appetitlosigkeit
- Darmfunktionsstörungen, Subileus

Gleichzeitige Zystitis, Pyelonephritis oder Glomerulonephritis

- Fieber

Chronisches Steinleiden

- es fehlen oftmals jahrelang die Symptome oder es besteht nur leichter Druck in der Nierengegend

Pflege bei Nierensteinen

- viel Flüssigkeit in kurzer Zeit anbieten oder zuführen
- Urinkontrolle auf Steinabgang und Hämaturie
- auf Schockanzeichen achten
- kolikartige Schmerzen wahrnehmen, lokalisieren und Häufigkeit dokumentieren
- Symptome der Harnstauung (**Oligurie**) rechtzeitig erkennen und Arzt benachrichtigen
- schmerzfreie Lagerung nach Wunsch
- umfangreiche Körperpflege bei Fieber und starkem Schwitzen
- alle notwendigen Prophylaxen während der Bettruhe (➤ Kap. 5.7)
- Pflege dem körperlichen Zustand anpassen
- 2 x täglich Temperaturkontrollen, um Infektionen rechtzeitig zu erkennen
- lokale Wärme, wenn sie als angenehm empfunden wird
- für ausreichende Bewegung sorgen
- Bettruhe in der akuten Kolikphase
- Zeit für Zuwendung und Gespräche
- Ängste abbauen helfen

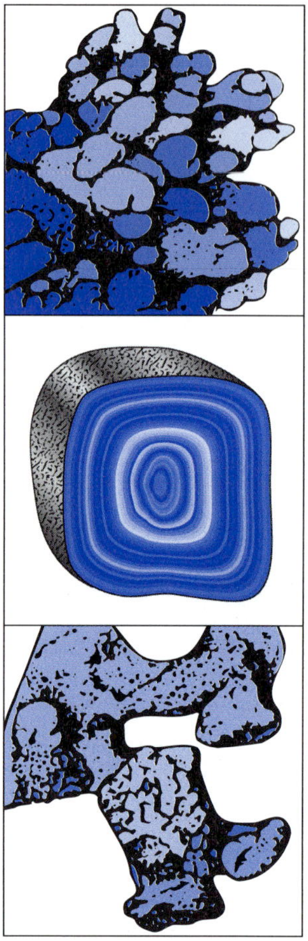

Abb. 30.3 Formen von Nierensteinen
a) Kalziumoxalatsteine
b) Harnsäuresteine
c) Kalziumammoniumphosphatsteine

- progressive Muskelentspannung nach Jacobsen anbieten
- Gespräche über die Ernährungsumstellung führen

Therapie bei Nierensteinkolik

Durch Bewegung und erhöhte Flüssigkeitszufuhr bei gleichzeitiger Gabe von Schmerzmitteln und Medikamenten zur Entspannung der glatten Muskulatur gehen drei Viertel der Nierensteine innerhalb der ersten zwei Wochen ab.

Eine wirksame Behandlung erfordert eine gute **Kooperation** zwischen Arzt, Pflegebedürftigem und Pflegepersonal.

- Spasmolytika zur Krampflösung
- schnell wirkende Schmerzmittel
- Antibiotika bei Infekten
- viel Bewegung, am besten Hüpfen (zur Steinlösung)
- Eingabe von 1,5 Liter Nierentee in 30 Minuten
- anschließend erhöhte Flüssigkeitszufuhr, bis der Stein auf natürlichem Weg abgeht
- Stoßwellenlithotripsie zur Zertümmerung von Nierensteinen, damit sie anschließend spontan abgehen
- Nierensteinentfernung endoskopisch mit Schlinge
- Nierensteinentfernung durch Operation

30.4 Tumoren der Urogenitalorgane (Lernfeld 1.3)

Tumoren können im ganzen Urogenitalsystem auftreten (➤ Abb. 30.4).

Nierentumoren entwickeln sich meist an einem Nierenpol und wachsen ins Nierenbecken hinein. Gutartige (benigne) Nierentumoren wie **Adenome, Papillome** und **Hämangiome** spielen nur eine untergeordnete Rolle. Beim Erwachsenen ist das **Hypernephrom** der häufigste bösartige Nierenzelltumor.

Karzinome können sich im Nierenbecken, in Harnleiter, Blase, Prostata und Penis entwickeln. **Metastasen** (Tochtergeschwülste) bilden sich meist in der Lunge, am Skelettsystem und im Gehirn.

Die **Ursachen** für die Entwicklung von Krebserkrankungen der Urogenitalorgane sind bisher unbekannt.

Symptome des Nierenkarzinoms

- anfänglich keine Beschwerden
- erst bei Erreichen des Nierenbeckens kommt es zu plötzlichen, meist schmerzlosen Blutungen bei der Miktion
- Blut im Urin (**Hämaturie**)

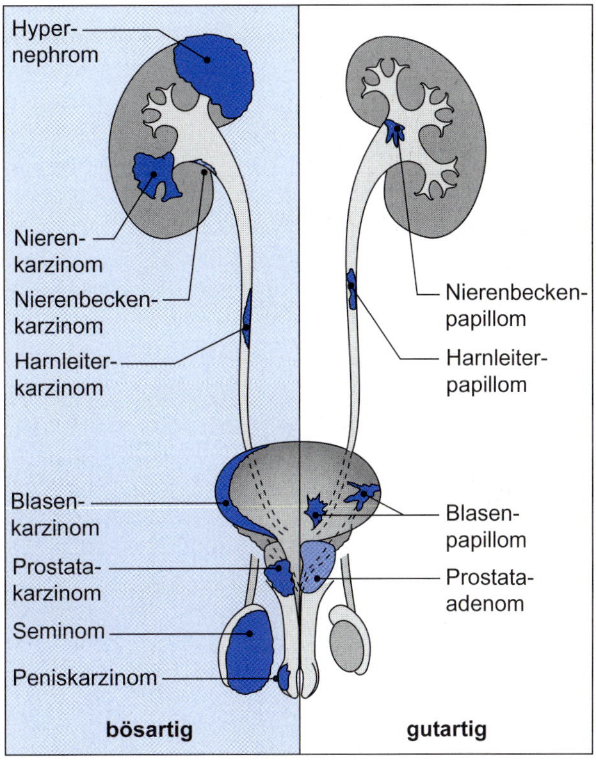

Abb. 30.4 Tumoren der Urogenitalregion

- später auch Druckschmerzen im Nierenbecken
- von außen tastbarer Tumor
- periodisch starke, kolikartige Nierenbeckenschmerzen
- evtl. Fieber
- Entwicklung von Knochenmetastasen mit der Folge von Schmerzen und Spontanfrakturen

Pflege bei Nierenkarzinom

Aufgrund von Mehrfacherkrankungen, Abwehr- oder Herzleistungsschwäche alter Menschen ist eine Entfernung des Karzinoms meist nicht möglich. Bei älteren Menschen beschränkt sich die Pflege deshalb überwiegend auf

- Linderung der akuten Krankheitssymptome wie Schmerzen und Ödeme
- Angehörige in die Pflege und Betreuung einbeziehen
- Gespräche über das Sterben anbieten
- bei Bedarf Sterbebegleitung (➤ Kap. 14.5)

Therapie

Tumorentfernung, dadurch Hemmung der Bildung von Fernmetastasen

Bei einem Nierenkarzinom sind Zytostatika und Strahlentherapie wirkungslos.

30.5 Erkrankungen der Harnblase und der ableitenden Harnwege (Lernfeld 1.3)

Die Harnblase hat die Aufgabe, den über die Nieren ausgeschiedenen Harn zu sammeln und bei einer ausreichenden Füllung abzusetzen.

Die häufigste Erkrankung der Harnblase ist die **Zystitis** (Entzündung der Harnblase, ➤ Kap. 5.7.7).

Bei älteren Männern kommt es öfters zu Prostataerkrankungen. Diese Geschlechtsdrüse mit endogener Sekretion schließt an den Blasenschließmuskel an und umschließt die männliche Harnröhre ringförmig.

Ursachen

Blasen-, Prostata-, Nebenhodenentzündungen

- Infekte der Harnwege durch eine Erregerausbreitung bei einer Nierenbeckenentzündung
- Infektionen durch Kolibakterien
- Harnabflussstörungen (➤ Abb. 30.5)
- große Restharnmengen
- mangelnde Intimhygiene
- Harn- und Stuhlinkontinenz
- Blasenunterkühlungen
- zu geringe Flüssigkeitszufuhr
- unhygienische Blasenspülungen
- aufsteigende Infekte bei Blasenverweilkatheterträgern
- Manipulationen am Urinableitungssystem
- Zurückfließen von Urin aus dem Urinauffangbeutel in die Harnblase

Prostatahypertrophie

Vergrößerung der Vorsteherdrüse

- entsteht bei Männern vorwiegend im Alter zwischen 60 und 70 Jahren
- im Alter kommt es zu knötchenartigen Vergrößerungen, die den Blasenhals einengen und zu den typischen Prostatabeschwerden führen

Prostatakarzinom

- häufige Prostataentzündungen mit Vernarbungen
- evtl. androgen-östrogene Verschiebung nach dem 50. Lebensjahr

Symptome

Störungen bei der Urinausscheidung mit

- erschwertem oder schmerzhaftem Wasserlassen (**Dysurie**)
- brennenden Schmerzen beim Harndrang (**Tenesmus**)
- häufigen, unvollständigen Blasenentleerungen (**Pollakisurie**)

30

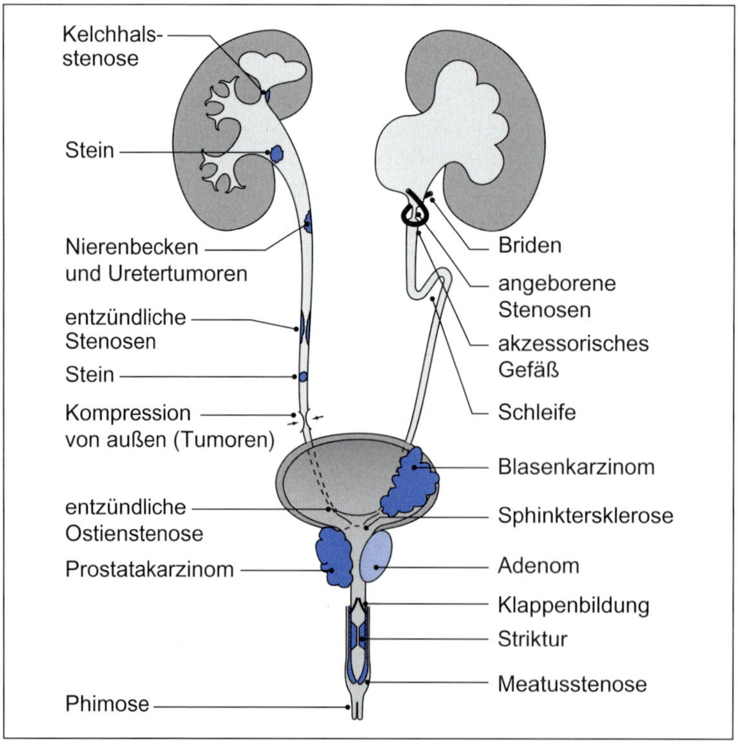

Abb. 30.5 Harnabflussstörungen

- häufigem Harndrang mit geringer Ausscheidungsmenge (**Reizblase**)
- Harninkontinenz
- beeinträchtigtem Allgemeinbefinden, Abgeschlagenheit
- außerdem allgemeine Entzündungskennzeichen wie Wärmegefühl in der Blasengegend, Schmerzen, Blasendruck

Prostatahypertrophie

Erstes Stadium

- schmerzhaftes Wasserlassen
- dünner Harnstrahl
- Nachtröpfeln bei Beendigung der Miktion
- häufiger Harndrang mit kleinen Urinmengen

Zweites Stadium

- Gefühl der unvollständigen Blasenentleerung
- größere Restharnmengen verbleiben in der Blase
- ständiger Harndrang
- häufige Harnwegsinfekte

Drittes Stadium

- Überlaufinkontinenz, da die Blase nicht mehr in der Lage ist, nachfließenden Harn zu sammeln
- verstärkter Harndrang
- plötzlich auftretende Verwirrtheit
- Blase deutlich tastbar
- große Restharnmenge
- Harnrückstau bis in die Nieren mit Nierenschmerzen

Pflege bei Blasenentzündungen

➤ Kap. 30.1

Pflege bei Prostataerkrankungen

- Wärme zuführen, um die Miktion zu erleichtern
- suprapubische Urinableitung (Pflege ➤ Kap. 22.3)
- regelmäßige Kontrolle der Urinausscheidung
- viel Flüssigkeit zuführen
- Blasenspülungen über Dreiwegeblasenkatheter
- kontinuierliche Blasenspülung nach retropubischer Operation
- Ängste abbauen helfen

> Kein Blasentraining vornehmen wegen der Gefahr des Harnrückstaus in die Nieren.

Therapie

Blasenentzündungen

➤ Kap. 30.1

Prostataerkrankungen

- endoskopische, transurethrale Gewebeabtragung
- suprapubische Gewebeabtragung und Urinableitung, wenn dies operativ nicht möglich ist (durch die Bauchdecke in die Harnblase, ➤ Kap. 22.3)
- retropubische Gewebeabtragung (endoskopisch, durch die Bauchdecke zwischen Symphyse und Harnblase)
- Totalentfernung der Prostata

30.6 Erkrankungen der weiblichen Geschlechtsorgane (Lernfeld 1.3)

Ältere Frauen mit Erkrankungen der Geschlechtsorgane leiden vorwiegend an **Entzündungen und Tumoren**. **Taktgefühl** und **Respekt** vor den Gefühlen der älteren Frauen werden von den Pflegenden verlangt. Wegen der früher teilweise recht strengen Erziehung ist es sehr wichtig, dass man sehr behutsam mit ihrem Schamgefühl umgeht. Eine Erkrankung an den Unterleibsorganen beeinträchtigt zudem das Selbstwertgefühl sehr stark. Nach Unterleibsoperationen fühlen sie sich häufig nicht mehr als vollwertige Frauen.

30.6.1 Entzündungen des weiblichen Genitales (Lernfeld 1.3)

Zu Entzündungen des weiblichen Genitales gehören

- **Vulvitis**: Entzündung des äußeren Genitales
- **Kolpitis**: Entzündung der Scheide
- **Endometritis**: Entzündung der Gebärmutterschleimhaut (sehr selten)

Ursachen

- Zystitis
- schlechte Intimhygiene
- Manipulationen in der Scheide z. B. bei Juckreiz, Masturbation
- ungenügende Hygiene bei Blasenkatheterismus
- mangelnde Hygiene des Partners beim Geschlechtsverkehr
- häufig wechselnde Geschlechtspartner
- zu seltener Wäschewechsel
- Veränderungen des Erreger- und Flüssigkeitsmilieus in der Scheide nach den Wechseljahren
- Fremdkörper
- Karzinome
- reduzierter Allgemeinzustand
- zu geringe Trinkmenge und damit verbundene Trockenheit der Schleimhaut

Symptome

- vermehrter Ausfluss (➤ Kap. 8.3)
- Juckreiz in der Scheide
- brennende Schmerzen in der Scheide
- Rötung des äußeren Genitales
- Unterbauchschmerzen
- leichte Erhöhung der Körpertemperatur

Pflege bei Entzündungen des äußeren Genitales

Bei der Pflege von Frauen mit Entzündungen des Genitales ist besonders auf die **Hygiene** zu achten. Therapeutische Spülungen sind wichtig und gehören zur Aufgabe des Pflegepersonals.

Da es sich um eine Behandlung an den Geschlechtsorganen handelt, ist es sinnvoll, wenn die **Pflege von einer Frau** übernommen wird.

- Genitale mit handwarmer Kamillosanlösung bzw. verordneter Spüllösung abspülen
- dabei die Schamlippen mit einer behandschuhten Hand spreizen und die Spülflüssigkeit über Genitale gießen
- anschließend mit einem sauberen, frischen Handtuch oder Kompressen abtrocknen

!
Wenn möglich, soll die Pflegebedürftige ihr Genitale selbst spülen und abtrocknen. Die Pflegeperson assistiert und trägt zum Selbstschutz Handschuhe.

- regelmäßiger Wechsel der Bettwäsche
- Unterlagen im Bett regelmäßig wechseln
- frisch desinfizierte Steckbecken verwenden
- sorgfältige Intimpflege mit Handschuhen, zum Selbstschutz
- Vorlagen häufig wechseln, dabei Handschuhe tragen
- Vorlagen sofort entsorgen

Therapie

- Moorbäder, Sitzbäder
- Scheidenspülungen nach Anordnung
- Spülung der Genitalien nach dem Geschlechtsverkehr (Bidet)
- Antibiotika
- örtliche Behandlung der Entzündung mit Vaginaltabletten oder Ovula (Medikamente zum Einführen in die Scheide)
- Verätzung des Gebärmutterhalses durch den Gynäkologen

30.6.2 Karzinome des weiblichen Genitales (Lernfeld 1.3)

Symptome

Im Frühstadium keine Kennzeichen, dann
- Vaginalblutungen
- bräunlicher bis eitrig-blutiger Ausfluss
- Blutungen nach dem Geschlechtsverkehr
- Zunahme des Bauchumfangs
- Aszites (Wasseransammlung im Bauchraum)
- unklare Bauchschmerzen
- Gewichtsabnahme
- allgemeine Leistungsschwäche

Blutungen außerhalb der Regel oder nach den Wechseljahren sind meist ein Symptom von Gebärmutterkarzinom.

Pflege bei Karzinomen des weiblichen Genitales

Die Pflegebedürftigen kommen nach der erforderlichen Operation wieder zurück in die Einrichtung der Altenpflege. Meist sind sie schon gut mobilisiert.

War keine Heilung möglich, ist es die Aufgabe der Pflegepersonen, die Frauen bis zu ihrem Tod zu pflegen und zu betreuen.

Dabei sind besonders wichtig:

- alle notwendigen Prophylaxen
- Wunschkost
- Kontrolle des Operationsgebiets
- Vitalzeichenkontrolle
- Mobilisation soweit möglich
- stundenweise in den Lehnstuhl setzen
- Gespräche über die Krankheit und den Tod
- Zuwendung, Motivation
- Angehörige in die Pflege und Betreuung einbeziehen
- Gespräche über das Sterben anbieten
- bei Bedarf Sterbebegleitung (> Kap. 14.5)

Therapie

Gebärmutterhalskrebs (Zervix-, Kollumkarzinom)

- chirurgischer Eingriff und/oder Bestrahlung

Gebärmutterkörperkrebs (Korpuskarzinom)

- Entfernung von Gebärmutter mit Eierstöcken (Totalentfernung)
- Strahlenbehandlung und/oder Hormontherapie

Eierstockkrebs (Ovarialkarzinom)

- Entfernung der Eierstöcke
- Chemotherapie
- Strahlentherapie

Prävention

Besonders sei hier die **Krebsvorsorge** (Früherkennungsuntersuchung) erwähnt. Auch in der stationären Altenpflege sollte die Pflegebedürftige einmal jährlich zur Krebsvorsorge gehen oder ein Gynäkologe in die Einrichtung kommen. In der ambulanten Pflege muss das Pflegepersonal auf regelmäßige gynäkologische Untersuchungen in Absprache mit dem Hausarzt und den Angehörigen achten.

KAPITEL

31 Erkrankungen des Bewegungsapparates (Lernfeld 1.3)

Der menschliche Bewegungsapparat setzt sich aus über 220 gelenkigen Verbindungen zusammen. Die **Knochen** tragen den Körper und schützen die wichtigsten Organe. Die **Muskulatur** hält die Knochen zusammen und sorgt für die Beweglichkeit.

Die Knochen sind durch **Gelenke** verbunden. Aus diesem Grunde sind die meisten Knochen an den Enden mit einer spiegelglatten Knorpelschicht überzogen. Die Enden greifen je nach Gelenkfunktion in verschiedenen Formen ineinander. Damit die gelenkbildenden Knochenenden ständig in Verbindung bleiben, sind sie mit einer festen und fasrigen **Gelenkkapsel** umschlossen.

Je nach Gelenkbewegung unterscheidet man z. B. zwischen:

- **Kugelgelenk**, z. B. Hüft- und Schultergelenk
- **Scharniergelenk**, z. B. Ellenbogen- und Kniegelenk
- **Drehgelenk, z. B.** Atlas und Dreher der Halswirbelsäule
- **Sattelgelenk**, z. B. Daumengrundgelenk

Die aufrechte Haltung, alle Bewegungen und die menschliche Gestalt sind vom Funktionieren und guten Zusammenspiel zwischen Knochen, Bändern, Sehnen, Gelenken, Muskeln und Nerven abhängig.

Besonders ältere Menschen leiden unter **Verschleißerscheinungen** des Skelettsystems. Bei schweren Erkrankungen und bei Bettlägerigkeit werden Knochen, Gelenke und Muskulatur weniger beansprucht, sodass es schnell zu Rückbildungen, Haltungsschäden und Gelenkversteifungen kommen kann. Eine **Hauptaufgabe** in der Pflege ist es deshalb, diese **Folgen zu vermeiden**.

31

31.1 Rheumatismus (Lernfeld 1.3)

Die Erkrankungen an den Gelenken und Bändern der Gliedmaßen und der Wirbelsäule fasst man im Volksmund meist unter dem Sammelbegriff **Rheumatismus** zusammen.

Formen des Rheumatismus

Entzündlicher Rheumatismus

- rheumatoide Arthritis (veraltete Bezeichnung: progrediente chronische Polyarthritis)
- Morbus Bechterew
- akutes rheumatisches Fieber nach Streptokokkeninfektion

Degenerativer Rheumatismus

- Arthrose
- Spondylose (Veränderungen an den Wirbelkörpern)
- Osteochondrose (Degeneration von Knochen und Knorpel)

Gicht

- eigentlich eine Stoffwechselerkrankung, welche zu rheumatischen Symptomen führt
- Einlagerung von harnsauren Salzen aus dem Purinstoffwechsel

Weichteilrheumatismus

- betroffen sind die Weichteile wie Schleimbeutel, Sehnenscheiden, Muskeln und Gelenkkapselinnenseiten

31.1.1 Entzündlicher Rheumatismus (Lernfeld 1.3)

Ursachen

Infektarthritis

- durch Eindringen von Bakterien bei Gelenkverletzungen, Operationen, Gelenkspiegelungen (Arthroskopie) und Gelenkpunktionen
- durch Eindringen von Bakterien über die Blutbahn bei stumpfen Gelenkverletzungen und Traumen

Rheumatische Arthritis

Betroffen sind etwa 15% der Gesamtbevölkerung. Die Erkrankung beginnt zwischen dem 20. und 40. Lebensjahr und befällt Frauen drei- bis viermal häufiger als Männer. Sie verläuft schleichend oder in chronischen Schüben. Die auslösenden Faktoren sind bisher ungeklärt, evtl.

- Autoimmunreaktion
- Streptokokkeninfektion im Nasen-Rachen-Raum
- Erbfaktoren

Morbus Bechterew

Chronisch verlaufende Entzündung der Kreuz-Darmbein-Gelenke, die fortschreitend an der Wirbelsäule nach oben aufsteigt und dabei die kleinen Wirbelgelenke und bestimmte Zwischenwirbelkörperanteile verknöchert. Überwiegend sind Männer betroffen. Die Ursachen sind bisher unerkannt, jedoch zeigt sich eine genetische Disposition.

Symptome der chronischen Polyarthritis

Die meisten Symptome verlaufen schubweise. Dabei sind die rechte und linke Körperseite gleichmäßig betroffen (Symmetrie), zuerst die kleinen Gelenke (Finger, Hände, ➤ Abb. 31.1), später auch die großen.

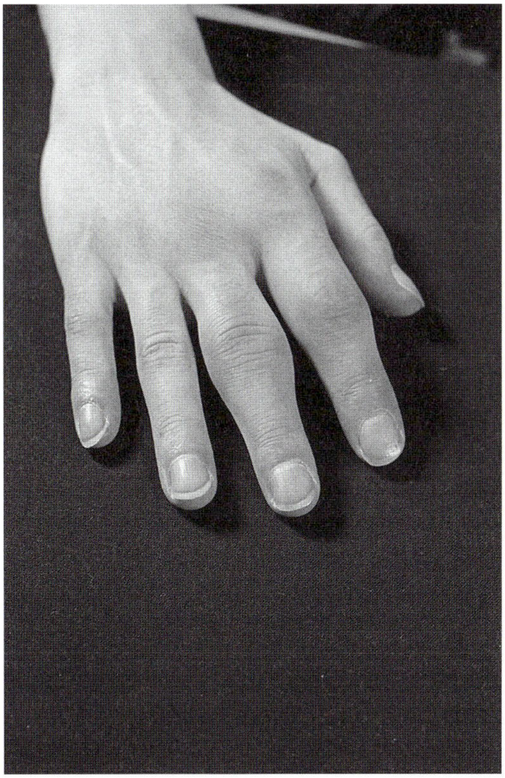

Abb. 31.1 Schwellung der Fingergrundgelenke bei chronischer Polyarthritis

Anfangssymptome

- Morgensteifigkeit
- Gefühl der Steifigkeit und Kälte der Finger und Handgelenke
- rasche Ermüdung
- Gelenkschwellung, Gelenkerguss
- Spannungsschmerz der betroffenen Gelenke
- übermäßiges Schwitzen bereits bei geringer Anstrengung
- subfebrile Körpertemperaturen (➤ Kap. 9.2)
- evtl. Gewichtsabnahme

Spätsymptome

- zunehmende Bewegungseinschränkung
- spindelige Auftreibungen der Gelenkregionen, z. B. der Fingermittelglieder
- schwere Gelenkdeformierungen, z. B. Deformierungen der Hände mit Abweichungen der Finger zur Ellenseite hin, typische Bajonettstellung bei **Polyarthrose** (➤ Abb. 31.2), später auch Deformitäten an den größeren Arm- und Beingelenken
- evtl. auch Mitbeteiligung der Halswirbelsäule
- Rheumaknoten (subkutane Knötchen), meist in der Ellenbogenregion

Pflege bei entzündlichem Rheumatismus

- Schmerzeinschätzung durchführen (siehe Expertenstandard Schmerzmanagement in der Pflege, www.dnqp.de)
- schmerzfreie Lagerung
- Lagerung der Gelenke in physiologischer Mittelstellung (➤ Abb. 31.3)

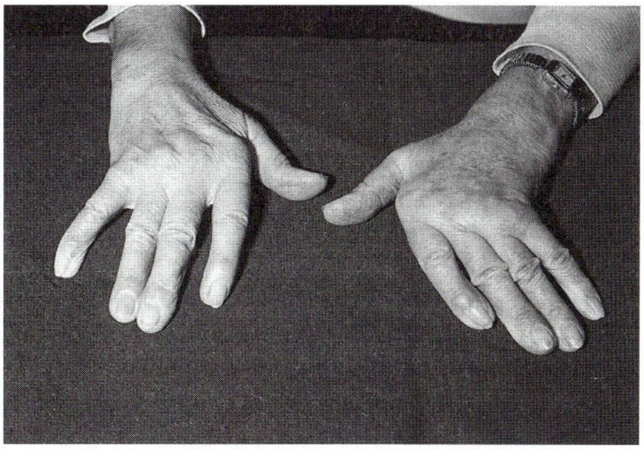

Abb. 31.2 Fortgeschrittener Befall der Hände bei chronischer Polyarthritis

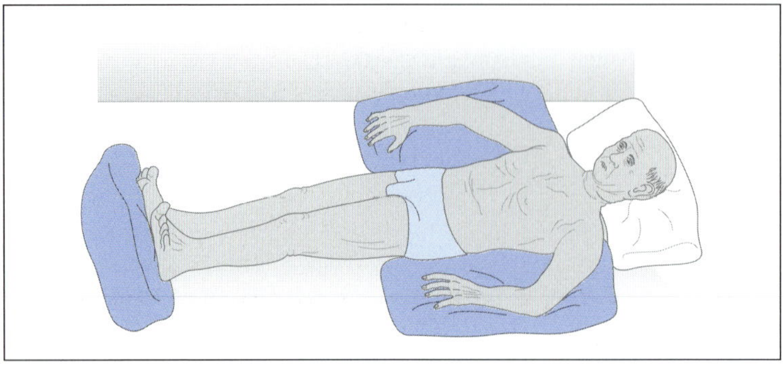

Abb. 31.3 Physiologische Mittelstellung der Gelenke

- Vermeidung von Beugekontrakturen
- Eisbehandlung der betroffenen Gelenke vor Beginn der Körperpflege
- Wärmeanwendung in der nicht akuten Phase

Der Erkrankte muss lernen, trotz Schmerzen möglich lange selbstständig zu bleiben.

- Training zum Erhalt der Selbstständigkeit
- Haushaltstraining
- Beschäftigungsangebote
- Teilnahme an Veranstaltungen in und außer Haus
- Übungen der Feinmotorik
- Gruppengymnastik
- Spaziergänge
- Bewegungsübungen
- Gehübungen
- Unterwassergymnastik
- Unterstützen der Eigenaktivitäten und Ressourcen
- Unterstützung, wo notwendig
- Einsatz von Behindertenbesteck und anderen Hilfsmitteln für den Alltag
- Organisation und Beschaffung von Hilfsmitteln
- Beratung über Hilfen
- Haushaltshilfe, Essen auf Rädern, Sozialstation
- Umgebung der Behinderung anpassen
- Aufmunterung
- Selbsthilfegruppe anbieten
- Angehörige einbeziehen

Therapie der chronischen Polyarthritis

Medikamentöse Therapie

- Schmerzmittelgabe über einen längeren Zeitraum, Schmerztherapie
- entzündungshemmende Medikamente (nichtsteroidale Antirheumatika, NSAR)
- Kortison
- Langzeitbehandlung mit Basismedikamenten nach einem Stufenschema, z. B. Methotrexat, Sulfasalazin, Goldpräparaten, Azathioprin
- Injektionen ins Gelenk zur örtlichen Schmerzbekämpfung

Heilbehandlung

- Moorbäder (nicht in der akut-entzündlichen Phase)
- Schlammpackungen
- medizinische Bäder
- kalte Wickel und Auflagen im Akutstadium, auch zur Schmerzbekämpfung
- Bewegungsübungen im warmen Wasser
- Phytotherapie (Pflanzentherapie) mit Löwenzahn und Wachholder zum Einnehmen, als Wickel oder Badezusatz
- heiße Heublumenwickel
- Bachblütentherapie
- Kälteanwendung in „Kältekammern"

Bewegungsübungen

- krankengymnastische Übungen
- Unterwassergymnastik
- Gymnastik im Handbad und warmen Sand
- Beschäftigungstherapie
- spezielle Wirbelsäulengymnastik bei Bechterew-Erkrankung
- Training mit speziellen Alltagshilfen

Orthopädische Behandlung

- Entfernung der geschädigten Gelenkinnenhaut und von Knorpelgewebe
- Gelenkersatz, künstliche Gelenke (**Arthroplastik**)
- operative Gelenkversteifungen (**Arthrodesen**)

Ernährung
- vitaminreich
- ausreichend kalorisch
- vegetarisch
- Ernährungsberatung hinzuziehen

Prävention

In der Vorbeugung von entzündlichen Gelenkerkrankungen überwiegen die ärztlichen Maßnahmen:
- Entzündungsgebiete der betroffenen Gelenke ruhigstellen
- rechtzeitige und gezielte Antibiotikabehandlung bei Streptokokkeninfektion im Nasen- und Rachenraum
- sterile Punktion von Gelenkergüssen

31.1.2 Degenerativer Rheumatismus (Lernfeld 1.3)

Durch die altersbedingte Abnutzung des Gelenkknorpels, das Nachlassen der Produktion von Gelenkschmiere sowie Veränderungen und Verknorpelungen an der Gelenkkapsel kommt es zur **Altersarthrose**.
- **Polyarthrose:** mehrere Gelenke sind gleichzeitig von der Erkrankung betroffen
- **Spondylose:** degenerative Veränderung der Wirbelkörper
- **Osteochondrose:** degenerative Veränderung am Knochen- und Knorpelgewebe, bei der Osteochondrosis intervertebralis (Abnutzungserscheinungen) sind z. B. die Bandscheiben betroffen

Ursachen

- Abbauvorgänge des Gelenkknorpels
- einseitige oder übermäßige Gelenkbelastungen in der Jugend und im Berufsleben
- Alterungsvorgänge des Knorpelgewebes
- einseitige Abnutzung des Knorpels
- starke Gelenkbelastung, z. B. durch Schwerstarbeit
- Hochleistungssport in der Knorpelentwicklungszeit
- Adipositas
- Gelenkfehlbildungen
- schlecht eingerichtete Frakturen
- Folge von Gelenkentzündungen
- Knorpelschädigung durch Gicht
- Knochengeschwülste und Knochenzacken

Symptome

Am häufigsten sind Fuß-, Knie- und Hüftgelenke sowie die Wirbelkörper und Zwischenwirbelscheiben der Lendenwirbelsäule betroffen, später auch die Schulter-, Ellenbogen- und Handgelenke. Bei der **Polyarthrose** sind mehrere Gelenke gleichzeitig erkrankt. Typisch sind
- Anlaufschmerz
- Gelenkschmerz bei der Bewegung
- Bewegungseinschränkung durch Schonung und Schonhaltung
- hörbares Knirschen und Knacken im betroffenen Gelenk
- knöcherne Gelenkverdickungen
- Deformierungen durch Kontrakturen
- Nachziehen des betroffenen Beines bei Hüftgelenkarthrose

Spondylose und Osteochondrosis intervertebralis
Hier fehlen die Beschwerden größtenteils. Erst bei ungünstiger Haltung, Tragen von Gegenständen oder ungeschicktem Bücken kann es zu akuten Beschwerden kommen:
- starke Schmerzen in der Lumbalgegend
- verstärkte Schmerzen beim Husten und Lachen
- nach vorne gebeugte Schonhaltung
- ziehende Schmerzen an der Hinterseite des Beines bis zur Ferse
- Empfindungsstörungen am Fuß
- Blasen- und Mastdarmstörungen mit Lähmungen bei Nerveneinklemmung (Notfall)

Pflege bei degenerativem Rheumatismus

- Reduktion des Körpergewichts bei Adipositas
- regelmäßiger Wechsel zwischen Ruhe und Aktivität
- Gelenke vor der Körperpflege evtl. mit Eis behandeln
- Wärmeanwendungen mit Packungen
- Bewegungsbad

- galvanische Bäder (Reizstrombehandlung der Nervenendigungen)
- Kneipp-Anwendungen wie Kaltwassergüsse, Wassertreten, Packungen, feucht- kalte Umschläge
- geeignete Bettmatratze oder Unterlage
- Stufenbett oder Kiste unter die Unterschenkel
- Schanz-Krawatte oder Kunststoffkragen bei Halswirbelsäulenbeschwerden über kurzen Zeitraum anlegen lassen
- Überlastungen vermeiden
- Ausgleichsgymnastik
- ruckartige Bewegungen vermeiden
- Einübung von Hebe- und Tragetechniken
- Ein- und Aussteigen aus dem Bett üben (kinästhetische Prinzipien, ➤ Kap. 5.4)
- richtige Geh- und Stehhaltung mit Spiegelkontrolle
- Lasten gleichmäßig verteilen (z. B. zwei statt einer Einkaufstasche, Rucksack)
- Übungen mit dem Gehstock
- Gehen mit Unterarmgehstützen
- Übungen mit dem Gehwagen
- Übungen mit dem beweglichen Gehgestell
- Einsatz von Haltegriffen in Bad/WC
- Hilfsmittel wie Greifzange

!
Den Rollstuhl so lange wie möglich vermeiden helfen.

Therapie

- Schmerzbekämpfung
- Erhaltung der momentanen Gelenkbeweglichkeit
- operativer Ersatz von Gelenkteilen
- Krankengymnastik, Bewegungsübungen
- lokale Wärmeanwendung
- Massagen, Packungen
- Wasser- und Elektrotherapie
- Schmerzmittel, Schmerztherapie
- lokale Betäubung (Lokalanästhesie)
- operative Behandlung bei Bandscheibenvorfall
- Gelenkversteifung
- Gehhilfen, Schienen, orthopädische Schuhe und Einlagen

Prävention

Die Prävention muss so früh wie möglich beginnen. Rheumatische Erkrankungen sind weit verbreitet und nehmen zu. Verstärkt betroffen sind Menschen mit wenig Bewegung und überwiegend sitzender Tätigkeit oder schwerer, oftmals einseitiger körperlicher Tätigkeit.

- Vermeiden bzw. Reduktion von Übergewicht
- Vermeiden einseitiger Gelenkbelastungen
- zum Heben und Bewegen von schweren Lasten technische Hilfsmittel einsetzen
- Hochleistungssport von Kindern nur unter ärztlicher Überwachung
- anatomisch korrekte Wiederherstellung nach Frakturen
- regelmäßige Gymnastik
- rückenschonende Arbeitsweise (➤ Kap. 5.5)
- Ausgleich zwischen Be- und Entlastung der Gelenke

31.1.3 Gicht (Lernfeld 1.3)

Das Krankheitsbild der Gicht wurde bereits von Hippokrates 600 Jahre v. Chr. beschrieben. Berühmte Betroffene in der Geschichte waren Alexander der Große, Martin Luther, Erasmus von Rotterdam und Johann Wolfgang von Goethe.

Gicht ist eine **Purinstoffwechselstörung**, die teilweise in akuten Schüben auftritt oder chronisch verläuft und meistens in den kleineren Gelenken und deren Umgebung beginnt. Sie ist durch die Ausscheidung von harnsauren Salzen, die sich besonders in den Gelenken oder Gelenkkapseln ablagern, gekennzeichnet. Diese Harnsäurekristalle entstehen durch eine **Erhöhung** des **Harnsäurespiegels** (**Hyperurikämie**). Die Harnsäure ist ein Endprodukt des Zellkernstoffwechsels und entsteht teilweise aus körpereigenem **Purin** oder wird über die Nahrung (Fleisch, Innereien, Fisch) zugeführt.

Männer erkranken zehn- bis zwanzigmal häufiger als Frauen.

Gicht wird auch als **Wohlstandskrankheit** bezeichnet, da deftiges Essen, Adipositas und Alkoholkonsum die Gichterkrankung begünstigen.

Ursachen

- genetische Veranlagung
- Über- und Fehlernährung
- übermäßiger Alkoholkonsum

- verminderte Harnsäureausscheidung der Nieren
- Harnsäurezyklusstörungen
- chronische Nierenfunktionsstörungen
- hohe körperliche Anstrengung bei geringem Flüssigkeitsausgleich
- Stoffwechselstörungen wie Fettstoffwechselstörungen, Diabetes mellitus (➤ Kap. 29.4)
- Abbau körpereigener Zellen, z. B. bei Zytostatikatherapie

Auslöser

Häufig entstehen Gichtanfälle nach:
- überreichlichem Essen
- übermäßigem Alkoholkonsum
- Kälte
- leichten Unterkühlungen an den Extremitäten oder Ohrmuscheln
- schweren Erkrankungen
- schwerer körperlicher Arbeit
- bei „Crashdiäten" durch Abbau von Muskelmasse

Symptome

Akuter Gichtanfall

- nachts oder frühmorgens heftigste Gelenkschmerzen, meist im Zehengrundgelenk (Podagra), auch „Zipperlein" genannt
- rotblau verfärbtes Gelenk
- sehr schmerzempfindliche Gelenkschwellung
- Frösteln und mäßiges Fieber
- schlechtes Allgemeinbefinden
- Nervosität, Unruhe
- Müdigkeit, Abgeschlagenheit

Bei chronischer, unbehandelter Gicht

- Gelenkdeformierungen
- Gichtknoten an den Ohrmuscheln (**Gichttophi**)
- Gichtknoten an den Gelenken
- schmerzhafte, weiche Schwellungen mit Hautspannung
- Nierenschäden

Folgeerkrankungen

- Gichtniere: Ablagerung von Harnsäurekristallen im Nierengewebe, dadurch Pyelonephritis (➤ Kap. 30.1)
- Nierensteine (Uratsteine, ➤ Kap. 30.3)
- Hypertonie
- Blutfetterhöhung (Hyperlipidämie)
- Diabetes mellitus
- Arteriosklerose
- Herzinfarkt
- arterielle Verschlusskrankheit
- Schlaganfall

Pflege bei Gicht

- Mahlzeiten in kleinen Portionen über den Tag verteilen
- purin- und fettarme Kost (kein Fleisch, Fisch oder Innereien)
- auf ausreichende Flüssigkeit achten
- Alkoholverbot
- Gabe von Schmerzmedikamenten nach ärztlicher Verordnung
- feuchte und kühlende Umschläge auf die Gelenke
- Polsterung der druckempfindlichen Gelenke
- Ruhigstellen der betroffenen Gelenke
- Einsatz von Lagerungshilfsmitteln
- für Stressfreiheit, viel Ruhe und Ausgleich sorgen
- Gespräche anbieten
- bei Schmerzanfällen beim Pflegebedürftigen bleiben

Therapie

- medikamentöse Schmerzbekämpfung
- Colchicingabe (Colchicum-Dispert®)
- Dauertherapie mit Allopurinol (Zyloric®)
- Ruhigstellung der Gelenke
- feuchte und kühlende Umschläge
- Prävention von Folgeerkrankungen
- purinarme Kost
- Gewichtsabnahme, Reduktionskost
- Alkoholverbot

31.1.4 Weichteilrheumatismus (Lernfeld 1.3)

Beim Weichteilrheumatismus, auch **extraartikulärer Rheumatismus** (außerhalb von Gelenkverbindungen) genannt, gibt es kein fest umschriebenes Krankheitsbild. Generell wird unter dem Begriff

Weichteilrheumatismus eine Vielzahl von entzündlichen und nicht entzündlichen, akuten und chronischen Erkrankungen von Muskeln, Sehnen, Faszien, Bändern und Nerven des Bewegungsapparates zusammengefasst.

Erkrankungen

- Sehnenscheidenentzündungen
- Schleimbeutelentzündungen
- Muskelnervenentzündungen
- Kalkeinlagerung im Muskelgewebe (**Myose**)
- Tennisarm
- Muskelverhärtungen

Ursachen

- Überbeanspruchung
- Infekte
- Verletzungen
- Operationsnarben
- psychische Faktoren

31.2 Osteoporose (Lernfeld 1.3)

Die häufigste Knochenerkrankung im Alter ist die Osteoporose (**Knochenatrophie**). Dabei kommt es zu einem verstärkten Abbau der Knochenbälkchen, während der Knochenaufbau nicht mehr ausreichend stattfindet. Es entstehen größere Zwischenräume und der Knochen wird **porös** und somit **fraktur-(bruch-)anfällig**. Durch die Hormonumstellung im Klimakterium sind ältere Frauen besonders von der Osteoporose betroffen. Durch den Abbau des Knochenmaterials in den Wirbelkörpern kommt es zu Wirbelkörperbrüchen mit nachfolgernder Verkürzung der Wirbelsäule und damit des Oberkörpers – zum so genannten **Witwenbuckel**.

Ursachen

Primäre Osteoporose

Etwa 80 bis 90% der Erkrankten leiden ohne erkennbare Ursache an Osteoporose. Hauptrisikofaktoren sind

- Mangel an weiblichen Geschlechtshormonen (Östrogenmangel)
- kalziumarme Ernährung
- phosphatreiche Ernährung
- Bewegungsarmut
- Untergewicht
- übermäßiger Alkohol- und Nikotingenuss
- erbliche Veranlagung

Sekundäre Osteoporose

Als Folge einer anderen Erkrankung

- endokrine Störung wie **Cushing-Syndrom** (vermehrt Kortisol und ACTH im Blut)
- Einnahme von Kortison über längere Zeit
- Leberzirrhose
- Pankreasinsuffizienz, Diabetes mellitus
- Schilddrüsenüberfunktion
- Niereninsuffizienz
- Mangelernährung, einseitige Ernährung
- Langzeittherapie mit Heparin
- Immobilität

Symptome

Die Krankheit beginnt langsam und unbemerkt und entwickelt sich über viele Jahre:

- zunehmende Rückenschmerzen bei leichter Belastung
- Schmerzausstrahlung in die Beine
- Verlust an Körpergröße um fünf bis zehn Zentimeter
- Bildung eines runden Rückens
- Frakturen schon bei leichten Stürzen, Umknicken mit dem Fuß oder beim Abstützen mit den Händen
- Spontanfrakturen (ohne Gewalteinwirkung)

Pflege bei Osteoporose

- Sturzprophylaxe (➤ Kap. 5.7.9)
- Verletzungen und Unfälle vermeiden
- „Stolperfallen" erkennen und vermeiden
- Unebenheiten vermeiden
- Handläufe für die Gehsicherheit
- gute Körperpflege
- leichte Kleiderverschlüsse
- lockere Kleidung
- Wirbelsäule nie abklopfen

- Hebe- und Tragegriffe nach kinästhetischen Grundsätzen (➤ Kap. 5.5.4)
- Hüft-, Knie- und Ellbogenschutz bei Sturzgefahr

!

Vorsicht bei Herzdruckmassage, hier besteht verstärkt die Gefahr einer Rippenfraktur. Eher großflächigeren Druck ausüben.

- bei Bettlägerigkeit für anatomische und schmerzfreie Lagerung sorgen
- Einsatz von Lagerungshilfsmitteln nach Wunsch
- lange Bettlägerigkeit vermeiden
- krankengymnastische Übungen zum Erhalten der Beweglichkeit
- Unterstützen der Bewegung
- zu viel Bewegung an der frischen Luft ermuntern
- Wohlbefinden und Gepflegtsein heben das Selbstwertgefühl
- Selbstständigkeit erhalten

☞

Spiegel der niedrigeren Körpergröße anpassen, damit die Pflegebedürftigen sich gut sehen können.

Therapie

- Schmerzbehandlung (Knochenbrüche und Einbruch von Wirbelkörpern verursachen heftige Schmerzen), Schmerzmanagement
- Krankengymnastik, vorsichtige und leichte Übungen
- Massage
- Kältebehandlung
- Stützkorsetts oder Mieder
- Gabe von Calcitonin, Kalzium, Fluor, Vitamin C und D
- Änderung des Lebensstils
- ausgleichende Bewegung
- regelmäßige Gymnastik
- kalzium- und vitaminreiche Ernährung
- Vermeiden der Risikofaktoren Alkohol und Nikotin
- phosphatarme Kost (wenig Fleisch, Wurst)
- Behandlung der Grunderkrankung bei sekundärer Osteoporose

31.3 Frakturen (Lernfeld 1.3)

Unter einer Fraktur versteht man einen Knochenbruch. Es kann sich um eine geschlossene (unter der Haut liegend) oder um eine offene Fraktur (mit Durchstoßung der Haut) handeln. Dabei sind mehrere Frakturarten zu unterscheiden (➤ Abb. 31.4 a bis f).

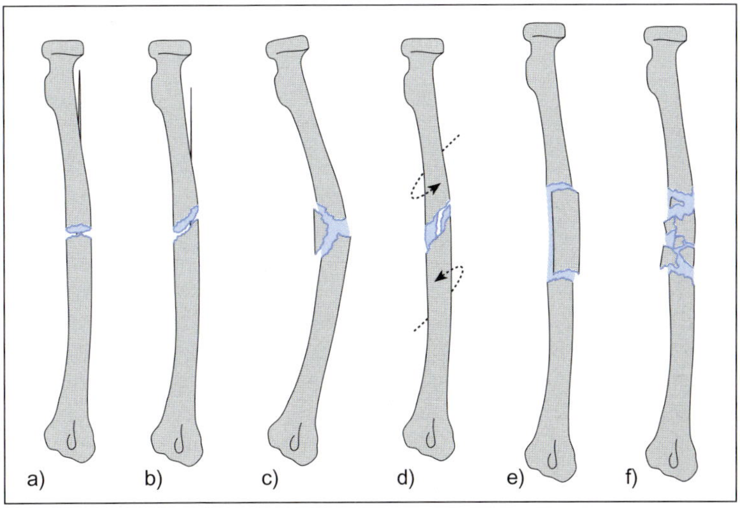

Abb. 31.4 Frakturformen
a) Querfraktur
b) Schrägfraktur
c) Biegefraktur
d) Drehfraktur
e) Etagenfraktur
f) Trümmerfraktur

31

Ursachen

- plötzliche, unnatürliche Krafteinwirkung auf den Knochen wie z. B. Schlüsselbeinbruch (beim Abstützen auf die Hand), Wirbelkörperbruch oder Oberschenkelbruch (beim Springen oder Fallen von größerer Höhe), Oberschenkelhalsbruch (beim Sturz auf das Knie)
- längere rhythmische Belastung (Ermüdungsbruch)
- herabgesetzte Belastungsfähigkeit bei Osteoporose (➤ Kap. 31.2)
- Knochenzerstörung

Symptome

Eine Fraktur ist nicht immer sofort erkennbar, da sie die gleichen Symptome wie eine Entzündung, Verrenkung oder Verstauchung aufweist.

- Erwärmung, Rötung, Schwellung, Schmerzen im Bereich von Gelenken oder entlang der Knochen
- abnorme Stellung der betroffenen Extremität
- abnorme Körperhaltung
- abnorme Beweglichkeit der betroffenen Extremitäten oder Gelenke
- Hämatom
- Verletzung in der Nähe der Fraktur
- Bewegungsunfähigkeit
- Belastungsschmerz
- sichtbare Knochenenden bei offener Fraktur

Erste Hilfe bei Verdacht auf Fraktur im Schulterbereich und der oberen Extremitäten

- ausreichende Ruhigstellung durch Armtragetuch
- verletzte Schulter und den dazugehörigen Arm möglichst nicht bewegen

Oberarmbruch

- Arm am Oberkörper mit zwei Dreiecktuchkrawatten festbinden (Pendeln vermeiden)

Unterarmbruch

- Schienenfixierung von den Fingern bis zum Oberarm

Erste Hilfe bei Verdacht auf Wirbelsäulenfraktur

- Verletzten möglichst wenig bewegen
- mit drei bis vier Helfern auf einer festen Unterlage oder auf einer Vakuummatratze zum Transport lagern

> !
> Ein Helfer muss dabei den Kopf stabilisieren. Es ist darauf zu achten, dass der Kopf unter leichtem Zug immer in der gleichen Position verbleibt.

Erste Hilfe bei Verdacht auf Fraktur an den unteren Extremitäten

Die unteren Extremitäten so schonend wie möglich schienen, damit keine Blutgefäße verletzt werden.

Oberschenkelfraktur und Oberschenkelhalsfraktur

- Schienung vom Sprunggelenk bis unter die Achselhöhle
- Einsatz einer Vakuummatratze

> Es besteht eine erhöhte Gefahr der Fettembolie beim Bruch der großen Röhrenknochen.

Erste Hilfe bei Verdacht auf Beckenbruch

- Gefahr von inneren Verletzungen
- schonende Lagerung und Transport auf einer harten Unterlage oder Vakuummatratze

Erste Hilfe bei Verdacht auf Rippenbruch

- Verletzten möglichst mit erhöhtem Oberkörper lagern
- zum regelmäßigen Atmen auffordern, trotz Schmerzen

> !
> Das Abhusten von Blut ist ein Zeichen von inneren Verletzungen, hier sollte der Verletzte in die stabile Seitenlage gebracht werden.

31

Beim offenen Rippenbruch besteht die Gefahr des Pneumothorax. Die Wunde ist sofort luftdicht zu verschließen.

Therapie

Um Schwellungen und Komplikationen zu vermeiden, sollte die Frakturbehandlung bereits **sofort nach dem Unfall** einsetzen. Die korrekte und sorgfältige Fixierung besonders von verdrehten Extremitäten ist in **Erste-Hilfe-Kursen** zu erlernen.

Extremitäten sind in der Haltung zu fixieren, in der sie sich nach dem Unfall befinden. Die Fixierschiene ist der abnormen Form der Extremitäten anzupassen und muss gut gepolstert sein, um keine Druckstellen und Schmerzen zu verursachen.

Jede **Lageveränderung** verursacht **große Schmerzen**. Bei Bewegung der Bruchenden besteht die Gefahr der Verletzung von Nerven und Blutgefäßen.

Verletzte mit Verdacht auf Wirbelsäulenbruch sollten nicht in der Lage verändert werden, bis der Rettungsdienst eintrifft.

Um Folgeschäden und lange Krankenhausaufenthalte zu vermeiden, sind alle Verletzten mit Verdacht auf Knochenbruch möglichst schnell in ärztliche Behandlung zu bringen.

Schnellstmöglichste ärztliche Hilfe vermeidet Folgeschäden.

Pflege bei Frakturen

Besonders Pflegebedürftige mit konservativer Frakturbehandlung benötigen sehr viel Pflege und Betreuung. Infolge der langen Bettlägerigkeit kommt es häufig zu **Verwirrtheitszuständen** und **Orientierungsverlust**.

- regelmäßige Kontrolle des Gipses auf Bruchstellen
- Schmerzäußerungen ernst nehmen
- Durchblutung beobachten
- Sensibilität kontrollieren, bei Störungen Arzt benachrichtigen
- Gipsverband soll nicht zu eng, aber auch nicht zu locker sitzen
- Gipsverband darf keine Druckstellen verursachen
- nicht eingegipste Gelenke regelmäßig bewegen

Pflege bei Extension

- Zuggewicht muss dokumentiert und beibehalten bleiben
- Pendeln des Gewichts beim Transport verhindern
- Lagerungen nicht ohne ärztliche Anordnung verändern
- richtige Lagerung hilft, Schmerzen vermeiden
- Krankengymnastik fördert die Frühmobilisation
- alle notwendigen Prophylaxen
- intensive Körperpflege fördert das Wohlbefinden
- täglich aseptischer Wundverband an den Ein- und Austrittsöffnungen der Drahtextension
- sorgfältige Überwachung der Wundheilung
- Wundspülungen nur nach ärztlicher Anordnung
- Wundinfektionen durch sterilen Verbandwechsel vermeiden helfen

Durch die Extension ist der Pflegebedürftige ans Bett gefesselt und liegt meist flach auf dem Rücken.

- viel Unterstützung anbieten
- der Pflegebedürftige soll so viel wie möglich selbstständig vornehmen
- Zuwendung und Gespräche
- Beschäftigungsangebote, Lesen, Vorlesen, Fernsehen, Radio
- Besuche von Mitmenschen anregen
- einmal täglich Realitäts-Orientierungs-Training (➤ Kap. 32.1.1)
- Basale Stimulation® (➤ Kap. 6.1.2)

Therapie

Konservative Therapie

- Brucheinrichtung unter Röntgenkontrolle
- Gipsverband
- Extension (Streckverband)

Operative Therapie

- Nagelung
- Verschraubung

- Einsatz von Kunststoff oder Metallplatten
- Cerclagen (Umdrahtung)
- Fixateur externe (Außenspanner)
- prothetischer Gelenkersatz

31.4 Knochentumoren (Lernfeld 1.3)

Knochenkrebs bildet sich häufig nicht als Erstgeschwulst, sondern als Tochtergeschwulst (**Metastase**) bei Prostata-, Schilddrüsen-, Bronchial- und Mammakarzinomen.

Knochenmetastasen entstehen vorwiegend auf dem Blutweg durch Streuung von Krebszellen. Seltener greift das Karzinom direkt auf den benachbarten Knochen über, z. B. beim Unterleibskrebs auf die Beckenknochen.

Tumorarten

Definitionen:

Gutartige Tumoren

- **Chondrome:** Vom Knorpel ausgehend
- **Osteome:** Am Knochen
- **Fibrome** und **Hämangiome:** Überwiegend an den platten Knochen und Wirbeln

Bösartige Tumoren

- **Ewing-Sarkom:** Der häufigste bösartige Knochenmarktumor kommt vorwiegend in den Röhrenknochen vor, besonders bei jungen Menschen
- **Chondro- und Fibrosarkome:** Knorpeliges Krebsgewebe, häufig von der Längenwachstumszone ausgehend, in Weichteilen und Muskulatur

31

Symptome

Sie treten meist erst im fortgeschrittenen Stadium der Erkrankung auf und werden häufig als rheumatische Beschwerden fehlgedeutet.

- ziehende Schmerzen, überwiegend in Gelenknähe
- Bewegungseinschränkung durch die Schmerzen
- Schmerzschonhaltung
- leichte Knochenbrüchigkeit
- selten tastbare Knochengeschwulst
- Leukozytenerhöhung durch Entzündungsprozesse am Knochen
- hohe Blutkörperchensenkungsgeschwindigkeit (BSG)

Pflege bei Knochenkarzinomen

Vermeidung von Stürzen und Frakturen, wie in ➤ Kapitel 31.2 beschrieben. Da ältere Menschen häufig nicht mehr operiert werden können, ist es evtl. die Aufgabe der Pflegenden, den Erkrankten beim Sterben zu begleiten (➤ Kap. 14.5).

Therapie

- Chemotherapie gegen Metastasen und zur Verkleinerung des Tumors
- radikale Entfernung der betroffenen Knochenstücke
- evtl. Amputation der betroffenen Extremität
- Strahlentherapie
- intensive Schmerzbekämpfung

KAPITEL

32 Erkrankungen des Nervensystems

32

Neurologische Erkrankungen stellen an alle an der Pflege Beteiligten höchste Anforderungen. Das oftmals unverständliche Verhalten, die unerwarteten Reaktionen und die starken Stimmungsschwankungen sind für die Pflegenden nicht immer einzuordnen.

Das Nervensystem steuert alle Lebensvorgänge im Körper. Es gliedert sich in:

- **Zentrales Nervensystem** (ZNS), Gehirn und Rückenmark
- **Peripheres Nervensystem** (PNS), Nerven und Nervenknoten außerhalb des ZNS
- **Vegetatives Nervensystem** (VNS), Sympathikus und Parasympathikus

Zentrales Nervensystem

- setzt sich zusammen aus dem Großhirn mit den beiden Gehirnhälften (➤ Abb. 32.1), dem Kleinhirn und dem Hirnstamm mit dem verlängerten Rückenmark
- das Gehirn ist außen von der harten und innen von der weichen Hirnhaut umgeben
- das gesamte ZNS ist durch die Knochen geschützt: das Gehirn durch die Schädelknochen, das Rückenmark durch die Wirbelsäule

Peripheres Nervensystem

- die Nerven sind paarig angelegt
- zwölf Hirnnervenpaare entspringen unmittelbar im Gehirn, 31 Spiralnervenpaare aus dem Rückenmark

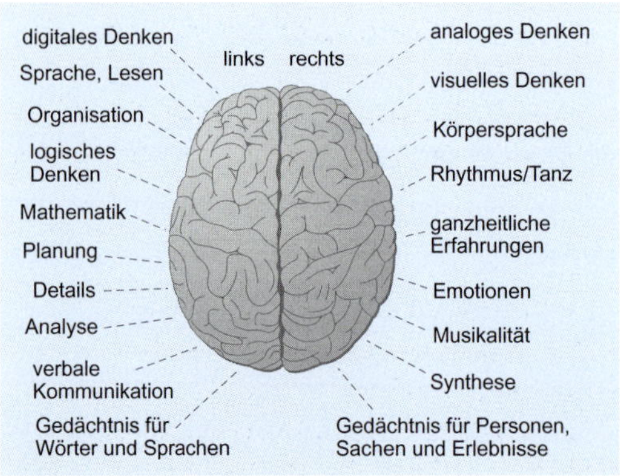

Abb. 32.1 Gehirnhälftendominanz

- die peripheren Nerven haben Empfindungs- und Bewegungsnervenfasern
- die Nerven enden z. B. in den Muskeln mit Endplatten, in der Haut mit Tastkörperchen und im Auge mit stäbchen- und zapfenförmigen Gebilden

Vegetatives Nervensystem

- gering willentlich beeinflussbar, da es die Lebensfunktionen wie Herzschlag, Blutkreislauf, Atmung, Darmperistaltik reguliert
- Sympathikus- und Parasympathikusreiz sind dabei gleichzeitig wirksam (antagonistisch) und beeinflussen sich gegenseitig

32.1 Entzündungen des Nervensystems (Lernfeld 1.3)

Definitionen:

Meningitis: Entzündung der Hirnhaut
Enzephalitis: Entzündung des Gehirns

Ursachen

Bakterielle Entzündungen des ZNS

- eitrige Meningitis (meldepflichtige, ansteckende Krankheit), meist verursacht durch Pneumo- oder Meningokokken
- Lues cerebri oder Lues spinalis, meldepflichtige Geschlechtskrankheit (**Neurosyphilis**)
- Hirnabszess, als Folge einer bakteriellen Pneumonie oder Urosepsis (sehr selten)

Viruserkrankungen des ZNS

- Virusmeningitis, als Folge von Virusinfekten durch Masern-, Mumps- oder Rötelnviren
- Herpes-Enzephalitis, durch Herpesviren ausgelöste Entzündung des Gehirns
  - direkte Virusinfektion, durch Herpes-simplex-Viren (HSV)
  - Herpes Zoster (Gürtelrose): bei Immunschwäche und schweren Erkrankungen werden Viren, die nach einer Windpockenerkrankung in der Kindheit im Körper verblieben sind, erneut aktiviert

- HIV-Enzephalitis
- durch Zeckenbiss übertragene, viral bedingte Frühsommer-Meningoenzephalitis (FSME) oder bakteriell bedingte Lyme-Borreliose

Auch Pilze und Parasiten können eine Entzündung des ZNS verursachen.

Symptome

- heftige Kopfschmerzen
- hohes Fieber mit Fieberdelirium
- Bewusstseinsstörungen
- Nackensteifigkeit
- Wahnvorstellungen, Bildersehen
- **H**irn**o**rganisches **P**sycho**s**yndrom (**HOPS**)
- Bläschenausschlag bei Herpesviren
- veränderte Augenmotorik
- bei Enzephalitis auch Krampfanfälle, Lähmungen, Sprachstörungen

Pflege bei Entzündungen des ZNS

Meningitis und Enzephalitis sind schwerste, lebensbedrohliche Erkrankungen, die einer intensivmedizinischen Behandlung und Pflege bedürfen.

Heftige Kopfschmerzen

- abgedunkeltes Zimmer
- Anstrengungen vermeiden
- bedingte Bettruhe
- für Ruhe sorgen
- Hektik fernhalten
- angepasste Pflegehandlungen

Hohes Fieber mit Fieberdelirium

- Pflege bei Fieber (➤ Kap. 9.2)
- alle notwendigen Prophylaxen
- notfalls kurzzeitige Fixierung nach ärztlicher Anordnung und richterlicher Genehmigung

Bewusstseinsstörungen

- engmaschige Kontrolle der Vitalzeichen
- Pupillenkontrolle
- Dokumentation der Beobachtungen

Nackensteifigkeit

- angepasste Lagerung

Fehlwahrnehmung und Hirnorganisches Psychosyndrom

- so weit wie möglich Orientierungshilfen geben
- Zeit für die Erledigung der Tätigkeiten lassen
- Interesse an aktuellen Geschehnissen wecken
- Kontakte zur Umwelt erhalten und verstärken

Bläschenausschlag bei Herpesviren

- Selbstschutz durch Handschuhe
- Hautumgebung mit Fettsalbe schützen
- Ausschlag mit angeordneten Salben einreiben
- Pflegebedürftige vom Kratzen abhalten

Bei allen Erkrankungen des Nervensystems steht die Wiederherstellung der geistigen und körperlichen Leistungsfähigkeit im Vordergrund. Bei Restsymptomen nach überstandener Meningitis oder Enzephalitis (**postenzephalitisches Syndrom**):

- Selbstständigkeit bei den Eigenaktivitäten fördern
- Ressourcen erkennen und verstärken
- Grob- und Feinmotorik verbessern
- immer wiederkehrende Tätigkeiten vornehmen lassen
- bei Bedarf Ersatzstrategien einüben
- Muskelaktivitäten trainieren
- ROT-Training (➤ Kap. 32.1.1)
- Tagesablauf strukturieren und möglichst nicht verändern
- Tagesablaufplan zusammen mit dem Pflegebedürftigen erstellen und in schriftlicher Form festhalten
- Gespräche mit dem Pflegebedürftigen und den Angehörigen über die Krankheit
- Konzentrationstraining
- verbliebenes Leistungsvermögen erhalten, anpassen oder verbessern
- Sprach- und Geistesfunktionen wiederherstellen oder verbessern

Einen Schwerpunkt der Aktivierung und Rehabilitation bildet hierbei das **Training von Alltagsrealitäten**.

Therapie

- Medikamente zur Erregerbekämpfung
- Breitspektrum-Antibiotika intravenös
- Kortisonbehandlung
- schmerzstillende und beruhigende Medikamente

Bei Virusinfektionen des ZNS können nur die Symptome behandelt werden.

Bei allen meldepflichtigen Infektionen ist die Unterbringung in einer **Isolierabteilung** mit besonderen Schutzmaßnahmen vorgeschrieben. **Meldepflicht** bei Krankheit und/oder Tod besteht bei Verdacht auf seuchenhafte Gehirnentzündung (Encephalitis epidemica) oder seuchenhafte Hirnhautentzündung (Meningitis epidemica).

32.1.1 Realitäts-Orientierungs-Training (Lernfeld 2.3)

Das Realitäts-Orientierungs-Training (ROT) ist im Rahmen eines Modellprojekts beim Kreisverband der Arbeiterwohlfahrt Frankfurt am Main entstanden. Bei dieser Form der Aktivierung findet keine Beseitigung von Störungen in der Realität und im Alltag statt. Vielmehr stärkt und fördert es vorhandene Fähigkeiten und ermöglicht den leichteren Umgang mit einer evtl. Behinderung.

Ziele

- positive Erfahrungen
- Selbstvertrauen vermitteln
- für Wohlbefinden sorgen
- vorhandene Fähigkeiten fördern und verstärken
- soziale Kontakte stärken

Die alten Menschen sollen dabei verschiedene Fähigkeiten wieder neu erlernen oder vorhandene Ressourcen schulen.

32

Inhalte des ROT

- Orientierung zu Ort, Zeit, Situation und Personen
- Training von Merkfähigkeit, Langzeitgedächtnis
- Übungen zur Körperwahrnehmung mit Sinnesmaterial (Hören, Sehen, Tasten, Riechen, Schmecken, Bewegen)
- Schulung von Verständigung und sozialem Verhalten

Benötigtes Material

- Tonbandgerät, CD-Player, Schallplattenspieler
- Musikinstrumente
- Spiele
- Bücher
- Liedertexte
- Naturmaterialien
- Papier
- Klebstoffe
- Schere

Rahmenbedingungen

- homogene Gruppen, je nach Schwere der Orientierungsstörung
- höchstens fünf bis sieben Teilnehmer in einer Gruppe
- Einzeltherapie ist möglich
- nach Möglichkeit sollte noch eine zusätzliche Hilfskraft anwesend sein
- separat liegender und anregend gestalteter Therapieraum, weitgehend störungsfrei
- Dauer einer Sitzung höchstens 45 Minuten

!

Die Dauer einer Sitzung orientiert sich an der Belastungsfähigkeit der Teilnehmer.

Ablauf einer Therapieeinheit

Die Pflegebedürftigen werden wiederholt auf die Therapieeinheit aufmerksam gemacht. Dies geschieht durch Besprechen des Wochenplanes, Erinnern oder Nachfragen der Tagesgestaltung.

- der Gruppenleiter muss sich über das momentane Befinden der Teilnehmer rechtzeitig informieren
- Kurzinformationen erteilt zusätzlich die Betreuungsperson
- die Betreuungsperson begleitet den Pflegebedürftigen bei Bedarf zum festgelegten Zeitpunkt zum Therapieraum

Eine entspannte Atmosphäre fördert das Wohlgefühl bereits vor Arbeitsbeginn. Deshalb möglichst Getränke und Gebäck anbieten.

Ein **gleichbleibender Ablauf** hilft bei der Orientierung:

- Begrüßung
- Musikstück oder Lied, passend zum Thema oder zur Meditation

- Thema vorstellen, z. B. Bezug zur Jahreszeit, Kirchenfest, Ernte
- Thema bearbeiten
- Inhalt der nächsten Therapieeinheit vorstellen
- Ausklang mit Musik oder Lied
- Verabschieden

Durch gezielte Fragen und Nachfragen muss der Therapieleiter immer wieder **neue Impulse** setzen und **Anregungen** geben. Der Rückweg zur Wohnung kann gleichzeitig Orientierungstraining sein, oder die Betreuungsperson holt den Pflegebedürftigen wieder ab.

Dokumentation und Weitergabe von Beobachtungen und Verhaltensauffälligkeiten durch den Gruppenleiter.

> Je schwerer die Orientierungsstörungen, desto wichtiger ist eine Therapiestunde mit einem immer wiederkehrenden Ritual.

Vorgehen

Der Gruppenleiter muss Flexibilität zeigen und auf Impulse des Pflegebedürftigen spontan reagieren.

- spielerisch, jedoch mit dem nötigen Ernst
- positive Erfolge aufzeigen
- Hilfen geben, um Misserfolge zu vermeiden
- anhaltende Impulse setzen, ohne Leistungsdruck
- so viele Sinne wie möglich aktivieren
- Ausgrenzungen durch Gruppenaktivitäten vermeiden
- einfache Sätze und Begriffe verwenden
- von Leichtem zum Schweren steigern

32.2 Apoplexie (Schlaganfall) (Lernfeld 1.3)

Definitionen:

Apoplexie: Schlaganfall, ischämischer Hirninfarkt

Hemiplegie: Folge der Apoplexie, motorische Halbseitenlähmung

Eine Apoplexie entsteht durch eine rasch einsetzende, irreversible Durchblutungsstörung des Gehirns. Durch den eintretenden Sauerstoffmangel in den Gehirnzellen kommt es zum Absterben von Teilen einer Gehirnregion mit den Leitsymptomen **plötzliche Bewusstlosigkeit**, **halbseitige Lähmungen**. Der akute Sauerstoffmangel kann zum Tode führen.

Die Halbseitenlähmung entsteht immer auf der gegenüberliegenden Körperhälfte der stärker betroffenen Gehirnregion. Findet die Durchblutungsstörung in der linken Hirnhälfte statt, so ist die rechte Körperhälfte von den Ausfallerscheinungen betroffen und umgekehrt.

Bei den Durchblutungsstörungen wird unterschieden zwischen

TIA (Transischämische Attacke)

- kurzzeitige Durchblutungsstörung im Gehirn durch sklerotische Ablagerungen oder Embolien
- vorübergehende neurologische Ausfälle
- bilden sich innerhalb von 24 Stunden vollständig zurück

PRIND (Prolongiertes reversibles ischämisches neurologisches Defizit)

- länger als 24 Stunden andauernde neurologische Ausfälle
- neurologische Ausfälle gehen langsam zurück
- meist innerhalb von 14 Tagen vollständige Rückbildung
- Vorstufe des kompletten Schlaganfalls

Mehr als 25% aller Menschen mit einer TIA bekommen innerhalb der folgenden Jahre einen Schlaganfall!

Ursachen

Gefäßverschluss

- Arteriosklerose, bei etwa 70 bis 80% aller Apoplexien
- arterielle Thrombose
- Thromboembolie
- akutem Blutdruckabfall

Gefäßblutung

- Hypertonie
- Arteriosklerose
- Platzen eines **Aneurysmas** (Gefäßerweiterung) im Gehirn

32

Schädel-Hirn-Trauma
- Sickerblutungen aus verletzten Gefäßen
- Bildung von Thromben

Narkoseschaden

Erhöhtes Apoplexierisiko

- Arteriosklerose, Hypertonie, Rauchen
- Herzerkrankungen
- Störungen der Blutgerinnung
- Veränderung der Blutzusammensetzung durch Infusionen, Transfusionen, Flüssigkeitsmangel
- Stoffwechselstörungen wie Diabetes mellitus
- Adipositas
- Bewegungsmangel, Bettlägerigkeit
- Stress
- gleichzeitige Einnahme der „Pille" und Rauchen

Symptome

- Missempfindungen in einer Körperhälfte
- Fallenlassen, auch von leichten Gegenständen
- Sprechstörungen, Wortformulierungsstörungen
- Sehfeldeinschränkungen, Doppelbildsehen
- Gleichgewichtsstörungen, Schwanken

Je nach beteiligtem Gehirnbereich und Ausdehnung kommt es zu mehr oder weniger ausgeprägten Erscheinungsbildern.

Bewusstseinsstörungen
- Bewusstlosigkeit bis Koma bei größeren Blutungen
- Bewusstseinseintrübung bis zum Koma bei Gefäßverschluss

Lähmungen
- Halbseitenlähmung (**Hemiplegie**) auf der gegenüberliegenden Körperseite
- anfangs schlaffe, später spastische Lähmung
- Körperhaltung und Bewegung zur stärker betroffenen Seite hin
- Augen und Kopf weichen von der stärker gegenüber der weniger betroffenen Seite ab
- Fehlen des Körpermittelpunktes
- Unvermögen, aufrecht zu sitzen und zu stehen
- halbseitige Gesichtslähmung mit Herabhängen des Mundwinkels und der Wangen
- an der stärker betroffenen Seite Speichelfluss aus dem Mundwinkel
- hängendes Augenlid auf der stärker betroffenen Seite
- Lähmung der Zungenmuskulatur, die Zunge fällt meist zur stärker betroffenen Seite hin, dadurch Schluckstörungen

Begleitsymptome
- schnarchende oder blasende Atmung
- Erbrechen und Bradykardie durch gesteigerten Hirndruck
- Sprach- und Formulierungsstörung (**Aphasie**)
- Sehfeldeinschränkung (**Hemianopsie**)
- Orientierungsverlust in Räumen
- Verlust der Oberflächen- und Tiefensensibilität
- evtl. Harn- und Stuhlinkontinenz

32.2.1 Das Bobath-Konzept (Lernfeld 1.3)

Die Pflege eines Pflegebedürftigen mit Halbseitenlähmung (Hemiplegie) setzt ihren Schwerpunkt darauf, dass die **stärker betroffene Körperseite bewusst wahrgenommen wird**. Durch das Einbeziehen der stärker betroffenen Seite lernt der Pflegebedürftige, wieder mit seinem ganzen Körper zu leben. Das Gefühl, dass die stärker betroffene Körperhälfte ein Fremdkörper ist, verliert sich dabei mit der Zeit. Der Erkrankte lernt dabei seinen ganzen Körper, auch die stärker betroffene Körperseite, bewusst wahrzunehmen, die Spannung der Muskulatur wird durch kontrollierte Körperhaltung normalisiert und damit gewohnte Bewegungsabläufe wieder eingeübt.

In der Pflege von Pflegebedürftigen, z. B. nach einem Schlaganfall mit Hemiplegie, erwies sich das **Pflegekonzept nach Bobath** als sehr hilfreich. Die Schweizer Krankengymnastin **Berta Bobath** (1909 bis 1991) beobachtete in den Achtzigerjahren des 20. Jahrhunderts, dass Schlaganfallpatienten mit Halbseitenlähmung bei bestimmten Bewegungen und Lagerungsarten eine erhöhte Spastizität entwickelten, die sich bei veränderter Lagerung/Bewegung verlor. Zusammen mit Ihrem Ehemann, dem Neurologen **Karel Bobath**, entwickelte sie das **Pflegekonzept nach Bobath.**

Das Pflege- und Therapiekonzept wurde ständig weiterentwickelt und ist das weltweit erfolgreichste Konzepte zur Therapie und Rehabilitation von Pflegebedürftigen mit Erkrankungen des zentralen Nervensystems (ZNS) und Schlaganfällen. Es ist ein Pflege- und Therapiekonzept für Menschen mit Lähmungen aufgrund von Erkrankungen des ZNS wie Schlaganfall (Apoplex) Hirnblutungen, Schädel-Hirn- Traumen, Hirntumoren u. Ä.

Diese Erkrankungen gehen mit zentralen teilweisen oder kompletten (Parese/Plegie) Lähmungen einher. Veränderungen im Bereich des Muskeltonus (Spastik) und der Körperwahrnehmung sind weitere Symptome bei Krankheiten des ZNS.

Ziel des Bobath-Konzeptes ist, verloren gegangene Bewegungsfähigkeiten wieder zu erlernen. Die besten Erfolgschancen bestehen, wenn die Pflege nach Bobath so früh wie möglich in die allgemeine Pflege (ATL) integriert wird. Voraussetzung der positiven Wirkung des Konzeptes ist die intensive Mitarbeit des Pflegebedürftigen.

Damit der Pflegebedürftige nach einem Schlaganfall Fortschritte machen kann, ist es notwendig, dass alle an der Pflege und Therapie Mitwirkenden „an einem Strang“ ziehen. Pflegekräfte, Ärzte, Physio- und Ergotherapeuten, Logopäden und andere beteiligte Personen müssen in ständigem Austausch stehen, um das gemeinsame Ziel, die Rehabilitation, mit dem Pflegebedürftigen zusammen zu erreichen.

Wie wirkt das Bobath-Konzept?

Das Nervensystem erhält neue Impulse aufgrund der Art der Lagerung/Bewegung (Handling) bei allen ATL. Der gesamte Hilfebedarf des Tages und der Nacht wird nach dem Bobath-Konzept ausgerichtet. Nur so kann der Pflegebedürftige eine bessere Körperwahrnehmung und die physiologischen Bewegungsabläufe wieder erlernen.

Vorteile der Anwendung des Bobath-Konzeptes sind für die Pflegekräfte rückenschonendes und körperbewusstes Arbeiten, da ausschließlich mit Zug- und Hebelkräften gearbeitet wird.

Verlaufsstadien

Pseudoschlaffes Stadium

- durch die richtige Lagerung und Bewegung wird der verlorengegangene Muskeltonus wieder aufgebaut und somit der drohenden Spastizität entgegengewirkt

Spastisches Stadium

- reflexhemmende Bewegungsübungen regulieren den Muskeltonus und hemmen die Spastizität

Stadium der Restsymptomatik

- natürliche Bewegungsabläufe werden durch Kombinationen von Bewegungsübungen wieder erlernt
- entwickelt der Pflegebedürftige bei einer Bewegung oder Lagerung eine Spastik, muss er durch fachgerechte Lageveränderung aus der Spastik befreit werden

Prinzipien der Pflege nach Bobath

Alle Pflegehandlungen geschehen, so weit möglich, von der stärker betroffenen Seite aus

- bei bettlägerigen Pflegebedürftigen basalstimulierende Bobath-Ganzkörperwaschung (➤ Kap. 6.3.2)
- Umgebung der Erkrankung anpassen
- alle benötigten Gegenstände auf der stärker betroffenen Seite platzieren
- Pflegebedürftigen nur seiner Einschränkung entsprechend unterstützen
- Prophylaxen nach individuellem Pflegeplan durchführen
- bei Lagerungswechsel den Kopf des Pflegebedürftigen besonders führen und die Extremitäten vor einem Anschlagen (am Bett o. Ä.) schützen
- Pflegebedürftigen bei den Pflegehandlungen möglichst zum Pflegenden hindrehen, um die Wahrnehmung der stärker betroffenen Seite zu fördern
- Pflegebedürftige immer wieder von der stärker betroffenen Seite aus stimulieren, z. B. durch Streicheln dieser Körperseite
- Angehörige in die Pflegeprinzipien einweisen und in die Pflege integrieren

Keine Anwendung von Wärme, Wärmflaschen und Heizkissen, da die Pflegebedürftigen unter Sensibilitätsstörungen leiden und die Gefahr von Verbrennungen besteht.

!
Bettbügel entfernen, da sonst nur die weniger betroffene Seite stimuliert wird und der Erkrankte dann vergisst, seine stärker betroffene Seite einzubeziehen. Keine Tennisschuhe zur Spitzfußprophylaxe anziehen, da dies den abnormalen Strecktonus fördert.

Ergänzende pflegerische Prinzipien

- Dekubitusprophylaxe (Weichlagerung bei Schlaganfall-Patienten eher kontraproduktiv)
- Verletzungen bei der Nagelpflege verhindern
- alle Pflegehandlungen ankündigen und den Pflegebedürftigen integrieren
- Hautpflege und Hautbeobachtung bei jedem Lagewechsel oder Körperpflege
- Bettlaken nur glatt auflegen, nicht einspannen, da sonst der Auflagedruck erhöht wird, besser sind elastische Spannbettlaken
- Anstrengungen durch gezielte Unterstützungen vermeiden helfen
- häufiger Lagewechsel nach Bedarf oder Lagerungsplan (Bewegungsplan)
- Frühmobilisation so bald wie möglich
- beim Heraussetzen Tageskleidung tragen lassen
- für freundliche und stimulierende Umgebung sorgen
- für Unterhaltung, Abwechslung, Ansprache und Kommunikation sorgen
- Selbstwertgefühl durch Individualhygiene steigern
- ermutigen, so viel wie möglich selbst zu tun

!
Den Pflegebedürftigen vor jeder Pflegehandlung darüber informieren, was geschehen soll und welche Mithilfe erwartet wird.

In enger Zusammenarbeit zwischen Arzt, Pflegeperson, Angehörigen, Ergo- und Physiotherapeuten findet die weitere Rehabilitation und Pflege statt.

Schrittweise lernt der Betroffene täglich wiederkehrende Handlungen neu, um seine Selbstständigkeit wiederzuerlangen.

Heute kommt es durch die Weiterentwicklung des Bobath-Konzeptes und der Kinästhetik (➤ Kap. 5.5.4) immer mehr zu einer Vermischung beider Prinzipien.

Ruhen und Schlafen

Der Hemiplegiker kann meist seine Körperlage nicht selbstständig verändern. Durch den notwendigen zwei- bis dreistündigen Lagewechsel wird er beim Durchschlafen gestört. Der Zeitpunkt des Lagewechsels sollte deshalb individuell, je nach Dekubitusgefährdung, in der Nacht herausgezögert werden. Die **Lageveränderung** muss so **ruhig** und **schonend** wie möglich erfolgen.

Die **Rückenlage**, die dem Pflegebedürftigen sehr angenehm ist, erhöht den Spasmus und fördert durch den Auflagedruck die Dekubitusgefahr.

!
Die Pflegebedürftigen sollten sich an alle Lagerungsarten langsam gewöhnen. Am besten geeignet ist die Lagerung auf der stärker betroffenen Seite, um die Sensibilität für diese Seite zu fördern.

Lagern auf der stärker betroffenen Seite

- drei bis vier Lagerungskissen (so wenig wie möglich)
- alle Lagerungshilfsmittel entfernen
- das Bett fast flach stellen
- Pflegebedürftigen zu sich hindrehen
- ein dickes Kissen unter den geradegelegten Kopf legen
- die stärker betroffene Schulter nach vorne legen (nicht an der Schulter ziehen), der Ellenbogen liegt dabei gestreckt, die Handfläche nach oben gewandt
- das betroffene Bein im Hüftgelenk strecken und im Kniegelenk leicht beugen
- das weniger betroffene Bein auf einem Kissen gebeugt vor das stärker betroffene Bein lagern
- den Rücken mit einem Kissen stabilisieren

Lagern auf dem Rücken

- den Kopf leicht zur stärker betroffenen Seite drehen lassen
- zur Stärkung der Körperwahrnehmung die Gesäßhälfte und die Schulterblätter der stärker betroffenen Körperseite mit je einem kleinen Kissen leicht anheben

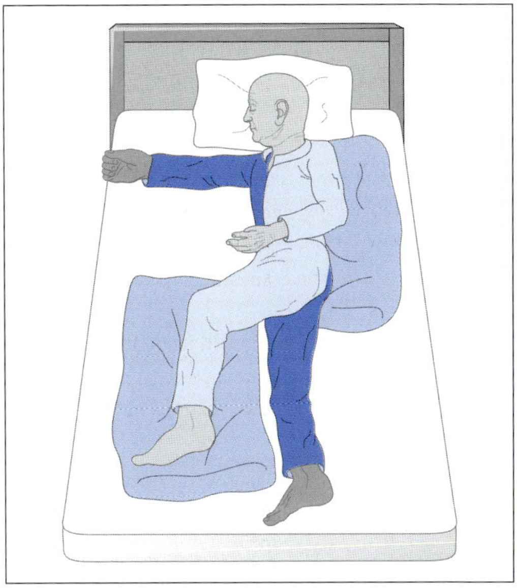

Abb. 32.2 Lagern auf der stärker betroffenen Seite

- das stärker betroffene Bein mit Lagerungskissen in Mittelstellung stabilisieren
- den stärker betroffenen Arm auf einem Kissen leicht erhöht lagern
- Oberkörper durch entsprechende Betteinstellung leicht erhöhen

Für manche Pflegebedürftige ist es angenehm, wenn sie ihren Arm neben dem Kopf lagern können. Bei **Schultergelenkarthrose** sollte diese Lagerung den individuellen Bedürfnissen und Möglichkeiten angepasst sein.

Lagern auf der weniger betroffenen Seite

- Pflegebedürftigen von sich wegdrehen, Sicherheit gegen Herausfallen durch zweite Pflegeperson, Bettgitter oder Wandseite gewährleisten
- Kopf parallel zur Körpermitte auf einem Kissen lagern
- den weniger betroffenen Arm vor dem Pflegebedürftigen leicht anwinkeln
- den stärker betroffenen Arm auf einem Kissen darüber lagern, Ellenbogen leicht angewinkelt, die Hand gestreckt, Finger gespreizt
- weniger betroffenes Bein parallel zur Bettkante gestreckt legen
- stärker betroffenes Bein in leichter Beugestellung des Hüft- und Kniegelenkes auf einem dicken Kissen lagern
- Rücken ggf. mit Kissen stabilisieren

Je nach Schwere der Erkrankung ist der Lagerungswechsel zeitlich individuell festzulegen. Der frühe Beginn der therapeutischen Lagerung vermeidet abnorme Bewegungsmuster und hilft dem Pflegebedürftigen bei der Orientierung zu seinem Körper.

!

Rollen o. Ä. in der Hand fördern den Greifreflex und somit die Spastizität. So oft wie möglich sollten die Hand gestreckt und die Finger gespreizt gelagert werden.

Sich bewegen

Bereits im Frühstadium der Erkrankung muss der Pflegebedürftige gezielt angeleitet werden, seine stärker betroffene Körperhälfte bei allen Bewegungen mit einzubeziehen. Die wichtigste Voraussetzung hierfür ist, dass er den diesen Arm mit dem weniger betroffenen Arm anheben und die Hände falten kann.

Hände falten

- mit der weniger betroffenen Hand die stärker betroffene fassen und auf der Bettdecke ablegen
- die funktionsfähigen Finger fädeln sich in die stärker betroffenen Finger ein
- der Daumen der stärker betroffenen Seite liegt obenauf
- die Handballen liegen eng aneinander

Drehen im Bett auf die weniger betroffene Seite

- Hände falten und zur Decke strecken
- Stärker betroffenes Bein anstellen, weniger betroffenes Bein anstellen lassen
- Körper auf die weniger betroffene Seite drehen (Massen und Zwischenräume beachten, ➤ Kap. 5.5.4)
- Lagerung bei Bedarf korrigieren, ggf. anleiten

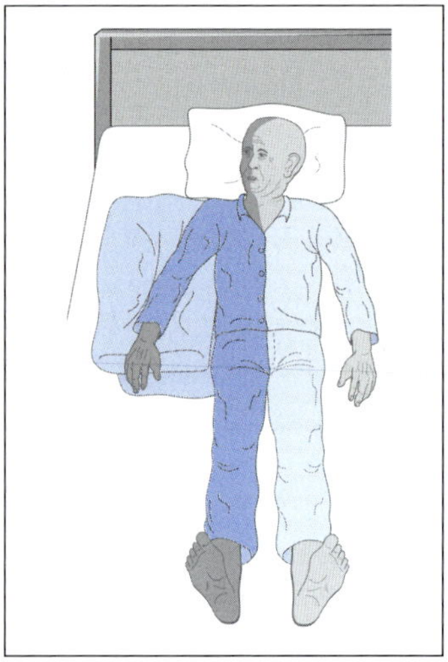

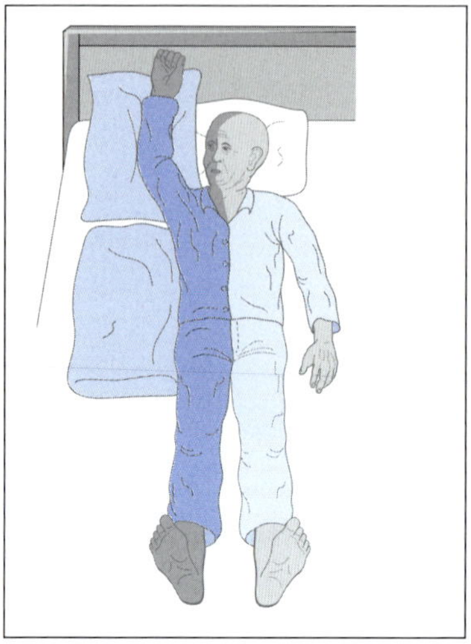

Abb. 32.3 Lagern auf dem Rücken

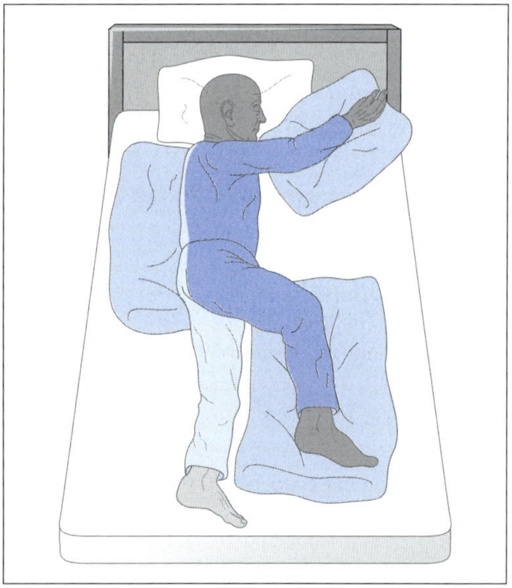

Abb. 32.4 Lagern auf der weniger betroffenen Seite

Drehen im Bett auf die stärker betroffene Seite

- Hände falten und zur Decke strecken – oder die Pflegeperson hält den stärker betroffenen Arm flach auf dem Bett, drückt die Hand nach unten und spreizt den Daumen des Pflegebedürftigen ab
- betroffenes Bein anstellen
- weniger betroffenes Bein anstellen und über das stärker betroffene führen lassen
- Gewichtsverlagerung zur Seite führt zum Drehen
- Pflegeperson bremst am Schulterblatt und am Becken, damit der Pflegebedürftige nicht auf die stärker betroffene Seite fällt

Reichen der Bettschüssel

- stärker betroffenes Bein anwinkeln und Fußsohle fest auf das Bett stellen
- weniger betroffenes Bein anwinkeln lassen
- weniger betroffener Arm kann auf dem Bett mit abdrücken
- ggf. Hände falten und zur Decke strecken lassen (➤ Abb. 32.5)
- stärker betroffenes Bein fest gegen die Unterlage drücken und leichter Zug am Oberschenkel in Richtung der Füße, dabei Gesäß anheben lassen

Eine andere Möglichkeit besteht darin, dass der Pflegebedürftige beide Beine anstellt und diese zur Seite kippt. Dadurch kann die Bettschüssel eingebracht werden (➤ Abb. 32.5). Sobald es möglich ist, sollte der Pflegebedürftige zum Ausscheiden das Bett verlassen.

> Durch das Anheben des Gesäßes lernt der Pflegebedürftige gleichzeitig, sich im Bett zur anderen Bettkante zu bewegen und seine Lage selbstständig zu ändern.

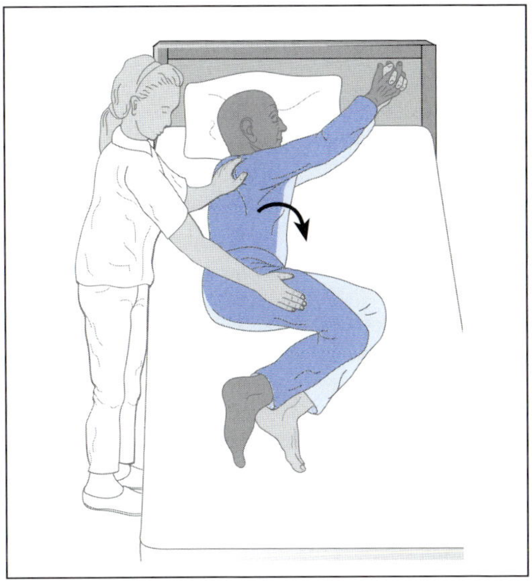

Abb. 32.5 Drehen im Bett auf die weniger betroffene Seite

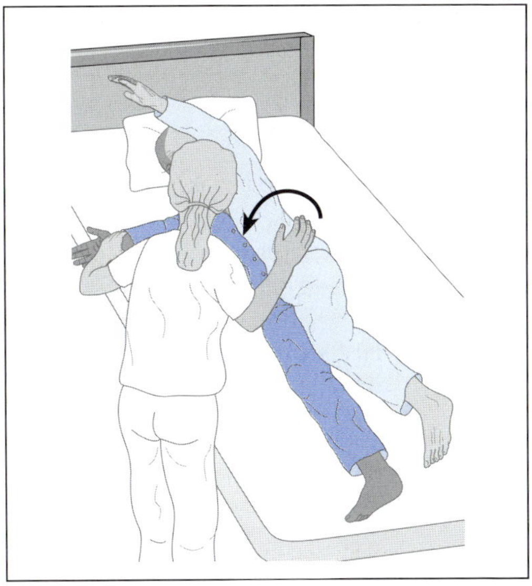

Abb. 32.6 Drehen im Bett auf die stärker betroffene Seite

Sitzen am Bettrand

- Pflegebedürftigen möglichst nahe an der Bettkante lagern
- zum sicheren Bodenkontakt Hausschuhe bereits im Bett anziehen
- Kopfteil möglichst hoch stellen
- mit einer Hand das Schulterblatt greifen
- mit der anderen Hand die Beine über den Bettrand führen

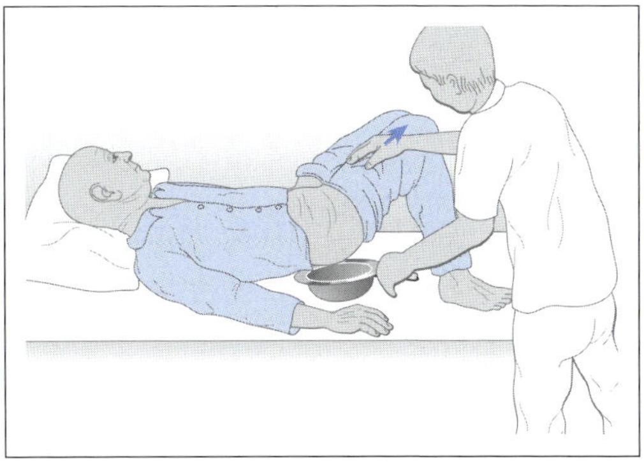

Abb. 32.7 Reichen der Bettschüssel

- durch Gewichtsverlagerung den Pflegebedürftigen zum Sitzen bringen
- an der stärker betroffenen Seite unterstützen und aufrecht sitzen lassen
- beide Beine auf dem Boden aufstellen lassen
- die seitlich aufgestützten Arme helfen, den Oberkörper gerade zu halten

Vom Bettrand in den Stuhl – mit viel Unterstützung

- der Stuhl steht in Brustkorbhöhe auf der stärker betroffenen Seite des Pflegebedürftigen
- am Roll- oder Toilettenstuhl Bremsen feststellen
- Beine der Pflegeperson in leichter Grätschstellung, Fuß des dem Rollstuhl zugewandten Beins in Richtung des Stuhls stellen, das andere Bein zwischen die Beine des Pflegebedürftigen
- die Pflegeperson führt beide Arme zu den Schulterblättern des Pflegebedürftigen
- eingefädelte Arme des Pflegebedürftigen auf die Schulter legen lassen (nicht um den Hals, da sonst die Pflegeperson in ihrer Bewegung blockiert ist)
- durch Gewichtsverlagerung der Pflegeperson nach hinten (Zug) hebt sich das Gesäß des Pflegebedürftigen von der Bettkante
- Pflegeperson dreht sich zum Stuhl hin, Pflegebedürftigen nicht zum Stehen bringen, nur schwenken
- durch eine Drehung über die stärker betroffene Seite den Pflegebedürftigen in den Stuhl setzen
- Sitzhaltung bei Bedarf korrigieren

Vom Bettrand in den Stuhl – mit wenig Unterstützung

- einen Hocker oder Stuhl vor den Pflegebedürftigen stellen
- die Hände falten lassen und den Oberkörper weit nach vorne beugen
- auf dem Hocker abstützen
- Gesäß anheben und auf den Stuhl schwenken

Die Pflegeperson hilft bei Bedarf, seitlich das Gesäß anzuheben und zu führen.

Sitzen im Stuhl oder im Rollstuhl

Zur Stärkung der Sensibilität ist es wichtig, den Pflegebedürftigen so bald wie möglich auf einem **normalen Stuhl** sitzen zu lassen. Die sitzende Position unterstützt das **Gleichgewichtstraining** und beugt Kontrakturen vor.

!

Sessel sind ungeeignet, da sie zu weich sind und somit die Stimulation der Tiefensensibilität fehlt.

In enger Zusammenarbeit mit dem Physiotherapeuten lernt der Pflegebedürftige, eine ausreichende Balance zu halten.

- möglichst aufrechte und symmetrische Sitzhaltung
- die Arme liegen gefaltet auf dem Tisch, parallel zum Körper
- die Füße müssen den Boden erreichen oder rechtwinklig angestellt sein
- ein kleines Rückenkissen fördert die Streckung der Wirbelsäule
- seitlicher Körperneigung mit Lagerungshilfsmitteln entgegenwirken

Vom Sitzen zum Stehen

Der Pflegebedürftige muss wieder lernen, sicher und leicht zu stehen, ohne dass das Knie der stärker betroffenen Seite überstreckt wird und der Fuß nach unten stößt.

- stärker betroffener Fuß steht rechtwinklig und parallel zum Stuhl
- weniger betroffener Fuß steht etwas weiter vorne, damit der stärker betroffene mehr Körperlast beim Stehen trägt
- Hände sind gefaltet
- der Pflegebedürftige führt den Oberkörper so weit nach vorne, dass das Gesäß sich vom Stuhl heben lässt

Die Pflegeperson kann durch Ausübung von Druck auf die Gesäßseiten und Führung das Aufstehen unterstützen.

!

Überstrecken des Kniegelenks vermeiden, da sonst eine Spastik ausgelöst wird.

Aktivitäten zur Spastikprophylaxe und -lösung

- die Hände so falten, dass der Daumen der stärker betroffenen Seite obenauf liegt und die Handballen fest aufeinander liegen
- die Hände nach vorne führen, bis die Ellenbogen ganz gestreckt sind
- die gestreckten Arme mehrmals täglich so hoch wie möglich über den Kopf führen
- die Aktivitäten im Liegen und im Sitzen üben

Gehübungen

Die Schulung des Gehens geschieht meist durch den Physiotherapeuten. In enger Zusammenarbeit mit dem Pflegepersonal werden die Gehübungen je nach Gesundheitszustand gesteigert. Jedes Training erfolgt von der stärker betroffenen Seite aus.

- der Pflegebedürftige lernt im Stehen das Gleichgewicht zu halten
- der Therapeut unterstützt die Gleichgewichtsverlagerung beim Gehen
- der Betreuer hält den Pflegebedürftigen am Becken oder am Oberkörper (Massen und Zwischenräume beachten, ➤ Kap. 5.5.4)
- der Pflegebedürftige macht einen Schritt, der Betreuende folgt mit dem entgegengesetzten Bein
- der Erkrankte lernt, kleine Schritte vor- und zurück zu machen

Gehhilfen sollten vermieden werden, damit der Pflegebedürftige schnell seine Eigenständigkeit und Balance wieder erhält. Rutschfeste Sohlen und feste Schuhe geben Sicherheit beim Gehen.

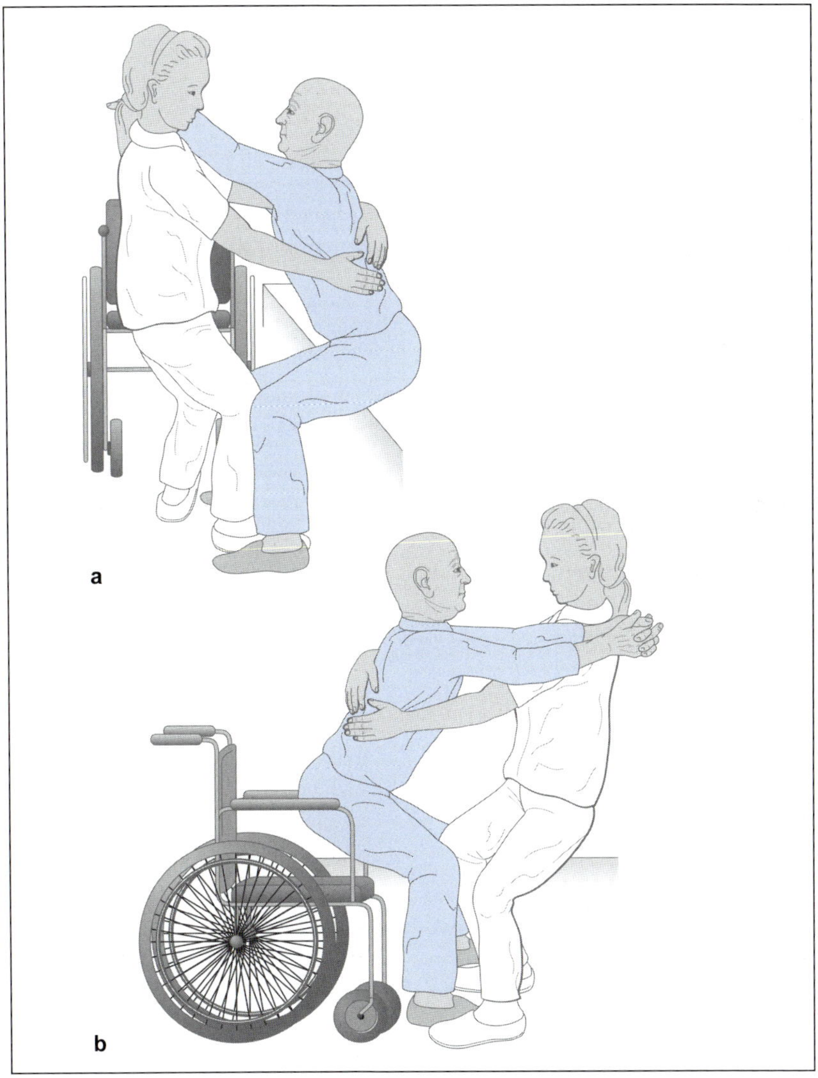

Abb. 32.8 Vom Bettrand in den Stuhl – mit viel Unterstützung
a) vom Bettrand zum Stuhl
b) Hinsetzen auf den Stuhl

Sich waschen und kleiden

Bedingt durch die Halbseitenlähmung ist der Pflegebedürftige oftmals nicht in der Lage, die Körperpflege komplett selbstständig vorzunehmen. Er ist auf Hilfe angewiesen. Der Pflegebedürftige sollte sich während der Körperpflege in einem **verstellbaren Spiegel** beobachten können.

Die Körperpflege am Waschbecken ist gesundheitsfördernd, der Kranke fühlt sich nicht mehr so krank.

Vorgehen

- den stärker betroffenen Arm ins Waschbecken legen, wirkt durch den Auftrieb im Wasser und die Wassertemperatur spastiklösend
- der Pflegebedürftige wäscht sich Gesicht, Oberkörper und stärker betroffenen Arm selbst und trocknet sich ab
- Pflegeperson wäscht den weniger betroffenen Arm und den Rücken und trocknet ab

- spastisch geschlossene Hand im Wasser lösen, waschen und abtrocknen
- Intertrigoprophylaxe in den Achselhöhlen, zwischen den Fingern und in der Handfläche (➤ Kap. 5.7.8)
- Beine im Sitzen waschen, stärker betroffenes Bein über das weniger betroffene legen und zuerst waschen
- Beine nebeneinander stellen und das weniger betroffene Bein waschen
- zum Waschen des Intimbereichs stützt die Pflegekraft den Pflegebedürftigen im Stehen und dieser wäscht sich selbst
- Haltegriffe am Waschbecken helfen beim Aufstehen und Halten
- beim Ankleiden unterstützt die Pflegeperson
- selbstständige Kleiderauswahl hebt das Selbstwertgefühl
- nach jeder Nahrungsverabreichung ist eine Mund- und Zahnpflege notwendig
- der Mundraum ist auf Speisereste und Medikamentenrückstände zu kontrollieren
- Rasieren und Kämmen erfolgen mit Unterstützung und durch Führen der Hand des Pflegebedürftigen
- die Haarpflege bei langem Haar muss das Pflegepersonal unterstützen

> Zur Unterstützung des Pflegebedürftigen ist es sehr sinnvoll, wenn man ihm einen Waschhandschuh über die stärker betroffene Hand zieht und seinen Arm zum Waschen der weniger betroffenen Seite führt.

Basalstimulierende Bobath-Ganzkörperwaschung

Ziel der basalstimulierenden Ganzkörperwaschung (➤ Kap. 6.3.2) ist es, dem Pflegebedürftigen seinen Körper erfahrbar zu machen.

Man geht davon aus, dass der Pflegebedürftige erst seine weniger betroffene Seite spüren muss, um eine Vorstellung von der stärker betroffenen Seite zu bekommen. Es ist dabei wichtig, dass nur eine Pflegeperson wäscht, damit der Pflegebedürftige seine Informationen nur von einer Seite erhält.

Um dem Pflegebedürftigen eine bessere Unterscheidung zwischen seinem Körper und der Hand der Pflegenden zu ermöglichen, kann es angezeigt sein, einen Waschhandschuh zu benutzen.

- immer von der weniger betroffenen zur stärker betroffenen Seite hin waschen
- der Pflegebedürftige nimmt so deutlich wahr, wie sich seine weniger betroffene Seite anfühlt
- er kann dann dieses Gefühl dann auf die stärker betroffene Seite übertragen

Essen und trinken

Zur Nahrungsaufnahme sollte der Pflegebedürftige auf einem Stuhl am Tisch sitzen.

- immer wieder in aufrechte Haltung bringen
- den stärker betroffenen Arm parallel zum Körper auf den Tisch legen
- so früh wie möglich feste Kost verabreichen, passierte Kost vermeiden
- Flüssigkeiten bei Schluckstörungen etwas andicken
- Fleisch schneiden, Brot (ggf.) mit Butter bestreichen (lassen)
- Pflegebedürftiger muss lernen, den stärker betroffenen Arm zum (Fest-)Halten einzusetzen
- rutschfeste Matte unter den Teller legen
- Teller mit erhöhtem Rand ist oft hilfreich
- Geschirr und Besteck entsprechend der Behinderung auswählen
- so lange wie nötig die Hand zum Mund führen

> Der Pflegebedürftige kann ein festes Glas leichter halten als einen Plastikschnabelbecher.

Ausscheiden

Da die Kontrolle über die Ausscheidungen (➤ Kapitel 8) das Wohlbefinden des Menschen beeinflusst, ist es wichtig, dass der Pflegebedürftige hier so früh wie möglich wieder Eigenständigkeit erlangt.

- Entfernen des Blasenverweilkatheters so bald wie möglich
- bei Bedarf Kontinenztraining
- Inkontinenzeinlagen häufig kontrollieren, gute Intimpflege
- Toilettentraining nach individuellem Plan

32

- so bald wie möglich Ausscheidungen auf dem Toilettenstuhl bzw. auf der Toilette verrichten lassen
- ballaststoffreiche Kost

Atmen

Wenn die Pflegebedürftigen nach Apoplexie früh mobilisiert werden, ist eine Pneumonie relativ selten zu erwarten. Ein größeres Problem ist die Gefahr der Aspiration.

Der Schluckakt verläuft in 4 Phasen (Logemann):

1. Die orale Vorbereitungsphase/Kauphase beinhaltet die Aufnahme von Speisen in den Mund, das Zerkleinern, Vermischen mit Speichel und die Platzierung des Speisebolus auf der Zunge.
2. Die orale Phase dient dem Bolustransport in den Kehlkopf bis zur Auslösung des Schluckreflexes, danach ist der Schluckakt nicht mehr willentlich steuerbar.
3. In der pharyngealen Phase wird der Bolus in einer raschen, reflektorischen Bewegungskette durch den Kehlkopf in die Speiseröhre befördert (Dauer: 0,7 bis 1 Sekunde).
4. In der ösophagealen Phase wird der Bolus mittels primärer und sekundärer peristaltischer Wellen durch die Speiseröhre Richtung Magen transportiert.

Für Sicherheit sorgen

Da der Pflegebedürftige durch seine Einschränkung nicht mehr selbstständig für seine Sicherheit sorgen kann, gehört dies zu den Aufgaben des Pflegepersonals.

- Verletzungsquellen erkennen und vermeiden helfen
- stärker betroffenen Arm immer zum Körper führen oder auf dem Bauch ablegen
- stärker betroffene Seite beim Gehen sichern
- morgens und abends den ganzen Körper zusammen mit dem Pflegebedürftigen auf Verletzungen untersuchen
- immer wieder auf die fehlende Sensibilität hinweisen
- wegen der Gesichtsfeldeinschränkung in Absprache behindernde Gegenstände aus dem Weg räumen
- alle wichtigen Gegenstände auf der stärker betroffenen Seite deponieren – Vorsicht vor Überforderung

Um eine Aspiration zu verhindern, sind gewisse Essregeln einzuhalten:

- ein Hustenreflex muss vorhanden sein, um störungsfrei die Nahrung aufnehmen zu können
- aufrechte Sitzhaltung beim Essen und Trinken
- die Augen müssen das Essen erfassen können
- Temperatur des Essens und der Getränke überprüfen
- blinden Pflegebedürftigen das Essen, und wie es angeordnet ist, beschreiben
- wenn der Pflegebedürftige das Essen nicht selbst in den Mund führen kann, die stärker betroffene Seite unterstützen
- keine Gespräche während der Nahrungsaufnahme
- Schluckakt kontrollieren
- Pflegekraft setzt sich während der Essensassistenz – keinen Zeitdruck spüren lassen
- Trinkgefäße nicht bis zum Rand füllen, Hilfsmittel zum Essen anpassen, Gewicht den Fähigkeiten anpassen
- keine kohlensäurehaltigen Getränke
- kleine Schlucke trinken lassen
- kleine Bissen nehmen lassen und zum Nachschlucken anregen, immer, wenn noch Nahrungsreste im Mund vorhanden sind
- zum guten Kauen anregen, Mund soll geschlossen werden
- Trinkgefäß nach dem Trinken abstellen, Pause einlegen
- bevor eine neue Portion eingenommen wird, muss der Mund leer sein
- Pflegebedürftiger soll nach dem Essen ca. 20 Minuten sitzen bleiben
- nach jedem Essen immer Zahn-/Mund- bzw. Prothesenpflege durchführen (lassen)
- ungeeignete Speisen: Reis, krümelige Nahrung (➤ Kap. 7)
- angepasste Konsistenz des Essens, besser breiig bis fest als flüssig, nicht faserig
- Absaugen nur in Notfällen
- regelmäßige Mund- und Nasenpflege
- Bei schweren Schluckstörungen PEG zur Flüssigkeitszufuhr und ggf. Flüssignahrung

Sich beschäftigen

Solange der Pflegebedürftige noch bettlägerig ist, sollte er ausreichend Ruhe erhalten. Wichtig ist allerdings, dass er so bald wie möglich mobilisiert und aktiviert wird.

- baldmöglichst an Gruppenaktivitäten beteiligen
- Ausgleichsgymnastik
- Zeit für Hobbys lassen
- ungeduldige Pflegebedürftige ermutigen
- Beschäftigungsangebot entsprechend der Biografie wählen
- Bildbände je nach Interesse
- Unterhaltungslektüre lesen lassen
- auf Wunsch Radio, CDs, Fernsehen, Video, Vorlesen

Kommunizieren

Oft haben Pflegebedürftige nach einem Schlaganfall eine mehr oder weniger stark ausgeprägte **Aphasie**. Dazu gehören:

- stockendes Sprechen mit Wortfindungsstörungen (**amnestische Aphasie**)
- flüssiges, aber fehlerhaftes Sprechen mit Verdopplungen und Satzverstellungen (**sensorische Aphasie**)
- langsames, vereinfachtes und mühsames Sprechen mit vertauschten Lauten bei leicht gestörtem Sprachverständnis (**motorische Aphasie**)
- schwere Störung des Sprachverständnisses und der Sprachproduktion, oftmals stereotype Wiederholung einzelner Silben (**globale Aphasie**)

Die **Pflege** ist abhängig von der Art der Aphasie:

- Mut machen und kleine Fortschritte täglich aufzeigen und loben
- schlechte Laune als Mutlosigkeit und Folge der Sprechstörung erkennen
- Pflegebedürftigen als erwachsenen Menschen und nicht wie ein Kind behandeln
- kein Nachsprechen, keine Kindersprache verwenden
- kurze Sätze, langsam und deutlich sprechen
- Zeit zum Antworten lassen
- kurze Fragen stellen, die der Pflegebedürftige mit „Ja" oder „Nein" beantworten kann
- keine „oder- Sätze" wie z. B. „Möchten Sie Kaffee oder Tee?"
- Antworten nicht vorwegnehmen – Ruhe und Geduld ausstrahlen
- Pflegehandlungen ankündigen und Aufmerksamkeit deutlich spüren lassen
- gute Zusammenarbeit und Absprachen mit dem Logopäden
- mit Pflegebedürftigen singen, dies ist oft trotz Sprachstörung möglich
- immer wieder zu Antworten auffordern
- nachfragen, ob die Antwort richtig verstanden wurde
- Blickkontakt halten
- Gesprochenes mit Mimik und Gestik unterstützen
- alltägliche Gegenstände wie z. B. Kamm, Bürste, Messer benennen lassen

Sich als Mann oder Frau fühlen

Der Erkrankte kann auf der stärker betroffenen Körperseite Berührungen nur bedingt wahrnehmen, das Körpergefühl ist meist nicht mehr vollständig vorhanden und er kann sich darüber häufig nicht äußern.

Aufgrund der Behinderung

- ist er auf Hilfe angewiesen
- muss er sich unbekleidet zeigen und in der Intimregion waschen lassen
- kann er sich nicht mehr selbst ankleiden, frisieren, schminken, rasieren, Pfeife stopfen u. Ä.

Für die Pflegebedürftigen ist es deshalb wichtig, dass

- bei den Pflegehandlungen Nähe und Berührung vermittelt werden
- die stärker betroffene Seite immer mit einbezogen ist
- sie die stärker betroffene Seite bewusst wahrnehmen
- Angehörige über die Wichtigkeit von Berührungen aufgeklärt sind

Therapie

Ähnlich wie ein Herzinfarkt ereignet sich ein Schlaganfall meist am frühen Morgen, häufig nach oder bei einem Toilettengang. Das Pressen beim Stuhlabsetzen löst verstärkten Druck im Kreislaufsystem aus.

Schnellstmögliche ärztliche Hilfe kann den **Rehabilitationserfolg** steigern. Je früher der Schlaganfall erkannt wird, desto besser sind die Überlebenschancen und der Heilerfolg.

Im Akutstadium

- Auflösung des Blutgerinnsels durch Heparininfusionen
- medikamentöses Stoppen der Hirnblutungen
- herzstärkende Medikamente bei Herzminderleistung
- medikamentöse Behandlung des Hirnödems
- Gabe von Antibiotika zur Infektprophylaxe
- Verabreichen von Sauerstoff zur Atemunterstützung
- bei Bedarf Intubation oder Tracheotomie
- Blasenverweilkatheter zur Bilanzierung
- parenterale Ernährung bei ausgeprägter Schluckstörung
- neurochirurgischer Gefäßverschluss bei Aneurysma
- gefäßchirurgische Operation bei Verschluss von größeren Gefäßen
- passive Mobilisation

Im Spätstadium

- aktive krankengymnastische Übungen
- aufbauende Frühmobilisation
- Selbsthilfetraining, Ergotherapie
- laufende Konfrontation mit der stärker betroffenen Seite
- Gesichtsfeldübungen
- Sprachübungen mit dem Logopäden
- Gehtraining
- Halte- und Greifübungen

32.3 Parkinson-Syndrom (Lernfeld 1.3)

Die heute bekannte Bezeichnung der Erkrankung geht auf den englischen Arzt **James Parkinson** zurück. Im Jahre 1817 beschrieb er erstmals die genauen Krankheitszeichen und die vermuteten Ursachen.

Zu Beginn des 20. Jahrhunderts konnte durch Untersuchungen von Gehirnen verstorbener Parkinson-Kranker festgestellt werden, dass bei der Erkrankung eine Störung in bestimmten Nervenzellstrukturen, den **Basalganglien,** vorliegt. Für die Übertragung von Informationen von einer Nervenzelle zur anderen sind bestimmte chemische Stoffe, sogenannte **Transmitter**, notwendig. Beim Parkinson-Syndrom wird in den erkrankten Zellen zu wenig oder kein Transmitterstoff **Dopamin** gebildet. Zur Herstellung des Dopamins fehlt das notwendige Ferment **Tyrosinhydroxylase**.

Nach statistischen Untersuchungen muss etwa jeder fünfte Mensch über 60 Jahre mit der Entwicklung eines Parkinson-Syndroms rechnen.

Ursachen

Idiopathisches Parkinson-Syndrom

Vorzeitiges Altern der Basalganglien mit unbekannten Ursachen. Vermutlich als Folge von

- Hirnarteriosklerose
- Stoffwechselerkrankungen
- degenerative Erkrankungen des ZNS
- Hirnverletzungen
- evtl. erblich bedingt

Postenzephalitisches Parkinson-Syndrom

Folge von

- Hirnhaut- oder Hirnentzündung
- Fleckfieber
- Typhus

Heredo-degeneratives Parkinson-Syndrom

- Vererbung

Toxisches Parkinson-Syndrom

- Nervengifte
- Mangan, Kohlenmonoxid, Schwefelgifte
- Medikamente, z. B. Neuroleptika

Symptome

Erstsymptome

- Muskelverspannungen an der Halswirbelsäule
- Spannungsschmerzen an der Schulter-Nacken-Partie

- Muskelverspannungen an der Lendenwirbelsäule mit hexenschussähnlichen Beschwerden
- Störungen in der Fingermotorik beim Knöpfen, Binden, Fädeln
- Verkleinerung des Schriftbildes mit Schriftzacken, Rundungen fehlen
- Antriebsarmut, Lustlosigkeit, Depressivität
- Gleichgewichtsstörungen, nach einer Seite kippen

Kernsymptome

- **Rigor** (wachsende Muskelverspannung) mit ruckartigen Bewegungsabläufen, Gelenkbewegungen als „Zahnradphänomen", gleichmäßige Muskelanspannung, Muskelentspannung ist auch passiv nicht möglich
- **Tremor** (Muskelzittern, Schütteln) mit Ruhetremor, sog. „Pillendrehen" an den Fingern, Festhaltetremor, alles Erreichbare wird festgehalten und ist nur schwer zu lösen
- **Akinese** (verlangsamte Gesamtmotorik) mit kurzen Schritten, schlurfendem Gehen, Startschwierigkeiten beim Gehen, „Festkleben" am Boden, Schwierigkeiten beim Anhalten, Trippeln ohne Vorwärtskommen bei Türschwellen und Engstellen zwischen Tisch und Stuhl
- leicht **vornüber geneigte Haltung** mit leicht angewinkelten Ellbogen- und Kniegelenken, auch beim Gehen (➤ Abb. 32.9)
- Fallneigung, vermehrte Unsicherheit beim Gehen, häufiges Stürzen
- Schwierigkeiten beim Drehen und Wenden
- **Maskengesicht**, fast gänzlich fehlende Mimik, seltener Lidschlag
- **Glanzhaut** durch vermehrte Talgproduktion, fettes Haar
- Sprache ist monoton, leiser, undeutlich, heiser
- Blick- und Blinzelkrämpfe
- vegetative Störungen wie nächtliche anfallsartige Schweißausbrüche, Obstipation
- vermehrte Speichelproduktion und unkontrollierter Speichelfluss
- psychische Störungen wie verlangsamte Denkabläufe, Reaktionsverlangsamung, innere Unruhe, Neigung zum Weinen, Angstgefühle
- sensibel auf äußere Reize
- Umstellungsschwierigkeiten bei Veränderung des gewohnten Ablaufs

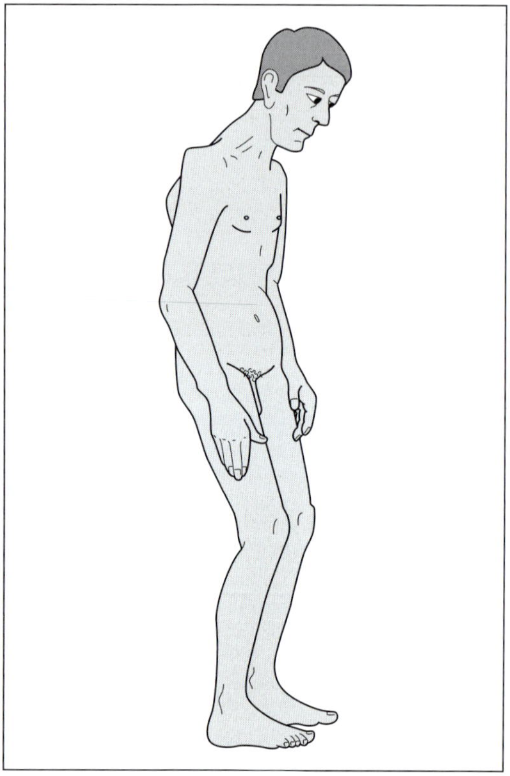

Abb. 32.9 Typische Körperhaltung beim Parkinson-Syndrom

Pflege bei Parkinson-Syndrom

- auf Medikamentenverträglichkeit achten, Nebenwirkungen beobachten, dokumentieren und dem Arzt mitteilen
- regelmäßige Medikamenteneinnahme beachten
- für regelmäßige Ausscheidung sorgen
- wöchentliche Gewichtskontrolle
- erhöhten Flüssigkeitsbedarf aufgrund der vermehrten Schweiß- und Speichelproduktion ausgleichen
- Hilfe und Unterstützung bei der Körperpflege je nach Gesundheitszustand
- Elektrorasierer (dem Nassrasierer) vorziehen wegen der großen Schnittverletzungsgefahr
- legere Kleidung mit einfachen Verschlüssen (Reiß-, Klettverschluss)

Nächtliche Verwirrtheitssymptome können auf eine Überdosierung von Medikamenten hinweisen und sind dem Arzt zu melden.

32

- Griffleisten erhöhen die Sicherheit
- möglichst duschen, da große Angst vor dem Lifter und dem Rutschen in der Badewanne bestehen kann (individuell vorgehen)
- Fördern der Beweglichkeit durch tägliches Üben
- Training zum Erhalt der Selbstständigkeit
- Sicherheit vermitteln und die Angst vor dem Stolpern abbauen
- Muskulatur lockern und Gelenkfunktionen erhalten
- Merkfähigkeit steigern
- Reaktion verbessern durch Konzentrationstraining
- Erhalt der Orientierungsfähigkeit

Aufgrund seiner Erkrankung befindet sich der Parkinson-Erkrankte meist in einer depressiven Stimmung.

- kleine Erfolge aufzeigen und loben
- Zusprache und Anerkennung geben
- besonders die Angehörigen müssen Informationen über die Besonderheiten der Erkrankung erhalten
- Selbsthilfegruppen helfen allen Beteiligten bei der Krankheitsbewältigung

Medikamentöse Therapie

Anticholinergika, z. B. Akineton®

- der synthetisch hergestellte Wirkstoff stellt ein Gleichgewicht zwischen den Transmittern her
- er hemmt die Reizübertragung von den Nervenzellen auf die Muskelzellen
- starke Muskelbewegungen werden dadurch unterdrückt
- eignet sich bei Rigor und Tremor

Nebenwirkungen:

- Mundtrockenheit
- Obstipation
- Harnverhalten
- Verwirrtheitszustände, Halluzinationen
- Gefahr von Herzrhythmusstörungen

Präparate der L-Dopa-Gruppe, z. B. Madopar®

- L-Dopa ist eine Vorstufe des Dopamins und wird im Gehirn zu Dopamin umgewandelt
- besonders bei Rigor und Akinese
- die Wirkung dieser Substanzen lässt nach Jahren der Einnahme nach

> Pflegebedürftige, die mit diesem Wirkstoff behandelt werden, sollten immer einen Notfallausweis bei sich tragen. Bei plötzlichem Absetzen nach Langzeittherapie kommt es zu Entzugserscheinungen mit extrem hohem Fieber und krampfartiger Versteifung der Muskulatur.

Amantadin-Hydrochlorid, z. B. PK-Merz®

- verbessert die Wirkung des körpereigenen Dopamins

Physikalische Therapie

Zusätzlich zur medikamentösen Therapie sind besonders krankengymnastische Übungen notwendig. Bei älteren Menschen ist die individuelle Belastung infolge Mehrfacherkrankungen zu berücksichtigen.

Krankengymnastik

- gegen Bewegungsverlangsamung, Willkürbewegungen und stereotype Bewegungen
- Verhindern und Beheben von Versteifungen und Kontrakturen

Therapeutisches Schwimmen

- gezielte Bewegungskoordination gelingt besonders in warmem Wasser (zwischen 28 und 32° C)
- einfache Übungen sind bereits während eines Vollbades möglich

Massagen

- zur Entspannung der dauernd angespannten Muskulatur mindestens einmal in der Woche

Logopädie

- wichtig bei beginnenden Störungen der Lautbildung
- regelmäßig vorlesen lassen
- lautes Singen in der Gruppe

Ergotherapie

- als Teil der Beschäftigungstherapie erfährt der Pflegebedürftige seinen Fähigkeiten entsprechend Schulung und Förderung
- von einfachen Falt- und Knetarbeiten bis hin zum Haushaltstraining reicht die Palette zum Verbessern der Feinmotorik

Medizinische Bäder, Anwendungen, Packungen
- zur Muskelentspannung
- verhindern Muskelspannungsschmerzen

32.4 Multiple Sklerose (Lernfeld 1.3)

Die Multiple Sklerose (MS) gehört zu den häufigsten Erkrankungen des zentralen Nervensystems. Sie beginnt meist früh zwischen dem 15. und 40. Lebensjahr. Frauen sind von der Erkrankung häufiger betroffen. Der Krankheitsverlauf ist sehr unterschiedlich.

Ursachen

Die Krankheitsursache ist noch nicht geklärt. Es handelt sich vermutlich um eine **Autoimmunerkrankung**, ausgelöst evtl. durch Viren, sodass sich das körpereigene Abwehrsystem gegen körpereigene Strukturen richtet. Bestimmte Lymphozyten zerstören körpereigene Substanzen der Markscheibe herdförmig, wehren aber von außen eindringende Krankheitserreger nicht oder nur gering ab.

Durch Entzündungsvorgänge an den Schutzhüllen der **Nervenfasern** entstehen **Vernarbungen** und **Verhärtungen**. Die Nervenfasern verlieren dadurch die Fähigkeit, Impulse direkt zu übertragen, Nervenreize werden nur noch verzögert weitergegeben.

Krankheitsverlauf

Seltene, in größeren Zeitabständen auftretende Schübe
- Krankheitsschübe treten in einem Zeitraum von zehn bis 15 Jahren auf
- Schädigungen bilden sich meist zurück
- andere Erkrankte entwickeln zu Beginn der Erkrankung einige Symptome und bleiben anschließend beschwerdefrei

Häufige, sich aber zurückbildende Schübe
- Schübe treten meist in gleichen Abständen auf
- sie sind kurz und hinterlassen keine oder nur geringe bleibende Schäden

Langsame, nicht schubweise Entwicklung von Krankheitszeichen
- Krankheit schreitet nicht in Schüben, sondern langsam und kontinuierlich fort
- Entwicklung endet trotz wiederholten größeren Ausfällen nicht mit einer schweren Behinderung

Ungünstiger Verlauf
- schon der erste und zweite Schub hinterlassen bleibende Schäden
- der schubweise Verlauf geht in einen chronischen Krankheitsverlauf über
- bereits vorhandene Symptome verstärken sich, weitere kommen hinzu
- dieser Krankheitsverlauf endet bei 90% der Erkrankten im Rollstuhl und in Bettlägerigkeit
- der Zeitraum bis hin zur Pflegeabhängigkeit dauert individuell unterschiedlich lange

Symptome

- Sensibilitätsstörungen
- Lähmungen an den Extremitäten
- Sehstörungen, Doppelbildsehen, Erblindung
- Bewegungs- und Koordinationsstörungen
- Gleichgewichtsstörungen mit Drehschwindel
- Harn- und Stuhlinkontinenz
- gestörte Feinmotorik
- Müdigkeit, Depressionen
- Sprechstörungen, monoton und abgehackt
- Kribbeln in den großen Gelenken
- vorübergehende spastische Versteifungen, vorwiegend der Beinmuskulatur
- Schluckbeschwerden
- Kraftlosigkeit beim Abhusten von Bronchialschleim

Pflege bei Multipler Sklerose

Wenn der häufig noch verhältnismäßig junge MS-Patient zum Pflegefall wird, hat dies meist den Einzug in eine Altenpflege- oder eine ähnliche Einrichtung zur Folge.

Die Pflege und die Betreuung richten sich je nach Krankheitsverlauf und Persönlichkeit des Pflegebedürftigen und ist **individuell** zu gestalten.
- Regulieren des Körpergewichts
- ausreichende Flüssigkeitszufuhr

32

- alle notwendigen Prophylaxen
- Beobachtung der Nebenwirkungen der verabreichten Medikamente
- Hilfen zur Selbsthilfe aufzeigen
- Tagesablaufstruktur gestalten
- Mobilisation (so viel wie möglich)
- bei Bedarf regelmäßiges Kontinenztraining
- psychische Betreuung
- über die Krankheit sprechen
- zu Aktivitäten motivieren
- Selbsthilfegruppen nennen, Kontakte vermitteln
- Gespräche mit Angehörigen
- Beschäftigung gemäß der Krankheit und den Vorlieben entsprechend

Beobachten auf Anzeichen eines nächsten Schubes

Im Rahmen einer guten Pflege und Dokumentation sind die ersten Anzeichen des nächsten Schubes leichter zu erkennen und die geeignete Therapie durch den Arzt einzuleiten.

Therapie

Medikamentöse Therapie

Durch Medikamente wird die Zerstörung des Nervengewebes verlangsamt.

- Hormone der Nebennierenrinde, z. B. Cortison®
- Hormone der Hypophyse, z. B. ACTH®
- Zytostatika (hemmen die Zellvermehrung), z. B. Endoxan®
- Immunsuppressiva, z. B. Imurek®
- medikamentöse Behandlung der neurologischen Funktionsstörungen

Ernährung

Die Umstellung der Ernährung führt zwar nicht zur Heilung, verbessert aber den Allgemeinzustand. Sie sollte

- abwechslungs-, vitamin- und ballaststoffreich sein
- bei Übergewicht Reduktionskost (mit Einverständnis und Einsicht des Betroffenen)

Neurologische Therapie

Wenige Spezialkliniken sind in der Lage, durch Verödung kleinster Funktionsbereiche im Gehirn das Zittern der Extremitäten sowie spastische Versteifungen der Gelenke zu lindern oder zu heilen.

Krankengymnastik

- Verbesserung bei spastischen Versteifungen
- Gleichgewichtsübungen beim Gehen und Stehen
- Stärkung der Muskulatur bei Muskelschwäche
- Durchblutungsförderung
- Kräftigung der Wirbelsäulenmuskulatur
- bessere Belüftung der Lungen

Logopädie

- zur Behebung von Sprechstörungen

Beschäftigungstherapie

- Verbesserung der Funktionsfähigkeit von Muskeln und Gelenken
- Fördern der Sensibilität
- Steigern der Motorik

32.5 Epilepsie (Lernfeld 1.3)

Bei den Epilepsien handelt es sich um **chronisch zerebrale Funktionsstörungen**, die gelegentlich und unvermittelt auftreten. Dabei kommt es zu plötzlichen elektrischen Entladungen der Hirnzellen.

Eine eng umgrenzte oder herdförmige (**fokale**) epileptische Störung führt zum Ausfall bestimmter Zentren.

Ursachen

Primäre Epilepsie

- ohne erkennbare Ursache
- evtl. genetisch bedingt

Sekundäre Epilepsie durch

- Verletzungen des Gehirns
- Hirntumoren
- Entzündungen des Gehirns (Enzephalitis)
- Gefäßdurchblutungsstörungen, Blutungen ins Gehirn (Schlaganfall)
- herdförmige Erkrankungen im Gehirn
- Sauerstoffmangel

32

- Hypoglykämie (➤ Kap. 29.4)
- hirnschädigende Gifte von Alkohol, Medikamenten, Nahrungsmitteln
- hormonelle Störungen
- Stoffwechselstörungen

Symptome im Vorstadium

- innere Unruhe und Anspannung
- vermehrte Reizbarkeit
- Aura (subjektives inneres Krankheitserwarten)

Anfallsarten

Petit-mal-Anfälle

- diese Anfallsform betrifft v. a. Kinder und kann bis zu hundertmal am Tag vorkommen
- ein Drittel der Kinder ist nach der Pubertät vollkommen anfallsfrei

Jackson-Anfälle

- beschränken sich meist auf eine Körperhälfte
- beim Übergang in Grand-mal-Anfälle führen sie bis zur Bewusstlosigkeit

Motorischer Jackson-Anfall

- Bewusstsein bleibt erhalten
- klonische Zuckungen von Daumen, Finger oder Großzeh
- klonische Zuckungen von Hand, Fuß oder Gesichtshälfte
- evtl. Ausbreitung der klonischen Zuckungen auf den gesamten Körper

Sensibler Jackson-Anfall

- Missempfindungen wie Prickeln, Brennen, Jucken

Symptome des Grand-mal-Anfalls

Tonisches Stadium

In dieser Phase besteht große Verletzungsgefahr.

- plötzliches Umfallen mit einem Schrei
- Streckkrampf
- verzerrtes Gesicht, erweiterte und lichtstarre Pupillen
- Zyanose, blasse Hautfarbe

Klonisches Stadium

- rhythmische Körperzuckungen
- Schaum vor den Mund
- Gefahr des Zungenbisses
- Inkontinenz
- Bewusstseinstrübung bis Bewusstlosigkeit

Regenerationsstadium

- Tiefschlaf, oft mehrere Stunden
- danach Müdigkeit, Abgeschlagenheit, Kopfschmerzen

Pflege bei epileptischen Anfällen

Vor dem Anfall

Wenn möglich oder wenn Anfälle häufig auftreten:

- kantige Gegenstände entfernen
- Bett tief stellen
- Schutz gegen Herausfallen anbringen
- beruhigend auf den Erkrankten einwirken, Hektik vermeiden
- Beobachtungsprotokoll vorbereiten
- Kopfschutz tragen lassen

Während des Anfalls

- stabile Seitenlagerung oder flache Rückenlage mit seitlicher Kopflagerung
- vor Verletzungen durch ausreichend Polstermaterial schützen
- Tuch zwischen die Zähne schieben zum Schutz vor Zungenbissen (Verletzungsgefahr für Pflegeperson)
- Pflegebedürftigen während des Anfalls niemals alleine lassen, Gefahr der Aspiration von Erbrochenem

Nach dem Anfall

- laufende Vitalzeichenkontrolle
- ausführliches Verlaufsprotokoll mit Zeitangaben
- Dokumentation
- Arztinformation

Menschen mit Epilepsien führen in der anfallsfreien Zeit ein normales Leben. Starke psychische und körperliche Schwankungen sollten sie vermeiden. Schwimmen ist nur unter Aufsicht erlaubt.

Wichtig ist, dass Epileptiker ihre **Medikamente regelmäßig** einnehmen.

Schlagartiges Absetzen der notwendigen Medikamente, Schlafmangel, ungesunde Lebensführung, übermäßiger Alkoholgenuss können Anfälle auslösen.

Therapie

- Beseitigen der Ursachen bei sekundärer Epilepsie
- Gabe von Antiepileptika
- regelmäßige Blutspiegelkontrolle
- Kontrolle auf Medikamentennebenwirkungen wie Schlafstörungen, erhöhte Müdigkeit

KAPITEL

33 Erkrankungen an den Sinnesorganen im Alter (Lernfeld 1.3)

Im Alter leiden die Menschen zunehmend an Veränderungen der Sinnesorgane.

Die **Sehkraft** der Augen verschlechtert sich, das **Hörvermögen** lässt nach. Dies kann zum Rückzug und damit zur sozialen Isolation führen. Durch rechtzeitiges Erkennen der Veränderungen können mit geeigneten Hilfsmitteln und gezielten Maßnahmen körperliche Defizite ausgeglichen und die Auswirkungen reduziert werden. Der Pflegebedürftige lernt dabei, mit seinen eingeschränkten Möglichkeiten umzugehen.

Über Veränderungen des **Geschmacks- und Geruchssinns** im Alter gibt es bisher wenige wissenschaftliche Untersuchungen. Bekannt ist aber, dass diese Sinne, besonders durch die Einnahme von Medikamenten, in ihrer Funktion nachlassen.

Der **taktil-kinästhetische Sinn**, der ausgeprägteste Sinn, bleibt auch im Alter am längsten erhalten.

33.1 Veränderungen der Sehkraft (Lernfeld 1.3)

Mit zunehmendem Alter benötigen viele Menschen eine Brille zur Korrektur der Sehschärfe. Scherzhaft ist oft zu hören: „Meine Augen sind zum Lesen noch gut, nur meine Arme sind zu kurz."

Ursache ist ein Nachlassen der Elastizität der Augenlinse. Das Umstellen der Augen von weit auf nah funktioniert nur noch unzureichend. Darüber hinaus können Linse und Hornhaut eintrüben. Besondere Probleme entstehen beim **Anpassen an helles Licht** und beim **Sehen in der Nacht**. Sobald noch andere Augenerkrankungen hinzukommen, verstärkt sich die Angst, für immer das Augenlicht zu verlieren.

Durch Diabetes mellitus oder Arteriosklerose kann es frühzeitig zu Sehbehinderungen durch sklerotische Verengungen der Augenarterien kommen. Infolge der Erkrankung schränkt sich das Blickfeld ein.

Die meisten Menschen beginnen eine Interaktion mit dem Ansehen des Gegenübers. Mitmenschen, die nicht oder nur schwer zu erkennen sind, werden kaum wahrgenommen oder angesprochen. Der Mensch mit Einschränkungen des Sehsinns konzentriert sich aus Sicherheitsgründen immer mehr auf sich selbst.

Durch die fortschreitende **Technik** ist es heute möglich, altersbedingte Seheinschränkungen so weit zu korrigieren, dass der Betroffene seine täglichen Arbeiten erledigen und am sozialen Leben teilnehmen kann.

Ursachen

Alterssichtigkeit

- nachlassende Fähigkeit der Augenlinse, sich verschiedenen Sehentfernungen entsprechend zu krümmen
- das Lesen in normalem Augenabstand wird zunehmend schwieriger, die Schrift verschwimmt
- einen Faden durch das Nadelöhr zu führen oder Handarbeiten sind erschwert
- einem schnellen Wechsel der Helligkeit kann das Auge nur noch schwer folgen

Grauer Star

- Trübung der Linse mit sich steigender Abnahme der Sehschärfe
- der Betroffene sieht wie durch einen Nebel oder durch eine schmutzige Scheibe
- häufige Folgeerkrankung bei Diabetes mellitus

Grüner Star (Glaukom)

- Erhöhung des Augeninnendrucks, weil das Kammerwasser kann nicht mehr unbehindert abfließen kann
- verursachen lange keinerlei Beschwerden
- im Verlauf kommt es zu Gesichtsfeldeinschränkungen und Schädigungen des Sehnervs bis zur Erblindung
- durch die Gesichtsfeldeinschränkung steigt die Verletzungsgefahr durch Anstoßen an Ecken, Fallen über Gegenstände, Stolpern über Unebenheiten
- **akuter Glaukomanfall**: Erhöhung des Augeninnendrucks auf das drei- bis fünffache Niveau innerhalb weniger Stunden mit heftigen Augen- und Kopfschmerzen (Notfall)

Diabetische Augenerkrankung

- bei den meisten Menschen mit Diabetes mellitus kommt es im Laufe von 15 bis 20 Jahren zu Ge-

fäßveränderungen im Auge und einer Schädigung oder Ablösen der Netzhaut (➤ Kap. 29.4)
- beeinträchtigtes Sehvermögen bis hin zur Erblindung

Pflege bei Seheinschränkungen

Entsprechend der Seheinschränkung oder bei Erblindung benötigt der Pflegebedürftige vor allem aktivierende und rehabilitative Unterstützung (➤ Kap. 13.4).
- die Begleitperson übernimmt die Verantwortung für die Sicherheit des Pflegebedürftigen
- auf Unebenheiten hinweisen
- Umwelt erfühlen lassen
- trotz Sehbehinderung für Bewegung sorgen
- Orientierungsübungen
- Strickarbeiten
- Übungen zum Schulen der Sinne
- Lesen von Großdruckbüchern
- Medien einsetzen wie Radio, CDs, Kassetten, Schallplatten
- Teilnahme z. B. an Konzerten ermöglichen

Therapie

Brille
- altersbedingte Sehstörungen lassen sich gut mit einer Brille kompensieren
- unbehandelte Augen lassen in der Sehkraft immer mehr nach, verursachen Kopfschmerzen

Kontaktlinsen
- kleine Schälchen (Haftschalen) aus lichtbrechendem Material, die entsprechend der Sehschärfe bearbeitet sind
- direkt auf die Hornhaut aufgesetzt
- Kontaktlinsen können während der Gewöhnungszeit Augenreizungen verursachen

Künstliche Linse
- operativer Ersatz der getrübten Augenlinse durch eine künstliche Linse

Medikamentöse Therapie
- die Verordnung geschieht durch den Augenarzt
- Augentropfen und Augensalben

Augenbehandlung mit Lasertechnik
- bei Netzhautablösungen und Glaskörperblutungen
- konzentrierte, gebündelte Lichtwellen
- Verkleben von Netzhautablösungen
- Koagulation bei Glaskörperblutungen (Blutungsherde werden „verschweißt“)
- mikrofeine Hornhautabtragungen zu Korrektur von Linsenveränderungen

Augenprothese
- die Augenprothese (Glasauge, ➤ Kap. 33.1.4) als optischer Ersatz nach operativer Entfernung des Augapfels (z. B. bei Augenverletzungen, Tumoren)

Optische Hilfsmittel
- Lupen zur optischen Vergrößerung für stark sehbeeinträchtigte Menschen
- Lesegeräte vergrößern das Bild
- Großdruckbücher erleichtern das Lesen

33.1.1 Umgang mit Brillen

Der Pflegebedürftige sollte seine Brille außer zum Schlafen immer tragen, es sei denn, es handelt sich ausschließlich um eine Lesebrille. Brillenträger benötigen einmal jährlich eine augenärztliche Kontrolle. Bei einer Veränderung der Sehschärfe ohne Anpassung der Brillenstärke kann es zu Kopfschmerzen und einer weiteren Verschlechterung des Sehens kommen.

Pflegerische Aspekte

- Brille während der Körperpflege aufsetzen lassen (verbessertes Sehen)
- Brille immer in Griffnähe des Pflegebedürftigen ablegen
- Brillen immer am Bügel anfassen, nie am Glas
- vor dem Aufsetzen Brille kontrollieren und bei Bedarf reinigen
- Reinigung unter klarem Wasser, mit einem weichen Tuch (Haushaltstuch) abtrocknen
- Brille mit Namen kennzeichnen, um Verwechslungen zu vermeiden

Stark verschmutzte Brillen kann man gut mit einem Tropfen Geschirrspülmittel und viel klarem, lauwarmem Wasser reinigen.

33.1.2 Umgang mit Kontaktlinsen

Kontaktlinsen eignen sich besonders für Pflegebedürftige, die noch sehr selbstständig sind. Beim Umgang mit Kontaktlinsen sind wichtig:

- strenge Hygienemaßnahmen
- sorgfältige Pflege
- für ältere Menschen gibt es spezielle Kontaktlinsen, die bis zu vier Wochen auf der Hornhaut verbleiben können und unter augenärztlicher Kontrolle gewechselt werden
- Linsen in speziellen Behältern aufbewahren
- auf die richtige Linse achten (rechte Linse = rechtes Auge), nicht verwechseln!
- weiche Linsen immer in Reinigungslösung aufbewahren
- Behälter einmal wöchentlich gründlich reinigen
- einmal täglich Wechsel der Reinigungslösung
- nur spezielle Reinigungsmittel verwenden

Bei Reizungen, Fremdkörpern, Augenbrennen und Entzündungen sind die Kontaktlinsen sofort zu entfernen und zu reinigen. Bis zum Abklingen der Symptome ist mit einem erneuten Einsetzen zu warten.

Einsetzen der Kontaktlinsen

Kontaktlinsen sollten, wenn nicht anders verordnet, nicht länger als zwölf Stunden am Tag getragen werden.

Das Einsetzen und Herausnehmen von Kontaktlinsen sollte möglichst über einem mit frischem Wasser gefüllten Waschbecken erfolgen. Falls sie herunterfallen, schwimmen sie dann auf dem Wasser. Eine andere Möglichkeit ist es, ein farbiges Tuch unterzulegen. Man erkennt die Linse dann besser.

- Hände waschen
- Linse ausreichend mit Einsetzflüssigkeit befeuchten
- auf die angefeuchtete Fingerspitze oder den mitgelieferten Sauger setzen
- mit der anderen Hand die Augenlider weit spreizen
- auf die richtige Linse achten (rechte Linse = rechtes Auge)
- Pflegebedürftiger soll geradeaus blicken
- Linse leicht auf die Augenhornhaut aufsetzen
- Kontaktlinse für das andere Auge auf die gleiche Art behandeln und einsetzen

Herausnehmen der Kontaktlinsen

- Kopf leicht nach vorne beugen lassen
- Hand so unter das Auge halten, dass Linse hineinfällt
- Sauger auf die Linse aufsetzen und die Linse abheben oder
- geöffnete Augenlider gegeneinanderdrücken, die Linse löst sich dadurch
- Linse wieder ins richtige Fach zurücklegen

33.1.3 Verabreichen von Augentropfen und -salben (Lernfeld 1.5)

Alle Medikamentenformen, die fürs Auge bestimmt sind, sind nur beschränkt haltbar. Angebrochene Packungen dürfen höchstens vier bis sechs Wochen verwendet werden.

Verabreichen von Augentropfen und -salben

- der Pflegebedürftige sitzt oder liegt
- Kopf nach hinten geneigt
- Blick nach oben gerichtet
- Unterlid leicht nach unten ziehen
- Flasche mit Augentropfen mehrmals wenden, nicht schütteln
- Tropfen senkrecht in den unteren Bindehautsack träufeln
- Augensalbe (etwa fünf Millimeter langer Salbenstrang) in den Bindehautsack streichen
- Augen schließen, dadurch verteilt sich das Medikament

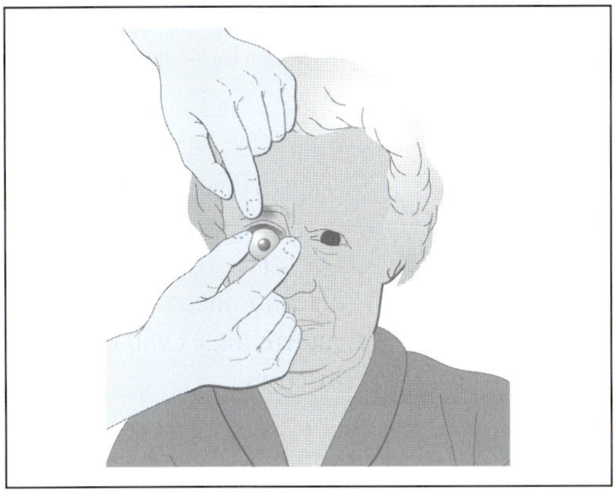

Abb. 33.1 Einsetzen der Augenprothese

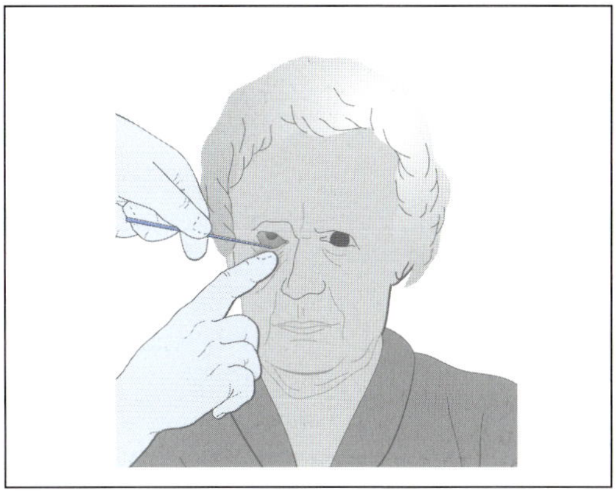

Abb. 33.2 Entfernen der Augenprothese

- Flüssigkeit oder Salbe, die aus dem Auge austritt, mit einem Tupfer abtupfen

> Aus Sicherheitsgründen den Handballen beim Verabreichen von Augentropfen oder Augensalben auf der Stirn oder der Wange des Pflegebedürftigen abstützen.

Umgang mit Augentropfen und -salben

- die Sechs-R-Regel beachten (➤ Kap. 11.4 und ➤ Kap. 16.6)
- Augentropfen etwa fünf Minuten vor den Salben verabreichen
- unterschiedliche Augentropfen für das gleiche Auge im Abstand von fünf Minuten verabreichen
- Augenlid nur leicht nach unten ziehen, da sonst die Flüssigkeit wieder herausläuft
- Augentropfen müssen Zimmertemperatur haben
- für jeden Pflegebedürftigen müssen eigene Medikamente verschrieben sein, die nur er benutzt
- die Medikamentenverschlüsse nicht verwechseln
- verfallene Medikamente an die Apotheke zurückgeben

> Niemals mit dem Fläschchen, der Salbentubenspitze oder Verabreichungspipette Augen, Lider oder Bindehaut berühren, da große Verletzungs- und Kontaminationsgefahr besteht.

33.1.4 Umgang mit Augenprothesen

Das Glasauge muss einmal täglich herausgenommen, gereinigt und wieder eingesetzt werden.

> !
> Das Reinigen geschieht unter fließendem lauwarmem Wasser. Zu heißes und zu kaltes Wasser schädigen das Glas. Gleiches gilt auch für das Glasstäbchen zum Entfernen der Prothese.

Verschmutzte oder verkrustete Augenprothesen **zehn** bis 15 Minuten in Kochsalzlösung einlegen und anschließend abwaschen.

Die Augenhöhle benötigt normalerweise keine besondere Pflege. Laufende Überwachung durch den Augenarzt ist angezeigt.

Einsetzen der Glasprothese

- Prothese gut mit Wasser befeuchten
- zwischen Daumen und Zeigefinger nehmen
- Kopf nach hinten neigen lassen
- Oberlid hochziehen
- Augenprothese darunter schieben
- Unterlid abziehen, damit die Prothese in den Bindehautsack gleitet
- richtigen Sitz und Blick überprüfen

Entfernen der Augenprothese

- Umgebung vorbereiten
- Kopf leicht nach hinten neigen lassen

- Unterlid nach unten ziehen
- Glasstäbchen unter den Prothesenrand schieben
- Prothese herausheben und auffangen

33.2 Veränderungen des Hörvermögens (Lernfeld 1.3)

Der Mensch erhält durch das Hören wichtige Informationen aus seiner Umwelt. Ein Nachlassen der Hörfähigkeit führt häufig zu Störungen in der **Kommunikation**.

Die Schwerhörigkeit zählt zu den häufigsten Berufskrankheiten. Die zunehmende Lärmbelastung (Verkehr, Bau-, Industrielärm, Dauerberieselung mit Musik z. B. in Kaufhäusern oder durch moderne Musikgeräte mit Kopfhörer) führt außer zu Hörschäden auch noch zu anderen gesundheitlichen Einschränkungen wie Herzjagen, hohem Blutdruck, Schlafstörungen.

Sehr häufig kommen außerdem andauernde Ohrengeräusche (**Tinnitus**) vor, ausgelöst durch Stress, anhaltende Lärmbelastung und Durchblutungsstörungen.

Als Folgen von Hörstörungen können **Kommunikations- und Beziehungsprobleme auftreten**. Daraus entwickeln sich Isolation und Misstrauen gegenüber den Mitmenschen, was wiederum zu Beziehungsproblemen führen kann.

Rechtzeitiges Erkennen und bestmöglichste fachärztliche Hilfe können diesen Teufelskreis durchbrechen.

Ursachen

Im Alter treffen häufig mehrere Ursachen für die Schwerhörigkeit zusammen:

- anhaltende Lärmbelästigung, z. B. durch Fabriklärm, Presslufthammer, laute Musik über Kopfhörer
- Schalltrauma nach Explosionen
- durchblutungsfördernde Medikamente
- Bluthochdruck
- zerebrale Durchblutungsstörungen
- Stoffwechselerkrankungen, wie Schilddrüsenunterfunktion
- Ohrschmalzpfropf durch vermehrte Ansammlung von Ohrenschmalz
- Mittelohrentzündungen
- Innenohrinfektionen, ausgelöst durch Mittelohrentzündungen
- nachlassende Funktionsfähigkeit des Reizleitungssystems im Alter
- nachlassende Funktion der Sinneszellen in der Hörschnecke

Symptome

Schwerhörige kompensieren oft ihre Höreinschränkung, sodass die Erkrankung sehr spät erkannt wird. Das Erkennen erfordert eine gute Beobachtung.

- der Betroffene reagiert nur bei Blickkontakt
- Antworten oder Fragen passen nicht zum Gespräch
- der Kopf wendet sich in „Lauschstellung“ Richtung Schallquelle
- Ohrmuschel wird durch Handhaltung beim Gespräch vergrößert
- Betroffene ziehen sich aus Gesprächen ohne ersichtlichen Grund zurück
- Konzentration beim Verstehen lässt sich im Gesicht erkennen
- Radio oder Fernsehgerät werden zu laut eingestellt

Pflege bei Hörstörungen

In ➤ Kapitel 13.3 sind die Besonderheiten beim Umgang mit schwerhörigen Menschen nachzulesen. Grundsätzlich gilt:

- Schwerhörige niemals von hinten ansprechen und berühren
- nicht laut, sondern deutlich und langsam sprechen
- wissen, welches Ohr am meisten geschädigt ist
- in das besser hörende Ohr sprechen
- beim Sprechen Blickkontakt halten
- Umgangssprache des Pflegebedürftigen verwenden, kann die Verständigung erleichtern
- nachfragen, ob richtig verstanden wurde, manchmal kann man dies auch im Gesicht ablesen
- zum Nachfragen ermutigen
- wichtige Informationen schriftlich mitteilen

Therapie

Mit fachärztlichen Methoden sind leichtere Arten von Schwerhörigkeit je nach Ursache frühzeitig zu beheben.

Ohrspülungen
- werden vom Facharzt vorgenommen

Medikamentöse Therapie
- Antibiotika bei Infektionen
- anästhesierende Tropfen, Salben und Sprays bei Schmerzen
- Tropfen und Sprays mit Adrenalin

Hörgeräte
- hinter dem Ohr getragen
- im Ohr getragen
- hinter dem Ohr implantiert
- als Brillenkombination

33.2.1 Verabreichung von Ohrentropfen (Lernfeld 1.5)

Wenn der Pflegebedürftige vom Arzt Ohrentropfen verschrieben bekommt, ist es die Aufgabe des Pflegepersonals, diese zu verabreichen bzw. den Pflegebedürftigen dabei zu unterstützen.

Vorgehen

- Flasche mit Ohrentropfen langsam in der Handinnenfläche auf Körpertemperatur erwärmen
- Pflegebedürftige hinlegen und Kopf zur Seite drehen lassen
- verordnete Tropfenanzahl ins Ohr träufeln
- Pflegebedürftige soll den Kopf 15 bis 20 Minuten so liegen lassen (keine Watte ins Ohr geben)
- danach Flüssigkeit durch Kopfneigen abtropfen lassen und abtupfen

Bei Trommelfellschäden kann die Medikamentenapplikation Schwindel verursachen.

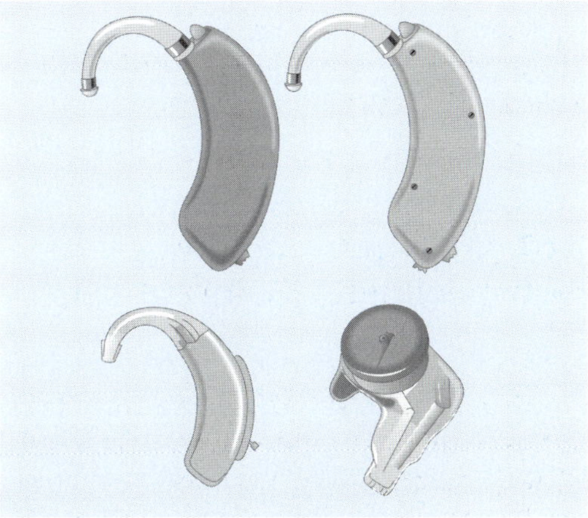

Abb. 33.3 Verschiedene Hörgeräte

33.2.2 Umgang mit Hörgeräten

Hörgeräte (> Abb. 33.3) sind technisch hoch entwickelte Geräte. Pflegebedürftige mit schon länger bestehender Hörstörung müssen sich sehr stark umstellen und benötigen Zeit zur Gewöhnung.

Aus Angst vor der Technik und dem ungewohnten Hören verzichten viele Erkrankte auf das Einsetzen der Geräte. Dann sind viel **Einfühlungsvermögen** und **Überredungskunst** gefordert.

Hörgeräte sind durch die komplizierte Elektronik sehr **empfindlich**. Sorgfältiger Umgang damit ist Voraussetzung für eine lange Lebensdauer. Sie sind sehr teuer und müssen wie Wertgegenstände behandelt werden.

Grundsätze beim Umgang mit Hörgeräten

- vor dem Entfernen des Hörgerätes den Pflegebedürftigen über die nächsten Pflegeschritte informieren
- vor dem Duschen das Hörgerät entfernen und nicht mit Wasser in Berührung bringen
- Hitze und Strahlungswärme fernhalten, z. B. Haartrockner, Infrarotgeräte
- nicht fallen lassen und grobe Stöße vermeiden
- zum Reinigen keine Chemikalien verwenden
- nicht mit Haarspray oder Parfüm besprühen
- Batterien rechtzeitig und korrekt einsetzen
- Ohr täglich auf Druckstellen kontrollieren

KAPITEL

34 Gerontopsychiatrische Erkrankungen (Lernfeld 1.3)

Je älter die Menschen werden, desto mehr nehmen psychische Störungen und Erkrankungen zu. Viele Menschen in den Einrichtungen der Altenpflege erscheinen auf dem ersten Blick noch rüstig und gesund. Erst beim näheren Umgang fallen **Verwirrtheit, räumliche und zeitliche Desorientierung** sowie **Vergesslichkeit** auf.

Für die Angehörigen sind diese Veränderungen oft die Ursache, sich nach professioneller Hilfe umzusehen und sich um einen Platz in einer Einrichtung der Altenhilfe zu bemühen. Die jahrelange Betreuung der sich psychisch verändernden Menschen führt zu Erschöpfung und familiären Konflikten. Häufig sind die pflegenden Angehörigen selbst schon in einem hohen Alter.

Wie die neurologischen (➤ Kap. 32), erfordern auch die gerontopsychiatrischen Erkrankungen eine intensive Betreuung und Pflege durch qualifiziertes Personal. Zu einer am Pflegebedürftigen orientierten Pflege gehören das Vermitteln von **menschlicher Nähe**, **Geborgenheit** und **das Einbeziehen des Pflegebedürftigen und der Angehörigen** in die Aktivitäten des täglichen Lebens. Sinnvolle und individuelle Beschäftigungsangebote bessern die geistigen und körperlichen Abbauerscheinungen oder verzögern diese.

34.1 Verwirrtheit und Desorientierung (Lernfeld 1.3)

Bei der Verwirrtheit handelt es sich um Bewusstseinstrübungen mit Denkstörungen, Erinnerungsverfälschungen und **zeitlicher**, **personeller** oder **räumlicher Desorientierung**, einhergehend mit dem Ausüben von sinnlosen Handlungen.

Verwirrtheit ist keine Erkrankung, sondern häufig die Folge des Aufeinandertreffens mehrerer Ursachen.

Ursachen für akute Verwirrtheit

- plötzliche Veränderungen des sozialen Umfeldes, z. B. Verlust eines nahen Angehörigen, Krankenhaus- oder Heimaufnahme, Wohnungsverlust
- akuter Blutdruck- oder Blutzuckerabfall, meist in der Nacht
- hoher Flüssigkeitsverlust, z. B. bei Austrocknung durch allgemeinen Flüssigkeitsmangel, fieberhaften Erkrankungen mit großem Schweißverlust in heißen Sommern oder bei hohem Fieber
- verzögerter Abbau von Medikamenten oder erhöhter Medikamentenspiegel im Blut bei Schlafmitteln, Psychopharmaka, Schmerzmittel, Diuretika, Digitalispräparaten
- Wirkung von Suchtmitteln wie Alkohol, Medikamenten

Ursachen für chronische Verwirrtheit

- Durchblutungsstörungen im Gehirn
- Stoffwechselstörungen
- verminderte Hirndurchblutung bei sinkendem Blutdruck im Liegen
- senile Demenz bei Morbus Alzheimer (➤ Kap. 34.2)

Symptome

Die Kennzeichen von Verwirrtheit äußern sich meist erst in Teilstörungen. Verwirrtheit beginnt häufig mit der zeitlichen Desorientierung und schließt bald die örtliche Orientierung mit ein. Als zuletzt auftretendes Symptom ist die fehlende Orientierung zur eigenen Person zu beobachten.

Zeitliche Orientierungsstörung

- nachlassende Merkfähigkeit von Daten
- vergessen, dass etwas auf dem Herd steht
- veränderter Tag- und Nachtrhythmus
- Vergessen der Essenszeiten
- Verwechslung von Aufstehen oder Zubettgehen
- Störungen im Langzeitgedächtnis
- zunehmender Verlust des Kurzzeitgedächtnisses

Örtliche Orientierungsstörung

- Nichtfinden der Toilette oder des Speiseraums
- Orientierungsverlust in der eigenen Wohnung oder in der Einrichtung
- Unfähigkeit, sich in der Umgebung zurecht zu finden, verirren
- Sachen verlegen
- später völlige Orientierungslosigkeit

Personelle Orientierungsstörung
- eigene Kleidungsstücke nicht erkennen
- Personen verwechseln
- Angehörige nicht erkennen oder mit falschem Namen ansprechen
- sich selbst nicht erkennen
- eigenen Namen vergessen
- Wortfindungsstörungen
- Schwierigkeiten in der Satzbildung
- später Sprachverlust

Pflege bei Verwirrtheit und Desorientierung

Jeder an der Pflege Beteiligte muss wissen,
- was **kann** der Pflegebedürftige noch
- was **darf** der Pflegebedürftige noch
- was **soll** der Pflegebedürftige noch selbst tun

Für eine erfolgreiche Pflege ist eine ausführliche **Biografiearbeit** sowie eine genaue **Sozial- und Pflegeanamnese** unerlässlich. Daraus kann dann ein individueller **Pflegeplan** erstellt werden, der für alle Pflegenden verbindlich ist. **Pflegekontinuität** hilft dem Verwirrten, sich besser zu orientieren, Änderungen verstärken dagegen die Erkrankung. Hierbei ist eine enge Zusammenarbeit mit den Angehörigen gefordert.

Eine der wichtigsten Maßnahmen ist, Kontinuität im täglichen Alltag herzustellen:
- feste Bezugspersonen (Pflegepersonal und Angehörige)
- klar strukturierter Tagesablauf und Wochenplan
- alle Gegenstände behalten ihren festen Platz bei
- Aktivierung entsprechend der Lebensgeschichte, z. B. durch Hobbys, Gewohnheiten
- keine Veränderungen in der Zimmer- oder Wohnungseinrichtung
- falsche Aussagen so stehenlassen und nicht korrigieren

!

Der verwirrte Mensch benötigt Kontinuität und Struktur in den Handlungen, im Tagesablauf, im Wochenplan, in der Einrichtung. Schon kleine Veränderungen verstärken die Verwirrtheit.

Flüssigkeitsmangel und Bettlägerigkeit sind die Hauptursachen von akuter Verwirrtheit bei alten Menschen.

Mit gut geplanter aktivierender Pflege kann die Verwirrtheit reduziert und die Orientierung gestärkt werden. Der Umgang mit den Verwirrten erfordert viel Kreativität und Einfühlungsvermögen.
- Flure und Stockwerke farblich unterscheidbar gestalten
- große Namensschilder an den Türen anbringen
- Symbole an den Zimmern anbringen
- wichtige Türen wie WC, Bad, Dienstzimmer, Speisesaal, Aufenthaltsräume auffällig gestalten
- wohnliche Gestaltung der Gänge und Zimmer
- helle, schattenfreie Beleuchtung
- farbige Bettwäsche und Tischdecken
- an Sonn-, Fest- und Feiertagen andersfarbige Tischauflagen
- Fotos mit Namen der Mitarbeiter anbringen
- Bilder von Aktivitäten und Ausflügen
- Öffentlichkeitsarbeit mit Beteiligung der Pflegebedürftigen
- Angehörige in die Pflege mit einbeziehen
- Feiern und Festlichkeiten aller Art durch Kleidung, Gestaltung hervorheben
- Aktivierung der Lebensgeschichte, Hobbys, Gewohnheiten
- motorische Unruhe abreagieren lassen
- Apathie vorbeugen durch Bewegung und Beschäftigung
- an Aktivitäten und täglichen Verrichtungen beteiligen
- Gefühl des Gebrauchtwerdens stärken
- Integration in den Alltag
- Mitmachen ist besser als nur Dabeisein
- Gefühle zulassen und Nähe vermitteln
- Mimik, Gestik, Körperkontakt bei der Kommunikation einsetzen
- einfache Sätze bilden, Fremdwörter vermeiden
- leichte Fragen stellen, keine Oder-Fragen
- alltägliche Gegenstände und Kleidung benennen und/oder erklären lassen
- Ansichten des verwirrten Pflegebedürftigen akzeptieren
- Beschuldigungen übergehen und ablenken
- verschlossene Türen verstärken die Verwirrtheit
- offene Türen vermitteln Freiheit und Sicherheit

Prävention

Verwirrtheit und Desorientierung vorzubeugen, ist grundlegende Aufgabe in der Pflege des alten Menschen. Prävention bedeutet:

- auf Frühkennzeichen achten und reagieren
- Pflegebedürftigen in eine vorbereitete Umgebung eingliedern
- Gefühl der Gemeinsamkeit und sozialen Integration vermitteln
- lange Bettlägerigkeit vermeiden helfen
- in die tägliche Pflege integrieren, z. B. Bett selbst richten lassen
- laufend zeitliche, örtliche und personelle Orientierung geben: Uhren genau stellen, Kalender abreißen oder Tagesinformation geben, auf Pläne und Orientierungstafeln hinweisen, mit Namen anreden
- neues Personal vorstellen, Namensschilder tragen
- Selbstbestimmung bei Kleiderauswahl, Pflegehilfsmitteln, Bewegungsfreiheit
- Zimmer so gestalten, dass viele Erinnerungen an eigene Wohnung erhalten bleiben

34.2 Morbus Alzheimer (Lernfeld 1.3)

Der Neurologe **Alois Alzheimer** beobachtete zu Beginn des 20. Jahrhunderts eine Patientin, die durch zunehmende Verwirrtheit und rapiden Persönlichkeitszerfall gezeichnet war. Nach dem Tod der Frau stellte er Schrumpfungen und unbekannte Ablagerungen im Hirngewebe fest.

Die zunehmende Häufung von Krankheitsfällen der **Demenz** mit Alzheimer-Symptomatik führte in den 1970er-Jahren zur intensiveren Erforschung der Ursachen und zu Therapiekonzepten. Die wörtliche Übersetzung des Begriffes „Demenz" aus dem Lateinischen lautet „weg vom Geist" bzw. „ohne Geist".

Ursachen

Die Demenz vom Alzheimer-Typ ist eine degenerative Erkrankung des Gehirns, wobei die Nervenzellen des Gehirns irreversibel zerstört werden.

Folgende Ursachen sind bisher erkannt:

- Absterben von Nervenzellen und ihrer Verbindungen untereinander
- Rückbildung der Gehirnmasse (Hirnatrophie)
- Ablagerung von Eiweißstoffen, welche die Nerventätigkeit lähmen (Plaques bzw. Fibrillen)
- Verlust von Neurotransmitterstoffen wie Acetylcholin (Botenstoffe, die eine Reizleitung zwischen den Nerven gewährleisten)
- genetische Disposition
- Durchblutungsstörungen mit Absterben von Nervengewebe
- wiederholte, kleine Schlaganfälle (➤ Kap. 32.2), die zur **„Multi-Infarkt-Demenz"** führen

Ein wichtiger Forschungsansatz ist zurzeit die Suche nach Risikofaktoren. Diskutiert werden

- Virusinfektionen, wie z. B. BSE oder Creutzfeldt-Jakob-Krankheit
- Autoimmunprozesse
- vaskuläre Disposition, Verminderung des Glukoseverbrauchs im Gehirn
- degenerative Prozesse durch entzündliche Reaktionen, die dem Gehirn schaden
- toxische Faktoren wie Gefäß- und Nervengifte
- Aluminiumablagerungen im Gehirn

Symptome

Die Krankheit beginnt schleichend. Der Übergang von Verwirrtheit zur Demenz geschieht meist nahtlos.

Chronologie der Erkrankung

- Erinnerungs- und Gedächtnislücken
- Schwierigkeit, gewohnte Tätigkeiten auszuführen
- nachlassendes Interesse an Arbeit, Hobbys und Kontakten
- unangepasste Reaktionen und Antworten
- Stimmungsschwankungen
- Verlust der Konzentrationsfähigkeit
- zunehmender Gedächtnisverlust
- Verwirrtheit mit intellektuellem Abbau
- Persönlichkeitszerfall
- Verlust der Selbstständigkeit
- Inkontinenz
- Pflegebedürftigkeit bis zum Tod

Die Alzheimer-Erkrankung ist nach heutigem Stand der Wissenschaft unheilbar und führt zum Tod.

Pflege bei Morbus Alzheimer

Pflegebedürftige, bei denen keine Heilung möglich ist, bedürfen des besonderen Umgangs. Aber auch das Pflegepersonal und die pflegenden Angehörigen benötigen Hilfe.

- mit entsprechendem Wissen und Informationen über die Krankheit sind übergroße Hoffnungen oder frühzeitige Resignation vermeidbar
- die Krankheit ist so anzunehmen, wie sie ist
- die Umgebung ist der Krankheit anpassen
- ein geplanter, überschaubarer und gleichbleibender Tagesablauf vermittelt den Erkrankten Sicherheit
- Realitäts-Orientierungs-Training (➤ Kap. 32.1.1) zum Einüben von Verhaltensmustern
- vertraute Dinge sind dem Erkrankten oft wichtiger als neue Eindrücke, die er nicht verarbeiten kann
- personelle Veränderungen vermeiden
- Aktivierungen im musischen oder im sinnlich-wahrnehmenden Bereich können für den Betroffenen noch etwas bedeuten, während viele andere Fähigkeiten längst verloschen sind
- Snoezelen mit Entspannung, individuellem Wohlfühlangebot
- Basale Stimulation® zur Stärkung der Sinneswahrnehmungen (➤ Kap. 6.1.2)
- Tagesstrukturierung mit biografieorientierten Tätigkeiten
- der Betroffene kann keine Veränderungen mehr annehmen oder hat große Schwierigkeiten, diese selbstständig zu bewältigen
- er ist nicht in der Lage, Dinge neu hinzuzulernen
- den Betroffenen verstehen
- der erkrankte Mensch versucht, seine Ängste abzubauen, er sucht Nähe und Geborgenheit
- ständiges Wiederholen und immer wieder die gleichen Fragen gehören zum Krankheitsbild
- sie sind Ausdruck des Persönlichkeitszerfalls und der Unsicherheit, in der sich der Betroffene befindet
- Zuwendung und soziale Integration sind ihm besonders wichtig
- der Betroffene braucht das Gefühl der Achtung der Person und der Menschenwürde
- er benötigt eine einfache und angepasste Sprechweise, Zeit und Gelegenheit zum Antworten
- besondere Rücksichtnahme und übermäßige Schonung sind fehl am Platze
- Förderung und Forderung bei seinen Aktivitäten, damit er diese so lange und so selbstständig wie irgendwie möglich ausführen kann
- mit angepasstem und nicht überschwänglichem Lob erhält er Bestätigung
- Milieutherapie, z. B. Wohnfeldgestaltung mit älteren Möbeln und Bildern
- Biografiearbeit, orientiert an der Lebensgeschichte
- Ressourcenorientierung, nicht die Defizite stehen im Vordergrund, Wertschätzung, Akzeptanz und Empathie geben
- Einbeziehung der Angehörigen in die Pflege und den Alltag des Pflegebedürftigen

> Wer Morbus-Alzheimer-Erkrankte betreut und pflegt, sollte mit seinen eigenen Kräften gezielt haushalten. Ein Erfahrungsaustausch mit Kollegen, Teambesprechungen oder Supervisionen sind sinnvoll und wirken entlastend.

Therapie

- Medikamente, die den Hirnstoffwechsel und die Durchblutung anregen
- Behandlung bestehender Grunderkrankungen, die das Krankheitsbild ausgelöst oder verschlimmert haben (z. B. Diabetes mellitus, Arteriosklerose)
- Psychotherapie zu Beginn der Erkrankung
- Training der verbliebenen Fähigkeiten
- Sinnes- und Wahrnehmungsübungen

34.3 Umgang mit dementen Menschen (Lernfeld 1.3)

Demenz ist der Oberbegriff für die Veränderungen von erworbenen intellektuellen Fähigkeiten als Folge einer Hirnschädigung.

Ursachen

Hirnatrophische Prozesse

- Morbus Alzheimer
- senile Oligophrenie (Altersschwachsinn)

Multiinfarktdemenz

- Vielzahl kleinerer Schlaganfälle
- Gefäßveränderungen

Sekundäre Demenzen

als Folge von

- Morbus Parkinson
- Alkoholismus
- chronische Leber- oder Nierenerkrankungen, Herzinsuffizienz, Schilddrüsenunterfunktion
- langjährigem Medikamentenmissbrauch
- Vergiftungen, Sauerstoffmangel, Fehlernährung, z. B. Fehlen von Vitamin B_{12}

Symptome

Der Erkrankte und die Umwelt nehmen die Demenz unterschiedlich wahr und reagieren deshalb auch verschieden.

Vergesslichkeitsphase

- Vergessen von Namen, Dinge verlegen
- nachlassendes Kurzzeitgedächtnis
- Wortfindungsstörungen, besonders bei Wortverbindungen wie z. B. Kehrbesen, Staubtuch, Zahncreme

Verwirrtheitsphase

- Verirren in vertrauter Umgebung
- sich in fremder Umgebung nicht zurechtfinden
- starke Verunsicherung bis Panik
- Verlust der zeitlichen Orientierung
- Verlust der örtlichen Orientierung
- Verlust der Orientierung zur eigenen Person
- Umgang mit gewöhnlichen Gegenständen geht verloren, Betroffene wissen nichts mehr mit dem Besteck, der Zahnbürste oder dem Kamm anzufangen
- logisches Denken verliert sich

Demente Phase

- der Pflegebedürftige verliert zunehmend die Selbstständigkeit bis hin zur völligen Abhängigkeit
- wechselnde Gefühlsreaktionen sind nicht nachvollziehbar
- rasche Gefühlsausbrüche und Stimmungsschwankungen
- Essensverweigerung oder übermäßiges Essen, weil die letzte Nahrungsaufnahme bereits wieder vergessen wurde
- Schlafstörungen mit Tag-Nacht-Verschiebung
- verstärkter nächtlicher Umtrieb
- Wortfindungsstörungen bis hin zum Sprachverlust
- im Verlauf Bewegungsstörungen mit kleinschrittigem schlurfenden Gang
- stereotype Bewegungsabläufe wie Nesteln, „Pillendrehen“, Schmatzen, Zungenlecken

Neben all diesen kontinuierlichen Abbauprozessen bleiben die Grundfunktionen des Gehirns und der Sinnesorgane wie Sehen, Hören, Riechen, Schmecken, Bewegen, Tasten und Schmerzempfindung größtenteils erhalten.

Pflege bei Demenz

- Wickel und Auflagen zur besseren Körperwahrnehmung
- Basale Stimulation® (➤ Kap. 6.1.2)
- klar strukturierter, sich immer wiederholender Tagesablauf
- verlässliches Umfeld (Milieu)
- schützende Rahmenbedingungen
- keine Überforderung
- freie Entfaltungsmöglichkeiten
- Selbstständigkeit weitgehend erhalten
- Abbau von Inkontinenz durch Ausscheidungstraining
- klare Haltung bei Persönlichkeits- und Distanzverlust
- trotzdem Nähe und Respekt vermitteln
- Körperpflege behutsam und mit Achtung vornehmen
- zweckmäßige Kleidung, möglichst tagsüber Tageskleidung, nachts Schlafanzug oder Nachthemd, Flügelhemden meiden
- Bewegungsdrang zulassen

Zur Gemeinschaftserfahrung und zum Gedächtnistraining:

- bekannte Brettspiele wie Mensch-ärgere-dich-nicht, Halma, Schach, Mühle
- Kartenlegespiele wie 11er-raus, Memory, Quartett, Schwarzer Peter
- Kartenspiele wie Skat, Schafkopf, Rommé

- Frage-Antwort-Spiele
- Sprichwörter erkennen
- Spiele zur Förderung des Langzeitgedächtnisses
- Geschichten und Märchen erzählen
- Selbstwertgefühl steigern durch Anerkennung und Lob
- Respektlosigkeit, Bevormundung vermeiden
- Gestalten von Festen und Feiern, für die räumliche und zeitliche Orientierung
- persönliche Festtage feiern
- kirchliche und weltliche Feiertage und Feste im Jahreskreis besonders begehen
- Herstellung von Dekorationen und Einladungen
- gegenseitiges Vertrauen herstellen
- Vermittlung von fachlicher und sozialer Kompetenz
- Einbeziehung der Angehörigen in die Pflege
- Begrüßungsrituale wie „Guten Morgen Frau M., heute ist Dienstag, der 12. Oktober, ich helfe Ihnen nun beim Waschen!"
- Kennzeichnung der Zimmertüren mit Symbolen, vom Pflegebedürftigen hergestellt (der Pflegebedürftige muss mit dem Symbol vertraut sein)
- immer gleichen Sitzplatz beim Essen einnehmen lassen

Hilfen bei Erregungszuständen

Erregungszustände können bei demenziell Erkrankten unterbrochen oder die Betroffenen abgelenkt werden:

- singen
- spazierengehen
- beschäftigen

Aktivierende Pflege als Therapieform

Die senile Demenz lässt sich mit Medikamenten nur schwer beeinflussen.

Da sie nicht heilbar ist, beschränkt sich die Behandlung auf eine Verzögerung des Krankheitsverlaufs. Schwerpunkt der Behandlung ist die **aktivierende Pflege**.

Die Betreuung der dementen Pflegebedürftigen richtet sich hauptsächlich nach

- Realitäts-Orientierungs-Training (ROT, ➤ Kap. 32.1.1)
- Validation (➤ Kap. 34.3.1)

Eine enge Zusammenarbeit zwischen Ärzten, Angehörigen, Therapeuten und dem Pflegepersonal ist unabdingbar.

Sport und Gymnastik

Zum Verbessern des Zusammenspiels zwischen den sensorischen und motorischen Nerven in Einzel-, Partner- und Gruppenübungen.

- Körperwahrnehmung
- Konzentrationsübungen
- Koordinationsübungen
- Greif- und Halteübungen
- Schwingübungen

Musiktherapie und Tanz

Um die Isolationen zu durchbrechen und Gemeinschaft erfahren zu lassen.

- singen
- Musikinstrumente spielen
- Sitztänze
- Bewegung nach Musik
- Gruppen- und Partnertänze

Beschäftigungstherapie

Um die erhaltenen Fähigkeiten zu fördern und zu fordern.

- Gespräche
- vorlesen und vorlesen lassen
- basteln
- hauswirtschaftliche Tätigkeiten wie kochen, backen, putzen, Tisch decken, stricken
- handwerkliche Tätigkeiten wie basteln, tischlern, schnitzen

Krankengymnastik

Zum Erhalt der Beweglichkeit und Steigerung der körperlichen Wahrnehmung.

- Massagen
- Wasseranwendungen
- Reizstrombehandlung

34.3.1 Validation®

Validation® bedeutet Wertschätzung und bezeichnet eine neue Art im Umgang mit verwirrten und dementen Menschen. Die US-Amerikanerin **Naomi Feil** entwickelte diese Methode. Sie plädiert dafür, den verwirrten und dementen Pflegebedürftigen in „seiner Welt“ zu belassen. Er hat sich dorthin zurückgezogen, weil er in der realen Welt nicht mehr zurecht kommt.

In der Verwirrung kommen dann alte, **unverarbeitete Konflikte** zutage („Meine Schwester hat mir Geld gestohlen!“), die den alten Menschen sehr beunruhigen.

Durch die ständige **Konfrontation mit der Realität** durch das Pflegepersonal oder die Angehörigen („Ach, Ihre Schwester ist doch schon lange tot!“) wird die Verwirrung noch größer, und die „Welt draußen“ entwickelt sich immer mehr zur **Bedrohung**, gegen die sich der Kranke wehrt.

Akzeptiert man jedoch den Betroffenen mit seinen (Wahn-)**Vorstellungen**, oder geht das Pflegepersonal auf die **Ängste** des Pflegebedürftigen ein („Wie viel Geld war es denn? Wie haben Sie es sich denn verdient?“) und lenkt seine **Aufmerksamkeit** dann auf einen anderen Gegenstand, so kann der Verwirrte ruhiger werden und sich auf weitere Pflegemaßnahmen einlassen.

Nicole Richards spricht von der integrativen Validation®. Validation® heißt für sie:

- Wertschätzung der Person
- Anerkennung der Persönlichkeit
- Akzeptieren der Gefühle und der Erkrankung
- Annehmen der Reise in die Vergangenheit

Die **Validation** ist in drei Schritte untergliedert:

1. Gefühle, Antrieb wahrnehmen
2. individuell diese Gefühle ansprechen und bestätigen lassen
3. verallgemeinern, mit Redewendung oder Sprichwort bestätigen

Voraussetzungen

- die Pflegeperson muss psychisch und mental bereit sein, in die „verwirrte Welt“ des Kranken einzugehen
- das Chaos akzeptieren
- einfühlsam sein

erlaubtes Vorgehen

- langsam sprechen
- deutlich sprechen
- dem Betroffenen Zeit zur Antwort lassen
- Gefühle erkennen
- Gefühle ansprechen
- auf Sichthöhe sprechen
- biografieorientiert auf den Betroffenen eingehen

Vermeiden

- abschwächen
- dazwischenreden
- ablenken
- Dinge einreden
- in der Realität ansprechen
- in die Realität zurückholen

Es ist sehr wichtig, demente Pflegebedürftige, immer als ganze Persönlichkeit zu sehen und zu respektieren. Niemals dürfen sie wie Kinder behandelt werden. Sie verstehen oft mehr, als man annimmt. Durch die Erkrankung sind sie sehr empfindlich und reagieren auf übertriebene Betreuung und Bevormundung mit Depression oder Aggression.
Ziel der Pflege sollte nicht nur die Verlängerung des Lebens sein, sondern eine möglichst gute und selbstständige Lebensführung.

!
Validation® hilft nicht bei Schizophrenie und bei Depression.

34.4 Depressionen (Lernfeld 1.3)

Definition:

Depression: gedrückte Stimmungslage mit Antriebsarmut, Verstimmung, Interessen- und Appetitverlust, Lebensunmut mit Suizidgedanken und allgemeiner Lustlosigkeit. Diese Stimmungsänderungen können bei anhaltender Dauer größere gesundheitliche Schäden verursachen.

Ursachen

Exogene Depression

- organische Veränderungen des Gehirns beim Hirnorganischen Psychosyndrom (HOPS), bei Gehirnblutungen oder nach Hirnverletzungen

Endogene Spät- oder Involutionsdepression

- Ursachen unbekannt, wahrscheinlich anlagebedingte Faktoren

Reaktive oder psychogene Depression

- besonders bei älteren Menschen
- Vereinsamung, Partnerverlust und Trauerreaktion, Schuldgefühle, unerledigte Angelegenheiten, fehlende Zukunftsperspektiven

Pharmakogene Depression

- als unerwünschte Nebenwirkung von Medikamenten oder als Medikamentenüberhang
- im Rahmen der neuroleptischen Behandlung einer schizophrenen Psychose während des Abklingens der akuten Symptome

Symptome

Die Symptome sind in der Einführung des Kapitels genannt. Der Verlauf der Depression ist sehr stark vom Verhalten der Umwelt abhängig. Falsche Reaktionen gegenüber dem Erkrankten können das Krankheitsbild verschärfen.

Nicht selten gehen mit der Depression **somatische** (körperliche) **Krankheitserscheinungen** einher. Betroffene klagen über

- Kopfschmerzen
- Magen- und Darmstörungen
- Schwindel
- Übelkeit
- Schlafstörungen
- Herzbeschwerden
- Engegefühl in der Brust

Die Depression wird durch die Krankheiten überdeckt, man spricht daher von einer **larvierten Depression**.

Gehemmte Depression

- verbunden mit Antriebsarmut bis hin zur Apathie
- Pflegebedürftige vernachlässigen ihr äußeres Erscheinungsbild und die Körperpflege
- zum Aufstehen fehlt die Überwindung

Agierende Depression

- Betroffene laufen ruhelos und ziellos umher
- machen sich laufend bemerkbar
- wiederholen immer wieder die gleichen Fragen
- klagen oder jammern laut, oft ohne Unterbrechung
- durch die Unruhe, die sie verbreiten, können sie eine erhebliche Belastung für die Umgebung darstellen

Endogene Spät- oder Involutionsdepression

- Depression am Morgen stark ausgeprägt, hellt sich im Laufe des Tages auf
- am nächsten Morgen wiederholt sich das gleiche Bild
- ausgeprägte Störungen der Vitalfunktionen

> Depressive Menschen fühlen sich ausgehöhlt, haben Schuldgefühle und sehen oft keinen Lebenssinn mehr.

Pflege bei depressiven Menschen

Voraussetzung für ein helfendes Gespräch ist ein **Vertrauensverhältnis** zwischen dem depressiven Menschen und dem Zuhörer.

Häufig helfen dem Betroffenen alleine das **Zuhören**, **Dasein** und **Dabeisein**. Der depressive alte Mensch muss sich angenommen und anerkannt fühlen.

> **!** Schädlich können Aussagen sein wie „Lassen Sie sich doch nicht so hängen", „So schlimm wird es ja auch nicht sein" oder „Jetzt reißen Sie sich einmal zusammen".

Die verlangsamte Psychomotorik älterer Menschen erfordert sehr viel Zeit für Gespräche, die im Tagesablauf einkalkuliert werden muss.

Es ist immer wieder von Neuem wichtig, die Ressourcen des Pflegebedürftigen zu erkennen, aufzuzeigen und zu aktivieren.

Der Einbezug der Angehörigen in die Pflege und Behandlung kann bei der Aufhellung von gedrückten Stimmungen helfen. Oftmals sind es die Enkel oder Urenkel, die Licht ins Dunkel der depressiven alten Menschen bringen.

- aktives Zuhören
- Probleme ernst nehmen
- Verständnis signalisieren
- nach den Gefühlen fragen
- Probleme durch Nachfragen erkennen lassen

- Auseinandersetzung mit den Problemen fördern
- so lange nachfragen, bis die Situation für den Erkrankten klar ist
- keine Lösungen vorgeben oder Ratschläge erteilen
- Lösungsansätze muss der Betroffenen selbst entwickeln
- unterschiedliche Lösungen finden und abwägen lassen
- Konsequenzen aus den Lösungen entwickeln lassen
- die für den Betroffenen beste Lösung finden lassen

!

Den Weg aus der Depression müssen die Betroffenen selbst finden. Es kommt nicht darauf an, was geschieht, sondern wie etwas mit und um den Pflegebedürftigen herum geschieht.

Therapie

Medikamentöse Behandlung mit Antidepressiva
- besonders bei endogenen Depressionen, aber auch bei reaktiven und psychogenen Depressionen zeigen Psychopharmaka gute Wirkung
- prophylaktisch häufig Lithiumtherapie

Psychotherapie

KAPITEL

35 Die häusliche Krankenpflege (Lernfeld 1.3)

Der Gesetzgeber verlangt die ambulante vor der stationären Versorgung.

35.1 Pflegeversicherung (SGB XI) (Lernfeld 1.3)

Mit der Einführung der Sozialen Pflegeversicherung zum 1.1.1995 (nach dem SGB XI) ist vor der Inanspruchnahme bei allen Personen, die voraussichtlich länger als sechs Monate pflegerischer Hilfe bedürfen, der **Umfang der Hilfe** zu prüfen. Dazu hat der Pflegebedürftige oder dessen gesetzlicher Vertreter einen **Antrag** bei der entsprechenden **Pflegekasse** zu stellen. Der **medizinische Dienst** der Krankenkassen (MDK) erhält von der Pflegekasse dann den Auftrag zur Begutachtung zur Pflegeeinstufung innerhalb von 5 Wochen durchzuführen. Es besteht auch die Möglichkeit die Einstufung per Aktenlage durch eine **Pflegefachkraft** oder einen **Arzt** des MDK durchzuführen:

- erstmals erhalten auch Menschen mit Pflegestufe 0 Leistungen nach §§ 45a, b, SGB XI
- stationäre Demenzversorgung nach §§ 87b, SGB XI für je 25 demenzerkrankte Personen gilt ein Schlüssel von einem Betreuungsassistent

Befindet sich der Antragsteller im Krankenhaus ist innerhalb einer Woche die Einstufung vorzunehmen.

Reform der Pflegeversicherung 2008

Nach mehr als 10 Jahren wurde die Pflegeversicherung weiterentwickelt, um für die künftigen Entwicklungen gewappnet zu sein. Hierbei wurde besonderes Augenmerk gelegt auf:

- grundlegende Veränderungen, um auf die Bedürfnisse der Pflegebedürftigen und deren Angehörigen einzugehen
- Dynamisierung der Leistungen sowie Anspruch auf „Fallmanagement“
- Schaffung von Pflegestützpunkten (einer pro 20.000 Einwohnern) als Anlaufstelle für Pflegebedürftige und Angehörige
- Auf- und Ausbau wohnortnaher Versorgungsstrukturen nach den Bedürfnissen der Pflegebedürftigen
- Menschen mit eingeschränkter Alltagskompetenz können 100–200 € mehr Leistungen in Form von Sachleistungen erhalten (niederschwellige Leistungen §§ 45a, b)
- Maßnahmen zur Qualität, Transparenz und Vergleichbarkeit (Benchmarking) der Leistungen wird gefordert

35.1.1 Feststellen der Pflegebedürftigkeit

Pflegebedürftig sind nach dem Gesetz Personen, die „wegen einer **körperlichen Behinderung**, **geistigen** oder **seelischen Krankheit** oder Behinderung für die gewöhnlichen oder regelmäßig **wiederkehrenden Verrichtungen** im Ablauf des **täglichen Lebens** auf Dauer, voraussichtlich für **mindestens sechs Monate**, in erheblichem oder höherem Maße der Hilfe bedürfen“ (SGB XI § 14 und 15).

Unter Verrichtungen des täglichen Lebens versteht der Gesetzgeber:

Körperpflege
- Waschen
- Duschen
- Baden
- Zahnpflege
- Kämmen
- Rasieren
- Darm- oder Blasenentleerung

Ernährung
- mundgerechtes Zubereiten der Nahrung oder die Aufnahme der Nahrung

Mobilität
- selbstständiges Aufstehen und Zubettgehen
- An- und Auskleiden
- Gehen
- Stehen
- Treppensteigen
- Verlassen und Wiederaufsuchen der Wohnung

Hauswirtschaftliche Versorgung
- Einkaufen
- Kochen
- Reinigen der Wohnung

- Spülen
- Wechseln und Waschen der Wäsche und Kleidung
- Heizen der Wohnung

Der **Begriff der Pflegebedürftigkeit** beinhaltet drei grundlegende Aspekte:
- das Bedürfnis nach Hilfe muss durch Krankheit oder Behinderung verursacht sein, aber
- die Bedürftigkeit muss Verrichtungen des täglichen Lebens umfassen
- die Bedürftigkeit muss voraussichtlich mindestens sechs Monate bestehen

Die Diagnose der Grunderkrankung spielt für die Ermittlung der Pflegebedürftigkeit keine Rolle.

35.1.2 Stufen der Pflegebedürftigkeit

Neu ist die schrittweise Anhebung der ambulanten Sachleistungen, der Leistungen zur Tagespflege und des Pflegegeldes sowie der stationären Leistungen.

Die ambulanten Sachleistungsbeträge werden bis 2012 stufenweise angehoben.

Pflegestufe 1

Erhebliche Pflegebedürftigkeit liegt bei Personen vor, die **mindestens einmal täglich** Hilfe für wenigstens **zwei Verrichtungen** aus den Bereichen Körperpflege, Ernährung oder Mobilität sowie zusätzlich mehrfach in der Woche Hilfe bei der hauswirtschaftlichen Versorgung benötigen.

Pflegestufe 2

Schwerpflegebedürftigkeit liegt bei Personen vor, die **mindestens dreimal täglich** zu unterschiedlichen Tageszeiten Hilfe aus den Bereichen Körperpflege, Ernährung oder Mobilität sowie zusätzlich mehrfach in der Woche Hilfe bei der hauswirtschaftlichen Versorgung benötigen.

Pflegestufe 3

Schwerstpflegebedürftigkeit liegt vor bei Personen, die täglich **rund um die Uhr**, auch nachts (zwischen 22.00 und 6.00 Uhr), Hilfe aus den Bereichen Körperpflege, Ernährung oder Mobilität sowie zusätzlich mehrfach in der Woche Hilfe bei der hauswirtschaftlichen Versorgung benötigen.

Tab. 35.1 Zeitlicher Minutenmindestaufwand bei den einzelnen Pflegestufen nach den Pflegebedürftigkeits-Richtlinien

Pflegestufe 1	mindestens 90 Minuten, davon müssen mindestens 45 Minuten auf die Grundpflege entfallen
Pflegestufe 2	mindestens drei Stunden, davon zwei Stunden Grundpflege
Pflegestufe 3	mindestens fünf Stunden, davon vier Stunden Grundpflege

Bei der **Bemessung des zeitlichen Pflegeaufwandes**, einschließlich der hauswirtschaftlichen Versorgung, ist die Zeit zu berücksichtigen, die ein Familienangehöriger oder eine nicht ausgebildete Pflegeperson im häuslichen Bereich benötigen würde. Der **grundpflegerische Zeitaufwand** muss immer überwiegen (➤ Tab. 35.1).

35.1.3 Die Zeitkorridore

Die Zeitkorridore stehen nicht im Widerspruch zum Individualitätsprinzip des SGB XI. Es ist nach wie vor der im Einzelfall erforderliche Hilfebedarf maßgeblich für die Feststellung der Pflegebedürftigkeit und die Einstufung. Die Zeitkorridore sind Anhaltsgrößen im Sinne eines „Orientierungsrahmens".

Die Zeitkorridore enthalten keine verbindlichen Vorgaben. Sie haben nur Leitfunktion.

Es ist weiterhin der im Einzelfall erforderliche Zeitaufwand festzustellen. Die schematische Festsetzung von z. B. arithmetisch gemittelten Zeitwerten ist unzulässig. Die Zeitkorridore gehen von der vollständigen Übernahme der Verrichtung aus.

Liegt der ermittelte Zeitbedarf innerhalb des maßgeblichen Korridors, so bedarf es keiner Begründung. Bei Abweichungen sind diese einzeln zu begründen.

Bei psychisch kranken und/oder geistig Behinderten ist ein höherer Zeitaufwand regelmäßig zu erwarten, aber nicht zwingend.

Verrichtungen nach § 14 Abs. 4 SGB XI, die nicht täglich anfallen, werden im Zeitaufwand auf einen Tageswert im Wochenmittel umgerechnet.

Maßnahmen, wie z. B. Nägel schneiden oder Haare waschen bleiben außer Betracht.

Man unterscheidet zwischen „allgemeinen" und „speziellen" **Erschwernisfaktoren** bzw. **pflegeerleichternden Faktoren**.

Die Vorbereitungen zu den Verrichtungen stellt eine Hilfeleistung im Sinne des Gesetzes dar und ist bei den Zeitorientierungswerten bereits berücksichtigt.

!

Wichtig ist, dass alle Zeitaufwendungen genau und minutiös dokumentiert werden.

Beispiel für allgemeine Erschwernisfaktoren

- Körpergewicht des Pflegebedürftigen über 80 kg
- Kontrakturen, Einsteifung großer Gelenke
- hochgradige Spastik
- Hemiplegien, Paraparesen
- einschießende, unkontrollierte Bewegungen
- Fehlstellungen der Extremitäten
- Abwehrverhalten mit Behinderung der Übernahme
- eingeschränkte Belastbarkeit infolge schwerer kardiopulmonaler Dekompensation mit Orthopnoe und ausgeprägter zentraler und peripherer Zyanose sowie peripheren Ödemen
- stark eingeschränkte Sinneswahrnehmungen (Hören, Sehen)
- starke therapieresistente Schmerzen
- pflegebehindernde räumliche Verhältnisse
- zeitaufwändiger Hilfsmitteleinsatz

Beispiel für allgemeine erleichternde Faktoren

- Körpergewicht unter 40 kg
- pflegeerleichternde räumliche Verhältnisse
- leichter Hilfsmitteleinsatz

!

Muss der Pflegende während des gesamten Vorganges der Verrichtung zur Anleitung beim Pflegebedürftigen verbleiben, ist der gesamte Zeitraum dieser Beaufsichtigung im Sinne einer vollen Übernahme zu berücksichtigen.

Körperpflege

Waschen

Das Waschen umfasst das Waschen des ganzen Körpers, aber auch von Teilbereichen des Körpers, hauptsächlich am Waschbecken bzw. im Bett mit der Waschschüssel. Zum Waschen gehören

- Vor- und Nachbereitungen
- Waschen des ganzen Körpers bzw. einzelner Körperteile
- Abtrocknen
- Hautpflege

!

Die Durchführung einer Intimpflege zum Beispiel nach dem Toilettengang ist im Rahmen der Blasen- und Darmentleerung entsprechend zu berücksichtigen.

Zeitwerte

- **Ganzkörperwäsche** (GK): 20 bis 25 Minuten
- **Teilwäsche Oberkörper** (OK): 8 bis 10 Minuten
- **Teilwäsche Unterkörper** (UK): 12 bis 15 Minuten
- **Teilwäsche Hände/Gesicht** (H/G): 1 bis 2 Minuten

Duschen

Das Duschen des Körpers umfasst

- Vor- und Nachbereitungen
- Ganzkörperwäsche unter der Dusche
- Abtrocknen des ganzen Körpers mit entsprechender Hautpflege

!

Hilfestellung beim Betreten der Duschtasse bzw. beim Umsetzen des Pflegebedürftigen auf einen Duschstuhl ist im Bereich der Mobilität „Stehen" zu berücksichtigen.

Zeitwert Duschen: 10 bis 20 Minuten

Wenn bei dieser Verrichtung nur Teilhilfen (Abtrocknen, Teilwaschungen) anfallen, kann der Zeitorientierungswert nur anteilig berücksichtigt werden.

Baden

Das Baden umfasst eine Ganzkörperwäsche in einer Badewanne, wobei der Pflegebedürftige entweder sitzen oder liegen kann. Zum eigentlichen Waschvorgang gehören
- Vor- und Nachbereitungen
- Waschen des ganzen Körpers
- Abtrocknen und entsprechende Hautpflege

!
Hilfestellung beim Einsteigen in die Badewanne ist im Bereich der Mobilität „Stehen" zu berücksichtigen.

Zeitwert Baden: 20 bis 25 Minuten
Wenn bei dieser Verrichtung nur Teilhilfen (Abtrocknen, Teilwaschungen) anfallen, kann der Zeitorientierungswert nur anteilig berücksichtigt werden.

Zahnpflege

Die Zahnpflege umfasst
- alle Vorbereitungen wie z. B. Zahncreme auf die Bürste geben
- Aufschrauben von Behältnissen (Zahncreme, Mundwasser)
- der eigentliche Putzvorgang
- Nachbereitungen
- Reinigung von Zahnersatz
- Mundpflege wie Spülen der Mundhöhle mit Mundwasser
- mechanische Reinigung der Mundhöhle

Zeitwert Mund- und Zahnpflege: 5 Minuten
Soweit nur Mundpflege erforderlich ist, kann der Zeitorientierungswert nur anteilig berücksichtigt werden.

Kämmen

Kämmen umfasst das Kämmen oder Bürsten der Haare entsprechend der individuellen Frisur. Das Legen von Frisuren (z. B. Dauerwellen) oder das Haarewaschen oder -schneiden sind nicht zu berücksichtigen. Eine Ausnahme kann dann vorliegen, wenn durch Erkrankungen oder durch deren Folgen regelmässig tägliche Haarwäsche erforderlich ist. Trägt der Pflegebedürftige ein Toupet oder eine Perücke, ist das Kämmen und Aufsetzen dieses Haarteils beim Hilfebedarf zu werten.

Zeitwert Kämmen: 1 bis 3 Minuten

Rasieren

Das Rasieren beinhaltet wahlweise die Trocken- oder Nassrasur und deren sichere Durchführung sowie die damit zusammenhängende Haut- und Gesichtspflege. Bei Frauen kann die Gesichtspflege auch ohne notwendige Gesichtsrasur (eines Damenbartes) gewertet werden.

Zeitwert Rasieren: 5 bis 10 Minuten

Darm- und Blasenentleerung

Hierzu gehören:
- Kontrolle des Harn- und Stuhlgangs
- Reinigung und Versorgung von künstlich geschaffenen Ausgängen (Urostoma, Enterostoma)
- Richten der Kleidung vor und nach dem Gang zur Toilette
- Intimhygiene
- Säubern nach dem Wasserlassen und dem Stuhlgang
- Entleeren des Toilettenstuhls oder Steckbeckens
- bei Fehlhandlungen wie z. B. Kotschmieren ist der Säuberungsbedarf hier mit einzuordnen

!
Nicht zu berücksichtigen ist unter diesen Verrichtungen die evtl. eingeschränkte Gehfähigkeit beim Aufsuchen und Verlassen der Toilette. Kann der Pflegebedürftige die Toilette nur deshalb nicht aufsuchen, ist dies unter „Gehen" im Bereich der Mobilität festzustellen und zeitlich zu bewerten.

Maßnahmen der Behandlungspflege wie z. B. Katheterisieren werden hier nicht berücksichtigt

Aufgrund der Vielfältigkeit der hierbei notwendigen verschiedenen Hilfeleistungen ist es häufig erforderlich, den Hilfebedarf differenziert darzustellen.

Spezielle pflegeerschwerende Faktoren
- massive chronische Diarrhoe
- Erforderlichkeit der mechanischen Stuhllösung
- digitale Enddarmleerung

Zeitwerte
- **Wasserlassen**: 2 bis 3 Minuten (Intimhygiene, Reinigen der Toilette bzw. des Umfeldes)
- **Stuhlgang**: 3 bis 6 Minuten (Intimhygiene, Reinigen der Toilette bzw. des Umfeldes)
- **Richten der Kleidung**: insgesamt 2 Minuten
- **Wechseln der Inkontinenzeinlagen** einschließlich der Intimhygiene und Entsorgung
  - nach dem Wasserlassen: 4 bis 6 Minuten
  - nach dem Stuhlgang: 7 bis 10 Minuten
  - Wechseln kleiner Vorlagen: 1 bis 2 Minuten
  - Wechseln, Entleeren des Urinbeutels: 2 bis 3 Minuten
  - Wechseln, Entleeren des Stomabeutels: 3 bis 4 Minuten

!

Der Vorlagenwechsel ist zeitlich weniger aufwändig als ein Wechsel von einem geschlossenen Inkontinentssystem bei unkontrollierter Urin- oder Darmentleerung.

Ernährung

Mundgerechtes Zubereiten der Nahrung. Hierzu zählen alle Tätigkeiten, die der unmittelbaren Vorbereitung dienen wie
- portionsgerechte Vorgabe
- Zerkleinern der zubereiteten Nahrungsmittel
- mundgerechtes Zerkleinern bereits belegter Brote
- Kontrolle der richtigen Esstemperatur

Hierzu zählen nicht das Kochen oder das Eindecken des Tisches. Die Zubereitung von Diäten ist nicht hier, sondern unter der lfd. Nr. 17 „Kochen“ zu berücksichtigen.

Zeitwert: Mundgerechte Zubereitung einer Hauptmahlzeit, einschließlich des Bereitstellen eines Getränkes: 2 bis 3 Minuten

Soweit nur eine Zwischenmahlzeit oder ein Getränk zubereitet oder bereitgestellt wird, kann der Zeitorientierungswert nur anteilig berücksichtigt werden.

Aufnahme der Nahrung

Dazu gehören
- Nahrungsaufnahme in jeder Form (fest, flüssig)
- Vorbereitung von Sondennahrung bei Ernährung über eine Sonde
- Verwendung von Besteck oder anderen geeigneten Geräten (ggf. das Bereitstellen behindertengerechten Geschirrs und/oder Essbestecks)
- notwendige Aufforderungen zur Nahrungs- und Getränkeaufnahme

Spezielle pflegeerschwerende Faktoren
- Schluckstörungen
- Störungen der Mundmotorik
- Atemstörungen

Zeitwerte
- **Essen von Hauptmahlzeiten** inkl. Trinken (maximal drei Hauptmahlzeiten pro Tag): je 15 bis 20 Minuten
- **Verabreichen von Sondenkost** (mittels Schwerkraft oder Pumpe, inkl. der Reinigung des verwendeten Mehrfachsystems bei Kompletternährung) pro Tag, da hier nicht portionsweise verabreicht wird: 15 bis 20 Minuten

Soweit nur eine Zwischenmahlzeit oder ein Getränk eingenommen wird, kann der Zeitorientierungswert nur anteilig berücksichtigt werden.

Hauswirtschaft

Die hauswirtschaftliche Versorgung wird pauschal mit einer Zeitstunde angerechnet.

35.1.4 Leistungen der Pflegeversicherung

Die Leistungen der Pflegeversicherung orientieren sich am Bedarf der **Grundpflege** und der **hauswirtschaftlichen Versorgung**.

Ambulante Sachleistungen

Werden Dienstleistungen, z. B. die Pflege durch einen ambulanten Pflegedienst, in Anspruch genommen, so übernehmen die Pflegekassen hierfür die Kosten in Höhe von:

- **Pflegestufe 1**: bis zu 420 €, ab 2010 440 €, ab 2012 450 € monatlich
- **Pflegestufe 2**: bis zu 980 €, ab 2010 1040 €, ab 2012 1100 € monatlich
- **Pflegestufe 3**: bis zu 1470 €, ab 2010 1510 €, ab 2012 1550 € monatlich
- **In Härtefällen**: bis zu 1918,00 € monatlich

Stationäre Sachleistungen

Die stationären Sachleistungsbeträge der **Pflegestufen 1 und 2** bleiben zunächst **unverändert**. Die Pflegestufen 3 und 3 in Härtefällen betragen:

- **Pflegestufe 3**: bis zu 1470 €, ab 2010 1510 €, ab 2012 1550€
- **In Härtefällen**: bis zu 1750 €, ab 2010 1825 €, ab 2012 1980 €

Pflegegeld/Geldleistungen

Pflegebedürftige erhalten für selbst beschaffte Pflegehilfen Pflegegeld in Höhe von

- **Pflegestufe 1**: 215 €, ab 2010 225 €, ab 2012 235 €
- **Pflegestufe 2**: 420 €, ab 2010 430 €, ab 2012 440 €
- **Pflegestufe 3**: 675 €, ab 2010 685 €, ab 2012 700 €

Kombinationsleistungen

Werden Mittel der Sachleistungen nicht in vollem Umfange ausgeschöpft, so können verbleibende Anteile als Geldleistungen in Anspruch genommen werden.

Pflegehilfsmittel

Für ein pflegegerechtes Wohnen zu Hause hilft die Pflegekasse folgendermaßen:

- Kostenübernahme bis zu 31,00 € monatlich bei Pflegehilfsmitteln, die zum Verbrauch bestimmt sind, z. B. Desinfektionsmittel, Verbandsmaterial oder Krankenunterlagen
- Pflegehilfsmittel wie Pflegebetten, Roll- oder Toilettenstühle werden gestellt
- Pflegekasse gibt Zuschüsse bis zu 2557,00 € zur pflegegerechten Umgestaltung der Wohnung

Pflegevertretung bei Verhinderung der Pflegeperson

- sollten die pflegenden Angehörigen selbst erkranken oder der Zustand des Pflegebedürftigen sich kurzfristig verschlechtern, so zahlt die Pflegekasse bis zu vier Wochen im Jahr eine **Pflegevertretung**:
- **Pflegestufe 1**: 215 € durch sonstige Personen, ab 2008 bis 1470 €
- **Pflegestufe 2**: 410 € durch sonstige Personen, ab 2008 bis 1470 €
- **Pflegestufe 3**: 665 € durch sonstige Personen, ab 2008 bis 1470 €
- Kurzzeitpflege zur Entlastung der Pflegeperson, bis zu vier Wochen im Jahr, höchstens jedoch 1470 €
- Verhinderungspflege kann bei zusätzlichem Ausfall der Pflegeperson bis zu weiteren vier Wochen beantragt werden
- die Pflegeperson sollte den Pflegebedürftigen vorher mindestens zwölf Monate gepflegt haben
- Auf Nachweis werden den nahen Angehörigen notwendige Aufwendungen (Verdienstausfall, Fahrtkosten usw.) bis zum Höchstbetrag für sonstige Personen erstattet (2012 angehoben)

Veränderung aufgrund der Pflegereform 2008

Ausweitung der Leistungen für Menschen mit eingeschränkter Alltagskompetenz.

Der Betreuungsbetrag, den nun auch Personen der so genannten Pflegestufe 0 erhalten können, wird von 460 € jährlich auf bis zu 200 € monatlich (2400 € jährlich) angehoben. Dies unterstützt verstärkt

- Angebote der Tages- und Nachtpflege und niedrigschwellige Angebote wie z. B. Betreuungsgruppen für Demenzkranke, Helferkreise zur stundenweisen Entlastung im häuslichen Bereich
- Tagesbetreuung in Kleingruppen
- Einzelbetreuung durch anerkannte Helfer

Verbesserung der Leistungen zur Tages- und Nachtpflege

- der höchstmögliche Gesamtanspruch aus den Leistungen der häuslichen Pflege und den Leistungen der teilstationären Pflege wird auf das 1,5-fache des bisherigen Betrages erhöht
- Leistungen für die Tages- und Nachtpflege werden ebenso schrittweise angehoben wie die ambulanten Pflegesachleistungen

Alternativ hierzu übernimmt auch die Pflegekasse die Kosten für die **teilstationäre Pflege** (SGB XI § 41) in Einrichtungen der Tages- oder Nachtpflege in Höhe von:

- **Pflegestufe 1**: 384,00 € monatlich
- **Pflegestufe 2**: 921,00 € monatlich
- **Pflegestufe 3**: 1432,00 € monatlich

Versicherungsbeiträge für Pflegepersonen

Um die Bereitschaft der Pflege im häuslichen Bereich zu fördern, werden Pflegepersonen, die mindestens 14 Stunden wöchentlich einen Pflegebedürftigen in seiner häuslichen Umgebung pflegen, aus den Beiträgen der Pflegeversicherung **rentenversichert**. Gleichzeitig sind sie beitragsfrei in den Schutz der gesetzlichen **Unfallversicherung** einbezogen.

Die durch **Versorgungsvertrag** zur ambulanten oder stationären Pflege zugelassenen Pflegeeinrichtungen erhalten eine Vergütung für die von ihnen erbrachten Pflegeleistungen. Der **Vergütungsanspruch** richtet sich unmittelbar gegen die zuständige Pflegekasse unter der Voraussetzung, dass beide eine Pflegesatzvereinbarung abgeschlossen haben.

- für Unterkunft, Verpflegung und hauswirtschaftliche Versorgung hat der Pflegebedürftige (wie im häuslichen Bereich) selbst aufzukommen, was ihm gesondert in Rechnung gestellt wird
- alle Tätigkeiten am Pflegebedürftigen sind genau zu notieren und für die Abrechnung aufzulisten

!

Nur mit einer genauen und ausführlichen Pflegedokumentation und Leistungsnachweisen ist den gesetzlichen Anforderungen Rechnung zu tragen und ein entsprechender Handlungsnachweis vorhanden.

35.2 Pflegedienste (Lernfeld 4.1)

35.2.1 Merkmale eines ambulanten Pflegedienstes

Eine ambulante Pflegestation muss folgende Bedingungen erfüllen:

- Kassenzulassung, Versorgungsvertrag
- ausreichend, qualifiziertes Pflegepersonal
- ambulante Pflegestation mit Dienstzimmer und Büro
- Behandlungszimmer
- Küche
- Geräte- und Lagerraum
- Pflegearbeitsraum
- Personalumkleideraum
- sanitäre Anlagen (Bad oder Dusche, WC)
- Dienstwagen
- evtl. Notrufanlage
- Zusammenarbeit mit Kassen und anderen Diensten
- evtl. Tages- oder Kurzzeitpflegeplätze
- 24-Stunden-Bereitschaft
- Koordinationsstelle

35.2.2 Leistungen der Pflegedienste

Die Pflegedienste bieten folgende Leistungen an:

- Kontaktaufnahme mit dem Kranken, evtl. im Krankenhaus
- Grundpflege wie Körperpflege, Hilfe bei den Ausscheidungen
- Behandlungspflege wie Injektionen, Verbände, Blasenkatheterwechsel
- hauswirtschaftliche Versorgung wie Reinigung der Wohnung, Einkaufen
- Botengänge wie zum Hausarzt, zur Apotheke
- Begleitung zu Arztbesuchen
- Organisation der Ernährung
- Verleih von Pflegehilfsmitteln wie Pflegebetten, Lifter
- Tag- und Nachtwachen
- Pflegekurse für Angehörige
- Anleitung und Beratung von Angehörigen

- Zusammenarbeit mit Ärzten, Apotheken, Sanitätshäusern, Sozialamt, Alten- und Pflegeeinrichtungen, Essenszubringerdiensten

35.2.3 Hausbesuche durch den Pflegedienst

Die häusliche Pflege wird durch die **Wohnsituation**, das **soziale Umfeld** sowie die **Biografie** des Pflegebedürftigen bestimmt. Aus der Informationssammlung ergeben sich die notwendigen pflegerischen und hauswirtschaftlichen Tätigkeiten. Hier wird die beratende Funktion des Pflegedienstes erforderlich. Er koordiniert und organisiert zusammen mit den Angehörigen (Umfeld) die Pflege.

Die Hausbesuche sollten nach der Dringlichkeit und nach örtlicher Reihenfolge gestaltet werden.

- alle Personen, die in die Versorgung des Kranken einbezogen sind, müssen sich in der Wohnung wie ein Gast verhalten
- die Besuche beim Pflegebedürftigen zu Hause sollten immer zur gewohnten Zeit und in Absprache mit den anderen Diensten stattfinden
- die Mittagsruhe des Kranken muss akzeptiert werden
- Pflege möglichst durch dasselbe Pflegepersonal (Tourenplanung – Bezugspflege)

!

> Für den Pflegebedürftigen ist es angenehm, wenn er zu Hause gepflegt werden kann. Für die Angehörigen kann es eine Belastung sein. Ihnen müssen Freiräume für liebgewonnene Freizeitaktivitäten gewährt werden.

35.2.4 Weitere Aufgaben eines Pflegedienstes

Das Pflegeversicherungsgesetz SGB XI § 37.3 verlangt, bei Geldleistungsempfänger in Pflegestufe 1 und 2 einen halbjährlichen und bei Pflegestufe 3 einen vierteljährlichen Pflegeeinsatz durch einen professionellen Pflegedienst in Anspruch zu nehmen. Im Zusammenhang mit dieser Überprüfung ist es sinnvoll, z. B. anhand einer Checkliste die Pflegezeiten zu überprüfen (➤ Kap. 35.1.3).

> Um beurteilen zu können, ob der Pflegebedürftige in der richtigen Pflegestufe eingestuft ist, ist es wichtig, z. B. bei der Pflegevisite die notwendigen Pflegezeiten zu überprüfen.

35.2.5 Pflegedokumentation in der ambulanten Pflege

Die Pflegedokumentation erfolgt nach dem Pflegeprozess (➤ Kap. 2.1) und unterscheidet sich zur stationären Pflege besonders im Bereich der Abrechnung mit den unterschiedlichen Pflegekassen, Krankenkassen oder Sozialämtern.

Hier werden die einzelnen Leistungen und Handreichungen (Pflege, Hauswirtschaft) anhand des dokumentierten Leistungsnachweises (Durchführungsnachweis) abgerechnet.

Deshalb muss aus der **Pflegedokumentation** ersichtlich sein:

- persönliche Daten (Name, Anschrift, Krankenkasse, Staatszugehörigkeit, Konfession bei freiwilliger Angabe)
- behandelnde Ärzte
- Angehörige, Bezugsperson
- Pflegestufe (evtl. Härtefall)
- Pflegesachleistungen, Kombinationsleistungen, Pflegegeld, sachliche Leistungen
- pflegerische Diagnosen, Maßnahmen
- Pflegeablaufplanung
- ärztliche Diagnosen
- Betreuung durch andere Dienste
- Hilfsmittel wie Prothesen, Stützkorsett, Brille, Hörgerät, Herzschrittmacher
- Leihgeräte, z. B. Rollstuhl

Die **Pflegeplanung** (Ressourcen, Probleme, Pflegeziele, Pflegemaßnahmen) wird zusammen mit dem Pflegebedürftigen und den Angehörigen erstellt.

Im **Pflegebericht** müssen alle besonderen Vorkommnisse und der Verlauf der Pflege sowie alle pflegerischen Tätigkeiten mit Handzeichen des Durchführenden aufgeführt sein.

Der Arzt trägt alle Verordnungen in das **ärztliche Verordnungsblatt** ein. Die **hauswirtschaftliche Tätigkeit** wird auf einem Blatt für Hauswirtschaft dokumentiert.

35.2.6 Pflegeanamnese eines Menschen in seiner häuslichen Umgebung

Die häusliche Pflege wird durch die Wohnsituation, das soziale Umfeld sowie die Biografie des Pflegebedürftigen bestimmt.

Folgende Punkte müssen beim Erstellen der Pflegeanamnese beurteilt werden:

- Mobilität und Körperpflege
- Selbstständigkeit, Gehhilfen, Rollstuhl
- Ernährung (Ernährungszustand, Kostform, bevorzugte Speisen, Abneigungen)
- Atmung (eingeschränkt, Zyanose)
- Hautzustand
- Ausscheidungen (Kontinenz, Inkontinenz, Einlagen)
- Schlaf- und Ruhegewohnheiten
- Temperaturempfinden (Wärme- und Kälteempfinden)
- Kommunikation (Hilfsmittel)
- soziale Situation (lebt der Partner noch, ledig, Kinder)
- psychische Situation (ängstlich, depressiv, fröhlich)
- Wohnsituation (Aufzug, Einfamilienhaus, Haustiere)
- gesundheitliche Einschränkungen (Infekt, Immobilität nach Operation)

35.3 Stationäre Pflegeeinrichtungen (Lernfeld 4.1)

35.3.1 Merkmale einer stationären Pflegeeinrichtung

Stationäre Pflegeeinrichtungen sind selbstständig wirtschaftende Einrichtungen, in denen Pflegebedürftige unter ständiger Verantwortung einer ausgebildeten Pflegeperson gepflegt und ganztägig (vollstationär) oder nur tagsüber oder nur nachts (teilstationär) untergebracht und versorgt werden können.

Für den stationären Bereich erfolgt die Finanzierung getrennt nach Pflegeleistungen, Unterkunft und Verpflegung (Hotelkosten) und Zusatzleistungen.

35.3.2 Voraussetzungen für die vollstationäre Pflege

Neben den bereits genannten Feststellungen der Bedürftigkeit muss der Medizinische Dienst bei Pflegebedürftigen der vollstationären Altenpflege zusätzlich die **Voraussetzungen** für die **Erforderlichkeit** der **vollstationären Pflege** überprüfen.

Dazu gehören:

- Fehlen einer Pflegeperson im häuslichen Bereich
- fehlende Pflegebereitschaft möglicher Pflegepersonen
- drohende oder bereits eingetretene Überforderung der Pflegeperson
- drohende oder bereits bestehende Verwahrlosung des Pflegebedürftigen
- Eigen- oder Fremdgefährdungstendenzen des Pflegebedürftigen
- die räumlichen Gegebenheiten im häuslichen Bereich ermöglichen keine Pflege

Im Rahmen der Begutachtung muss der medizinische Dienst auch feststellen, ob und in welchem Umfang **vorbeugende oder rehabilitative Maßnahmen** zur Beseitigung bzw. Minderung einer Pflegebedürftigkeit angezeigt sind.

35.3.3 Pflegedokumentation in der stationären Pflege

Die Pflegedokumentation erfolgt auch hier nach dem Pflegeprozess (➤ Kap. 2.1). Sie unterscheidet sich jedoch von der ambulanten Pflege, indem die Leistungen der sogenannten „**medizinischen Behandlungspflege**" sowie Leistungen der „**sozialen Betreuung**" von der Pflegekasse mit bezahlt werden, ohne dass hierdurch bisher der Leistungsrahmen erweitert wurde.

Vollstationäre Pflege

- **Pflegestufe 1**: 1023 € monatlich
- **Pflegestufe 2**: 1279 € monatlich
- **Pflegestufe 3**: 1470 €, ab 2010 1510 €, ab 2012 1550 € monatlich
- **in besonderen Härtefällen**: 1750 €, ab 2010 1825 €, ab 2012 1918 € monatlich

KAPITEL

36 Qualitätssicherung (Lernfeld 3.2)

Die Qualitätssicherung ist für alle Pflegeeinrichtungen im Sozialgesetzbuch XI verpflichtend festgeschrieben.

Durch die Pflegereform ist § 80 als Grundform zu verstehen, die weiteren Paragraphen sind bis zum § 119 neu geregelt worden und genau im Sozialgesetzbuch XI nachzulesen.

Die Grundsätze der Qualitätssicherung (früher § 112 SGB XI) wurden in der Neufassung des § 113 SGB XI aufgenommen.

§ 112 ff regeln die Qualitätsverantwortung und schreibt Folgendes vor:

Maßnahmen der Qualitätssicherung sowie ein Qualitätsmanagement sind nach Maßgabe der Vereinbarungen nach § 113 durchzuführen, Expertenstandards nach § 113 a anzuwenden sowie bei Qualitätsprüfungen nach § 114 mitzuwirken.

Bei stationärer Pflege erstreckt sich die Qualitätssicherung neben den allgemeinen Pflegeleistungen auch auf die medizinische Behandlungspflege, die soziale Betreuung, die Leistungen bei Unterkunft und Verpflegung (§ 87) sowie auf die Zusatzleistungen (§ 88).

Die Leistungs- und Qualitätsnachweise, bisher in § 113 SGB XI beschrieben, werden ersetzt durch Maßstäbe und Grundsätze zur Sicherung und Weiterentwicklung der Qualität.

Die Umsetzung aller „Expertenstandards in der Pflege“ wird im neuen § 113 b SBG XI geregelt.

Im § 114 SGB XI sind umfangreiche Regeln zur Qualitätsprüfung aufgenommen.

§ 114 a enthält Regeln für die Durchführung von Qualitätsprüfungen.

Alle Pflegeeinrichtungen sind verpflichtet, ein Qualitätsmanagementsystem einzuführen. Qualität und Qualitätssicherung haben im SGB XI einen hohen Stellenwert. Die zugelassenen Pflegeeinrichtungen sind für die Qualität der Leistungen ihrer Einrichtung einschließlich der Sicherung und Weiterentwicklung der Pflegequalität verantwortlich.

Durch diese Ausgestaltung im Gesetz wird der internen und externen Qualitätssicherung in den Pflegeeinrichtungen Priorität eingeräumt.

Dies findet sich auch in den vereinbarten gemeinsamen Grundsätzen und Maßstäben zur Qualität und Qualitätssicherung.

Darüber hinaus sind die Pflegeeinrichtungen verpflichtet, sich an Qualitätssicherungsmaßnahmen zu beteiligen.

36.1 Pflegequalitätssicherung (Lernfeld 3.2)

Mit der Qualität der geleisteten Pflege steht und fällt das Image einer Einrichtung der Altenhilfe. Je mehr der Pflegebedürftige in die Pflege mit einbezogen wird, seinem Wunsch nach Selbstständigkeit und Unabhängigkeit bei den einzelnen Aktivitäten des täglichen Lebens nachgekommen und die Würde des Menschen beachtet wird, desto besser ist in der Regel die Pflegequalität (➤ Tab. 36.1).

Durch ein Nachfragen bei den Pflegebedürftigen, den Angehörigen und den Besuchern, aber auch durch Erfahrungen in der Öffentlichkeit und Umgebung der Altenpflegeeinrichtung oder ambulanten Pflegestation lassen sich Rückschlüsse auf die Wirkung der Pflege ziehen.

Die Qualität der Pflege ist abhängig von:

- Qualifikation des Pflegepersonals
- Weiterbildungsangeboten
- Anzahl der Pflegekräfte
- Qualität der Pflegestandards
- Zusammenarbeit des Pflegeteams
- Anzahl und Zustand der Pflegehilfsmittel
- Pflegestufen der Pflegebedürftigen
- Alter der Einrichtung
- Organisation

Zu einem **Qualitätsmanagementkonzept** gehören **externe und interne Qualitätssicherungsmaßnahmen**. In Ergänzung zur internen Qualitätssicherung sieht im SGBXI § 112 f ein externes Qualitätsprüfungsverfahren vor. Ein Qualitätssicherungskonzept der Medizinischen Dienste hat diesen Grundansatz des Gesetzes aufzunehmen und in ein eigenes Qualitätssicherungsverständnis umzusetzen. Nach dem Willen des Gesetzgebers sollen die Medizinischen Dienste die interne Qualitätssicherung durch eine externe Qualitätssicherung ergänzen.

Tab. 36.1 Merkmale der Pflegequalität in der Altenpflege (modifiziert nach Kuratorium Deutsche Altershilfe)

Bereich	Qualitätsstufen			
	Optimale Pflege (Einbeziehung und Mitbestimmung des Pflegebedürftigen)	**Angemessene Pflege** (dem Pflegebedürftigen angepasste Pflege)	**Sichere Pflege** (Routineversorgung des Pflegebedürftigen)	**Gefährliche Pflege** (Pflegebedürftiger erleidet Schaden)
Grundpflege	Pflegebedürftiger ist aktiviert, kann mitbestimmen und hat Entscheidungsfreiheit (ihn tun lassen)	Pflegebedürftiger erfährt Berücksichtigung seiner individuellen Bedürfnisse (es wird an ihm getan)	Pflegebedürftiger ist mit dem Nötigsten versorgt (er hat tun zu lassen)	Pflegebedürftiger ist unzureichend versorgt, er leidet (er hat sich anzupassen)
Spezielle und Behandlungspflege	Pflegebedürftiger kennt Sinn und Zweck der täglichen prophylaktischen Maßnahmen zur Verhütung seelischer und körperlicher Schäden, er ist motiviert	Pflegebedürftiger ist informiert über die täglichen prophylaktischen Maßnahmen	Pflegebedürftiger erhält das Notwendigste an prophylaktischen Maßnahmen	Pflegebedürftiger erleidet durch Unterlassung prophylaktischer Maßnahmen vermeidbare Schäden
Befriedigung psychischer und sozialer Bedürfnisse	Pflegebedürftiger ist in die Tagesplanung mitbestimmend einbezogen. Er erlebt Partnerschaft und Toleranz, erhält Anleitung zur rehabilitierenden Beschäftigung sowie Vermittlung von sozialen Kontakten	Pflegebedürftiger kann seine Bedürfnisse äußern und wird akzeptiert, ebenso die Kontakte nach außen	Pflegebedürftiger muss sich in den Zeitrahmen der Station einfügen. Hilfen zu besonderen Lebensfragen werden nicht gegeben	Pflegebedürftiger erleidet Schaden durch Abdrängung in Isolation und Passivität
Kommunikation	Pflegebedürftiger erhält gezielte Beratung zu Lebensfragen und zur Entscheidungsfindung	Pflegebedürftiger erfährt persönliche Zuwendung durch gelegentliche Gespräche	Pflegebedürftiger erfährt stereotype heimbezogene Kommunikation	Pflegebedürftiger ist Opfer, seine Entscheidungen und Äußerungen zählen nicht
Pflegeplanung und Informationsweitergabe	Pflegebedürftiger, seine Angehörigen und Freunde sind über die Pflegeplanung informiert. Gute Zusammenarbeit mit Pflegepersonal ist gewährleistet	Ein individueller Pflegeplan ist vorhanden, der nach Bedarf geändert und ergänzt wird. Regelmäßige Dienstbesprechungen	Dienstübergabe ist fehlerfrei gewährleistet	Dienstübergabe ist mangelhaft

Interne Qualitätssicherung

Dies schließt folgende unterschiedliche Maßnahmen ein:
- Qualitätszirkel
- Bewohnerbefragung
- Qualitätsbeauftragte
- Standardentwicklung

Externe Qualitätssicherung

1. freiwillig
- Zertifizierung
- Qualitätssicherungskonferenz
2. Verpflichtendes Qualitätsmanagement unterschiedlicher Qualitätssicherungsinstanzen
- MDK im Auftrag der
  - Pflegekassen
  - Krankenkassen
  - Sozialhilfeträger

36.1.1 Expertenstandards/ Qualitätsstandards in der Pflege

Darunter versteht man wissenschaftlich fundierte Instrumente, die vom Deutschen Netzwerk für Qualitätsentwicklung in der Pflege (DNQP) erarbeitet wurden, und für alle in der Pflege Arbeitenden verbindlich sind.

Das DNQP wurde 1992 an der Fachhochschule Osnabrück gegründet. Die Expertenstandards sind zu bestellen unter www.dnqp.de.

Es besteht eine Kooperation mit dem Deutschen Pflegerat (DPR) und die Unterstützung und Förderung durch das Bundesministerium für Gesundheit und soziale Sicherung.

Expertenstandards in der Pflege

- Beschluss der Gesundheitsministerkonferenz der Länder (1999): Für prioritäre Krankheiten und Krankheitsfolgen sollen sektorenübergreifend ärztliche Leitlinien bzw. Pflegestandards entwickelt werden
- daraus folgte die Erarbeitung bundesweit einheitlicher Pflegestandards

Ziel der Expertenstandards
- Ausrichtung auf Gesundheitsbedürfnisse der Gesellschaft
- Transparenz der Pflege, Verantwortung der Pflege
- fachliche Begründung und Erforschung der Inhalte
- Patient steht im Mittelpunkt – Pflege nach den neuesten wissenschaftlichen Erkenntnissen

Bereits veröffentlichte Expertenstandards
- Dekubitusprophylaxe in der Pflege
- Entlassungsmanagement in der Pflege
- Schmerzmanagement in der Pflege
- Sturzprophylaxe in der Pflege
- Kontinenz fördern in der Pflege

Weitere Expertenstandards von 2008 bis 2010
- chronische Wunden
- bedarfsgerechte Ernährung und Flüssigkeitszufuhr von pflegebedürftigen Menschen
- Schmerzmanagement bei chronischen nicht-malignen Schmerzen
- Pflege bei dementiellen Erkrankungen
- Medikamentenmanagement

Entwicklung nationaler Expertenstandards
- acht bis zwölf Pflegeexperten erarbeiten den Standard
- Grundlage: Analyse der nationalen und internationalen Literatur und Forschung
- der Standard wird in verschiedenen Einrichtungen getestet und ausgewertet

Aufbau aller Expertenstandards
Jede Kategorie bildet eine Ebene aus Struktur-, Prozess und Ergebniskriterien (siehe unten).

Expertenstandards sind wissenschaftliche Abhandlungen
Die Expertenstandards müssen für die Praktiker in der Pflege „übersetzt" werden, wofür Informationsveranstaltungen notwendig sind.
Weitere intensive Schulungen aller an der Pflege Beteiligten sind notwendig, um die ausgearbeiteten Vorgaben der Expertenstandards in die Praxis umzusetzen.

36.1.2 Qualitätsdimensionen (Lernfeld 3.2)

Der Gesetzgeber nimmt in seinen Formulierungen Bezug auf die in der Qualitätssicherung übliche Unterscheidung zwischen Struktur-, Prozess- und Ergebnisqualität (nach Avedis Donabedian, 1966).

Struktur
Fragen der Ausstattung, der Organisation und der Qualifikation, die Rahmenbedingungen, unter denen Leistungen erbracht werden, notwendige personelle, qualifikatorische, materielle und organisatorische Ressourcen.

Prozess
Pflegeplanung, Pflegedokumentation, Pflegestandards sowie Durchführung der Pflege; beschreibt die Abläufe einzelner Arbeitsprozesse des Betriebs, an denen meist mehrere Berufsgruppen und Abteilungen beteiligt sind.

Ergebnis
Aktivierungserfolg, Sicherstellung des Grundsatzes „Rehabilitation vor Pflege", Zufriedenheit der Pflegebedürftigen, Einbeziehung sozialer Netze usw. Dieses Ergebnis beschreibt das vorliegende Leistungsergebnis einer Einrichtung in Form von quantitativen und qualitativen Ergebnissen, in Abhängigkeit von der Struktur- und Prozessqualität, z. B. Wirkung der pflegerischen Interventionen.

36.1.3 Qualitätsprüfungen

Diese werden durch die Heimaufsicht oder den Medizinischen Dienst der Krankenkassen bzw. durch weitere Organisationen, die externe Audits veranstalten, wie TÜV, KTQ, DGQ u. a., durchgeführt. Der Medizinische Dienst prüft im Rahmen von **Struktur-, Prozess- und Ergebnisqualität**.

36.1.4 Defizite bzw. Mängel, die sich aus bereits durchgeführten Prüfungen ergaben

Die veröffentlichen Expertenstandards geben eine wissenschaftlich fundierte Richtschnur vor und zwingen alle in der Pflege Arbeitenden, danach zu handeln.

Für die Entwicklung in der Pflege ist es unabdingbar, alle fundierten Kenntnisse umzusetzen, um die Qualität der Pflege weiter zu verbessern. Im Sinne des **kontinuierlichen Verbesserungsprozesses** (KVP) kann sich Pflege nur entwickeln, wenn die Schwächen als Basis zur Verbesserung gesehen werden. Regelmäßige Audits sind daher wichtig.

Mängel wurden hierbei immer wieder in folgenden Bereichen festgestellt:

- Umsetzung des Pflegeprozesses bzw. der Pflegedokumentation
- fehlendes Einarbeitungskonzept
- Führung des Dienst- und Einsatzplanes
- Umsetzung des Pflegekonzeptes
- Personalanzahl/Fachkraftquote (zu gering)
- Personaleinsatzplanung
- Fort- und Weiterbildung (zu selten)
- Einführung und Umsetzung der Expertenstandards
- Ernährung und Flüssigkeitsversorgung
- Versorgung gerontopsychiatrisch beeinträchtigter Pflegebedürftiger
- Umgang mit Medikamenten (auch Bedarfsmedikamenten)
- Defizite im Bereich der Inkontinenzversorgung
- Hygiene

Die Einführung eines Qualitätsmanagementsystems hat den Vorteil, die Beschreibung von Abläufen und Prozessen der Pflege für alle am Versorgungsprozess beteiligten Personen transparent zu machen. Durch die fortschreitende Qualitätsverbesserung werden Fehler vermieden und Kosten gesenkt. Weitere Vorteile sind, dass Leistungen nachweisbar sind und die Stellung der Pflege in der Gesellschaft verbessert wird.

36.2 Qualitätsmanagement-Systeme

Jede Einrichtung muss ein individuelles Qualitätsmanagement-System (QM-System) entwickeln, das den jeweiligen Bedürfnissen entspricht. Es gibt dabei bestimmte Grundbausteine, die jedes QM-System enthalten sollte, damit es praktikabel ist. Zu diesen Bausteinen gehören eine klare Regelung der Aufbau- und Ablauforganisation, die Feststellung der einzusetzenden Mittel und die qualitätsorientierte Strategie der Einrichtung.

Ziel eines QM-Systems ist es, die geforderten und erwarteten Ansprüche der Pflegebedürftigen (Kunden) an die Qualität der Einrichtung zu erfüllen.

Ein Qualitätsmanagementsystem (QM) ist das schriftlich fixierte Ordnungssystem einer Einrichtung (Dokumentation):

- es regelt Verantwortlichkeiten und Kompetenzen in der Einrichtung
- es legt fest, wie verschiedene Tätigkeiten auszuführen sind und wie diese Aktivitäten sinnvoll miteinander verknüpft werden
- Qualität ist die Erfüllung von Anforderungen und Erwartungen der Zielgruppe der Einrichtung

„Wer aufhört, besser zu werden, hat aufgehört, gut zu sein!"

Qualitätssicherung umfasst systematische Verfahren, durch die Qualitätsmängel erkannt und behoben werden können.

Eine mögliche Basis zur Einführung eines Qualitätsmanagementsystems ist die DIN EN ISO 9001:2000.

DIN EN ISO 9001:2000

Die internationale Norm DIN EN ISO 9001:2000 (Deutsche Industrie Norm, Europäische Norm: Internationale Normungsorganisation) ist ein weltweit anerkannter Leitfaden zur Einführung und Bewertung von QM-Systemen. Diese Norm erläutert grundlegende Qualitätskonzepte und definiert Begriffe der Qualitätssicherung und des Qualitätsmanagements.

Die Einrichtungen (Unternehmen) müssen nachweisen, dass das QM-System den Anforderungen der, in der Norm geforderten, Elemente in ausreichender Weise Rechnung trägt und das System auch kontinuierlich praktiziert wird. Nach dieser Norm erfolgt die Zertifizierung durch die Zertifizierungsgesellschaft.

Im Zusammenhang mit der „Europäisierung" ist es sinnvoll, sich bei der Auswahl eines QM-Systems an einer weltweit anerkannten Norm zu orientieren.

Diese Norm gibt das „grobe Gerüst" vor. Mit Leben füllen muss es jede Einrichtung individuell.

Total Quality Management (TQM)

Die Kundenzufriedenheit bzw. die Zufriedenheit der Pflegebedürftigen sind Hauptbestandteile des TQM. Der Schwerpunkt liegt nicht so sehr in der Fehlererhebung, sondern in der Fehlervermeidung. Alle Bereiche des Betriebes sind durch das TQM miteinander verknüpft.

36.2.1 Instrumente – Qualitätssicherung

Interne Qualitätssicherung, z.B.:

- Pflegevisiten (➤ Kap. 2.6 und ➤ Kap. 36.2.4)
- Fallbesprechungen (➤ Kap. 2.5.1)
- Qualitätszirkel (➤ Kap. 36.2.5)
- Beschwerdemanagement/Kunden- und Mitarbeiterbefragungen
- Personalentwicklung
- Fort- und Weiterbildung
- Expertenstandards (➤ Kap. 36.1.1)
- Pflegestandards (➤ Kap. 2.1.4 und ➤ Kap. 36.2.3)
- Verfahrensanweisungen
- interne Audits
- Qualitätsmanagementhandbuch

Externe Qualitätssicherung, z. B.:

- MDK, Heimaufsicht, Krankenkassen, Pflegekassen, Sozialhilfestelle
- Benchmarking, Vergleich mit anderen Einrichtungen

- regelmäßige Treffen im Verbund mit anderen Pflegediensten und Alten- und Pflegeeinrichtungen, z. B. zur gemeinsamen Entwicklung von Verfahrensstandards
- Projekte: Z. B. Zusammenarbeit mit Krankenhäusern, um etwa die Überleitung von Patienten aus dem Krankenhaus und in das Krankenhaus zu verbessern
- Überprüfung durch eine neutrale Stelle
- Audits

36.2.2 Verfahrensanweisungen (VA)

- hauswirtschaftlicher Bereich (z. B. Umgang mit Bewohnerwäsche)
- pflegerischer Bereich (z. B. Expertenstandards)
- Verwaltungsbereich (z. B. Aufnahme von neuen Kunden)

Neue Verfahrensanweisungen sind im Team vorzustellen, das sichert die notwendige Akzeptanz:

- betroffene Mitarbeiter müssen unterschreiben, dass sie die notwendigen Informationen und die Verfahrensanweisungen zur Kenntnis genommen und verstanden haben
- das Original befindet sich im Qualitätsmanagement-Handbuch oder im zugehörigen Ordner für Verfahrensanweisungen
- eine Kopie ist ggf. für alle Mitarbeiter bestimmt, damit diese im Dienst nachsehen können, wie die genauen Anweisungen zu bestimmten Handlungen lauten
- nach einem festen Rhythmus (alle sechs Monate) müssen die Verfahrensanweisungen überprüft und ggf. überarbeitet werden

36.2.3 Pflegestandards (Lernfeld 1.2)

- Festlegen eines Leistungs- und Qualitätsniveaus
- Basis der Qualitätssicherung
- verbindlich für alle Mitarbeiter
- vermitteln klare Aussage
- sind pflegewissenschaftlich fundiert
- sind Richtlinien, von denen jedoch nach individuellen Erfordernissen abgewichen werden kann
- ermöglichen eine Evaluation (Bewertung des Erfolges) und eine Überprüfung des angestrebten Zieles

> Ein Standard ist richtungsweisend und muss im Bedarfsfall individuell am Pflegebedürftigen orientiert sein. Die Pflegeperson muss die Individualität des Pflegebedürftigen erkennen und dem jeweiligen Stand anpassen (auch ➤ Kap. 2.1.4).

36.2.4 Pflegevisite (Lernfeld 1.2)

Die Pflegevisite ist ein wichtiges Instrument der Qualitätssicherung, ein Teil eines internen Audits und hat folgende Ziele:

- Kontrolle der Pflegequalität
- Kontrolle der Pflegedokumentation
- Einbeziehung des Pflegebedürftigen in den Pflegeprozess
- Überprüfung der Wirksamkeit der Pflege
- Klärung aktueller Fragen beiderseits
- Kontakt zum Pflegebedürftigen, Kundenzufriedenheit
- Mitarbeiterbeurteilung
- Erhebung des Schulungsbedarfs
- Begutachtung von Pflegebedürftigen

Aus diesen Kriterien muss ein individuell auf die jeweilige Einrichtung angepasstes **Visitenprotokoll** erstellt werden. Über die Visite ist ein Bericht zu erstellen. Es ist sinnvoll, die Visite in den normalen Tagesablauf zu integrieren und mindestens einmal monatlich durchzuführen (➤ Kap. 2.6).

36.2.5 Qualitätszirkel (QZ)

In Qualitätszirkeln werden unterschiedliche Aufgabe erarbeitet oder besprochen. Es gibt viele Formen von Besprechungen, die als Qualitätszirkel deklariert werden.
Ziele sind u. a.:

- Überarbeitung von Verfahrensanweisungen und Standards
- Entwicklung von neuen Dienstleistungen/Konzepten

- Qualitätsmängel zu bearbeiten und weitestgehend zu beheben
- In einem Qualitätszirkel müssen Mitarbeiter interdisziplinär vertreten sein, um vernetzt in der Einrichtung zu arbeiten
- Schnittstellenprobleme direkt angehen können, z. B. Pflege- und Essenszeiten zu koordinieren, neue Projekte festlegen
- abteilungsinterne Qualitätszirkel wie z. B. Fallbesprechungen in der Pflege abzuhalten

KAPITEL

37 Pflegereform 2008

Nachzulesen unter www.bmg.bund.de unter „Pflege"

- Verankerung von Qualitätsstandards (Expertenstandards) in der Pflege § 113a SGB XI
- Qualitätsprüfungen ab 2011, jährlich (§ 113 SGB XI)
- internes Qualitätsmanagement soll stärker gefördert und mehr Transparenz geschaffen werden
- Ergebnisse der Prüfberichte des MDK sind verständlich und verbraucherfreundlich zu veröffentlichen
- auch Ergebnisse anderer Prüfverfahren, wie Zertifizierungen, müssen in gleicher Weise veröffentlicht werden
- die Qualitätsprüfung durch den MDK wird ausgebaut und erfolgt alle drei Jahre (Regelprüfung)
- unangemeldete Kontrollen sind für bestimmte Prüfverfahren zwingend vorgeschrieben
- Prüfungen zur Nachtzeit (22 bis 8 Uhr) sind dann verstärkt durchzuführen, wenn z. B. Hinweise auf ungenügende personelle Besetzung vorliegen bzw. die Versorgung und Betreuung der Pflegebedürftigen nicht gewährleistet ist

Abbau von Schnittstellenproblemen

- ärztliche Versorgung in Pflegeeinrichtungen wird verbessert
- Pflegeeinrichtungen können Kooperationen mit niedergelassenen Ärzten eingehen
- Pflegeeinrichtungen können eigene Ärzte einstellen
- durch entsprechendes Entlassungsmanagement sollen die Krankenhäuser den nahtlosen Übergang in die ambulante Versorgung zur Rehabilitation oder Pflege gewährleisten
- erfahrene und qualifizierte Pflegefachkräfte mit der Zusatzausbildung Case-Management sollen dies übernehmen
- Betroffene und Angehörige erhalten durch die Pflegestützpunkte individuelle Pflegeberatung
- Grundausstattung der Pflegeeinrichtungen mit Hilfsmitteln ist auf Landesebene zu regeln
- in der stationären Versorgung werden Schnittstellenprobleme Inhalt heimrechtlicher Regelung
- Pflegepersonen werden stärker in die Gesundheitsversorgung einbezogen
- Modellprojekte sollen ermöglicht werden

Mit der Qualität der geleisteten Pflege steht und fällt das Image einer Einrichtung der Altenhilfe. Je mehr die Pflegebedürftigen in die Pflege mit einbezogen werden, ihrem Wunsch nach Selbständigkeit und Unabhängigkeit bei den einzelnen Aktivitäten das täglichen Lebens nachgekommen und die Würde des Menschen beachtet wird, desto besser ist in der Regel die Pflegequalität. Durch ein Nachfragen bei den Pflegebedürftigen, den Angehörigen und den Besuchern, aber auch durch Erfahrungen in der Öffentlichkeit und Umgebung der Altenpflegeeinrichtung oder ambulanten Pflegestation lassen sich Rückschlüsse auf die Wirkung der Pflege ziehen.

Ausbildungswege in der Altenpflege

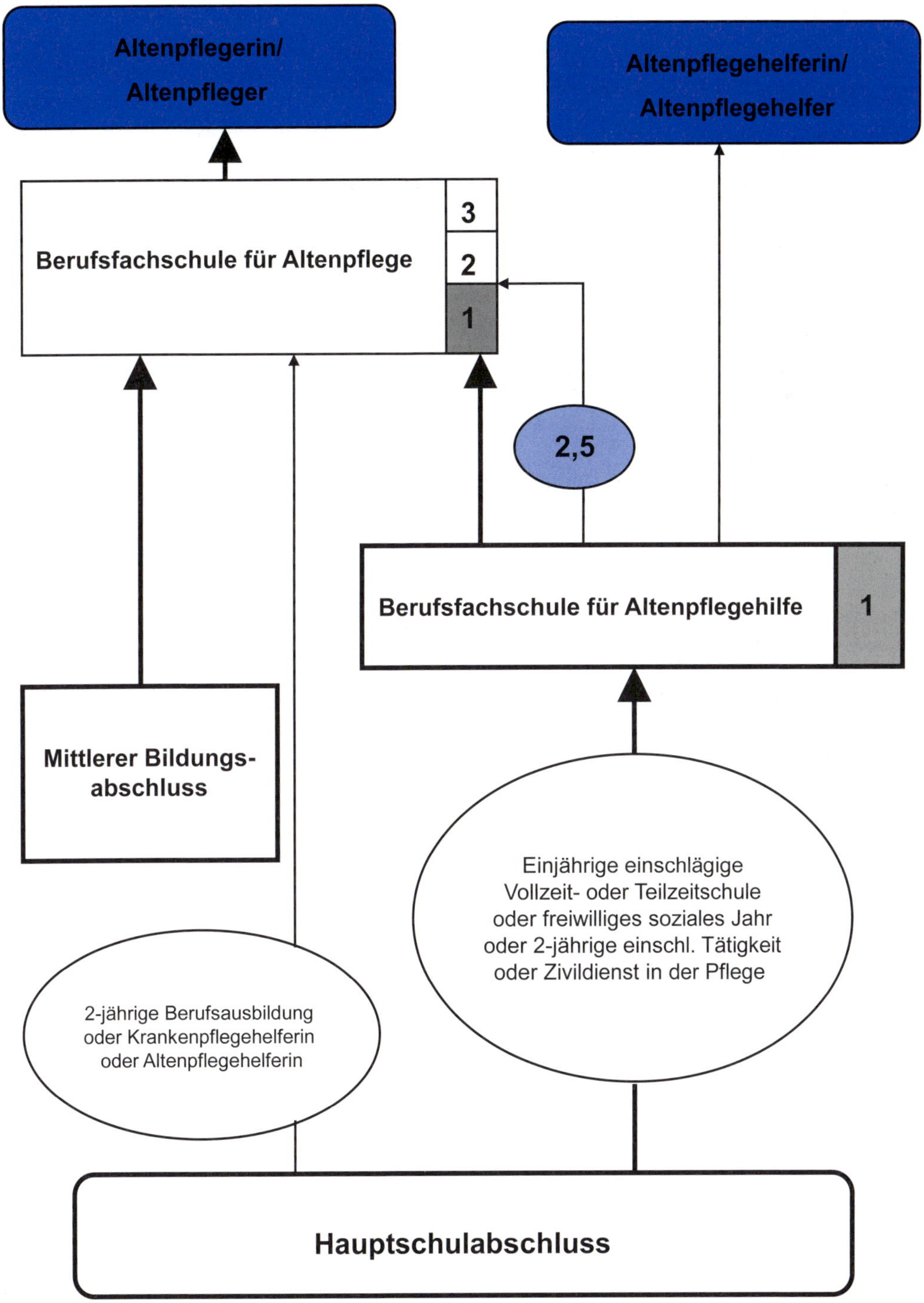

Berufsfachschule für Altenpflege 88348 Bad Saulgau
an der Kaufmännischen und Sozialpflegerischen Schule, Berufliches Schulzentrum
Wuhrweg 36. Tel: 07581 / 486 –03

Aufnahmebedingungen für Altenpfleger/Altenpflegerin

1. Mindestens der Realschulabschluss oder der Nachweis eines gleichwertig anerkannten Bildungsstandes
oder - eine andere abgeschlossene zehnjährige Schulbildung, die den Hauptschulabschluss erweitert

2. Der Hauptschulabschluss oder ein als gleichwertig anerkannter Bildungsabschluss
und - eine mindestens zweijährige, erfolgreich abgeschlossene Berufsausbildung
oder - die Erlaubnis als Altenpflegehelferin/Altenpflegehelfer
oder - die Erlaubnis als Krankenpflegehelferin/Krankenpflegehelfer

3. ein Lebenslauf in tabellarischer Form

4. beglaubigte Abschriften der Zeugnisse und Nachweise

5. Der Nachweis der gesundheitlichen Eignung zur Ausübung des Berufs durch ein ärztliches Zeugnis.

6. Die Erklärung eines von der Schule als geeignet angesehenen Trägers einer Einrichtung der Altenhilfe, dass der Bewerber/ die Bewerberin nach dieser Vorschrift und den Bildungs- und Lehrplänen praktisch ausgebildet wird.

7. eine Erklärung ob und ggf. an welcher Altenpflegeschule bereits an einem Aufnahmeverfahren teilgenommen wurde, ob und ggf. an welcher Altenpflegeschule ebenfalls ein Aufnahmeantrag gerichtet wurde

8. Die Benennung einer geeigneten Fachkraft mit mind. 2-jähriger Berufserfahrung und berufspädagogischer Fort-oder Weiterbildung für die Zeit der praktischen Anleitung als Praxisanleitung nach §2 der AltPflAPrV.

9. Zusätzlich sind von Bewerbern/Bewerberinnen, die ein Zeugnis nach Absatz 1 nicht an einer deutschen Schule erworben haben, ausreichende Deutschkenntnisse nachzuweisen.

Stand: 04/08 Sittler

Berufsfachschule für Altenpflege 88348 Bad Saulgau
an der Kaufmännischen und Sozialpflegerischen Schule, Berufliches Schulzentrum
Wuhrweg 36. Tel: 07581 / 486 –03

Stundentafel
Berufsfachschule für Altenpflege

1. Pflichtfächer	durchschnittliche Zahl der Wochenstunden 1. Jahr	2. Jahr	3. Jahr	Ges. Std.
Religionslehre	1	1	1	120
Deutsch	1	1	1	120
Aufgaben und Konzepte in der Altenpflege	10	10	10	1200
Unterstützung bei der Lebensgestaltung	2	2	1	200
Rechtliche und institutionelle Rahmenbedingungen	2	1	1	160
Altenpflege als Beruf	1	2	2	200
2. Wahlpflichtbereich	1	1	1	120
Pflichtfächer Gesamt:	**18**	**18**	**17**	**2120**
2. Wahlfächer Zusatzprogramm zur Erlangung der Fachhochschulreife				
Deutsch	-	-	1	40
Mathematik	2	2	2	240
Englisch	2	2	2	240
Weitere Wahlfächer	1	1	1	120
3. Praxis in der Altenpflege	**850**	**850**	**800**	**2500**

davon Fremdpraktikum
- in Einrichtungen der offenen Altenhilfe (**mind. 300 Stunden**)

evtl.
- in psychiatrische Kliniken mit gerontopsychiatrischer Abteilung oder andere Einrichtungen der gemeindenahen Psychiatrie (**300 Stunden**)
- Allgemein krankenhäuser, insbes. mit geriatrischer Fachabteilung oder geriatrischem Schwerpunkt, oder geriatrische Fachkliniken (**200 Stunden**) oder
- geriatrische Rehabilitationseinrichtungen

Stand: 04/08 Sittler

Berufsfachschule für Altenpflege 88348 Bad Saulgau
an der Kaufmännischen und Sozialpflegerischen Schule, Berufliches Schulzentrum
Wuhrweg 36. Tel: 07581 / 486 –03

Aufnahmebedingungen für Altenpflegehelfer/ Altenpflegehelferin

1. Mindestens der Hauptschulabschluss oder der Nachweis eines gleichwertigen Bildungsstandes
und - der erfolgreiche Abschluss der Ausbildung an einer mindestens einjährigen beruflichen Vollzeitschule oder an einer einjährigen Berufsfachschule für Sozialpflege in Teilzeitform (sozialpflegerisches Jahr)
oder - ein freiwilliges soziales Jahr
oder - eine mindestens einjährige einschlägige Tätigkeit
oder - eine mindestens zweijährige Führung eines Haushaltes mit mindestens einem Kind oder einer pflegebedürftigen Person
oder - die Ableistung des Grundwehrdienstes mit Sanitätsprüfung
oder - die Ableistung des Zivildienstes in Einrichtungen oder Diensten nach § 9
2. Der Nachweis der gesundheitlichen Eignung zur Ausübung des Berufs durch ein ärztliches Zeugnis.
3. Der Ausbildungsvertrag mit einem von der Schule als geeignet angesehenen Träger einer Einrichtung der Altenhilfe.
4. Ein Lebenslauf in tabellarischer Form
5. Beglaubigte Abschriften der Zeugnisse und Nachweise
6. Der Nachweis der gesundheitlichen Eignung zur Ausübung des Berufs durch ein ärztliches Zeugnis.
7. Die Erklärung eines von der Schule als geeignet angesehenen Trägers einer Einrichtung der Altenhilfe, dass der Bewerber/die Bewerberin nach dieser Vorschrift und den Bildungs-und Lehrplänen praktisch ausgebildet wird.
8. Eine Erklärung ob und ggf. an welcher Altenpflegeschule bereits an einem Aufnahmeverfahren teilgenommen wurde,
ob und ggf. an welcher Altenpflegeschule ebenfalls ein Aufnahmeantrag gerichtet wurde.
9. Die Benennung einer geeigneten Fachkraft mit mind. 2-jähriger Berufserfahrung und berufspädagogischer Fort-oder Weiterbildung für die Zeit der praktischen Anleitung als Praxisanleitung nach §2 der AltPflAPrV.
10. Zusätzlich sind von Bewerbern /Bewerberinnen, die ein Zeugnis nach Absatz 1 nicht an einer deutschen Schule erworben haben, ausreichende Deutschkenntnisse nachzuweisen.

Stand: 04/08 Sittler

Berufsfachschule für Altenpflege 88348 Bad Saulgau
an der Kaufmännischen und Sozialpflegerischen Schule, Berufliches Schulzentrum
Wuhrweg 36. Tel: 07581 / 486 –03

Stundentafel
Berufsfachschule für Altenpflegehilfe

	durchschnittliche Zahl der Wochenstunden	Ges. Std.
1. Pflichtbereich		
Religionslehre..................................	1	40
Deutsch..	1	40
Aufgaben und Konzepte in der Altenpflege............................	10	400
Unterstützung bei der Lebensgestaltung...........................	2	80
Rechtliche und institutionelle Rahmenbedingungen......................	2	80
Altenpflege als Beruf.......................	1	40
2. Wahlpflichtbereich.......................	1	40
Pflichtfächer Gesamt:	**18**	**720**
2. Wahlbereich..................................	2	80
3. Praxis in der Altenpflege...........	**850**	**850 Stunden**

davon mindestens zwei Wochen in einer offenen oder ambulanten Einrichtung

Stand: 04/08 Sittler

Register